全国高等学校教材

U0322654

环境变迁与人类生育力改变

主　编　杨　菁　乔　杰

副主编　李赛姣　程　丹

编　委（以姓氏笔画为序）

王　婧　王雅琴　尹太郎　龙　文　乔　杰

刘　倩　江　平　闫文杰　李　星　李　洁

李赛姣　杨　菁　杨文武　肖卓妮　吴庚香

邹宇洁　张　怡　张　燕　张四林　明　蕾

罗　金　周　琪　庞湘力　徐　汉　徐　梅

徐望明　程　丹　谢青贞　漆倩荣

人民卫生出版社

图书在版编目（CIP）数据

环境变迁与人类生育力改变 / 杨菁，乔杰主编 . ——
北京：人民卫生出版社，2020
ISBN 978-7-117-29915-2

Ⅰ.①环…　Ⅱ.①杨…②乔…　Ⅲ.①环境污染—影
响—生育力—研究　Ⅳ.①R339.2②X503.1

中国版本图书馆 CIP 数据核字（2020）第 059907 号

人卫智网	www.ipmph.com	医学教育、学术、考试、健康，购书智慧智能综合服务平台
人卫官网	www.pmph.com	人卫官方资讯发布平台

环境变迁与人类生育力改变

主　　编：杨　菁　乔　杰
出版发行：人民卫生出版社（中继线 010-59780011）
地　　址：北京市朝阳区潘家园南里 19 号
邮　　编：100021
E - mail：pmph @ pmph.com
购书热线：010-59787592　010-59787584　010-65264830
印　　刷：北京铭成印刷有限公司
经　　销：新华书店
开　　本：787×1092　1/16　印张：20
字　　数：487 千字
版　　次：2020 年 6 月第 1 版　2020 年 6 月第 1 版第 1 次印刷
标准书号：ISBN 978-7-117-29915-2
定　　价：79.00 元
打击盗版举报电话：010-59787491　E-mail：WQ @ pmph.com
质量问题联系电话：010-59787234　E-mail：zhiliang @ pmph.com

序　一

不久前收到杨菁教授寄来的书稿《环境变迁与人类生育力改变》，工作之余细细品读完全部书稿觉得颇有收益，遂写下该序与著者、编者及读者朋友们分享一下我的拙见与感悟。

生活环境的不良影响，是导致生育能力下降的主因。在临床实践中我发现人类对于疾病与环境的认识虽在进展，但仍如冰山一角，我们需要对医学、对自然怀揣虔诚的敬畏和更为深刻的思考。环境稳定与生态平衡是生物维持生长发育、生殖繁衍的根本条件，亦为人类生存繁衍的基本条件。近年来，环境的逐步恶化正在潜移默化的影响着物种的生存发展，然而对此我们缺乏认知。本书作者生动形象地介绍了生活中常见的各种危险因素，给人类敲响警钟。

本书旨在呼吁人们了解环境中对生育力有害的因素，重视生殖健康及个人自身防护，从而能够积极采取措施避免生育力的损害。本书以物理因素、金属、有机物等为例详细阐述了其对生育力的影响，介绍了职业环境中的危害因素，其中不被重视的劳动因素、医源性因素、生物因素也被点出，希望通过该书能够提高大家对生育力的重视与认知，减少由于缺乏认知造成的讳疾忌医、病急乱投医的现象。

"通过辅助生殖技术，保存人类生育力。"辅助生殖技术作为近三十年来蓬勃发展的新兴学科，在公众心中仍蒙了一层神秘面纱。文中简单介绍了辅助生殖技术的应用领域及主要技术，望为千万不育家庭提供一些浅薄的公知。目前，我国的助孕技术日趋成熟，辅助生殖成功率已处于国际领先水平。需强调的是妊娠率固然重要，亦不能忽略出生子代的健康。希望患者们能正确认识辅助生殖技术，理性选择，同时树立优生优育、孕产前咨询/筛查的意识，减少不良妊娠结局，提高生育健康水平。

本书通俗易懂，趣味性的同时不乏专业水准，填补了目前我国鲜有系统介绍环境变迁与生育力改变相关学术专著的空白。杨菁教授与乔杰院士作为生殖医学领域的佼佼者，在科研与临床上有多年的经验，让他们在谈论该问题时深入浅出，令读者印象深刻，余味绵长。希望更多的年轻人可以通过该书认知环境与生育力的密切关系，做好自我保护，认真对待生育问题，从源头上全面提升人类生育力。

黄荷凤

中国科学院院士

上海交通大学医学院附属国际和平妇幼保健院院长

2020 年 2 月

序　二

生殖健康（reproductive health）指的是人类在生殖系统、生殖功能及生殖过程三个方面都处于健康和良好的一种状态。生殖健康的含义在充分的探讨和实践中被赋予了更加宽泛、更加深刻的内容，例如人口控制、社会可持续发展和妇女权益等世界性问题，从而受到国际社会的普遍关注。

20世纪初，由于当时的生存环境和思维局限，生殖健康的主要内容侧重在女性方面，包括阐明女性在生育过程中所面临的健康风险，并为她们提供对应的知识、教育及服务，减少她们在怀孕及分娩过程中所承担的风险，从而保证女性生殖健康。但是随着社会的变迁、时代的进步，人们才逐渐意识到，实质上生殖健康的概念还包括了男性的生殖健康需求。两性健康是人类社会可持续发展的根基。

生殖健康与人口素质有着密切的关系，首先，生殖健康可以促进和改善人类的生育能力、提高生育质量、降低各种出生缺陷疾病的发生，从而提升人类总体的身体素质及健康状况；其次，生殖健康是围绕一切与生殖有关的社会活动，其过程中的道德标准都要符合不同的社会阶层，对提高人类的思想有着举足轻重的作用和意义；反过来，较好的人口素质能够很好地促进人类生殖健康，二者既相互促进又相互影响。

人类能够正常的繁衍后代、保持社会的持续发展，与生殖健康密不可分；而生活环境中人类赖以生存的空气、水、食物等一旦产生污染就可能对生殖过程中的任何一个环节产生影响，最终可导致不孕不育、异位妊娠、流产、早产、妊娠期合并症，严重的甚至出现新生儿畸形。化学因素方面，长期接触办公用品中的铅、汞、镉等重金属，以及不达标的塑料制品，都可能对生殖细胞产生影响，导致少精症、无精症或卵巢早衰等，有些甚至引起生殖内分泌系统的失调或生殖系统肿瘤，如睾丸肿瘤、卵巢肿瘤、月经失调等。职业因素方面，艰苦的工作环境、长期的超负荷劳动、久坐的不良方式，这些对男女性的生殖健康都是不利的。人类行为方面，吸烟等不良的生活习惯对生殖健康的影响也不容忽视。

　　本书正是基于以上考量,从影响和危害人类生殖健康的诸多环境因素出发,深入浅出地阐述了环境污染和破坏因素对人类生殖健康的危害和子代安全的影响,旨在向社会大众阐明环境变迁对人类繁衍生息产生的巨大影响,引起大家对环境保护和生育力保护的重视。纵观疾病预防控制的战略与措施,环境健康、动物健康与人类健康的协调发展,亦即大健康(One Health)的概念,才是我们的努力方向。

　　乔杰院士请我为她组织编撰的这本《环境变迁与人类生育力改变》作序,读了文稿,感到自己身为中国疾病预防控制中心主任,当为促进生殖健康做点事,遂写了上述一些心得与感受,是为序。

高　福

中国科学院院士

中国疾病预防控制中心主任

2020 年 2 月

前　言

　　环境稳定与生态平衡是生物维持生长发育、生殖繁衍的根本条件,也是人类生存繁衍的基本条件！当环境变迁、生态平衡遭到破坏时会导致各类生物濒临灭绝。20世纪70年代末期,两栖动物的数量开始锐减,到了1980年已有129个物种灭绝;2005年"全球两栖动物评估"显示,目前全球5 743种两栖动物有32%处于濒危状态;环境变迁在其中起着重要的作用,人类接触的食物,使用的生活物品,甚至工作方式、生活习惯,都可能默默地吞噬着人类的生育能力,导致将来不孕不育的发生,或对子代健康产生潜在的不良影响。

　　随着人们生活环境的恶化,人类及动植物赖以生存的土壤、水源、食物和空气受到污染,从而直接或间接地毒害着人类的生殖细胞。此外,吸毒、酗酒、吸烟等不良生活习惯,肥胖、性传播疾病、社会压力大等也都在吞噬着人类生育力！目前,发达国家5%~8%的夫妇受到不孕症的影响,而一些地区不孕症的患病率高达30%,继心脑血管病和肿瘤之后,不孕不育成为威胁人类健康的第三大疾病。鉴于此,武汉大学人民医院杨菁教授经过长期的积累与筹备,于2013年在武汉大学开设了通识课程"环境变迁与生育力改变",这是截至目前国内外大学首次也是唯一一个面向本科生的介绍环境与生育相关信息的课程。课程开设以来深受同学们的喜爱,每一位讲课的教授,无不从最浅显的临床病例开始,讲述发生在自己身边的故事,帮助大家了解生殖的奥秘,让大家知道我们周围的环境是如何影响生殖健康的。我们通过授课还启发大家,要努力把我们的环境维护得更好,让我们的生活更加健康美好。面对同学们渴望的目光,我们告诉同学们:授课的目的不是为了帮助你们获得文凭,而是想让你们了解环境中对生育力有害的因素,重视生殖保健及个人自身防护,从而能够采取积极的措施避免生育力的损害,让大家在获得生殖健康相关知识的同时,增加对环境保护的意识,共同维护生殖健康。2015年4月,我们的同名大型开放式网络课程(massive open online course,MOOC)在中国大学 MOOC 平台及爱课程网上公开授课,至今已开设 7 个学期,选课人数逾两万人,获得广泛好评,并且在大家的共同努力下,课程于 2017 年入选教育部首批国家精品在线开放课程。

目前,我国鲜有全面系统介绍环境变迁与生育力改变的学术专著,为了让更多的人了解到环境与生殖健康的重要性,武汉大学人民医院杨菁教授和北京大学第三医院乔杰院士团队联合编写了本书。本书是生殖医学、环境学以及卫生学交叉设计的综合学科,集中了国内外近年来关于环境与人类生育力的研究资料,是杨菁教授和乔杰院士基于长期的临床实践的总结。本书系统全面介绍了当前人类生育力逐年下降的严峻形势、人类生育力评估方式、环境及环境内分泌干扰物对人类生育力影响的基本途径及机制,详细讲解了化学因素、物理因素、生物因素及社会因素等对生育力的影响。通过介绍当前人类生育力下降趋势与环境的关系,促使大家了解环境中对生育力有害的因素,重视生殖保健及个人自身防护,从而能够采取积极的措施避免生育力的损害,以维护促进人类生殖健康。

希望本书能给大家以启迪并从中受益!由于编者水平有限,本书难免存在不足之处,恳切希望广大读者在阅读过程中不吝赐教,欢迎发送邮件至邮箱 renweifuer@pmph.com,或扫描封底二维码,关注"人卫妇产科学",对我们的工作予以批评指正,以期再版修订时进一步完善,更好地为大家服务。

杨 菁 乔 杰

2020 年 5 月

目　录

第一章

生殖健康对人口素质及社会发展的影响

第一节　生殖健康及其意义

生殖健康（reproductive health）指的是人类生殖系统、生殖功能及生殖过程三个方面都处于健康和良好的一种状态。20世纪初，随着社会的发展与进步，生殖健康的概念被国际社会提出，并在社会实践中被赋予了更加宽泛、深刻与具体的内容，例如人口控制、社会可持续的发展和妇女权益等世界性问题，从而受到国际的普遍关注。

一、生殖健康的定义及其发展

生殖健康最初是由生殖权利一词衍生而来，是在国际妇女解放运动中应运而生的。最早是在19世纪后期，西方妇女反对资产阶级对妇女同胞的歧视、剥削和压迫，进行了坚持不懈的努力斗争，提出了"生殖权利"问题，即妇女有权决定是否生育，生育的时间及生育的方式，将妇女在经济和政治上的解放运动和生育问题相联系，这一系列的内容都与生殖健康有非常密切的关系，也是当今生殖健康最早及最基本的内涵。20世纪初，国际妇女非政府组织为争取女性权利开展了大量积极有效的工作，在相关的国际活动及重要国际会议中进行积极的宣传，使国际社会广泛关注生殖健康问题，并将保护生殖健康作为重要议题进行深入的专题讨论，提出了切实可行的生殖健康保护措施，有力地推进了生殖健康的发展。

1988年，世界卫生组织（World Health Organization，WHO）中人类生殖特别规划署的主任巴塞拉托（Barzelatto）等从生理、心理和社会三个方面给生殖健康进行规范定义：生殖健康是指人们有能力控制并调节他们的生育问题，女性能够安全地妊娠并持续至分娩；妊娠得到母婴存活及健康的良好结局；夫妻不必担心非意愿妊娠和染上性传播疾病而有和谐的性生活；同时提出生殖健康政策及项目应该包含以下四个方面内容：①生育调控；②孕产妇保健；③婴幼儿保健；④控制性传播疾病。这不仅对生殖健康概念提出了具体的内容与目标，而且首次提出将性健康作为生殖健康的重要组成部分，为生殖健康的完整含义奠定了基本框架。

1994年9月，联合国在开罗召开有179个成员国参加的国际人口与发展会议，会议通过了《行动纲领》，其中第七章明确提出将简单的生育权延伸为生殖健康概念。《纲领》指出生殖健康是指身体、精神和社会等方面生殖系统、生殖功能以及生殖过程中所有事宜上的健康状态，而并不仅仅指没有生病或不衰弱。该文件中明确规定，生殖健康首先包括人们能够有安全并且和谐的性生活，能健康地孕育婴儿，同时可以凭意愿决定生育的时间及生育多少；男女双方都有权利了解并选择经济、安全、有效的计划生育方法；政府需要向夫妇提供适当的保健服务，使女性能够安全和满意地孕育婴儿；青少年及成年男子也有被提供生殖健康相关资料、咨询和服务的权利，可以让男性知道并能理解自己在生殖健康方面的责任及义务，尤其是他们在预防性传播疾病方面的主要责任。综上所述，生殖健康适用对象不仅包括生育年龄妇女，它还包括了青少年、男性等。简而言之，生殖健康是一个包含了保护妇女权、性保健、预防性传播疾病、预防生殖系统疾病等内容的新概念。

1995 年 9 月，在北京召开的第四次世界妇女大会上，生殖健康议题是辩论的核心问题之一，由此可见，生殖健康问题已经逐渐成为世界关注的焦点，甚至可以说是 21 世纪的战略目标，标志着国际社会已经开始普遍接受生殖健康的概念，也为全面提高人类未来的健康水平提出了新的目标与要求。

由于生殖健康被提出来的时间并不长，对其定义和内容方面还没有一个统一的概念。通过查阅各方面的文献资料，现对生殖健康的概念做出如下概括：①人们能够有安全并且和谐的性生活；②能健康地孕育婴儿；③可以凭意愿决定生育的时间及生育多少；④男女双方都有权利获得实实在在的计划生育方法，而且这些方法是他们可以选择的经济、安全、有效的方法；⑤政府需要向育龄夫妇提供适当的生育保健服务，大力普及生殖健康相关知识，告知生育的适当时机，使女性能够安全地怀孕和生育。由此可见，生殖健康其实是从生育阶段开始衍生到整个生命周期，其中还包含了获得生殖健康服务的权利，使得人们身体与心理达到和谐，从而以最佳状态适应社会。

二、生殖健康的理论内涵

20 世纪初，生殖健康的概念被首次提出，由于当时的生存环境和思维局限，生殖健康的主要内容是侧重在女性方面，为女性提供生育相关的健康知识宣教和围产期服务，减少她们在怀孕及分娩过程中所承担的风险，从而促进女性生殖健康。但是，随着时代的进步，人们逐渐意识到，实质上生殖健康的内容还应该包括男性，尤其是青少年男性的生殖健康需求。通过查阅各方面文献，总结男性生殖健康包括以下四个方面内容：①预防性传播疾病；②有和谐满意的性生活和正常的生育能力；③有效避孕，减少或避免意外妊娠；④有获得男性生殖健康保健服务的权利。综上所述，男性生殖健康有利于家庭、社会的幸福；有利于预防性传播疾病；有利于女性和儿童的健康；有利于国家和社会提高生殖健康水平，同时对于提高人口素质也意义重大。以下将从生理、心理及社会文化等三个方面浅谈男性与女性生殖健康的需求。

(一) 生理需求

人类的生理性别是通过生物学、解剖学上的差异来区别的，生理性别代表了我们从出生开始就赋予我们的自然属性或者生物属性，例如男性和女性之间存在着染色体核型、生殖器官发育与表型、第二性征，体内激素分泌等方面的巨大差异。虽然随着医学和科技的发展，某些外貌特征可以在一定程度上进行改变，但是人的生理性别仍然无法从根本上被改变。

1. 在生殖健康领域女性与男性的需求有一定差异，这些是由于生理结构和功能的迥异导致。例如，由于生理及社会的双重因素影响，大部分避孕节育责任落在了育龄期妇女的身上，导致女性生殖系统疾病在女性疾病总数中所占比例较高，而由于生理结构的因素，妇女更容易患上各种生殖相关疾病。女性是生育行为的承担者，全程经历由怀孕到分娩的过程，同时生育次数越多，发生妊娠相关疾病的风险明显增加。全世界每年有大约 60 万女性死于妊娠相关疾病，更有 5 000 多万女性曾患妊娠相关疾病。

2. 男性各个生理阶段及需求有一定的变化，但没有女性突出，女性要经历儿童期、青春期、孕产期、哺乳期、更年期等各个生理阶段，而且每个阶段变化差异大，这就意味着女性的一生将要面临更多的健康挑战。

3. 女性比男性在计划生育、人口质量控制方面有着更大的责任，因此女性也是生育控制的主要承担者。就我国目前情况分析，大多是由女性采取避孕节育措施，如果她们无法获取相对应的保健知识，就会面对不必要的意外妊娠和流产的危险；进一步，如果怀孕间隔太密、不安全流产将会导致更严重的恶果。因此，应首先向女性提供生殖健康的相关教育，并进一步向青少年和成年男性普及。可以让男性知道并能理解自己在生殖健康方面的责任及义务，尤其是他们在预防性传播疾病方面的主要责任。

4. 尽管妇女的地位逐渐提高，但是妇女面临的经济及社会条件仍对其不利，使得感染上性传播疾病的男子传染妇女的危险性比染病妇女传染男子的危险性高，从而使女性更易暴露在性传播疾病的面前，包括艾滋病病毒（human immunodeficiency virus，HIV），在这样的情况下，许多妇女都没有力量采取适当的措施保护自己。而且妇女如果感染上性传播疾病，多存在潜伏期，疾病的临床症状需要间隔一段时间才会出现，这样更容易错过最佳治疗时机，对今后的生殖健康造成极大的危害，不孕症、异位妊娠等疾病的发生风险明显增加。据不完全统计，全世界患性传播疾病的男性人数只为女性的 1/5，每两分钟可能就有一名女性死于性传播疾病及其相关并发症。由于性传播疾病可以造成男女性之间的相互传播，因此，在预防性传播疾病方面男性与女性都有责任。工作、家庭和娱乐场所都应积极推广生殖健康的意义。在父母的支持和指导下男性青少年也应该接受生殖健康的教育并理解其意义。男性能够自愿并且主动选择男性避孕方法，从而有效地减少性传染病的传播。

5. 男女性对于生殖健康的不同需求还和男女双方社会地位的差异紧密相关。由于女性的生理结构及社会地位使得女性更容易受到性暴力的侵害，如强迫卖淫、被强奸等。男女在性关系上面的平等体现在充分尊重对方身体、意愿而且有能力担负对性行为的责任。性行为和两性关系彼此相连，两者都对男女实现平等及保持性和谐、控制生殖行为的能力有着重要影响。特别是教导处于成长阶段的青少年，让他们能够正确地认知负责任的性行为以及两性关系，可以增进整个社会男女之间互相尊重及和谐的关系。因此我们要大力宣传生殖健康方面的内容，以确保男女都能获得及实现良好的性健康。

(二) 心理需求

近年来经常可以在电视新闻报道中看到青少年性虐待事件，由此可见，青少年的心理健康问题已日益突出。青少年心理承受能力较差，面对冲击时应对能力不足，不能够保护自己。随着社会经济的快速发展，人口流动性增大，尤其是低收入的年轻女性更易受到伤害，她们的心理问题主要表现为焦虑、抑郁、恐怖、偏执、人际关系敏感等。流动人口中的青年人心理健康的主要影响因素包括对城市生活变化的适应能力、工资收入的期望、职业紧张、文化程度以及从事的工作性质等,这些可能成为影响他们心理健康的危险因素。

(三) 社会文化需求

社会文化需要为男女性提供一个公平的权益。公平是指尽量减小两性之间的差距,对于在生殖健康领域方面男性和女性的需求给予一样的满足。男性和女性在生殖健康方面有相同的需求,如对于和谐的性生活的要求,了解生殖健康相关知识的要求,获得生殖健康服务的要求,对于保护隐私权的要求等。然而,在现实生活中,女性在受教育程度、经济收入方面与男子还存在一定的差距,比如流动女工现象,她们被迫在有毒有害因素的环境中从事长时间、高强度、低报酬的体力劳动,生活在条件极差的环境中。与男性相比,长期在有毒有害的环境中工作,会导致女性尤其是孕期和哺乳期女性出现更加严重的健康恶果。即使在当今社会,一些落后守旧的农村仍然存在"男尊女卑"思想,女性在这种社会中的弱势地位,使其面临的生殖健康问题更加突出,如不安全流产、遗弃女婴、早婚早育等。因此积极宣传生殖健康及男女性在生殖健康中的公平刻不容缓。

三、生殖健康的意义

生殖健康是指在身体、精神和社会等层面,生殖系统的结构和功能以及生殖的过程均处于健康状态,并不是仅指没有生病或不衰弱。生殖健康首先包括人们能够有安全并且和谐的性生活,并且能健康地孕育婴儿,同时可以凭意愿决定生育的时间及生育多少。总结上述生殖健康的定义,是指通过各种预防和解决生育及性健康问题,促进生殖健康和福祉的手段、方法和技术,而不仅仅是包括与生殖和性传播疾病有关的咨询和保健。从这些内涵来看,生殖健康是一个包括生理、心理和社会完好适应的概念,已经超越了传统生物医学的范围。生殖健康的目的是降低人口出生患病率、死亡率,提高人口素质,同时可实现社会经济的全面可持续发展。

目前在全球各个地方还存在着很多陋习,如传统封建文化、习俗的禁锢,"割礼"等,严重伤害人们身心健康;对中老年男女特殊的生殖健康问题也缺乏必要的重视和关注。在过去的 20 年中,虽然通过一系列的努力,全球的生殖健康状态已经得到了很大的改善,但是这一进步在不同区域、不同国家甚至在同一个国家的不同地区都是不均衡的,这些不均衡现象在发展中国家更为突出,这些都是亟待解决的问题。

生殖健康对于个体、家庭及整个社会都有十分长远的意义,是一个多元发展的概念,它的影响超越了国界,涉及全球,使得人民突破传统医疗保健模式,从更广阔的视角认识和解决健康问题。随着社会的发展与人类的进步,生殖健康也将会出现更好的发展前景,为人类做出巨大贡献。

第二节　生殖健康和人口素质

一、人口素质的概念

人口素质又称为人口质量,是人口在质和量方面的定义。它在不同时期有一定的差异,因人类的种族、遗传因素、社会状况的不同而不同。从广义上定义人口素质,是指在当时的生产力水平、社会发展阶段和社会制度下,群体认识世界、改造世界的条件和能力,它包含三个方面的内容,即思想素质、文化素质和身体素质。人口的思想素质可从社会活力、号召力及凝聚力中体现出来。反映人口文化素质的指标有:受过高等教育的人口/总人口的数值、在校大学生/总人口的数值、技工的技术比重、技工的技术等级构成、中等及以上专业技术人员比重、人口文化水平构成、文盲比重与科研人员比重;社会管理水平、生产管理水平以及劳动者的创造力等。人口的身体素质可通过人口统计学分析人体运动能力、发育情况、患病率、死亡率、低能人口比例以及出生后预期寿命等反映出来。这三方面内容既相互联系、相互依赖、相互促进,又相互区别和相互抑制,既反映了人口素质的不同方面,又在一起参与构成人口素质的整体。此外,人口素质还涉及人群健康、教育程度、职业组成、国家政策、人口性别年龄构成、环境和遗传等诸多方面的因素。

二、生殖健康对人口素质的影响

生殖健康与人口素质有着密切的关系,首先生殖健康可以促进和改善人类的生育能力、提高生育质量、降低各种出生缺陷的发生,从而提升人类总体的身体素质及健康状况;其次生殖健康是围绕一切与生殖有关的社会活动,其过程中的道德标准都要符合不同的社会阶层,对提高人类的思想有着举足轻重的作用和意义;同时较好的人口素质对于促进人类生殖健康也是锦上添花,两者既相互促进又相互影响。生殖健康中影响人口素质的因素主要体现在以下几点:

(一)社会因素的影响

改革开放以来,诸多影响和限制生产力发展的因素逐渐被消除,生产力迅速地提升,然而人们的意识形态并非随着生产力的发展而发展,有些方面甚至在一定程度损害了人类生殖健康,降低了生殖健康的水平。

先前的社会管理、制约制度不健全,未能充分重视生殖健康在我国人口素质提升中的意义。因此,为了进一步提升和保障生殖健康及人口素质,我国根据国情先后制定了《中华人民共和国未成年人保护法》《中华人民共和国母婴保健法》《中华人民共和国人口与计划生育法》等十多项法律法规,这些法律法规不仅促进了生殖健康的实施,对于提升人口素质也起到了很大的帮助作用。但是这些法律法规在使用和落实过程中还存在着监督管理不到位的现象,在一定程度上阻碍了生殖健康及保健工作的落实与运行。

例如,《婚姻法》中要求婚前体检的政策取消后,很多夫妇并没有意识到婚前检查的重要性,没有做婚前检查,这样在无形中造成一些遗传病、代谢病、传染病等严重影响生殖的疾病未被及时发现、及时诊治,既损害了家庭幸福,也影响了人口出生质量。

(二)文化领域的影响

从改革开放以来,我国逐渐出现了物质文明和精神文明发展不同步的现象,由于国情不同,我国生殖健康的发展方向及内容不能照搬套用西方发达国家,而应该通过借鉴西方发达国家中的精华,制定符合我国特色的社会主义道德标准和文化教育原则。

我国10~24岁的青少年占人口总数的26%,由于生理及心理原因,青少年对外界新鲜事物好奇心重,同时创造力也处于旺盛时期,但是其阅历短浅、知识缺乏、行为动机简单,无法对自己的行为负相应责任。随着社会经济的发展,青少年的性活动时间提前,然而青少年生殖健康知识缺乏,对自身保护意识不强,因此青少年意外妊娠、不安全流产、性犯罪与性传播性疾病等的发生率有逐年增加的趋势。出现这些现象的原因除了社会因素影响外,还与我们目前性健康教育工作的缺失与不足有关,值得我们反思。

未成年女性妊娠、流产与分娩凶险性远高于生育年龄女性,产妇死亡率、产后并发症的发生率、婴儿死亡率均明显增高,尤其是仍处于学习阶段的未成年人,妊娠和分娩很大程度上会妨碍其获得继续教育的机会,影响未来的生活质量,以及成年后经济和社会地位的提高。由此,家长、学校与社会应首先针对青少年的生殖健康提供信息服务,帮助他们了解自身身体特性、男女区别,让他们正确了解性,了解避孕的措施以及获得这些避孕措施的途径,减少意外妊娠的发生,同时减少生殖系统炎症、性传播疾病的发生,而不是将其视为洪水猛兽,避而不谈。生殖健康教育还应包括男性自觉主动尊重妇女,并能在生育及性行为问题上共同分担责任,这些对缓解养育压力及提高人口素质方面都是极其重要的。

(三) 性传播疾病、遗传病以及地方病防治因素

性传播疾病(sexually transmitted disease,STD)、遗传病和地方病的防治工作是提高人口质量和促进生殖健康的关键。中国内地在 1994 年宣布:梅毒、淋病、软下疳和性病性肉芽肿四种经典性病(venereal diseases,VD)基本上被消灭。但是,随着改革开放和经济的发展,STD 又开始死灰复燃,一些新型的 STD 如艾滋病、非淋菌性尿道炎、尖锐湿疣等也陆续被报道,且患病率有不断增加的趋势,给人们的身体及心理产生了极大的影响,破坏了家庭和睦及社会的稳定性。另外,近亲结婚的现象还是屡见不鲜,地方病、遗传病的防治工作仍任重道远,急需引起相关政府部门及社会的重视。

(四) 环境污染、职业环境的影响

人类能够正常的繁衍后代,与精密的生殖调控过程密不可分,而生活中必需的空气、水源等一旦产生污染就可能对生殖过程产生影响,最终可能导致月经失调、不孕不育、流产、新生儿畸形等。因此,环境的污染问题需要得到相关部门的足够重视及及时地治理。

随着时代的进步,电子通信技术的发展,人们在日常生活中无时无刻不接触着手机、电脑、各种电器等,这些电子产品产生的微波、电磁波可能对生殖系统产生潜在的伤害。化学因素如生活及办公用品中的铅、汞、镉等重金属暴露,长期接触不达标的塑料制品,都可能对生殖细胞产生影响,导致不孕不育,生殖内分泌紊乱甚至生殖道肿瘤等。职业因素中,艰苦的工作环境、长期的超负荷劳动、久坐、高温高热环境、高空作业等不良因素,对男女的生殖健康都是不利的。

(五) 生活习惯、医疗、食品卫生的影响

在生活习惯方面,不健康的饮食习惯,如油炸食品等,或挑食厌食可造成微量元素的缺失,其中微量元素铜、硒、锌等缺失会导致男性的少弱精子症;过度吸烟饮酒、日夜颠倒的作息时间、手机空调电脑的辐射都会影响人体的内分泌功能,在女性方面表现为月经失调和不孕等,而男性方面则表现为性功能障碍和不育等。在医疗方面,抗生素的不正规应用、滥用药物及过度用药乱象的存在,对人类的身心健康都存在潜在威胁;在食品卫生方面,近年来食品添加剂的迅速发展,瘦肉精、色素、乳化剂等食品危害人体的各个器官,尤其是生殖系统。

(六) 精神和心理因素的影响

人类的精神、心理因素和生殖系统密切相关,随着生活节奏及社会发展的加快,各种因素导致人类精神过度紧张,长期高强度的脑力劳动,造成心情不愉快、情志不畅,

这些都可能引起男性的性功能障碍、女性月经失调、内分泌紊乱,对生殖系统造成严重危害。

由此,作为医务工作者,应该积极研究影响生殖健康的有关因素,主动宣传与生殖健康有关的科学知识,培养人们逐渐养成符合社会道德标准的生殖健康习惯,为我国人口素质的提高作出应有的贡献。

三、提高人口素质的重要性

我国的基本国策为提高人口素质,提高人口素质也是保证资源可持续发展的有效国策。人口与发展之间的问题中,人口素质问题尤为重要。未来世界的发展归根到底是国家之间人口素质的竞争。因此,要提高民族竞争力,就要想方设法改善和提高人口素质。

首先,人口素质主要包括以下六类:文化、智力、体力、科技、政治、道德,其中科技文化素质是人口素质的根本,而智力和体力素质又是科技文化素质的前提,它们之间相辅相成,缺一不可,因此提高人口素质就要从这六方面着手。其次,在我国经济发展的过程中,人口的迅速增长和自然资源的缺乏这一矛盾一直非常突出,而解决这一矛盾的突破口则在于提高人口质量,用人力资本代替自然资本,这不仅可以保护自然资源,还可以加速经济的发展。此外,我国科教兴国的战略部署可以提高国民综合素质。科教兴国即是通过提高全民族的科学教育文化素质来振兴国家的经济发展,这又有赖于体力、智力、科技、文化等基本素质的提高。21世纪充满着竞争和挑战,同时机遇并存,中国是否可以抓住机遇,积极应对挑战,取决于我国人口素质的优劣。因此,我们国家必须通过提高国民素质,才能在激烈的国际竞争中屹立于民族之林。

四、普及生殖健康教育是提高人口素质的根本途径

生殖健康与人口素质的提升密切相关,因此必须积极维护和改善我国生殖健康的状况,为我国人口素质的提高及社会发展奠定良好的基础。生殖健康教育涵盖:婴幼儿早期教育,青少年性健康教育,性成熟期男性与女性的生殖健康教育,围绝经期及老年期的保健教育。我们要树立长期信念,制定长期规划,普及生殖健康知识,并持之以恒地推进此项工作,它是提高人口素质的关键点,也是社会发展的需求。

第三节　当前中国人群的生殖健康状况

WHO在1994年将生殖健康重新定义为:生殖健康是指在身体、精神和社会等层面,生殖系统的结构和功能以及生殖的过程均处于健康状态,而不仅仅指没有疾病或不衰弱。以下分别从男性和女性两个方面阐述我国当前群体生殖健康状态。

一、男性生殖健康现状

长期以来我们一直非常关注女性生殖健康的问题,而在很大程度上忽略了男性生殖健康问题的重要性,直到20世纪90年代,越来越多的关注焦点才开始转移到男性生殖健康问题当中。男性生殖健康既是一个重要的社会问题,也是一个世界性的公共卫生问题。

男性为什么会在生殖健康中有着举足轻重的作用呢？这与男性在生殖、家庭和社会中所担任的角色息息相关，这种角色是必不可少的。男性首先要具有正常的性功能和生育力，才可能完成繁衍生命的使命；而且男性不仅是家庭的顶梁柱，还是国家和社会的主要劳动力，因此男性更容易承受家庭、经济及社会的压力。

统计学数据显示男性与女性相比，平均睡眠时间少、生活质量差、平均寿命低以及自杀率高；而且近半个世纪以来，男性生育障碍的问题也十分严峻。据文献报道，我国男性勃起功能障碍（erectile dysfunction，ED）发病率逐年增加，男性精子质量也呈明显下降的趋势，这些都与社会生活节奏的日益加快、男性心理压力大，环境污染严重对男性生殖健康的损害日趋严重等密切相关，因此，采取积极的措施来解决男性生殖健康问题刻不容缓。

（一）男性精液质量下降，男性不育症发病率上升

据统计学数据分析显示，全球范围内男性精子的数量及密度都呈明显下降趋势，20世纪中期成年男性平均每毫升精液中，精子的个数在1亿个以上，而到20世纪末期，成年男性平均每毫升精液中的精子个数减少到不足6 000万个。短短50年内男性每毫升精液中平均精子的个数减少了45%，男性不育症的发病率已从50年前的8%~10%上升到现今的12%~16%。近年来，随着环境污染等问题的日益严重，男性的生殖健康损害问题日益严峻。

（二）性传播性疾病的发生率逐年增加

改革开放带动经济发展的同时，也使我国的性传播疾病呈快速增长趋势，据WHO统计，全球HIV感染者逐年上升，90%的新感染可能发生在亚洲地区。附睾炎、睾丸炎、反复发作的淋菌病、非淋菌性尿道炎等男性生殖道感染严重影响着生殖健康。据调查资料显示，很多女性生殖道炎症是由不洁性生活导致，而大部分的不洁性生活都和男性泌尿生殖道感染有关。

（三）男性生殖道疾病发生率亦居高不下

男性生殖器疾病中勃起功能障碍（ED）患病率不断上升。研究资料显示：成年男子中ED患病率约25%，40岁以上男性中ED的患病率高达50%，而ED的病因大部分为心理因素、躯体疾病以及服用相关药物等，如糖尿病患者30%~70%发生ED，高血压ED发生率约39%、慢性肾衰竭约40%、慢性阻塞性肺病30%、消化道溃疡病18%。

青少年的生殖系统发育状况也值得重视，华中科技大学协和医院张思孝教授曾分别对武汉市2 573例青少年男性外生殖器发育情况进行流行病学调查，结果显示：在调查人群中青少年包茎占17%~56%；青少年包皮过长占40%~71%，远远高于成年人中包茎（1.3%）和包皮过长（18.3%）的发病率，还有一部分青少年睾丸畸形、隐睾等现象未引起家长和老师的重视。

近年来，男性生殖系统肿瘤的发病率也有上升的趋势。虽然我国卫生条件逐渐改善，但是环境污染、饮食污染以及不洁性生活等原因致使阴茎癌的发病率明显增高。

二、女性生殖健康现状

据统计学数据表明，每年全世界女性避孕失败或其他原因导致非意愿妊娠的人数高达7 500万，其中大部分行药物流产或人工流产，仍有3 000多万人的意外出生，究其原因是女性对生殖保健知识的缺乏。由此看出，女性的生殖健康在人口素质提升中具有至关重要的作用。提升女性的生殖权利是解决女性生殖健康问题的关键,也是实现生殖健康的必要途径。女性的生殖健康对于人口素质的提升、经济的可持续发展、社会和谐都具有重大的意义,因此联合国已经将女性的生殖健康作为关注的重点。

有研究表明:失去母亲的儿童发生意外事件或死亡的概率是父母健全的儿童的3~10倍,充分说明母亲的健康与青少年的身体和心理健康发展密切相关。首先,女性不仅在家庭中承担更多的家务劳动,承担更多的照顾老人、孩子的责任,在社区服务及医疗保健活动中也是主要的参与者及承担者。因此,提升女性对于生殖健康的重视及理解,让她们学会如何保护自己,预防疾病,是增加家庭幸福感及社会稳定的有效方式。其次,随着女性受教育水平逐渐提升,女性在经济发展中的作用越来越重要,女性也逐渐成为推动经济发展的主力军。实践进一步证明,对女性生殖健康的投资越多,人民生活质量的收益越大,对于经济增长、人口素质也会产生较高的效益。

流行病学统计资料显示,女性生殖系统疾病的发病率也存在逐年升高趋势,我国目前女性生殖健康情况不容乐观,尤其是年轻女性,由于不良生活习惯、不洁性生活等因素,以及大城市生活节奏较快、工作压力大,生育年龄推迟等因素,其不孕症、月经失调、生殖道肿瘤等疾病发生的风险大大增加。据WHO统计数据显示,40%的中国女性患有生殖系统相关的疾病,对女性的生活及工作造成了很大的影响。

(一) 生殖道感染

女性生殖系统受到细菌、真菌、病毒、支原体、滴虫等多种病原体的感染而发生的一系列疾病,称为生殖道感染(reproductive tract infection,RTI)。RTI是一种严重影响女性生殖健康的疾病,不仅对女性的身体产生伤害,也会影响家庭和睦。RTI对妇女的心理压力甚至远远超过了疾病本身给她们造成的痛苦,严重影响女性日常生活及工作,严重的感染还可能对下一代的身体健康产生危害。因此,RTI的规范治疗是国际关注的焦点,也是发展中国家非常重视的关系到女性生殖健康的公共卫生问题。

在我国,根据2013年卫生部在15个重要省份及下属的50个市开展的关于妇科多发病的调查研究结果显示,RTI的患病率位居妇科常见病首位,其中外阴阴道炎患病率最高,约为64%,以细菌性阴道病和真菌性阴道炎居多。随着卫生生活环境的改善,滴虫性阴道炎较改革开放前的患病率明显下降,然而由于更多家庭选择家养宠物,细菌性阴道病的发病率有上升的趋势。慢性宫颈炎、尖锐湿疣、梅毒的患病率分别为24%、8%和7%。不孕症、异位妊娠、早产、流产等可能都与女性RTI相关,因此,医疗工作者应对RTI产生足够的重视。

(二) 女性不孕症

女性不孕症分为原发性不孕和继发性不孕,其定义为:一年内未采取任何避孕措施,夫妻同居有规律性生活未能妊娠的女性。早在1995年,世界卫生组织便预测:在21世纪,不孕症将成为仅次于肿瘤和心脑血管病的第三大疾病。不孕症发病率逐渐增高,且有年轻化的趋势,流行病学数据分析显示,我国现阶段女性不孕症患者数约3 000万,这也意味着,无形之中很多家庭处于"被丁克"的状态。

女性不孕因素中盆腔与输卵管原因占一半以上,通常是由盆腔炎症造成输卵管积水、粘连、堵塞,使得精子无法进入输卵管壶腹部,输卵管伞端无法拾卵,或输卵管蠕动异常不能把受精卵运送至宫腔。此外,女性不孕原因还有排卵障碍、宫颈与子宫因素、免疫因素等。不良的生活习惯、恶化的环境质量、过大的工作压力等情况都可能造成不孕。不孕症并非致命疾病，但会对女性的生理心理健康和婚姻家庭造成了极大的影响。在生理上，不孕症女性项目的检查多为有创性，而且不孕症的治疗周期长、程序复杂，给女性造成了极大的痛苦；在心理上，不孕女性往往承受很大的精神压力，一些家庭甚至将责任完全归咎于女性身上，她们常常要忍受周围人的冷嘲热讽，感到自卑、焦虑甚至抑郁。目前，女性不孕症患者的社会及心理问题已经得到了国际的广泛关注，尤其是在中国，由于"传宗接代"等封建思想盛行，由不孕症而引发的问题更为严重，不孕症患者极大的精神压力对家庭和睦和社会稳定性产生了隐形的威胁。

三、维护生殖健康的几点措施

(一) 加强政府的决策、管理、监督职能

生殖健康在实施过程中，要注意法律法规的质与量。不能幻想利用经济的发展促进生殖健康工作的进步，经济与生殖健康要两手抓。严厉禁止相关部门只在嘴上说事，完全不付诸行动，只应付差事但对底层组织没有实际行动。必须把维护及促进生殖健康作为事业及社会责任狠抓，把生殖健康落实到每一个过程当中。

(二) 提高生殖健康教育从业人员的自身文化素质、职业标准、健康意识和社会责任

生殖健康教育从业人员的文化素质和理论水平，关系到能否很好的将生殖健康知识及时有效的传递给相应的人群，能否将好的生殖健康保护政策贯彻实行，从而真正的使其落到实处，发挥积极有效的作用。因此对从事生殖健康教育的从业人员要提高准入门槛，进行规范化培训，并大力推行继续教育，从而从根本上提高相关人员的文化素质和教育能力。

相关的政府执行部门必须制定切实可行的措施，大力宣传有关的生殖健康知识，如性传播疾病的鉴别和预防、生殖道感染疾病的表现与治疗方法、正确的避孕方法等知识；建立规范的从业人员体检流程与职业标准，并有完善的岗前教育和职业保护措施，促进人们对生殖健康的了解，加强自身防护，积极预防性传播疾病。

(三) 加大性健康教育科普知识宣传力度

由于中国传统文化观念的影响，导致人们羞于谈性，对于性知识没有得到正确的了解和认识。尤其是青少年对性充满神秘感及好奇心，但是对避孕措施又无了解，无保护性的性生活会导致多次意外妊娠，不管是药物流产还是人工流产都可能对身体造成无法挽回的伤害。因此，教育及培养人们正视正确的性观念和性行为刻不容缓。建议从青少年开始，将男性和女性生理解剖知识、生殖健康的教育作为必修课加入日常教学工作当中；及时向中学生、大学生宣传安全可靠的避孕措施及使用方法；宣传人工流产尤其是不安全流产对身体健康的严重危害；进一步控制不良网络对青少年的诱惑，引导青少年正确认识和对待性行为，了解生殖健康的深刻内涵。

(四) 认真开展婚前医学检查、产前诊断和新生儿疾病筛查工作

新婚夫妇在办理结婚手续时，相关的民政部门应该积极主动宣传结婚之前医学检查的意义，宣传正确的性知识和性观念，宣传生殖道感染性疾病的预防和治疗措施等知识。医疗机构应积极开展产前诊断与新生儿疾病筛查等工作，以提高我国国民整体人口质量。

(五) 加强妇女的生殖健康保健意识

目前在很多地区仍然存在"男尊女卑"的封建思想,女性生殖健康问题仍然悬而未决,因此提升女性的受教育水平及社会地位迫在眉睫。部分农村与偏远贫穷落后地区的女性由于经济困难,只能通过性服务养家糊口,吃青春饭,影响了自己的未来。还有一些地区,由于生活条件差,妇女社会地位极低,如果生不出男孩就会被丈夫和整个家族数落,使其身心健康受到严重损害,因此提高女性社会地位,加强女性生殖健康保健工作刻不容缓。

(六) 加强遗传病、地方病防范工作

民间的俗话"种瓜得瓜,种豆得豆",形象地说明了父母的特征可以通过体内的染色体传递给孩子,这就叫遗传。有些父母的遗传基因存在缺陷,可能传递给孩子导致出生缺陷。有些遗传病可以通过婚前检查、孕期检查早期发现,早期干预,减少出生缺陷的发生。中国属于地方病大国,通过预防和治疗地方病病因可以有效地提高人口出生质量。因此,我国政府部门及相关的医学工作者应认真地调查研究,从而有效地预防和治疗遗传病及地方病。

(七) 加强社会公德、思想品德教育,明确文化舆论的发展方向

改革开放初期,我们一味追求经济建设,一定程度上忽略了精神文明建设。现如今需要将社会责任、社会公共道德等精神文明建设的地位提升到与经济建设相同的高度。尤其是从青少年开始培养其正确的生活观、价值观,建立正确的生殖健康概念,培养他们爱生活、爱家人、爱社会、爱祖国的积极向上的人生态度,明确文化舆论发展的正确方向,保障生殖健康。

(八) 重视环境与职业保护,降低现代职业危害因素

改革开放以来,我国处于现代化建设过程中,不断从国外引进新技术,生产新产品,同时诞生新职业,如果未采取相关的保护措施,环境危害、职业危害将会随之产生。上层管理工作者及政府组织必须恪尽职守,能够自觉抵制市场经济的诱惑,经济与环境两手抓,并为广大工作人员的职业安全提供可靠的防护知识和保护措施。

(九) 加强食品、药品安全监督管理,提供可靠安全的食物及药物

据统计数据显示,全世界因为食品药品安全问题导致的病例数呈逐年上升的趋势,这些不安全的食品和药物不仅可能损害肝肾功能导致严重的健康问题,还可造成不孕不育和胎儿畸形,对人类的生殖健康造成不可逆的损害,进一步影响了人口质量。因此,对于食品、药品中危害人类健康的违法乱纪行为,必须建立相对应的法律进行严格处理,落实监管的实效。

(十) 降低就业压力、完善社会保障、宣传引导人们养成良好的生活习惯

目前就业压力大、城市人员流动性大以及工作不稳定性大,使得人们精神压力增大,人们不得不为住房、工作承担极大的精神和心理压力;部分企业职工福利待遇差、生活步伐加快;加上人与人之间相处关系复杂、社交活动密切,熬夜、暴饮暴食、淫乱、长期沉迷电脑游戏等混乱生活习惯人数越来越多,这些都提示我国政府部门应加速完善社会保障制度,减轻生活压力,进一步提升群众身心健康水平。

参考文献

［1］ Frayman KB, Sawyer SM.Sexual and reproductive health in cystic fibrosis: a life-course perspective.Lancet Respir Med, 2015, 3 (1): 70-86.

［2］ Town K, Ricketts EJ, Hartney T, et al.Supporting general practices to provide sexual and reproductive health services: protocol for the 3Cs&HIV programme.Public Health, 2015, 129 (9): 1244-1250.

［3］ Ferguson L, Desai S.Sexual and reproductive health and rights for all: translating the Guttmacher-Lancet Commission's global report to local action.Reprod Health Matters, 2018, 26 (52): 1487621.

［4］ 谢莉萍, 黄美近, 邹丽媛, 等 . 城市男性生殖健康状况调查研究及干预对策 . 广东医学, 2016, 18 : 2811-2813.

［5］ 徐珠屏, 韩代花, 梁裕杰, 等 . 我国女性生殖健康研究进展 . 国际生殖健康 / 计划生育杂志, 2015, 01 : 53-55.

（杨 菁 乔 杰 程 丹 闫文杰）

第二章

人类生育力概述

第一节　人类生育力概念及当前人类生育形势

人类的生育力(human fertility)通常是指女性在每个有排卵的周期中妊娠的可能性,统计学数据表明正常人群的受孕概率每个排卵周期为 20%~25%,1 年内可达 80%~90%,18 个月可达 93%~95%。人类的生育力是由女性和男性的生育力共同决定。

女性生育力指的是女性能够产生卵母细胞、受精并且孕育胎儿的能力,一般包括的是生育质量、妊娠或再次妊娠能力。对女性生育力的评估主要包括卵巢的储备力、输卵管的通畅性和功能以及子宫内膜的容受性,女性的卵巢可以产生卵子并分泌性激素等方面。

女性的输卵管为精子与卵子的结合受精提供了重要场所,具有运送精子、拾取卵子及把受精卵运送到子宫腔的重要作用。输卵管的功能受损一般由自身疾病引起,包括输卵管炎(salpingitis)、输卵管肿瘤、输卵管结核(oviduct tuberculosis)、输卵管发育异常、输卵管子宫内膜异位症(tubal endometriosis,TEM)等。各种输卵管疾病以及手术因素导致的输卵管堵塞、盆腔粘连与输卵管炎,甚至输卵管缺如都能影响精子与卵子结合,或影响受精卵向宫腔内移行,从而影响女性的生育力。

子宫是孕育胚胎的场所,精子与卵子结合后,子宫内膜有一段短暂的"种植窗"期,类似肥沃的土壤能接纳胚胎这枚"种子"植入。子宫内膜的容受性是指内膜是否能够接受胚胎的一种状态,囊胚在这种状态下能够黏附穿入内膜并诱导内膜间质发生一系列变化,最终着床。着床窗一般在排卵后的 6~10 天,也就是正常月经周期的第 20~24 天。子宫内膜容受性受众多因素的影响,雌激素水平不足,子宫内膜创伤如宫腔粘连,子宫内膜供血不足,子宫内膜血管生长缺陷,子宫内膜雌、孕激素受体缺乏等都会影响子宫内膜的容受性。

相对于女性生育力,男性生育力也越来越受到重视。当前男性不育症发生率逐渐升高,相关发病机制不明,如何对男性进行正确的生育力评价至关重要。男性性功能和精液质量是决定男性生育力的重要方面。男性性功能包括勃起和射精两个方面,在辅助生殖技术出现之前,勃起能力与射精能力直接决定了男性能否生育。男性能够正常勃起并完成性生活是生殖行为的第一步,勃起功能障碍(ED)包括两方面:一是无法充分勃起,以致无法插入阴道;二是无法维持勃起,在未插入阴道或插入阴道但未射精前即疲软,以致无法在阴道内射精。正常的射精是生殖行为的第二步,射精功能障碍也包括两方面:一方面,对可以射精的患者而言,是否有正常的射精时间,是否因早泄导致未插入阴道即射精,是否有正确的射精方向,是否存在逆行射精等;另一方面,无法在性生活中完成射精过程的患者即患有不射精症。

除了正常完成性生活,男性精液的质量也是保证生育力的关键,而精液质量主要根据实验室的检测结果来判断。世界卫生组织于2010年公布了《世界卫生组织(WHO)人类精液检查与处理实验室手册》(第五版),提出按照标准化程序进行精液分析和质量控制,并按照精液分析结果进行分类,将男性不育症分为少精子症、弱精子症、畸精子症、无精子症以及两种或三种合并症。目前临床上建议,只要夫妇存在生育问题,都应该对男性的生育力进行评估。对男性不育症的患者还建议进行相关的病因学检查,如无精子症需检查男性的生精功能,而判定男性的睾丸生精功能则根据患者年龄、睾丸体积质地、血清性激素水平、睾丸组织活检等综合判断。

社会的发展给人类带来巨大的物质和精神财富,但人们的生育能力却受到了环境污染、社会压力等因素影响。近几十年以来,人类的生育能力在急速下降,这已经成为世界范围内的共识。世界卫生组织根据25个国家33个研究中心的调查结果显示,全世界的不孕症人数为5 000万~8 000万,而且每年大概会新增200万对不孕不育夫妇,其中发达国家大概有5%~8%的夫妇受到不孕症的影响,而在一些发展中国家和地区不孕症的患病率可高达30%。根据WHO预测,21世纪不孕不育将成为仅次于肿瘤和心血管疾病的人类第三大疾病,人类的生育力现如今正面临空前危机。即使有试管婴儿等现代的辅助生殖等医学手段的帮助,人类生育力也在急剧下降。这种现象与生活环境的不断恶化密切相关,人类及动植物赖以生存的土壤、水源、食物和空气的污染在直接或间接地毒害人类的生殖细胞,导致生育力的降低。环境中一些与职业相关的因素如麻醉性气体、抗肿瘤药物、重金属和溶剂等也会直接或间接损害人类生育力;不良生活方式如吸烟、酗酒、过多服用咖啡因以及不规律饮食等也可能导致流产、早产、异位妊娠,或胎儿生长受限、胎儿发育畸形的概率增加,值得深入研究。

第二节 女性生殖系统解剖及生理

女性生殖系统包括内生殖器、外生殖器及相关的组织。

(一) 女性外生殖器

女性外生殖器是指女性生殖器官的外露部分。包括:阴阜、大阴唇、小阴唇、阴道前庭、阴蒂、前庭球、前庭大腺、尿道口、阴道口和处女膜。其上界为阴阜,下界是会阴,两侧居两股内侧(图2-2-1)。

1. 阴阜(mons pubis) 即为耻骨联合前面隆起的外阴部分,皮下脂肪组织丰富。青春期皮肤上开始生长阴毛,呈倒三角分布。阴毛的疏密和色泽存在个体及种族差异。

2. 大阴唇(labium majus) 为邻近两股内侧的一对隆起的皮肤皱襞。起自阴阜,止于会阴。两侧大阴唇前端为子宫圆韧带终点。后端在会阴体前相融合,形成大阴唇的后连合。

大阴唇外侧面与皮肤相同,皮层内有皮脂腺和汗腺,青春期时长出阴毛;其内侧面皮肤湿润似黏膜。大阴唇皮下脂肪层含丰富血管、神经和淋巴管。当局部受伤时,会出血易形成大阴唇血肿。未婚妇女的两侧大阴唇自然合拢,遮盖阴道口及尿道外口。经产妇大阴唇由于分娩影响向两侧分开;绝经后大阴唇会变成萎缩状,而且阴毛稀少。

3. **小阴唇(labium minus)** 为位于大阴唇内侧的一对薄皱襞。无毛,富含神经末梢,故敏感。两侧小阴唇前端相互融合,再分为两叶包绕阴蒂,前叶形成阴蒂包皮,后叶与对侧结合形成阴蒂系带。小阴唇后端与大阴唇后端相会合,在正中线形成横皱襞称阴唇系带,此系带经产妇受分娩影响已不明显。

4. **阴蒂(clitoris)** 位于两小阴唇顶端的联合处,它与男性阴茎海绵体相似,具有勃起性。它分为三部分,前端为阴蒂头,富含神经末梢,极敏感;中为阴蒂体;后部分为两个阴蒂脚,附着于各侧的耻骨支上。仅阴蒂头外露可见。

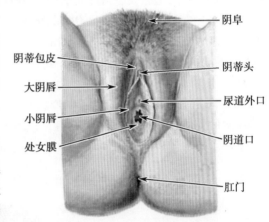

图 2-2-1 女性外阴结构示意图

5. **阴道前庭(vaginal vestibule)** 为两小阴唇之间的裂隙。其前为阴蒂,后为阴唇系带。在此区域内,前方有尿道外口,后方有阴道口,阴道口与阴唇系带之间有一浅窝,称舟状窝(又称阴道前庭窝)。此窝经产妇受分娩影响不复见。在此裂隙内尚有以下各部:

(1)前庭球(vestibule bulb):又称球海绵体,位于前庭两侧,由有勃起性的静脉丛构成。其前部与阴蒂相接,后部与前庭大腺相邻,浅层为球海绵体肌覆盖,受伤后易出血。

(2)前庭大腺(Bartholin's glands):位于大阴唇后部,亦为球海绵体肌所覆盖,如黄豆大,左右各一,向内侧开口于前庭后方小阴唇与处女膜之间的沟内。性兴奋时分泌黄白色黏液起润滑作用。正常情况检查时不能触及此腺,若因感染腺管口闭塞,形成前庭大腺脓肿;若仅腺管开口闭塞使分泌物集聚,形成前庭大腺囊肿,则两者均能看到或触及。

(3)尿道外口(external orifice of urethra):位于阴蒂头的后下方及前庭前部,为尿道的开口,略呈圆形。其后壁上有一对并列腺体称尿道旁腺,其分泌物有润滑尿道口作用,但此腺亦常为细菌潜伏所在。

(4)阴道口(vaginal orifice)及处女膜(hymen):阴道口位于尿道口后方、前庭的后部,为阴道的开口,其大小、形状常不规则。阴道口周缘覆有一层较薄黏膜称处女膜。膜的两面均为鳞状上皮所覆盖,其内含结缔组织、血管与神经末梢。有一孔多在中央,孔的形状、大小及膜的厚薄因人而异。处女膜多在初次性交时破裂,受分娩影响产后仅留有处女膜痕。

(二)女性内生殖器

女性内生殖器位于真骨盆内,包括阴道、输卵管、子宫及卵巢,其中输卵管和卵巢合称附件。

1. **阴道(vagina)** 是由黏膜、肌层和外膜组成的肌性管道,具有伸展性特点,连接子宫和外生殖器。它是女性的性交器官,也是排出月经和娩出胎儿的管道(图 2-2-1)。

(1)位置和形态:其位于真骨盆下部中央,呈上宽下窄的管道。前壁长 7~9cm,与尿道和膀胱相邻,后壁长 10~12cm,与直肠贴近。上端包围宫颈,下端开口于阴道前庭后部。环绕宫颈周围的部分称为阴道穹窿。按其位置分为前、后、左、右 4 部分,其中后穹窿最深,与直肠子宫陷凹紧密相邻,为盆腔最低部位,临床上可经此处穿刺或引流。

(2)组织结构:阴道壁由黏膜、肌层和纤维组织膜构成,因为有很多横纹皱襞,所以有较大的伸展性。阴道黏膜呈淡红色,由复层鳞状上皮细胞覆盖,无腺体,受性激素影响具有周期性变化。幼女及绝经后妇女的阴道黏膜上皮甚薄,伸展性小,皱襞少,容易创伤而感染。

阴道肌层由两层平滑肌纤维构成,外层纵行,内层环行,在肌层的外面有一层纤维组织膜,含多量弹力纤维及少量平滑肌纤维。阴道壁因富有静脉丛,故局部受损伤易出血或形成血肿。

2. **子宫**(uterus)　为腔小、壁厚、以肌肉为主的器官。腔内覆盖黏膜称为子宫内膜,青春期后受性激素影响发生周期性改变并产生月经;子宫为性交后精子经阴道上行并到达输卵管的通道;孕期为胎儿发育、成长的部位;分娩时子宫收缩使胎儿及其附属物娩出(图 2-2-2)。

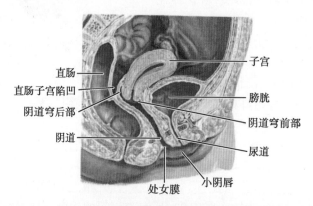

图 2-2-2　女性阴道及子宫结构示意图

(1)位置和形态:子宫位于盆腔中部,膀胱与直肠之间,其位置可随直肠与膀胱的充盈程度或体位改变而有变化。直立时,子宫体几乎与水平面平行,子宫底伏于膀胱的后上方,子宫颈保持在坐骨棘平面以上。一般情况下,子宫呈轻度前倾、前屈姿势,前倾即阴道轴与子宫轴之间呈向前开放的角度,前屈为子宫颈与子宫体之间的弯曲。

成年人子宫呈前后略扁的倒置梨形,重约 50g,长 7~8cm,宽 4~5cm,厚 2~3cm,宫腔为上宽下窄的三角形,容积约 5ml。子宫可分为底、峡、体、颈四部,其上端钝圆隆起,位于两侧输卵管子宫口以上的部分为底;下段窄细呈圆柱状的部分为颈,是癌肿和炎症的多发部位;底与颈之间的部分为体;在宫体与宫颈之间形成最狭窄的部分称子宫峡部。子宫两侧缘的上部与输卵管相接处,称为子宫角。子宫峡部在非孕期长约 1cm,其上端因解剖上较狭窄,又称解剖学内口;其下端因黏膜组织在此处由宫腔内膜转变为宫颈黏膜,又称组织学内口。子宫峡部随妊娠期逐渐扩展,临产时明显形成子宫下段,产科常在此处进行剖宫取胎。

宫颈管呈梭形,成年妇女长 2.5~3.0cm,其下端称为宫颈外口,宫颈下端伸入阴道内的部分称宫颈阴道部;在阴道以上的部分称为宫颈阴道上部。未产妇的宫颈外口呈圆形;已产妇的宫颈外口受分娩影响形成大小不等的横裂,而分为前唇和后唇。宫体与宫颈的比例:婴儿期为 1 : 2. 成年妇女为 2 : 1。

子宫的正常位置主要依靠子宫诸韧带、尿生殖膈、盆膈及会阴中心腱等结构维持,这些结构受损或松弛时,可以引起子宫脱垂。子宫前面经膀胱子宫陷凹与膀胱上面相邻,子宫颈阴道上部的前方与膀胱底部相邻,子宫颈阴道部借尿道阴道隔与尿道相邻;子宫后面借直肠子宫陷凹及直肠阴道隔与直肠相邻。

(2)组织结构:子宫体与子宫颈的结构不同。宫颈主要是由结缔组织构成的,亦含有少量平滑肌纤维、弹力纤维及血管。宫颈管黏膜上皮细胞呈单层高柱状,许多腺体在黏膜层能分泌碱性黏液,形成宫颈管内的黏液栓,并且将宫颈管与外界隔开。宫颈阴道部为复层鳞状上皮覆盖,表面光滑。在宫颈外口柱状上皮与鳞状上皮交界处是宫颈癌的好发部位。宫颈黏膜受性激素影响也会有周期性变化。

子宫体壁由 3 层组织构成,子宫内膜是内层,也可分为 3 层:致密层、海绵层和基底层。内膜表面 2/3 为海绵层和致密层,统称功能层,受卵巢性激素影响发生周期变化而脱落。基底层为内膜靠近子宫肌层的 1/3,不受卵巢性激素影响,也不发生周期性的变化。子宫肌层在没怀孕时厚约 0.8cm,由大量弹力纤维及平滑肌束所组成。肌束纵横交错如网状,大致分 3 层:内层环行,外层多纵行,中层多各方交织。肌层中含血管,子宫收缩时血管则被压缩,能有效制止产后子宫出血。子宫浆膜层为覆盖宫体底部及前后面的腹膜,与肌层紧贴,但在子宫前面近子宫峡部处,腹膜与子宫壁结合较疏松,向前反折从而覆盖膀胱,形成膀胱子宫陷凹。覆盖此处的腹膜称为膀胱子宫反折腹膜,与前腹壁腹膜相连续。在子宫后面,腹膜沿子宫壁向下,至宫颈后方及阴道后穹窿再折向直肠,形成直肠子宫陷凹(亦称道格拉斯腔)并向上与后腹膜相连续。

3. 子宫韧带 主要功能为固定子宫,共包括 4 条韧带,分别是:子宫主韧带、子宫圆韧带、子宫阔韧带和宫骶韧带。

(1)圆韧带:呈圆索形得名,长 12~14cm,由平滑肌与结缔组织组成。起于子宫双角的前面、输卵管近端的下方,然后向前下方伸展达两侧骨盆壁,再穿过腹股沟管终于大阴唇前端。圆韧带肌纤维与子宫肌纤维连接。为维持子宫前倾位的主要结构。

(2)阔韧带:覆盖在子宫前后壁的腹膜自子宫侧缘向两侧延伸达到骨盆壁,形成一对双层腹膜皱襞。阔韧带分为前后两叶,其上缘游离,内 2/3 部包围输卵管(伞部无腹膜遮盖),外 1/3 部移行为骨盆漏斗韧带或称卵巢悬韧带,卵巢动静脉由此穿过。在输卵管以下、卵巢附着处以上的阔韧带称输卵管系膜,其中有结缔组织及中肾管遗迹。卵巢与阔韧带后叶相接处称卵巢系膜。卵巢内侧与宫角之间的阔韧带稍增厚称卵巢固有韧带或卵巢韧带。在宫体两侧的阔韧带中有丰富的神经、血管、淋巴管及大量疏松结缔组织称宫旁组织。子宫动静脉和输尿管均从阔韧带基底部穿过。

(3)主韧带:在阔韧带的下部,横行于骨盆壁和宫颈两侧之间,为一对坚韧的结缔组织纤维束与平滑肌,又称宫颈横韧带,有固定宫颈位置的作用,为保持子宫不致向下脱垂的主要结构。

(4)宫骶韧带:从宫颈后面的上侧方(相当于组织学内口水平),向两侧绕过直肠到达第 2、3 骶椎前面的筋膜。韧带含结缔组织和平滑肌,外有腹膜遮盖,短厚有力,将宫颈向后向上牵引,维持子宫处于前倾位置。若上述韧带、骨盆底肌和筋膜薄弱或受损伤,可导致子宫位置异常,形成不同程度的子宫脱垂。

4. **输卵管（fallopian tube）** 是一对细长弯曲的肌性管道,全长 8~14cm。输卵管位于阔韧带上缘,自两侧宫角部向外伸展,内侧则与子宫角部相通,走行于输卵管系膜上端,外侧伞端游离于腹腔。

根据输卵管的结构和形态可分为 4 个部分:①间质部:位于子宫内壁,管腔短而窄,长约 1cm;②峡部:连接间质部,长 2~3cm,管腔直径约 2mm;③壶腹部:位于峡部的外侧,长 5~8cm,管腔宽大,内含丰富的皱襞;④伞部:游离于腹腔中,为输卵管的外侧端,开口处为须状组织,呈伞状,为 1~1.5cm,具有"拾卵"的作用。输卵管不同部位的结构差异,是输卵管疾病发病的解剖基础(图 2-2-3)。

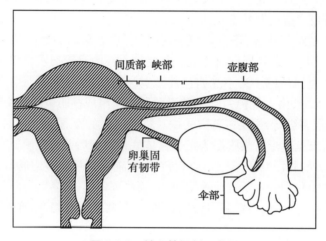

图 2-2-3 输卵管解剖示意图

输卵管是女性重要的生殖器官,它是精子与卵子结合受精的重要场所,具有运送精子、抓拾卵子及把受精卵运送到子宫腔的重要作用。输卵管组织由三层组成,内层为黏膜层,由单层高柱状上皮组成,上皮细胞又可分为纤毛细胞、无纤毛细胞、楔状细胞及未分化细胞;中层为平滑肌层,肌层有节奏地收缩可引起输卵管由远端向近端的蠕动,利于受精卵向子宫腔内移动;外层为浆膜层,由阔韧带上缘腹膜延伸继而包绕输卵管而成。纤毛细胞具有可摆动的纤毛,该纤毛可协助运送卵子;无纤毛细胞可分泌糖原;楔形细胞可能为无纤毛细胞的前身;未分化细胞作为上皮细胞的储备细胞。输卵管肌肉的收缩以及黏膜层上皮细胞的分泌、形态及纤毛的摆动均受卵巢周期性激素变化的影响。

5. **卵巢（ovary）** 为一对扁椭圆形的性腺,具有内分泌和生殖功能,产生和排出卵细胞,以及分泌性激素(图 2-2-4)。

(1)位置及形态:卵巢位于子宫底的后外侧,与盆腔侧壁相接。当妊娠时,根据子宫的移动,其位置也会发生极大的改变。卵巢属于腹膜内位器官,其完全被子宫阔韧带后叶包裹形成卵巢囊。卵巢系膜,即卵巢与子宫阔韧带间的腹膜皱襞。卵巢系膜很短,内有至卵巢的血管、神经和淋巴管通过。

卵巢一般位于卵巢窝内,移动性较大,其位置多受大肠充盈程度的影响。卵巢窝在髂内、外动脉起始部的交角内,前界为脐动脉索,后界为髂内动脉和输尿管。卵巢窝底由闭孔内肌及覆盖其表面的腹膜壁层和盆筋膜组成。在卵巢窝底处的腹膜外组织内,有血管和闭孔神经通过。胎儿卵巢的位置与男性睾丸的位置相似,位于肾和腰部的附近。初生儿卵巢位置较高,略呈斜位。成人的卵巢位置较低,其长轴近于垂直位。其输卵管端,位于骨盆上口平面的稍下方,髂外静脉附近,恰与骶髂关节相对。子宫口向下,居盆底腹膜的稍上方,与子宫外侧角相接。系膜缘位于脐动脉索后方。游离缘位于输尿管前方。老年女性的卵巢位置更低。子宫位置的不同可影响卵巢的位置。当子宫左倾时,左卵巢稍向下移位,子宫端稍转向内;右倾时,则相反。卵巢的输卵管端及其后缘上部被输卵管漏斗和输卵管伞覆盖。

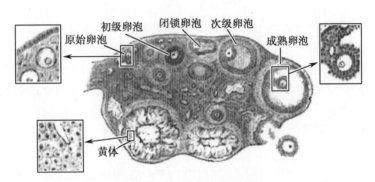

图 2-2-4 卵巢结构模式图

卵巢左右各一,质较韧硬,灰白色,呈扁平的椭圆形,表面凸隆,幼女者表面平滑,性成熟后,由于卵泡的膨大和排卵后结瘢,导致其表面往往凹凸不平。卵巢的大小和形状,也因年龄不同而异。同一人中,左右卵巢其实并不一致,通常左侧大于右侧。成人卵巢长度左侧平均为 2.93cm,右侧平均为 2.88cm;宽度左侧平均为 1.48cm;右侧平均为 1.38cm;厚度左侧平均为 0.82cm,右侧平均为 0.83cm,卵巢重为 3~4g。35~45 岁卵巢开始逐渐缩小,到绝经期以后,卵巢可逐渐缩小到原体积的 1/2。一般成人卵巢的大小,仅相当于本人拇指指头大小。由于卵巢屡次排卵,卵泡破裂萎缩,由结缔组织代替,所以其实质渐次变硬。

(2)结构:卵巢分为内、外侧两面,上、下两端,前、后两缘。卵巢内侧面朝向盆腔,多与回肠紧邻,又名肠面,外侧面与盆腔侧壁相接触。卵巢上端钝圆,名输卵管端,与输卵管伞端相接,下端略尖,朝向子宫,称为子宫端。卵巢前缘有卵巢系膜附着,称为卵巢系膜缘。此缘较平直,其中央有一裂隙,称为卵巢门,是卵巢血管、神经和淋巴管出入之处。卵巢后缘游离,称为独立缘,较为凸隆,朝后内方。卵巢表面无腹膜,由单层立方上皮覆盖称生发上皮;其内有一层纤维组织称卵巢白膜。再往内为卵巢组织,分皮质与髓质。皮质在外层,其中有数以万计的原始卵泡(又称始基卵泡)及致密结缔组织;髓质在中心,无卵泡,含疏松结缔组织及丰富血管、淋巴管、神经及少量与卵巢悬韧带相连续、对卵巢运动有作用的平滑肌纤维。

(三)女性生殖器官周围组织

女性生殖器官周围的淋巴组织及血管对生殖器官的功能有着极其重要的作用。女性生殖器官的淋巴管与血管相伴行,各器官间静脉及淋巴管以网、丛状相吻合。

1. 动脉 卵巢动脉、子宫动脉、阴道动脉及阴部内动脉是女性内外生殖器官血液供应的主要来源。

(1)卵巢动脉:卵巢动脉自腹主动脉分出(左侧可来自左肾动脉)。在腹膜后沿腰大肌前下行至骨盆腔,跨过输尿管与髂总动脉下段,经骨盆漏斗韧带向内横行,再经卵巢系膜进入卵巢门。卵巢动脉在输卵管系膜进入卵巢门处分出若干支供应输卵管,其末梢在宫角附近与子宫动脉上行的卵巢支相吻合。

(2)子宫动脉:为髂内动脉前干分支,在腹膜后沿骨盆侧壁向下向前行,经阔韧带基底部、宫旁组织到达子宫外侧,距宫颈内口水平约2cm处横跨输尿管至子宫侧缘,此后分为上、下两支:上支较粗,沿子宫上缘纤曲上行称宫体支,至宫角处又分为宫底支(分布于宫底部)、卵巢支(与卵巢动脉末梢吻合)及输卵管支(分布于输卵管);下支较细,分布于宫颈及阴道上段称宫颈-阴道支。

(3)阴道动脉:为髂内动脉前干分支,有许多小分支分布于阴道中下段前后壁、膀胱颈及膀胱顶。阴道动脉与阴部内动脉分支和子宫动脉阴道支相吻合,因此,阴道上段由子宫动脉宫颈-阴道支供应,而中段由阴道动脉供应,下段主要由痔中动脉和阴部内动脉供应。

(4)阴部内动脉:为髂内动脉前干终支,经坐骨大孔的梨状肌下孔穿出骨盆腔,绕过坐骨棘背面,再经坐骨小孔到达会阴及肛门,并分出4支:①痔下动脉:供应直肠下段及肛门部;②会阴动脉:分布于会阴浅部;③阴唇动脉:分布于大、小阴唇;④阴蒂动脉:分布于阴蒂及前庭球。

2. 静脉　由于盆腔静脉均与同名动脉伴行,并且在相应器官及其周围形成静脉丛,而且互相吻合,所以盆腔感染容易蔓延。卵巢静脉出卵巢门后形成静脉丛,与同名动脉伴行,右侧汇入下腔静脉,左侧汇入左肾静脉,所以左侧盆腔静脉曲张较多见。

3. 淋巴　女性盆部具有丰富的淋巴系统,淋巴结一般沿相应的血管排列,其数目、位置和大小均不恒定。主要分为盆腔淋巴与外生殖器淋巴两组。

(1)外生殖器淋巴分为深浅两部分:①腹股沟浅淋巴结:又分上、下两组,上组沿腹股沟韧带排列,收纳外生殖器、会阴、阴道下段及肛门部的淋巴;下组位于大隐静脉末端周围,收纳会阴及下肢的淋巴。其输出管大部分注入腹股沟深淋巴结,少部分注入髂外淋巴结。②腹股沟深淋巴结:位于股管内,收纳阴蒂、股静脉区及腹股沟浅淋巴,汇入闭孔、髂内等淋巴结。

(2)盆腔淋巴分为3组:①髂淋巴组由髂内、髂外及髂总淋巴结组成;②骶前淋巴组位于骶骨前面;③腰淋巴组位于主动脉旁。

阴道下段淋巴引流主要汇入腹股沟淋巴结。阴道上段淋巴引流基本与宫颈引流相同,大部汇入髂内淋巴结与闭孔淋巴结,小部入髂外淋巴结,并经宫骶韧带入骶前淋巴结。宫体、宫底淋巴与卵巢、输卵管淋巴均汇入腰淋巴结。宫体两侧淋巴沿圆韧带汇入腹股沟浅淋巴结。当内、外生殖器官发生癌瘤或感染时,往往沿各部回流的淋巴管传播,导致相应淋巴结肿大。

4. 神经　女性生殖器官周围神经分布丰富,分为支配内生殖器及外生殖器的神经丛。

(1)外生殖器的神经支配:阴部神经主要支配外阴部神经。来自:①骶丛分支;②自主神经:由第Ⅱ、Ⅲ、Ⅳ骶神经分支组成,含感觉和运动神经纤维,在坐骨结节内侧下方分成3支,即阴蒂背神经、会阴神经及肛门神经(又称痔下神经),分布于会阴、阴唇、阴蒂、肛门周围。

(2)内生殖器的神经支配:主要由交感神经与副交感神经所支配。交感神经纤维自腹主动脉前神经丛分出,下行入盆腔分为两部分:①卵巢神经丛:分布于卵巢和输卵管;②骶前神经丛:大部分在宫颈旁形成骨盆神经丛,分布于宫体、宫颈、膀胱上部等。骨盆神经丛中有来自第Ⅱ、Ⅲ、Ⅳ骶神经的副交感神经纤维,并含有向心传导的感觉神经纤维。但子宫平滑肌有自律活动,完全切除其神经后仍能有节律收缩,还能完成分娩活动。临床上可见下半身截瘫的产妇能顺利自然分娩。

(四) 女性生理特点

女性从新生儿到衰老是渐进的生理过程,也是下丘脑 - 垂体 - 卵巢轴功能发育、成熟和衰退的过程。妇女一生根据其生理特点可按年龄划分为几个阶段,但这些阶段之间并无截然界线,也可因遗传、营养、环境等因素影响而有个体差异。

1. 新生儿期 出生后 4 周内称为新生儿期(fetal period)。由于在母体内受到胎盘及母体性腺所产生的女性激素影响,会导致出生的女性新生儿外阴较丰满,乳房略隆起或少许泌乳,出生后脱离胎盘循环,血中女性激素水平迅速下降,可出现少量阴道流血。这些生理变化在短期内都能自然消退。

2. 儿童期 在出生后的 4 周~12 岁左右称为儿童期(childhood)。在 10 岁之前,儿童体格持续发育和增长,但生殖器仍为幼稚型,阴道狭长、无皱襞、上皮薄,细胞内缺乏糖原,阴道酸度低,抗感染力弱,容易发生炎症;宫颈较长,约占子宫全长的 2/3,而子宫体小子宫肌层亦很薄;输卵管弯曲且很细;卵巢长而窄,卵泡虽能大量生长,但仅低度发育即退化、萎缩。子宫、卵巢及输卵管均位于腹腔内,接近骨盆入口。在儿童后期,约 10 岁起,卵巢内的卵泡受垂体促性腺激素的影响有一定发育并分泌性激素,但仍达不到成熟阶段。卵巢形态逐步变为扁卵圆形。女性特征开始呈现,皮下脂肪在胸、髋、耻骨及肩部前面堆积;子宫、卵巢及输卵管逐渐向骨盆腔内下降;乳房开始发育。

3. 青春期 从月经初潮到生殖器官逐渐发育成熟的时期称青春期(puberty)。世界卫生组织(WHO)规定青春期为 10~19 岁,可供参考。这一时期的生理特点:

(1)第一性征发育:由于垂体促性腺激素分泌量增加及作用加强,使卵巢发育与性激素分泌逐渐增加,内、外生殖器则会进一步发育。外生殖器从幼稚型变为成人型;阴阜隆起,大阴唇变肥厚,小阴唇变大且有色素沉着;阴道宽度及长度增加,阴道黏膜变厚并出现皱襞;子宫增大,尤其是宫体明显增大,使宫体占子宫全长的 2/3;输卵管变粗,弯曲度减小;卵巢增大,皮质内会有不同发育阶段的卵泡,导致卵巢表面稍呈凹凸不平。

(2)第二性征出现:除生殖器官以外,还有其他女性特有的征象:音调变高;乳房丰满而隆起;出现阴毛及腋毛;骨盆横径发育大于前后径;胸、肩部皮下脂肪增多,体现女性特有体态。

(3)青春期开始的一个重要标志是月经来潮。青春早期性激素水平开始有规律性波动,直到雌激素水平到达一定高度而下降时,就会引起子宫撤退性出血即为月经初潮。由于卵巢功能尚不健全,所以初潮后月经周期也多无一定规律。

(4)青春期激素水平的变化:虽然青春期刚开始雌激素水平会达到一定高度,但尚不足以引起黄体生成素的高峰,故月经周期尚不规律且多为无排卵性。根据报道,初潮后头 2 年内 55%~95% 月经周期为无排卵性。随后,卵泡刺激素(follicle stimulating hormone,FSH)水平上升,雌激素水平也上升达成人排卵前高峰水平,并持续一定的时间,并出现正反馈作用,诱发 LH 高峰而有排卵性的月经周期。此时虽已初步具有生育能力,但整个生殖系统的功能尚未完善。

4. 性成熟期 一般自 18 岁左右开始,历时约 30 年,性成熟期(sexual maturity period)又称生育期。此期妇女性功能旺盛,卵巢功能成熟并分泌性激素,已建立规律的周期性排卵。

乳房和生殖器各部也均有不同程度的周期性改变。

5. 围绝经期　此期长短不一,因人而异。可始于40岁,历时10余年甚至20年。卵巢功能逐渐衰退,生殖器官亦开始萎缩向衰退变更。曾称为更年期,1994年WHO召开有关绝经研究进展工作会议,推荐采用围绝经期(perimenopausal period)之称。包括绝经前后的一段时期,又将其分为3个阶段:

(1)绝经前期:此期卵巢内卵泡数会明显减少而且容易发生卵泡发育不全。多数妇女在绝经前月经周期不规律,常为无排卵性月经。绝经前期由于卵巢功能逐渐衰退,卵巢激素缺乏,使围绝经期妇女出现一些神经精神障碍和血管运动障碍的症状。潮热和出汗为血管运动障碍的表现;神经精神障碍则表现为情绪不稳定、不安、烦躁或抑郁、失眠还有头痛等。

(2)绝经:自然绝经通常是指女性生命中来的最后一次月经,卵巢内卵泡自然耗竭,或剩余的卵泡对垂体促性腺激素丧失反应。据全国协作组资料,我国妇女的绝经平均年龄为49.5岁,80%在44~54岁之间。如果40岁以前绝经则称卵巢早衰。

(3)绝经后期:卵巢进一步萎缩,其内分泌功能渐消退,生殖器官萎缩。

6. 老年期　一般60岁后妇女机体逐渐老化,进入老年期(senility)。此期卵巢功能已衰竭,主要表现为雌激素水平低落,不足以维持女性第二性征。生殖器官进一步萎缩老化。骨代谢失常引起骨质疏松,易发生骨折。

(五) 月经

月经(menstruation)是指随卵巢的周期性变化,子宫内膜周期性出血及脱落,是女性特有的生殖生理标志,也是女性生殖功能成熟的标志之一,月经具有以下这些特点:

1. 月经初潮　月经第一次来潮称为月经初潮,初潮年龄多在13~15岁之间,早在11~12岁,或迟至17~18岁。月经初潮的迟早,受各种内外因素影响。我国各地区月经初潮年龄相差不大,营养不良或体弱者月经初潮可较迟,而体质强壮及营养好者,月经初潮可提早。

2. 月经周期　出血的第1天为月经周期的开始,两次月经第1天的间隔时间称一个月经周期(menstrual cycle),一般28~30天为一个周期。周期长短因人而异,每个妇女的月经周期有自己的规律性。

3. 月经持续时间及出血量　正常妇女月经持续时间差异亦很大,一般为2~7天,多数为3~6天。通常月经第2~3天的出血量最多。月经量的多少很难统计,临床上常根据每天换月经垫次数来粗略估计量的多少。近年有人用放射性铁或铬同位素标记红细胞测定正常妇女月经血量,其数值分别为10~55ml及35~58ml,个别妇女月经量可超过100ml,多数学者认为每月失血量超过80ml即为病理状态。

4. 月经血的特征　月经血一般呈暗红色,除血液外,还有宫颈黏液、子宫内膜碎片及脱落的阴道上皮细胞。月经血的主要特点是不凝固,有时偶尔亦有些小凝块,其原因在于月经血内缺乏纤维蛋白原及纤维蛋白。月经时剥落的子宫内膜中含有极多的活化物质混入经血内,会使经血中的纤溶酶原激活转变为纤溶酶,纤维蛋白在纤溶酶的作用下裂解为流动的分解产物,同时内膜组织含有其他活性酶,会破坏许多凝血因子(如凝血因子Ⅰ、Ⅴ、Ⅶ、Ⅷ、Ⅸ),也妨碍血液凝固,导致月经血变成液体状态排出。

5. 月经期的症状　一般月经期无特殊症状,但由于经期盆腔淤血及子宫血流量增多,有些妇女可有下腹及腰骶部下坠感,个别可有膀胱刺激症状(如尿频)、轻度神经系统不稳定症状(如头痛、精神忧郁、失眠、易于激动)、胃肠功能紊乱(如食欲缺乏、恶心、呕吐、腹泻或便秘)以及皮肤痤疮、鼻黏膜出血等,但一般并不严重,不影响妇女的工作和学习。

(六) 卵泡发育及排卵

卵巢是女性生殖内分泌腺,对维持女性的生殖功能具有重要的作用,一为产生卵子并排卵;另一为合成并分泌激素。从青春期开始到绝经前,卵巢在功能和形态上发生周期性变化称卵巢周期(ovary cycle)。

人类卵巢中卵泡的发育始于胚胎时期,新生儿出生时卵巢有 15 万 ~50 万个卵泡。儿童期卵巢的皮质含有大量密集成群的原始卵泡,原始卵泡含有一个卵母细胞,周围有一层扁平或梭形细胞围绕,到青春期以后卵母细胞逐渐减少。生育期大约只有 300~400 个卵母细胞发育成熟,并经排卵的过程排出,其余的卵泡发育到一定程度则会自行退化,这个退化过程称卵泡闭锁。根据大小、形态、生长速度和组织学特征,可将卵泡的生长分为以下几个阶段:

1. 原始卵泡　是由一个处于减数分裂双线期的初级卵母细胞及在其周围的单层梭形颗粒细胞层环绕组成。

2. 窦前卵泡　为初级卵泡与次级卵泡分化阶段。生长中的初级卵母细胞,包裹在基膜内称为初级卵泡,而充分生长的初级卵母细胞,围绕透明带与多层立方颗粒细胞层,包裹在基膜内称为次级卵泡。卵泡基底膜附近的梭形细胞形成两层卵泡膜,即卵泡外膜与卵泡内膜,这时的卵泡称生长卵泡。

3. 窦状卵泡　窦前卵泡在 FSH 持续影响下产生功能变化,体积增大为 4~5mm,同时卵泡内有卵泡液形成,称为窦状卵泡。

4. 成熟卵泡　正常妇女生育期每个月经周期中,大多数窦状卵泡会发生退化,仅有 1~2 个窦状卵泡发育成熟,称为成熟卵泡。此时卵泡体积明显增大,直径可达 16~20nm,卵泡腔增大,卵泡液急骤增加,卵泡移行向卵巢表面突出。其结构从外向内依次为:①卵泡外膜:为致密的卵巢间质组织,与卵巢间质无明显界限。②卵泡内膜:血管丰富,细胞呈多边形,较颗粒细胞大,这种细胞亦从卵巢皮质层间质细胞衍化而来。③颗粒细胞:没有血管存在,其营养来自外围的卵泡内膜,细胞呈立方形。在卵泡内膜层与颗粒细胞层间有一基底膜。④卵泡腔:增大,腔内充满大量清澈的卵泡液。⑤卵丘:突出于卵泡腔,卵细胞深藏其中,形成卵丘。⑥放射冠:直接围绕卵细胞的一层颗粒细胞,呈放射状排列而得名。在放射冠与卵细胞之间还有一层很薄的透明膜,称透明带。

5. 排卵(ovulation)　排卵是卵细胞和它周围的一些细胞一起被排出的过程。排卵前卵细胞与放射冠漂浮在卵泡液中,卵泡膜和泡壁颗粒细胞层及其外围的卵巢组织变得很薄,卵泡突出于卵巢表面类似一个水泡,最后破裂,出现排卵。排卵时随卵细胞同时排出的有放射冠、透明带及小部分卵丘内的颗粒细胞。

排卵多发生在下次月经来潮前 14 天左右,卵子可由两侧卵巢轮流排出,也可由一侧卵巢连续排出。卵子排出后,经输卵管伞部捡拾、输卵管黏膜纤毛活动以及输卵管壁蠕动等协同作用进入输卵管,并循管腔向子宫侧运行。

6. 黄体形成及退化　排卵后,卵泡腔内压下降,卵泡液流出,卵泡壁塌陷,形成许多皱襞,卵泡内的颗粒细胞和卵泡膜细胞向内侵入,周围有结缔组织的卵泡外膜包围,共同形成黄体,黄素化后形成颗粒黄体细胞及卵泡膜黄体细胞。排卵后 7~8 天(相当于月经周期第 22 天左右)黄体体积达最高峰,直径约 1~2cm,外观色黄。若卵子未受精,黄体在排卵后

9~10 天开始退化,其机制迄今不详。退化时黄体细胞逐渐萎缩变小,周围的结缔组织及成纤维细胞侵入黄体,逐渐由结缔组织所代替,组织纤维化,外观色白称为白体。正常排卵周期黄体功能仅限于 14 天内,黄体衰退后月经来潮,卵巢中又有新的卵泡发育,开始新的周期。

在性成熟期,除妊娠及哺乳期外,卵巢经常不断地重复上述周期变化,但在妇女一生中,仅有 400 个左右的原始卵泡发育到排卵,其余绝大多数卵泡均在发育过程中退化,成为闭锁卵泡。闭锁卵泡的组织学特征为卵母细胞退化坏死,被吞噬细胞清除,细胞脂肪变性,颗粒细胞层分解,卵泡塌陷最后纤维化。有关卵泡闭锁的机制迄今尚无一致看法。

(七)卵巢甾体激素

卵巢合成及分泌的性激素,主要为雌激素、孕激素和雄激素等甾体激素。正常妇女卵巢激素的分泌随卵巢周期而变化。

1. 雌激素　在卵泡开始发育时,雌激素分泌量很少,随着卵泡渐趋成熟,雌激素分泌也逐渐增加,于排卵前形成第一高峰,排卵后分泌稍减少,约在排卵后 7~8 天黄体成熟时,形成又一高峰,但第二高峰较平坦,峰的均值低于第一高峰。黄体萎缩时,雌激素水平急骤下降,在月经前达到最低水平。

雌激素的生理作用如下:①促使子宫发育,引起肌细胞的肥大和增生,使肌层变厚血运增加,并使子宫收缩力增强以及增加子宫平滑肌对缩宫素的敏感性。②使子宫内膜增生。③使宫颈口松弛,宫颈黏液分泌增加,质变稀薄,易拉成丝状。④促进输卵管发育,并加强输卵管节律性收缩的振幅。⑤使阴道上皮细胞角化和增生,使黏膜变厚并增加细胞内糖原含量,增强局部的抵抗力,使阴唇发育、丰满。⑥使乳腺腺管增生,乳晕、乳头着色,促进其他第二性征的发育。⑦雌激素对卵巢的卵泡发育是必需的,从原始卵泡发育到成熟卵泡,均起一定的作用,有助于卵巢积储胆固醇。⑧雌激素通过对下丘脑的正负反馈调节,来控制脑垂体促性腺激素的分泌。⑨促进钠与水的潴留。⑩在脂代谢方面,总胆固醇有下降趋势,致使脂蛋白减少。降低胆固醇与磷脂的比例,减少胆固醇在动脉管壁的沉积,有利于防止冠状动脉硬化。⑪ 足够量的雌激素存在时,钙盐及磷盐才能在骨质中沉积,以维持正常骨质。青春期在雌激素影响下可使骨骺闭合,绝经期后由于雌激素缺乏而发生骨质疏松。甲状旁腺与雌激素共同作用维持血中钙磷平衡。

2. 孕激素　孕激素分泌量于排卵后开始增加,在排卵后 7~8 天黄体成熟时分泌量达最高峰,以后逐渐下降,直到月经来潮时才回复到排卵前水平。

孕激素的生理作用如下:①子宫平滑肌细胞膜的通透性受到影响,使细胞内钠离子浓度升高,钾离子浓度降低,使肌纤维松弛,兴奋性降低;同时降低妊娠子宫对缩宫素的敏感性,从而减少子宫收缩,有利于受精卵在子宫腔内生长发育。②使增生期子宫内膜转化为分泌期内膜,为受精卵着床做好准备。③使宫颈口闭合,黏液变稠、减少,拉丝度减少。④抑制输卵管肌节律性收缩的振幅。⑤使阴道上皮细胞脱落加快。⑥在已有雌激素影响的基础上,会促进乳腺腺泡发育成熟。⑦孕激素通过对下丘脑的负反馈作用,影响脑垂体促性腺激素的分泌。⑧下丘脑体温调节中枢受到孕激素的兴奋,会使体温升高。正常妇女在排卵前基础体温低,排卵后基础体温可升高 0.3~0.5℃,这种基础体温的改变,可作为排卵的重要指标。⑨孕激素能促进钠与水的排泄。

孕激素与雌激素既有协同作用,又有拮抗作用,协同作用表现为孕激素在雌激素作用的基础上,进一步促使女性生殖器和乳房的发育,为妊娠准备条件;另一方面,孕激素和雌激素的拮抗作用表现在子宫收缩、宫颈黏液变化、输卵管蠕动、阴道上皮细胞角化和脱落，以及钠和水的潴留与排泄等方面。

3. 雄激素 雄激素如睾酮主要来自肾上腺皮质，卵巢也会分泌一部分。睾酮不仅是合成雌激素的前体，还是促进生长发育与维持女性正常生殖功能的重要激素。少女在青春期生长迅速，也有雄激素的影响。

雄激素的作用：①为雌激素拮抗物：雄激素可减缓子宫内膜的生长及增殖，抑制阴道上皮的增生和角化，促使阴蒂、阴阜和阴唇的发育。但若长期使用，可出现男性化的表现。②对机体的代谢功能影响：雄激素有促进蛋白合成的作用，还可使基础代谢率增加，并刺激骨髓中红细胞的增生。在性成熟期前，促使长骨骨基质生长和钙的保留，性成熟后则会导致骨骺的关闭，使其生长停止。雄激素可促进肾远曲小管对钠离子的重吸收而引起水肿。

4. 甾体激素的作用机制 甾体激素的分子小，有脂溶性，可透过细胞膜进入细胞。进入细胞后经两个步骤影响基因表达而发挥作用。第一步是激素与胞质受体结合，形成激素 - 胞质受体复合物。激素与受体结合的特点是专一性强、亲和性大。激素与受体的亲和性大小与激素的作用强度是平行的且胞质受体含量也随靶器官功能状态的变化而发生改变。当激素进入细胞内与胞质受体结合后，受体蛋白发生构型变化，从而使激素 - 胞质受体复合物获得进入核内的能力，由胞质转移至核内。第二步是与核内受体相互结合，形成激素 - 核受体复合物，从而激发 DNA 的转录过程，生成新的 mRNA，其作用为诱导蛋白质合成，引起相应的生物效应。

(八) 女性生殖器的周期性变化

卵巢激素的周期性变化可使女性其他生殖器也发生一系列周期性变化，尤以子宫内膜的周期性变化最显著。子宫内膜的周期性变化可从生物化学与组织学两方面来观察。

1. 子宫内膜的组织学变化 子宫内膜在结构上分为功能层和基底层，功能层靠近宫腔，它受卵巢激素的影响呈周期性变化，在月经期坏死脱落。基底层则直接与子宫肌层相连，此层不受月经周期中激素变化的影响，在月经期不发生脱落。正常的一个月经周期以 28 天为例，其组织形态的周期性改变可分为 3 期：

(1)增生期：在卵巢周期中的卵泡期雌激素作用下，子宫内膜上皮与间质细胞呈增生状态称为增生期。增生期又分为早、中、晚期 3 期。①增生期早期：在月经周期第 5~7 天。内膜的增生与修复在月经期即已开始。此期内膜较薄，仅 4~5mm。腺上皮细胞呈低柱状或立方形。间质较致密，细胞呈星形。间质中的小动脉较直，其壁薄。②增生期中期：在月经周期第 8~10 天。此期特征是间质水肿明显；腺体增长、增多，呈弯曲形；腺上皮细胞表现为增生活跃，细胞呈柱状，且有分裂象。③增生期晚期：在月经周期第 11~14 天。此期内膜增厚至 8~10mm，且表面高低不平，略呈波浪形。上皮细胞呈高柱状，腺上皮仍继续生长，核分裂象增多，腺体更长，形成弯曲状。间质细胞呈星状，并相互结合成网状；组织内水肿明显，小动脉略呈弯曲状，管腔增大。

(2)分泌期：黄体形成后，在孕激素作用下子宫内膜呈分泌反应称分泌期。分泌期也分早、中、晚期 3 期。①分泌期早期：在月经周期第 15~19 天。此期内膜腺体更长，屈曲更为明显。腺上皮细胞的核下开始出现含糖原的小泡，间质水肿螺旋小动脉继续增生。②分泌期中期：在月经周期第 20~23 天。内膜较前更厚并呈锯齿状。腺体内的分泌上皮细胞顶端胞膜破碎,细胞内的糖原溢入腺体称顶浆分泌。此期间质更加水肿、疏松、螺旋小动脉增生、卷曲。③分泌期晚期:在月经周期第 24~28 天。此期为月经来潮前期。子宫内膜厚达 10mm 并呈海绵状。内膜腺体的开口面向宫腔,且有糖原等分泌物溢出,间质更疏松、水肿。表面上皮细胞下的间质会分化为肥大的蜕膜样细胞。此期螺旋小动脉会迅速增长超出内膜厚度,也更弯曲,血管管腔也扩张。

(3)月经期:在月经周期第 1~4 天,此时孕、雌激素水平下降,致使内膜中前列腺素的合成增加,子宫肌层受到前列腺素的刺激导致收缩,引起内膜功能层的螺旋小动脉持续痉挛,内膜血流减少,受损缺血的坏死组织面积渐扩大,组织变性、坏死,血管壁通透性增加,使血管破裂导致内膜底部血肿的形成,促使组织坏死剥脱。变性、坏死的内膜与血液相混而排出,即形成月经血。

子宫内膜组织学变化是连续的,在各期之间存在着相互交叉的关系。近年来通过电镜观察子宫内膜的超微结构,发现在月经周期的任何阶段,内膜腺腔中均存在着分泌现象。因此,也有学者提出"增生期"与"分泌期"的名称不够确切,建议以"排卵前期"与"排卵后期"取代之为宜。

2. 子宫内膜的生物化学变化 子宫内膜在雌激素的作用下,间质细胞会产生一种和蛋白质结合的碳水化合物,称为酸性黏多糖。酸性黏多糖具有一定的黏稠性,对增生期子宫内膜的成长起支持作用。排卵后,孕激素能阻止酸性黏多糖的合成,促使其降解,还能使之去聚合,使血管通透性增加,有利于代谢产物和营养物质在细胞和血管之间自由交换,内膜更能获得充足营养,为受精卵的着床和发育作准备。

子宫内膜中存在一类特殊的细胞颗粒称为溶酶体。溶酶体中各种水解酶如葡萄糖醛酸酶、酸性磷酸酶等,能使蛋白质、黏多糖和核酸分解。雌、孕激素则能促进这些水解酶的合成。这些水解酶平时保留在溶酶体内,由脂蛋白膜与外界隔开,故不具有活性。排卵后若卵子未受精,黄体会在一定的时间后萎缩,此时雌、孕激素水平下降,溶酶体膜的通透性增加,水解酶进入组织,影响子宫内膜的代谢,由于其对组织有破坏作用,因而造成内膜的剥脱和出血。

3. 生殖器其他部位的周期性变化

(1)阴道黏膜的周期性变化:在月经周期中,随着雌、孕激素的变化,阴道黏膜也会发生周期性改变,这种改变在阴道的上段更为明显。排卵前,阴道上皮在雌激素的影响下,促成底层细胞的增生,逐渐演变为表层与中层细胞,使阴道上皮增厚;表层细胞出现角化,其程度在排卵期最为明显。细胞内富有糖原,糖原经寄生在阴道内的阴道杆菌分解而成乳酸,使阴道内保持一定酸度,可以防止致病菌的繁殖。排卵后,在孕激素的作用下,主要为表层细胞脱落。临床上常借助阴道脱落细胞的变化从而了解体内雌激素水平和有无排卵。

(2)宫颈黏液的周期性变化:在卵巢激素的影响下,宫颈腺细胞分泌的黏液,其化学、物理性质及其分泌量均有明显的周期性改变。雌激素可刺激分泌细胞的分泌功能。月经干净后早期体内雌激素水平低,宫颈管分泌的黏液量很少。随着雌激素水平的不断提高,至排卵期黏液分泌量增加,黏液透明、稀薄,拉丝度可达 10cm 以上。若将黏液做涂片检查,干燥后可见羊齿植物叶状结晶的形成,这种结晶在月经周期第 6~7 天开始出现,到排卵期最为清晰而典型。排卵后,受到孕激素的影响,黏液分泌量逐渐减少,质地变黏稠而且混浊,拉丝度差,容易断裂。涂片检查时结晶逐步模糊,到月经周期第 22 天左右完全消失,而代之以排列成行的椭圆体。根据宫颈黏液的周期性变化,可间接反映出是否排卵。

宫颈黏液中的氯化钠含量在排卵期为黏液干重的40%~70%,而在月经前后仅占黏液干重的2%~20%。由于黏液是等渗的,氯化钠比例的增加势必会导致水分相应的增加,所以排卵期的宫颈黏液稀薄而量多。宫颈黏液中还含有糖蛋白,在电镜下可见糖蛋白结构排列成网状。近排卵时,在雌激素的影响下网眼变大。根据上述变化,可见排卵期宫颈黏液最适宜精子通过。

(3)输卵管的周期性变化:输卵管的周期性变化包括功能和形态两方面,均受到甾体激素的调控。在雌激素的作用下,输卵管黏膜上皮纤毛细胞生长,体积增大。雌激素还促进输卵管的发育及输卵管肌层的节律性收缩。孕激素则能减少输卵管的收缩频率。雌激素与孕激素间有许多制约的作用,孕激素可抑制输卵管黏膜上皮纤毛细胞的生长,降低分泌细胞分泌黏液的功能。雌、孕激素的协同作用,为受精卵在输卵管内的正常运行提供了保证。

第三节　男性生殖系统解剖及生理

外生殖器和内生殖器为男性生殖系统的主要两个部分。其中,外生殖系统主要由阴囊和阴茎组成;内生殖系统则包括睾丸(精子生成的场所)、附睾(储备精子的器官)、输精管道和附属腺体,其中输精管道又由输精管、射精管和尿道组成,附属腺体即指精囊腺、前列腺和尿道球腺。睾丸中的精子生成后,在附睾、输精管道中进行运输,并与由附属腺体分泌的微碱性液体混合,即形成黏稠的乳白色精液。男性骨盆的正中矢状图可显示出其内外生殖系统的主要器官(图2-3-1)。

1. 男性外生殖系统

(1)阴囊(scrotum):阴囊的位置在阴茎的后下方,其结构为囊性,主要由皮肤构成,分为阴囊壁和阴囊腔。阴囊处的皮肤颜色相对深暗,质地薄而柔软。成人的阴囊皮肤上可生有少量阴毛,并可见一纵行的阴囊缝位于正中。皮肤和肉膜即共同形成阴囊壁结构。阴囊的浅筋膜即肉膜(dartos coat),其具有丰富的平滑肌纤维,当外界温度发生变化时,肉膜随之舒张或收缩,进而改变阴囊内的温度,保持其比体温低1~2℃,这种温度调节功能对于精子的发生发育和存活十分重要。除此之外,阴囊中隔亦由肉膜在正中线延续形成,阴囊腔被此中隔分为左、右两个囊腔,其中各包含一侧的睾丸及附睾。

肉膜的深面,直接包绕睾丸和精索的结构称为被膜,从外至内依次是:①精索外筋膜:为腹外斜肌腱膜的延续;②提睾肌:起源于腹横肌和腹内斜肌,发挥着上提睾丸的功能;③精索内筋膜:由腹横筋膜延续而来;④睾丸鞘膜:起自腹膜,睾丸和附睾容纳其中。精索内筋膜内面紧贴着的为壁层鞘膜,睾丸和附睾表面附着的称作脏层鞘膜。睾丸的后缘,脏、壁两层膜发生移行,相互融合而成封闭的鞘膜腔,少量的浆液包含其内。

睾丸鞘膜腔积液为临床上的一类常见病,主要表现为鞘膜渗出增加,致超正常量的液体在鞘膜腔内积聚,甚至形成囊肿,生殖系统感染等常为其致病因素。睾丸鞘膜腔积液患者的临床症状主要为:阴囊内可触及囊性包块,需注意的是,当积液量较多时,患者站立位时可因精索受到牵引而有钝性疼痛和睾丸发热的感觉,严重时可影响排尿等日常生活活动。

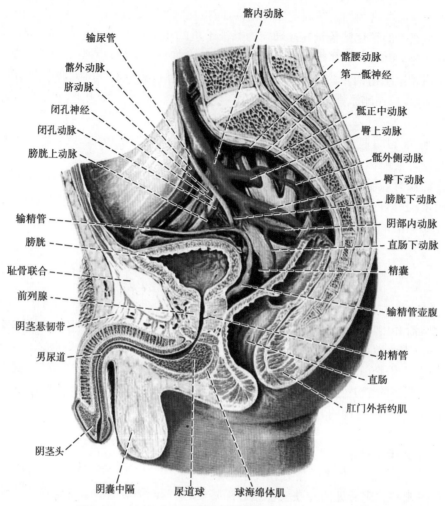

图 2-3-1　男性内外生殖系统主要器官（骨盆正中矢状图）

　　(2)阴茎(penis):阴茎是性行为的主要器官,外观上为粗细不等的长圆锥形或长圆柱形,有松弛和勃起两种状态,主要功能是排出尿液、排出精液和进行交配。睾酮的分泌水平控制着阴茎的分化与发育,在妊娠的第 6~9 个月期间睾酮的分泌量若不足,阴茎的发育则会达不到正常速度,最终导致阴茎在出生时即较为短小;某些疾病或衰老诱发体内睾酮水平大幅下降时,阴茎亦可能出现继发性退化。

　　阴茎从结构上可分为三个部分,分别为阴茎头、阴茎体和阴茎根。阴茎头通常也称为“龟头”,即为阴茎前端的膨大部分,矢状位的尿道外口即位于阴茎头的尖端。阴茎的中间部分称作阴茎体,为可活动的圆柱形,其在韧带的作用下悬于耻骨联合的前下方,阴茎体含有丰富的神经、血管和淋巴管。阴茎头、体交界的部分称为阴茎颈。阴茎的起点为阴茎根,为固定部分,附着于尿生殖膈、坐骨支和耻骨下支,而埋于会阴部和阴囊处皮肤的深部(图 2-3-2)。

　　阴茎主要由平行的三条海绵体组成,分别为一条尿道海绵体和两条阴茎海绵体,筋膜和皮肤包绕着此三条海绵体。海绵体的内部含有大量与血管相通的腔隙结构及海绵体小梁,阴茎勃起时变硬变粗依靠的就是海绵体内腔隙的充血。阴茎海绵体(cavernous body of penis)呈中间粗两端细的圆柱体结构,分为左、右两条,各排列于阴茎的背侧。两条阴茎海绵体紧密相贴,向前延伸,终端变细后汇入阴茎头后面的凹陷内。在阴茎的根部两条海绵体分离,并分别与左、右两侧的坐骨支和耻骨下支相连,由此形成的结构称为左、右阴茎脚。在阴茎海绵体腹侧的为尿道海绵体(cavernous body of penis),仅有一条。尿道海绵体外观为两端膨大的圆柱体,其内部为尿道结构,前端膨大的部分称为阴茎头,后端则固定于尿生殖膈的下方,在两阴茎脚之间形成膨大的尿道球(bulb of urethra)。

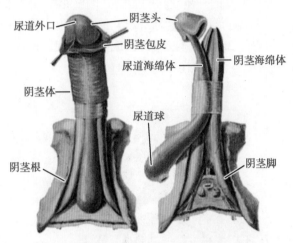

图 2-3-2 男性阴茎的结构组成

海绵体的表面分别包绕着一层尿道海绵体白膜和阴茎海绵体白膜,均为坚硬、致密而具有一定厚度的纤维膜。三条海绵体在白膜的外部从内向外依次共同覆盖着阴茎深筋膜、浅筋膜和皮肤。阴茎浅筋膜疏松而无脂肪组织。阴茎处的皮肤具有丰富的延展性,菲薄并且柔软。皮肤在阴茎颈处游离,向前延伸并反折成双层的皮肤皱襞,包绕阴茎头,称为包皮(prepuce of penis)。在阴茎头的腹侧中线上,包皮与尿道外口下端相接的皮肤皱襞即为包皮系带(frenulum of prepuce)。幼儿的阴茎包皮通常较长,可将阴茎头完全包绕,而仅留有一较小的包皮口。随着年龄的增长,包皮在阴茎逐渐增大后即会慢慢向后退缩,随之包皮口也不断变大。包皮过长即指尿道外口被包皮覆盖,但是仍能往上翻,并可将尿道外口和阴茎头暴露出的情况。如果留有的包皮口过小,阴茎头完全被包皮包绕而无法向上翻开,此种情况为包茎。包茎时,包皮腔内污垢容易残留,阴茎可多次受到刺激而发生炎症,这也是阴茎癌的诱发因素之一。因包皮过长需实施包皮环切手术时,如果不慎损伤包皮系带,那么之后阴茎的正常勃起功能可能受到影响。

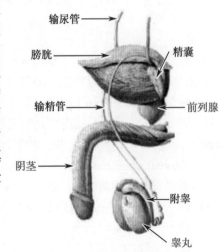

图 2-3-3 男性内生殖系统的
主要组成结构

2. 男性内生殖系统(图 2-3-3)

(1)睾丸(testis):

1)睾丸的位置和形态:正常情况下,男性拥有两个睾丸,分别位于左右两侧的阴囊内。睾丸形态上为稍扁的卵圆形,表面光滑,呈灰白色。正常成人的睾丸长3.5~6cm,宽约2.3~4cm,厚2~2.8cm,单侧睾丸的重量为16~67g,右侧睾丸的位置一般略高于左侧。两侧的睾丸有时表现为一大一小,一高一低,只要差别不大,均属正常现象。

2) 睾丸结构:可分为上、下两端,内、外两侧面以及前、后两缘。附睾头附着在睾丸的上端至后缘部分,血管、神经和淋巴管出入睾丸后缘,并可达附睾和输精管的睾丸部。睾丸的下端和前缘则为游离部分。睾丸的外侧面与阴囊的外侧壁相靠,稍微隆起;其内侧面则与阴囊隔相接触,并且较为平坦。随着年龄的增加,睾丸的大小也会发生改变:在出生时睾丸的体积相对较小,并且在性成熟之前均发育缓慢,性成熟之后则迅速长大,至老年时期伴随着性功能的减退,睾丸也逐渐变小、萎缩(图2-3-4)。

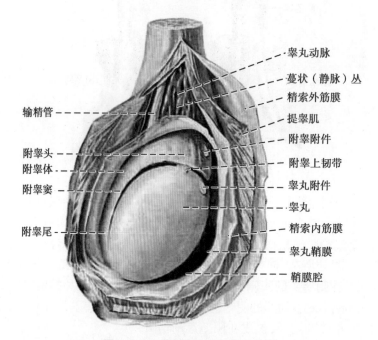

图2-3-4 男性睾丸的解剖结构图

3) 睾丸的内部结构:白膜(tunica albuginea)包于睾丸的表面,为一层厚实而坚硬的纤维膜,发挥着保护睾丸的功能。白膜从睾丸后缘开始增厚并向前延伸,最终在睾丸内部构成睾丸纵隔(mediastinum testis)。睾丸纵隔又可放射状地散发出众多结缔组织小隔,称为睾丸小隔(septula testis),其将睾丸的实质部分分隔成许多呈锥形的小室,即睾丸小叶(lobules testis),正常男性一般拥有200~300个小叶。睾丸小叶内含有一条条盘曲的细管,即精曲小管(contorted seminiferous tubules),通常也被称为生精小管或曲细精管,精子在此处生成并发育。正常成年男性的每条生精小管的管径为150~250μm,每条小管的长度是30~70cm,最长可达到150cm。一个睾丸总共包含300~1 000条生精小管,其连接起来总长约200~300m,形成精子生成的庞大场所。

精曲小管的内部覆盖着生精上皮,其外层为基底膜,包含着两种结构和功能均具有差异的细胞。其一是处于不同发育阶段而形态各异的生精细胞,其最终可发育成为精子;另一类细胞为支持细胞,其紧密贴附于生精细胞,发挥着支持和保护生精细胞的功能,并可将体内的氧气等营养物质供应给生精细胞,从而有利于精子的形成。支持细胞除了可为分化发育中的生精细胞提供适宜的微环境外,还可构建血-睾屏障,以防止相应抗原类物质进入机体血液循环而引发自身免疫反应。在各生精小管存有疏松的结缔组织,即间质,许多血管和淋巴管穿行其中,营养资源由此可流入生精小管;间质内还含有间质细胞,这种细胞虽然体积小,但却具有强大的分泌雄性激素的功能,其分泌的雄性激素进入全身循环后,影响着男性的第二性征、生理功能等,同时参与人体的合成代谢活动,并有利于生精细胞向精子的发育。生精小管在睾丸纵隔处相互汇合并形成直细精管(straight seminiferous tubules),随后在睾丸纵隔内部交织成网,称为睾丸网(rete testis)。睾丸网进一步发出睾丸输出小管(efferent ductules of testis),约12~15条,并随后离开睾丸后缘的上部进入附睾头,精子便沿着此管道在附睾内完成随后的发育成熟过程(图2-3-5)。

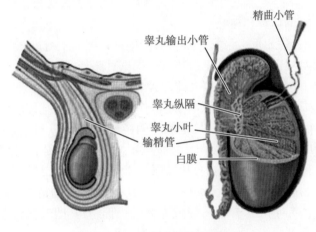

图 2-3-5　睾丸内部结构模式图

4)睾丸的功能:睾丸是精子生成的场所,同时具有分泌雄性激素的功能。①生精作用:睾丸在青春期之后便逐步发育成熟。精原细胞在来源于腺垂体的精子生成素及雄激素的作用下开始发育,逐渐增殖分化成精子细胞,最终变态为精子。生精周期约为2.5个月。②分泌雄激素:睾丸在性成熟之后主要分泌以睾酮为代表的雄激素,每天的分泌量4~9mg。正常男性终生均可分泌雄激素,分泌量从青春期开始增多,老年时减少。

(2)输精管道:包括附睾、输精管、精索和射精管共同组成了男性的输精管道。

1)附睾(epididymis):附睾呈新月形,紧贴睾丸的后缘和上端,是一个大部分由曲折细小的管道结构构成的器官,一面连着睾丸的生精小管,一面连着输精管。附睾从形态上可分为三个部分,即头、体、尾部,附睾头为上端的膨大部分,附睾尾则为下端较细的部分,两者中间的部分为附睾体。输出小管离开睾丸后盘曲形成附睾头,其末端相互汇合形成一条附睾管。附睾管顺着睾丸的后缘向下迂回盘曲,形成附睾的体、尾部。附睾尾是附睾管的末端,其向后向上走行转变为输精管。附睾的功能包含暂存精子及分泌附睾液,附睾液由各类激素、酶类和营养物质组成,为精子的成熟提供必要条件。临床上,附睾易发生附睾结核,该疾病常可致使附睾管和(或)近端输精管发生不全或完全性梗阻,进而因无精或少精导致不育。

附睾作为精子成熟和运输的场所,其微环境对于精子的成熟和功能完善非常关键。附睾的影响因素主要包括:附睾先天的发育情况、附睾管的总长和通畅性、附睾的炎症状态、附睾的吸收能力、分泌能力、运动能力、免疫屏障功能状况等,此外,微血管系统功能及供血状况、机体性激素水平和比例、末梢神经功能状态等因素亦会影响精子的健康。附睾作为精子的培育室,其微环境的微小失衡即可对精子的成熟产生不利影响,而使精子质量变差、功能下降。

2)输精管(ductus deferens):附睾管尾部直接延续形成输精管,为左右各一的狭长管道,每条全长约50cm。输精管的末端与精囊腺管汇合形成射精管,在后尿道处开口。输精管是精子成熟后从附睾进入到前列腺尿道部的唯一途径。此外,输精管也可储存一部分成熟精子。

输精管为一厚管壁、细管腔的肌性管道,其管壁结构从内向外依次为黏膜、肌层及外膜。黏膜上皮为表面有纤毛的假复层柱状上皮;肌层从内向外由"纵行 - 环行 - 纵行"的平滑肌组织组成,输精管被此三层结构紧密包绕而具备一定的坚硬度。肌层厚度可以达1~1.5mm,其中最厚的为中间的环行平滑肌组织,其次为外层,内层最薄;疏松结缔组织构成了输精管的外膜,其内含有丰富的血管和神经。

输精管从附睾尾部发出后,经过附睾内侧,沿睾丸后缘向上行进,穿过腹股沟外环,通过腹股沟管到达腹股沟内环水平,结束于射精管。根据其路径,可分为四个部分:①睾丸部:为附睾尾至睾丸上端的部分,主要位于睾丸的后缘。②精索部:此段位于皮下容易触及的表浅位置,起自睾丸上端而终于腹股沟管浅环,通常作为输精管的结扎部位。结扎输精管后,性生活、性高潮和射精活动均不受影响,只是射出的精液内无精子,进而达到避孕目的。③腹股沟部:即为腹股沟管内部的一节输精管。④盆部:输精管从腹股沟管深环移行出后,顺着小骨盆外侧壁朝后下方走行,再转向内,从输尿管末端上方跃过,最后通过膀胱与直肠之间到达膀胱底的后面,为整条输精管最长的一段。并且,左右两条输精管在膀胱底后渐渐靠近,沿精囊内侧从精囊上端向下内方聚集,形成膨大的梭形结构,即输精管壶腹,其下端逐渐变细,与精囊排泄管在前列腺底的后上方汇合形成射精管。

输精管可产生自主地节律性收缩运动,自靠近附睾的近端向远端其收缩的频率逐步强化,去甲肾上腺素参与调控输精管的收缩活动。性高潮时,交感神经兴奋,同步释放大量去甲肾上腺素,促进输精管节律性地发生强收缩活动,以促进精子从附睾尾部和输精管进入后尿道,输精管液则可通过射精管直接驱入后尿道。此外,前列腺平滑肌在交感神经的作用下也同时发生收缩,释放出前列腺液。膀胱括约肌及会阴部肌肉也随即产生协调收缩。通过一系列的反射动作,精液最终由前尿道被排出,整个射精活动就此完成。

3)精索(spermatic cord):精索是一对扁圆形条索状结构,质地柔软。精索的内部主要为输精管、输精管动静脉、睾丸动脉、蔓状静脉丛、淋巴管、神经和鞘韧带等结构,外侧自皮下环以下被精索外筋膜、提睾肌和精索内筋膜三层被膜包绕。精索从腹股沟管深环进入腹股沟管,一直延续至睾丸上端。睾丸、附睾以及输精管依赖于精索供给血液、淋巴回流和神经支配,外伤或手术如果导致精索离断,睾丸即会萎缩并且功能丧失。

精索静脉曲张(varicocele)在男性泌尿生殖系统疾病中十分常见,可导致男性不育。精索静脉曲张的发病机制为精索里的静脉血液在某些原因下出现回流受阻,包绕精索的精索静脉和蔓状静脉丛由于血液淤积其中而发生形态改变,表现为纡曲、伸长和扩张,即在阴囊里形成蚯蚓状的团块。该疾病多见于青壮年,在男性中的发病率为10%~15%,男性不育症患者中的发病率则高达19%~41%。精索静脉曲张好发于左侧,临床上有50%~60%的患者双侧同时受累,也可见右侧单发者。精索静脉曲张的临床症状一般较轻,甚至无症状,患者可出现因阴囊胀大而有沉重和坠胀感,并于站立、行走、活动时加重,平卧休息后症状可有所减轻。需要关注的是,精索静脉曲张可能改变生精细胞所处的微环境,而影响精子的生成发育,最终导致男性不育。精索静脉曲张必要时可通过手术治疗,传统手术往往通过腹股沟切口采取高位结扎精索内静脉的方式,同时将阴囊内扩张的静脉部分切除。

4)射精管(ejaculatory duct):在前列腺的后上方,输精管壶腹与精囊腺排泄管相互交汇融合形成射精管,其为长 1~2cm 的肌性管道。射精管是所有排精管道中最短且最细的一部分,其管腔内径不一,近端约为 1mm,末端为 0.5mm,开口处最细只有 0.3mm。射精管的位置在膀胱底部,整段均走行于前列腺内,在尿道前列腺部精阜的前列腺小囊下方形成左、右两个开口,即射精管开口。包埋在前列腺内的射精管静息时呈闭合状态,性高潮时则发生节律性地强而有力的收缩,促使精子从附睾尾和输精管射出,与精囊腺分泌的液体一起喷射入后尿道。

(3)附属腺:精囊腺、前列腺和尿道球腺为男性生殖系统的三大附属腺体。

1)精囊腺(seminal vesicle):精囊腺简称为精囊,为膀胱底后方、输精管壶腹外侧的一对囊状器官,呈表面凹凸不平的长椭圆形,左右各一个。精囊发出排泄管,并且与输精管壶腹的末端一起延续成为射精管。精囊的内部主要包含许多弯曲的小管,具有强大的分泌功能,其分泌的弱嗜碱性的淡黄色黏稠液体占精液成分的 70%,可为精子提供营养,同时起到稀释精子的作用。该液体内主要包含有果糖、纤维蛋白原、氨基酸、枸橼酸等营养成分,其中果糖是精子营养的主要供应物,对精子的活动功能十分重要。除此之外,精囊分泌物中的碱性成分还可中和阴道及子宫颈内的酸性物质,对于维持精子在阴道和子宫中的活动发挥重要作用。

2)前列腺(prostate):前列腺是男性特有的性腺结构,为其生殖附属腺中最大的器官,并且为实质性结构。前列腺外观形似栗子,上端与膀胱颈相贴的宽大部分称为前列腺底,尿道由此进入。下端形态尖细为前列腺尖,尿道在此处离开。前列腺尖的前方与耻骨联合相邻,后方贴于直肠,紧邻着尿生殖膈。如果出现前列腺肿大,直肠指诊即可触及前列腺的背面。前列腺体为尖与底之前的部分。体的背面相对平坦,前列腺沟位于正中,为一纵向走形的浅沟。射精管在接近前列腺底的后缘穿入前列腺,在尿道的前列腺部形成开口。前列腺一般分为五个叶:前叶、中叶、后叶和两个侧叶。前叶很小,位于尿道前方;中叶则为尿道和射精管之间的楔形结构;后叶的位置在射精管的下方,侧叶之后;两个侧叶紧贴尿道的侧壁(图 2-3-6)。

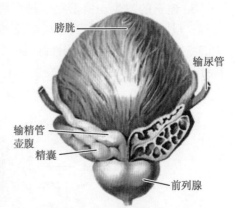

图 2-3-6　男性前列腺的解剖结构图
（后面观）

平滑肌、腺组织和结缔组织共同组成了前列腺结构。前列腺受到前列腺囊的保护,后者为其包裹的一层坚韧的筋膜鞘。前列腺静脉丛则位于前列腺囊与前列腺之间。复管泡状腺形成了前列腺的实质结构,其数目有 30~50 个之多,并发出 15~30 条导管,随之开口于尿道前列腺部精阜的两侧。前列腺腺泡的形状和腔隙均不规则,其上皮包含了单层柱状、假复层柱状和单层立方三种结构。这些上皮细胞产生分泌物,并可在腺泡内浓缩形成凝固体,多呈碱性。随着年龄的增加,这些凝固体的数目也会增多,前列腺结石即由其钙化后形成。除了结缔组织之外,前列腺间质部分还含有丰富的平滑肌和弹性纤维。小儿的前列腺很小,其腺组织不发育。至性成熟期,腺组织开始快速发育。老年时腺组织退化萎缩。前列腺肥大时,腺内增生的结缔组织则使尿道受到压迫,进而引发小便困难甚至尿潴留。怀疑前列腺增生时,可直肠指诊以了解前列腺后缘和前列腺沟的形态,前列腺沟可因前列腺的肥大而消失。

前列腺对于男性的机体活动十分重要,其主要发挥四项功能。其中,最主要的功能是分泌前列腺液,组成精液的一部分,可中和射精后精子在女性生殖道内遇到的酸性成分,有利于精子的正常活动和功能,雄激素主导前列腺液分泌的调控;除外分泌外,前列腺还可产生内分泌作用,其内富含的5α-还原酶可促进睾酮向双氢睾酮转化,而发挥更强的生理活性,双氢睾酮还与良性前列腺增生症的发生发展有关;此外,前列腺还是尿道内括约肌的组成部分之一,起自前列腺的环状平滑肌纤维将尿道前列腺部包裹,形成了近端尿道壁,膀胱颈与其相邻。当接收到排尿信息时,逼尿肌发生收缩运动,内括约肌随之松弛,排尿动作得以顺利完成;前列腺同时参与了精子的运输,尿道和两条射精管均从前列腺实质部分穿过。当性高潮开始射精运动时,输精管和精囊腺中的内容物在前列腺和精囊腺的肌肉收缩作用下被压入后尿道,并随之排出体外。

3)尿道球腺(bulbourethral gland):尿生殖膈内含有尿道球腺,其为黄豆大小的一对球形腺体结构。尿道球腺具有细长的排泄管,其开口在尿道海绵体部的起始段,蛋清样的碱性液体从尿道球腺排出,随后进入尿道球部,成为精液的一部分。最终射出的精液呈乳白色,稍偏碱性,由精子和输精管、附属腺体的分泌物共同形成。正常状态下,每次射精的量应为2~5ml,其内包含的精子数目可高达3亿~5亿个。行输精管结扎手术后,精子排出的途径被阻断,但是并不妨碍各附属腺分泌物的排出,因此射精时仍有不含精子的精液向体外排出。

3. 精子的发生 精子发生是指从生精干细胞开始分化,直至成熟的精子形成的整个过程。根据精子发生过程,不同阶段和形态的生精细胞依照特定的规律排列在生精小管中(图2-3-7)。下丘脑-脑垂体性腺轴的分泌功能影响着精子的发生过程。此外,睾丸局部的自分泌、旁分泌功能对于精子发生也十分重要。

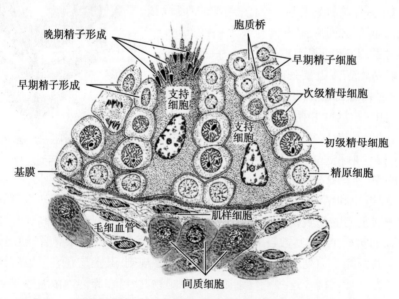

图2-3-7 精子的发生:不同阶段和形态的生精细胞在生精小管中的排列

(1)精子发生过程:精子的发生过程依次为精原细胞-初级精母细胞-次级精母细胞-精子细胞-精子,整个过程受到精密调控。在生精上皮基部的即为精原细胞,分为A、B两个类型。A型精原细胞则可再次详细地区分为两个亚型,即Ad亚型和Ap亚型。正常情况下,Ad型精原细胞不会再进一步发生有丝分裂,而成为精子发生的精原干细胞;Ap型精原细胞则可进行进一步的有丝分裂而形成两个B型精原细胞。初级精母细胞即是由B型精原细胞增殖分裂发育而成。随后,第一次减数分裂开始,初级精母细胞随之分化成两个次级精母细胞,后者每个细胞均含有双份染色体单倍体。每个次级精母细胞随之发生第二次减数分裂,形成包含两个单倍体的圆形精子细胞。圆形的精子细胞发生一系列复杂的变化过程,最终将全部转变为带有尾部的精子,同时具备运动功能。各类生精细胞的细胞核和细胞器具有较大差异,说明整个精子发生过程中伴随着巨大的变化。正常成年男性每天的精子生成量巨大,为7 000万~1.5亿个精子,精子在睾丸中生成后,还需要10周左右才能成熟,并且在附睾中进一步成熟并储存下来。精子的质量受到睾丸环境的影响,足量健康的精子生成要求睾丸的温度维持在机体温度以下的3~5℃(图2-3-8)。

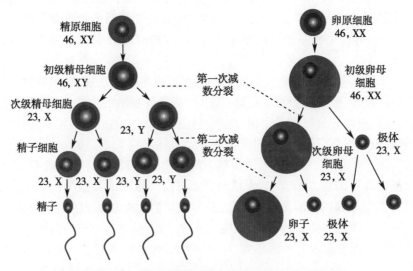

图2-3-8 精子的形成和减数分裂过程,及与卵子的对比

(2)精子发生的调控:精子发生受到多重因素的调控,主要包括睾丸间质细胞分泌的睾酮,以及垂体分泌的促黄体生成素(luteinizing hormone,LH)和促滤泡生成素(FSH)。同时睾酮的产生又接受LH的调节作用。支持细胞可合成并分泌雄激素结合蛋白,该过程受到垂体分泌的FSH的作用,睾酮与雄激素结合蛋白的亲和能力较强,后者的分泌有利于维持生精小管中睾酮的浓度,从而保证睾酮对精子发生的调控作用。除此之外,FSH还能促使精原细胞开始分裂,并激活早期生殖细胞的发育。精子的发生同样受到睾丸局部调节机制的影响,睾丸所分泌的局部因子参与调节激素活性和细胞间的信号转导。

4. 影响男性生育力的生活和环境因素 受到社会工业发展和环境变化的影响,男性生育能力近年来呈明显下降趋势。目前,男科疾病和生殖系统形态异常的发病率都大幅升高,男性精子质量也明显降低。男性生殖能力退化的背后蕴藏着各种环境和生活因素的影响,例如:对疾病的忽视、药物使用不当、代谢性疾病、维生素和矿物质的缺乏、工业污染、成瘾症

（包括酒精、烟草和毒品）等。男性生殖系统功能出现异常的频率和临床表现依赖于环境因素的综合协同作用。虽然目前医疗水平发展迅速，男性不育的原因仍不能完全分辨。

（1）饮食因素：精子发生需要从饮食中获取各类必需的营养物质，例如：各种蛋白质、镁、钙、硒、锌、磷、维生素 E 和维生素 A 等。饮食的不均衡有可能导致上述精子发生必需的营养物质缺乏，进而使精子数量和质量都可能出现不同程度的下降。已有研究报道指出，锌或硒的长时间缺乏会对精子的数量和质量产生不利影响，而使男性生殖能力减退，日常饮食中适当增加锌和硒的摄入有利于提高精子的活动能力和受精能力，同时能使精子形态得到改善。日常生活中，富含锌的食物包括黄豆、核桃仁、猪肝、花生米、干海带、虾皮、墨鱼以及青菜等。

（2）肥胖：肥胖也可引起男性生育力异常。现如今，全球处于生育年龄的肥胖男子的数量年年递增，而多个研究报道已经证实，肥胖对男性生育力可产生不利影响，可能的原因是肥胖可导致性腺功能的减退，但是肥胖程度并不与生精功能的受损情况和精子结构、功能的异常程度直接相关。在辅助生殖技术中可以观察到，肥胖男性的精子用于体外受精时，胚胎发生自然流产的概率更大，活产率明显降低。大量的动物实验也证实，父方肥胖会影响子代甚至孙代的生殖系统和代谢系统的健康。此外，还有研究表明高脂饮食可影响精子的表观遗传学特征，以及男性生殖系统的内分泌功能，导致精液成分变化，进而引发不育或胚胎 /胎儿发育异常。

（3）吸烟：吸烟有害健康，长期大量吸烟不仅损害生殖系统功能，还可导致不育。通过近年来的研究我们发现，吸烟可影响下丘脑 - 垂体 - 睾丸性腺轴的功能，进而干扰生精过程，使精液的质量下降，最终导致弱精子症和（或）少精症。香烟中的成分对精子的数量、活动能力和形态，精浆成分等生育指标均可产生不利影响。

动物实验进一步证实，吸烟还可诱发精索静脉曲张。吸烟时，肾上腺髓质接受到刺激，合成分泌大量的儿茶酚胺，睾丸中的生精小管上皮在高水平的儿茶酚胺作用下会直接遭受损伤。已患有精索静脉曲张的男性抽烟会进一步使病情加重，因其肾上腺髓质分泌的儿茶酚胺会逆流进入精索内静脉，即使是单侧精索静脉曲张，高浓度的儿茶酚胺亦会通过双侧蔓状精索静脉间的交通支进入另一侧睾丸，最终导致双侧睾丸内生精小管上皮均受到损伤，引发男性不育。

还有研究发现，睾丸在烟草中的多环芳香烃类化合物和尼古丁等的刺激下会发生萎缩，进而阻断精子的发生过程，导致生成的精子形态变异。烟草中含有的某些成分可对胆碱乙酰基转换酶的活性产生抑制作用，而正常的精子活动需要胆碱乙酰基转换酶的支持，因此吸烟时其活性被抑制，精子的活动能力也随之下降。

吸烟引发男性不育的机制还包括烟草中存在促进活性氧代谢的物质，其可诱发氧化应激反应，而氧化应激反应正是危害男性生育健康的主要因素之一，尤其是精子中发生的氧化应激反应，其可导致精子的 DNA 损伤，引起精子凋亡，在临床上使得包括存活率、活动力和形态的精子参数异常，影响精子功能，使其受精能力下降，并最终引发男性不育。

最近的研究还指出，吸烟对男性生殖健康的危害与遗传学和表观遗传学因素有关。值得注意的是，二手烟对于男性生育也会造成不利影响，香烟烟雾中的有害成分不仅会损伤体细胞内的遗传物质，烟雾中还包含某些可诱发精子突变的物质，其可通过血 - 睾屏障进入睾丸，进而干扰生殖细胞的增殖分化过程，使精子 DNA 链断裂的发生率增加，而增加精子的畸形率。

尽管目前吸烟影响男性生育力的具体机制仍未完全明确，但是吸烟会影响男性生育力导致男性不育是不争的事实，不吸烟者拥有更佳的生育能力，戒烟则有助于生育能力的恢复。此外，吸烟的危害还具有浓度剂量效应，其对生育功能的危害随着每日吸烟量的增加、吸烟时间的延长而加大，因此生育年龄的男性应尽早戒烟。

（4）不洁的性接触：尿道炎、前列腺炎、附睾炎等泌尿生殖系统感染性疾病都可能诱发男性不育，其主要机制在于上述疾病患者体内会产生抗精子抗体，而泌尿生殖系统感染性疾病通常发生在纵欲无度和（或）具有不洁性接触史的人群。此外，输精管腔在炎症状态的刺激下会发生狭窄，甚至阻塞，即会因为精子的输送不畅而表现为男性不育。炎症条件下，促炎性因子，如肿瘤坏死因子 α、白介素 1α 和白介素 1β 等在男性生殖系统内大量聚集，可危害精子的生成。此外，炎症状态也与危害生育功能的氧化应激反应相关。流行病学研究表明，越来越多的不育男性同时患有急性或慢性的泌尿生殖系统炎症性疾病，除不育外甚至未表现出任何其他的临床症状。此外，炎症性疾病还可能导致辅助生殖治疗的成功率下降，妊娠结局变差。

（5）纵欲：日常生活中，性交的频率应该适当，良好的性交频率对于男女双方的身心健康均有益处，此外还有利于维持良好的精液质量，进而使受孕的概率增加。性交不宜过频也不宜过少，频率过多的性交会导致精子密度及数量下降，减少配偶受孕的机会；当然，并非禁欲越久精子质量越好，性交次数过少，也会影响配偶受孕。不同房或不射精的时间过长后，精子的活动能力及功能都会有所降低，不利于受精。因此，根据世界卫生组织的建议，应在男性禁欲 2~7 天后，采集其精液以准确真实地评估其生殖能力。

（6）酗酒：精液中精子的密度、活力、存活率、畸形率等与精子受精能力相关的指标同样可受到酒精的不利影响。精子受到酒精的损伤程度和初次饮酒的年龄、每次的饮酒量，以及饮酒的时间长短密切相关。持续性地大量饮酒会引发酒精中毒，导致睾丸退化缩小，降低雄激素的分泌进而性欲减退，同时影响精子的形态及数量，使精子的总数及密度减少，而形态异常的精子比例则增加。研究数据显示，慢性酒精中毒者精子的存活比例不足 80%，形态异常的精子数则超过了总精子数目的 83%。此外，对比初次饮酒年龄 <18 岁者与 >18 岁者，前者的生育力受到酒精的危害更加明显。饮酒后体内高浓度的酒精可能引发下丘脑 - 垂体 - 睾丸性腺轴功能紊乱，酒精同时也可直接影响性激素的合成，诱发睾丸出现退化缩小，精子发生和成熟过程受到干扰，最终影响精子的质量，使生育能力下降。高浓度的酒精也可直接损害睾丸生精小管的生精上皮细胞，使性腺发生退行性变、睾丸生精功能减退甚至发生萎缩。酒精对精子同样也可产生直接危害，导致精子的形态发生变异，例如头部断裂、颈中段扩张变大、尾端卷曲和精子凝集等。

（7）滥用药物：目前已经证实，大量吸食大麻会抑制睾酮的合成和分泌，精子的增殖分化会因没有足够的睾酮刺激而不能顺利进行。可卡因也可使精子数量减少。有研究报道指出，大剂量的呋喃妥因可使精母细胞出现早期发育障碍。另外服用包括磺胺类药物、西咪替丁、四环素类药物、大环内酯类抗生素、噻嗪类利尿剂、抗阿米巴药物，以及某些激素等均可能对男性生育力产生不良影响，药物中的铅或砷都会对生精功能造成损伤。

（8）电磁辐射：日常生活中，手机、电脑和电视等是我们通常可能接触到的电磁辐射的主要来源。虽然，目前对于电磁辐射是否会影响男性生育力仍有争议，手机的使用已被证实可能通过参与氧化应激反应影响人类的精子质量。通过高频电磁波,电信号被发出,在这个发射过程中存在一定量的微波辐射。国家对于手机发出的微波辐射量具有明确规定,一旦超过某一尺度,虽然人体自身并没有明显的不适感,其健康已经受到威胁。机体的神经、血液、免疫系统等多组织器官均可受到此种高频微波辐射的损伤,生殖系统也往往无法幸免。这些电磁辐射对生育系统的影响包括使精子的密度及总数目大幅下降、精子活力明显减退等。因此,处于生育年龄的男性在日常生活中应尽量减少手机的使用频率,并缩短手机的使用时间。

(9)环境污染:研究证实,精子的增殖分化过程、成熟情况及其最终的受精能力等均会受到环境中的多种污染物质的影响。农药、食品添加剂、化妆品、汽车排放的尾气、焚烧和工业生产形成的烟雾,甚至雌激素类药物等均为影响男性生育力的环境污染物,其中的有害成分可以在睾丸前、后水平发生作用,也可直接对睾丸造成损伤,导致精子的发生和成熟过程受阻,影响最终生成的精子的质量和功能,造成男性不育。此外,工业生产排出的废弃物可释放铅、汞等有害微粒,睾丸直接受铅的作用而出现雄性激素合成分泌能力下降,精子发育受到不利影响;汞对机体生殖健康的损害则主要表现为性功能受影响,可出现性欲减退、阴茎勃起不坚甚至阳痿,进一步发展成为男性不育症。处于生长发育时期的青少年以及计划近期生育的人群应尽可能地避免接触环境污染物,远离可能存在污染的环境。

除此之外,心理压力过大、过度劳累、长途骑车、穿紧身裤、洗桑拿等可能增加睾丸温度的行为和习惯均可能导致男性生殖功能减退。因此,男性应养成良好的生活习惯,好的精子不但提高受孕率,同时也是优生的前提条件。

第四节　月经、妊娠和受孕过程及相关环境因素

一、月经

女性生殖系统呈现周期性变化过程,正常情况下,每个月随着卵巢的排卵,机体内雌、孕激素的水平亦呈周期性改变,继而引起子宫内膜定时出现脱落及出血,这个过程即称为月经(menstruation)。两次月经来潮第一天的间隔时间称为月经周期(menstrual cycle),可为21~35天,平均约28天。每次月经来潮一般持续2~7天,即我们通常所说的经期。

下丘脑-垂体-卵巢轴控制着女性生殖系统的周期性变化与月经,三者通过性激素相互作用。月经周期的形成根本上依赖于卵巢的动态改变。机体外周血中雌二醇(E_2)和孕酮(P)的浓度在月经早期下降至较低的水平,因此对腺垂体和下丘脑的反馈性抑制作用较弱,此时下丘脑即可合成分泌大量的促性腺激素释放激素(GnRH),进一步作用于腺垂体,促进其合成分泌卵泡刺激素(FSH)和黄体生成素(LH),作用于卵巢促进卵泡发育,E_2的浓度随着卵泡发育也不断升高,当E_2的浓度达到一定水平时,会对下丘脑和垂体产生正反馈效应,诱发垂体前叶释放大量LH,体内LH水平急速上升达到峰值后即可诱导卵泡的进一步成熟和排出。排卵后,卵巢内的黄体在LH的作用下形成并分泌雌、孕激素,此时体内孕酮水平升高,并作用于子宫内膜,使其加速生长并且向分泌期转化。若未妊娠,雌、孕激素继续发挥负反馈效应,使FSH、LH释放减少,黄体逐渐退化萎缩,雌、孕激素水平下降,失去雌、孕激素支持作用的子宫内膜即发生崩溃脱落出血,月经随之来潮。

女性的月经容易受到干扰,各种内部和外部的因素可能影响下丘脑 - 垂体 - 卵巢轴的功能,引发排卵异常,继而导致月经紊乱甚至闭经,这也是女性不育的原因之一。影响女性月经周期的主要因素包括精神心理因素、营养状况(如肥胖)、疾病状态(如贫血、甲状腺功能异常、肾上腺功能异常、多囊卵巢综合征、代谢性疾病等),以及环境气候的变化等,女性应保持良好的生活习惯和心理健康状态。

二、妊娠

妊娠(pregnancy)为从受精开始,直至分娩的整个过程,包括胚胎和胎儿在母体内生长发育的全部阶段,临床上,为了方便计算通常将末次月经来潮的第一天作为妊娠的起始,胎儿及附属物从体内排出则是标志着妊娠的结束。孕龄通常以周作为单位进行计算,整个妊娠过程为 40 周(280 天),可分为 3 个阶段,妊娠 12 周之内(前 3 个月)称为早期妊娠;13~27 周末(4~7 个月),称为中期妊娠;28 周开始直至分娩的这段时间则称为晚期妊娠。

(一) 受精

成功的受精(fertilization)即指卵子和精子相互融合成为合子的过程,是有性生殖表现出来的基本特征。人类受精一般发生于排卵后的 24 小时内,在输卵管的壶腹部进行。在整个受精过程中,精子和卵子在结构和功能等方面均发生了一系列复杂的改变。首先,男性射出的精子在经过女性生殖道或穿越卵丘时,包裹精子的外源蛋白质被清除,精子细胞膜的物理化学和生物学性质发生特定的变化,该过程即为精子的获能反应。获能后的精子继续经历一系列改变,例如增加了顶体后区膜的流动性、精子的头部也开始出现流动性不均衡的部分等,获能是受精的基础,顺利完成获能反应的精子才能经历随后的受精过程。获能之后,精子接触到卵子即启动顶体反应。顶体反应表现为精子顶体外围的部分质膜消失,外膜随之内陷、囊泡化,与精子细胞膜相互融合、破裂后形成许多小孔,包括一系列蛋白水解酶在内的顶体内含物便被释放出。这些从顶体释放出的酶可针对卵子外围的放射冠和透明带发挥溶解作用,协助精子完成对卵泡膜的进一步穿越。完成上述活动的精子随后进入卵周间隙,这也就标志着受精的正式开始。

受精首先是人精子头侧面赤道部的包膜开始与卵细胞膜相互贴近,随后卵母细胞接受精子的细胞质和核进入体内。卵子与精子一旦互相接触,卵子自身也会发生一系列的反应和活动,主要包括皮质反应、卵质膜反应以及透明带反应。精子进入卵子后,卵子浅层细胞质内含有皮质颗粒,其内容物在精子进入后即被立刻释放至膜周围的空隙中,透明带的结构和成分随之发生改变,因此不再能接受其他精子的穿越。同时,卵细胞膜与其中的皮质颗粒的膜相互融合,使卵细胞表面所携带的负电荷数量增加,进而阻碍了卵膜和精子质膜的融合,即为皮质反应(cortical reaction)。皮质颗粒进入透明带后,其内的某些成分即可诱发透明带反应(zona reaction),促使透明带的结构改变。上述变化和反应过程可避免多余的精子与卵子再次发生受精,有利于维持人类单精受精的生物学特点。

(二) 胚胎着床

胚胎着床(embryo implantation)也称为胚胎植入,指的是具有活性的胚胎和具有容受性的子宫内膜相互作用,最后胚胎成功进入子宫内膜的过程,这一过程涉及多项复杂活动和变化。受精卵形成后经过连续多次分裂之后形成桑葚胚,并缓慢经过输卵管进入子宫腔,继而发育成为囊胚(又名胚泡)。子宫将营养供应给胚泡使其得以继续生长发育,随着胚泡逐渐长大,其外周的透明带随之胀大,并且越来越薄,最后溶解而脱落,胚胎随后脱出,其外壁的滋胚层细胞被暴露出来和子宫内膜的功能层直接接触,标志着胚胎着床正式启动。

根据胚胎的活动及其与子宫内膜的关系,胚胎着床可分为定位(apposition)、黏附(adhesion)和穿入(penetration)三个阶段。胚泡和子宫必须同时分化达到适当的成熟程度,即胚胎处于活化状态,而子宫处于接受态,才能使胚胎着床得以进行。仅仅只在一个很短的时期内,子宫相对于胚胎具有容受性,这一阶段通常被称为"着床窗口"(implantation window)。子宫在转变至容受状态后即会再次自发地向非容受状态转变,此时"着床窗口关闭"。人的受精卵形成后,大约在第 5~9 天开始着床,即月经周期的第 19~24 天左右,子宫内膜的容受状态一般仅持续 24~28 小时。胚胎植入如若因为某些因素而发生延迟,则有可能导致不良的妊娠结局,表现为胚胎在子宫内的位置异常,胎盘的发生受到阻碍,胚胎自然吸收或胚胎生长发育迟缓等,大大提高了胚胎早期丢失的概率。

(三)人类辅助生殖技术

人类辅助生殖技术(assisted reproductive technology,ART)是指应用辅助性的医疗手段帮助不孕不育夫妇妊娠的一大类技术,包括人工授精(intrauterine insemination,IUI)和体外受精 - 胚胎移植(in vitro fertilization and embryo transfer,IVF-ET)及其衍生技术。人工授精是指不通过性交行为,而由医务人员将精子置入女性生殖道内,使精卵结合受精并妊娠的技术。体外受精 - 胚胎移植则是指将卵子从母体中取出并培养,随即加入优化后并已成功诱导获能的精子,使精子和卵子在体外完成受精过程,并将受精卵继续培养至早期胚胎阶段后重新置入母体子宫的技术,该技术也就是通常所说的试管婴儿。

三、受孕过程与条件

成功的妊娠要求达到以下几项条件:

1. 男方得有一定质量的精子。基于第 5 版《WHO 人类精液实验室检验手册》的标准,正常成年男性每次射出的精液总量应不少于 1.5ml,并且精液中精子的浓度应不低于 1 500 万条 /ml,精子的总量应 ≥ 3 900 万,其中,前向运动的精子(a 级 +b 级)应在 32% 以上,或有活动能力的精子(a 级 +b 级 +c 级)达 40% 以上,同时正常精子在 4% 以上。精液的检测结果若达不到上述标准,则会降低配偶成功受孕的机会。

2. 女性有正常排卵。对于月经正常的女性,通常每个月经周期会从卵巢排出一个正常成熟的卵子。下丘脑 - 垂体 - 卵巢轴和(或)卵巢功能异常可导致排卵出现障碍,甚至无排卵,此时女性则难以自然受孕。

3. 在女性排卵期前后需进行正常的性生活,为精子与卵子的相遇和受精提供机会。拥有正常月经周期的女性,其通常在下次月经来潮之前的 14 天左右开始排卵,排出的卵子大概存活仅仅 24 小时,而精子在女性生殖道内的存活时间相对较长,可达 72 小时左右。因此,排卵前后几天内进行的性交行为才有可能导致女方妊娠。在非排卵期性交是不会受孕的。

4. 生殖道必须通畅。输卵管堵塞是导致女性不孕不育的常见因素之一,慢性盆腔炎性疾病则为其主要的致病因素。输卵管堵塞时,卵巢排出的卵子无法被输卵管伞端拾起并运输,自然也无法与男性精子结合。另一方面,男性的输精管堵塞时,射出的精液中不含精子,也无法完成受精,此时需依赖于睾丸或者附睾穿刺取精。

5. 子宫局部的微环境需适宜,能够满足受精卵的植入和正常发育。胚胎成功着床对于胚胎的质量和子宫内膜容受状态均有一定要求,此外,胚胎的发育情况还需与子宫内膜变化保持同步性。上述任一方面的微小失衡均可能导致妊娠的失败。

在自然生理情况下,正常性生活且未采取避孕措施,每个月受孕的机会为 20% 左右,6个月怀孕的机会约为 70%,一年约为 80%,若超过一年以上未采取避孕措施而不孕应进行相关医学检查。

四、影响生育力的环境因素

目前越来越多的证据表明,人类生育力呈现下降趋势,这种生育力下降与生活方式和环境污染等因素密切相关。环境因素对男女双方生育力的不良影响越来越受到重视。环境污染不仅可降低男性性功能及精子质量,还可引发女性内分泌紊乱和排卵障碍,同时也增加生殖系统肿瘤的发病率,从而导致人类生育力下降与妊娠失败。

(一) 铅、镉、铬、锰等重金属

各种重金属的生殖毒性并不相同,所引发的毒性表现也不一致,主要取决于重金属类型、接触的途径和剂量、暴露的时间,以及暴露人群的身体状况等。有研究表明与不常接触重金属的人群相比,从事重金属相关职业(研磨、抛光、切割、焊接和油漆工等)的人群中,精液质量更差、不孕风险更高、生育子女的数量更少。因此,处于生育年龄的男女应尽量减少接触重金属的机会。具体见第六章“金属元素与生殖”内容。

(二) 持久性有机污染物

持久性有机污染物(persistent organic pollutants,POPs)顾名思义是指可在环境中持续性存在的物质,其由人类加工生产而来,在大自然中经过层层生物食物链,最终损伤人类自身的生命健康。它具备四种特性:毒性高、长期存在难以消解、生物累积效应和远距离迁移性。在人类生殖健康的研究方面,持久性有机污染物为一大热点。目前,研究证实可危害男女生育能力阻碍成功妊娠的污染物主要包括多环芳烃、多氯联苯、二噁英、有机氯化合物和杀虫剂等。详见第七章“有机污染物与生殖”内容。

(三) 有机溶剂

研究发现,工业生产中的常用有机溶剂正乙烷、乙烷异构体混合物、甲乙酮、丙酮、乙酸乙酯、二氯甲烷、溴丙烷、二硫化碳等,都可能引发不孕或降低生育力。详见第七章“有机污染物与生殖”内容。

(四) 双酚 A 等其他有机污染物

双酚 A 是塑料制品中常常含有的有机物质,这些塑料制品在经受高温加热时往往会将双酚 A 释放出。双酚 A 对男性生育力的不良影响尤为突出,可大幅度减少精子的数量,并使精子的活动能力降低。此外,塑料和橡胶制品中还含有与女性生殖系统损伤有关的有机污染物如邻苯二甲酸酯等。日常生活中,尽量减少塑料和橡胶制品的使用可能有利于维持良好的生育力。详见第七章“有机污染物与生殖”内容。

(五) 电离辐射与电磁辐射

电离辐射与男性精液质量间存在着剂量 - 效应关系,低剂量的电离辐射可造成精子数量暂时性减少,脱离辐射环境后可恢复;而高剂量电离辐射可造成对精子的永久性损伤。此外,电离辐射也可能影响女性生育力,有研究发现,建筑物 ^{60}Co 污染导致的低剂量电离辐射可能导致女性不孕。孕期电磁辐射暴露是发生胚胎 / 胎儿自然丢失、早产、低出生体重儿和

新生儿出生缺陷等异常妊娠结局的重要因素。长期微波也会致使男性的精子数量减少、活动能力下降,畸形率增高。详见第五章"物理因素对生殖的影响"内容。

(六) 热暴露

正常状态下,睾丸的温度应比人体温度稍低,从而为精子的发生创造有利环境,而长期的热暴露可能影响男性生精功能,导致不育。精子的密度可随着阴囊温度的增加而下降,每升高 1℃ 可能会导致精子密度减少 40%。此外,精子数量、正常形态的精子的比例、精子活动力和精液 pH 也随着阴囊温度的升高而降低,这可能与热暴露状态下卵泡刺激素、抑制素 B 的分泌异常有关。详见第五章"物理因素对生殖的影响"内容。

(七) 噪声与震动

噪声可能与不孕相关。早在 1968 年已有研究发现多年暴露于工业噪声的工人,其家庭孕育后代的数量远远低于非暴露家庭。近来的研究也证实长期在噪声环境下工作的男性,其不育症的发生率相比于其他行业明显较高。女性长期处于噪声环境下还可能出现月经紊乱、排卵异常等生殖内分泌失常表现,进而引发不孕或早期自然流产。有研究报道指出,长期的低频震动可引发女性生殖内分泌系统功能失调,进而导致女性月经周期紊乱和不孕。此外,机械振动也与精子数量减少及形态异常等男性不育因素相关。详见第五章"物理因素对生殖的影响"内容。

第五节　人类生育力评估

在过去几十年,人类生育力呈现整体下降的趋势。影响生殖功能的因素很多,除了生育年龄推迟和生殖相关疾病以外,生存环境的恶化,生活压力的增加,不健康的生活方式以及生殖保健意识的缺乏均可造成生育力的下降。因此,正确客观评价生殖功能对于保护和改善生育力,早期诊断和治疗影响生育力的疾病具有十分重要的意义。

一、女性生育力评估

女性在生育方面起主导作用,女性的生育力评估主要包括三个方面:卵巢功能的评估、输卵管的通畅性检查、子宫内膜的容受性评价。女性不孕最常见的原因是输卵管因素,其次是排卵障碍和子宫因素。值得注意的是,近年来因人工流产所造成的宫腔粘连发病率上升,使得子宫因素所占的比重呈现上升的趋势。

(一) 卵巢功能评估

1. 卵巢储备功能(ovarian reserve,OR)　指卵巢皮质产生可受精卵子的储备卵泡的数量和质量,反映女性潜在的生育能力。当卵巢中存留的可募集卵泡数量减少,产生卵子的能力减弱,卵母细胞质量下降,导致生育力低下,称之为卵巢储备功能降低(decreased ovarian reserve,DOR)。卵巢储备功能降低受到多种因素影响,如年龄、卵巢手术、盆腔放化疗史、吸烟、感染、全身性疾病与遗传因素等。评估卵巢储备功能有以下指标:

(1)年龄:随着年龄的增长,卵巢内储备卵泡的数量下降,卵母细胞的质量也开始下降。这一过程通常在女性 35 岁后开始加速,38 岁以后卵泡闭锁明显加速,同时卵细胞核异常(包括纺锤体异常及非整倍体异常)明显增高,颗粒细胞的增殖率下降,凋亡率升高,产生的激素水平也急剧下降。但年龄因素的个体差异较大,有的妇女在近 30 岁时即已不能生育,而有的妇女到 50 余岁时仍能妊娠,所以需要结合其他一些客观指标对卵巢储备功能进行评价。

(2)内分泌激素:内分泌激素测定是预测卵巢储备的重要指标,主要有:

1)基础卵泡刺激素(basal FSH,bFSH):bFSH 是指女性月经周期第 2~3 天时血清 FSH 水平,bFSH 升高提示卵巢储备功能下降。bFSH 水平随年龄增长而升高,往往在妇女更年期其他症状出现以前已有所上升。一般认为,bFSH<10IU/L 为正常;bFSH>10~15IU/L,预示卵巢储备功能较差,即使进行促排卵治疗,所需促性腺激素剂量也较卵巢功能正常者大,所获取的卵子数量则较少;bFSH>20IU/L,说明卵巢功能接近衰竭,往往对促排卵药物无反应。

2)基础 FSH/LH 比值:月经周期第 2~3 天的 FSH/LH 比值可以作为评估卵巢储备的指标。卵巢储备减少时,FSH 升高比 LH 升高更早出现,因此 bFSH 提前升高而 LH 相对正常;在部分妇女 bFSH 值仍在正常范围内时,FSH/LH 比值的升高主要是由 bLH 水平降低所致。因此,卵巢储备功能降低首先表现为 FSH/LH 比值升高,这个指标比 bFSH 升高更早出现,更敏感。研究表明,FSH/LH>3.6 可作为评价卵巢储备功能下降的指标。

3)基础雌激素(basal estrogen,bE_2):血清中的雌二醇(E_2)主要由颗粒细胞分泌,是卵泡发育状况的直接反映。当卵巢功能减退时,卵泡发育与月经周期不相符,或出现多个卵泡不同步发育,在早卵泡期所测的血清 E_2 水平出现异常的升高。在卵巢功能减退初期,这种现象可负反馈抑制 FSH 的释放,在卵泡发育不良的同时出现将 FSH 抑制到正常范围的假象;随着卵泡储备的进一步减少,颗粒细胞产生的 E_2 水平不足以抑制 FSH 释放时开始出现 bFSH 升高。因此,血清 E_2 对评价卵巢储备功能具有补充意义,结合 bE_2 与 bFSH 水平对卵巢储备预测更可靠。

4)抗米勒管激素(anti-Müllerian hormone,AMH):女性 AMH 主要由生长卵泡中的颗粒细胞产生,在窦前卵泡和小窦状卵泡表达水平最高,随着卵泡逐渐增大,AMH 表达逐渐减少。测定血清 AMH 能相对真实地反映始基卵泡库存,也可作为促排卵治疗中预测获卵数的标志物;而且 AMH 在月经周期各阶段均无明显波动,独立于 HPO 轴,不依赖于促性腺激素的作用而变化,其检测相对不受月经周期限制。

研究表明,血清 AMH 水平与窦状卵泡数量呈正相关,是反映女性生育力非常实用的指标。AMH 还可反映某些病理情况,如多囊卵巢综合征(PCOS)患者卵巢中存在大量窦状卵泡,因此血清 AMH 显著升高,甚至可达排卵正常女性的 2~3 倍;而在正常的绝经后女性血清中几乎检测不到 AMH,如果测出 AMH,需警惕卵巢颗粒细胞肿瘤,因此临床上可将血清 AMH 作为绝经后女性筛查颗粒细胞肿瘤的指标;在女性患者接受化疗过程中,也可检测血清 AMH 来评价化疗药物对卵巢储备功能的影响,或将血清 AMH 水平应用于卵巢创伤性操作后卵巢功能的检测。

5)血清抑制素(inhibin,INH):INH 由卵巢颗粒细胞分泌,包括 INHA 和 INHB 两种类型,主要生理作用是反馈性抑制垂体 FSH 分泌。INHA 主要在黄体期分泌,由黄体细胞产生,INHB 主要在卵泡期分泌,由中小窦状卵泡的颗粒细胞产生。INH 尤其是 INHB 可作为反映卵巢储备的直接指标,直接反映卵泡的数量和质量。在正常月经周期中,INHB 在早卵泡和中卵泡期分泌达到高峰,并可抑制垂体 FSH 分泌;随着卵泡的生长,INHB 水平逐渐下降。研究表明,在卵巢储备功能减退的妇女中,血清 INHB 浓度的下降先于 bFSH 升高出现。月经第 3 天血清 INHB<45pg/ml 提示卵巢反应不良。

2. B型超声检查

(1) 双侧卵巢窦卵泡计数（antral follicle count, AFC）：阴道超声双侧卵巢窦卵泡计数是目前评估卵巢储备功能较为简单易行的方法。随着年龄的增长，窦卵泡数量下降，这与卵泡池中原始卵泡数量的减少有关。AFC<5个为卵巢储备下降，5~15个为正常，>15个提示为多囊卵巢。根据AFC结果可预测卵巢对促排卵治疗的反应性，窦卵泡数过少预示卵巢对促排卵药物反应不良，过多则易发生卵巢过度刺激综合征。

(2) 卵巢体积（ovarian volume）：卵巢体积在一定程度上可反映卵巢年龄，若基础卵巢体积<30mm，提示卵巢功能低下，进行促排卵治疗时对药物的反应性可能不佳，但其预测价值不及窦卵泡计数。

3. 卵巢刺激试验

(1) 克罗米芬兴奋试验（clomiphene citrate challenge test, CCCT）：常用方法为在月经周期第5~9天每天口服CC 100mg，分别测定服药前及服药后的血清FSH水平。若服药后FSH水平较服药前相比升高>10IU/L或两次FSH之和>26IU/L，则提示卵巢储备功能下降。其作用机制在于利用CC的抗雌激素作用阻断E_2对下丘脑和垂体的负反馈抑制作用，使得抑制素成为唯一抑制FSH分泌的因素，而在卵巢储备功能下降的患者中，由于卵泡发育不良，颗粒细胞产生的抑制素水平下降，对FSH分泌的抑制作用减弱，导致FSH水平反应性升高。

(2) 促性腺激素（Gn）刺激试验及促性腺激素释放激素激动剂（GnRHa）刺激试验：通过外源性给予促性腺激素或促性腺激素释放激素激动剂，测定血清中E_2水平的变化，若E_2在刺激后升高幅度不大，表明卵巢反应不良，储备功能下降。

(二) 输卵管通畅性检查

1. 输卵管通液术（hydrotubation） 是检查输卵管通畅性的一种简便方法，具体方法为经导管向宫腔注入液体，根据通液时的阻力大小、注入液体量以及是否有反流来判断输卵管是否通畅，但这种方法不客观准确，通畅程度如何主要依靠医师的主观判断，目前在有条件的医院已被子宫输卵管造影所取代。

2. 子宫输卵管造影（hysterosalpingography, HSG） 是通过导管向宫腔及输卵管中注入造影剂，根据造影剂在输卵管和盆腔内的显影情况判断宫腔形态、输卵管通畅情况等。造影时间一般选择在月经干净后3~7天内进行，术前禁性生活。常用的造影剂为碘海醇注射液，注入宫腔和输卵管后行盆腔X线摄片（图2-5-1）；也可采用3%过氧化氢作为声学造影剂行B超下子宫输卵管造影，超声造影主要是借助过氧化氢溶液在进入宫腔和输卵管后，在组织中过氧化氢酶的催化作用下发生反应，形成大量微泡，B超下显示为强回声影，过氧化氢完全分解后生成对人体无害的水和氧而被吸收，安全、无损伤，但相对成本较高，影像图片没有X线片造影清晰，而且要求操作者熟练掌握B超操作，因此应用较为局限。

3. 腹腔镜（laparoscopy）检查 腹腔镜直视下输卵管通液是目前判断输卵管通畅程度的金标准。从宫腔注入亚甲蓝染液，在腹腔镜下观察溶液通过输卵管的全过程，有助于了解输卵管的通畅程度和梗阻的部位，同时通过腹腔镜还有助于观察输卵管周围的粘连情况。但腹腔镜检查对器械的要求高，费用昂贵，且是创伤性手术，因此不推荐作为常规检查方法，但在因其他原因行腹腔镜手术时可例行亚甲蓝通液检查。

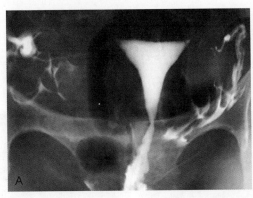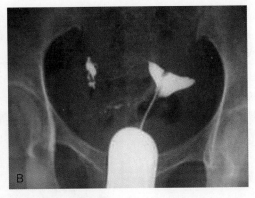

图 2-5-1　子宫输卵管造影盆腔 X 线摄片
A. 正常造影片；B. 盆腔炎患者造影片

4. 输卵管镜（falloposcopy）检查　可直接对输卵管管腔的内部结构及局部病变进行观察，通常只在经过各项不孕症的病因排查及腹腔镜检查后仍不能确定不孕原因时使用，以排除输卵管管腔内部结构及功能异常。此法虽对输卵管性不孕有比较好的诊断和治疗作用，但操作复杂，费用昂贵，因此未在临床上广泛应用。

（三）子宫内膜容受性评估

1. 子宫内膜容受性的概念　子宫内膜容受性（endometrial receptivity）指子宫内膜能接受胚胎黏附于其表面并完成种植过程的能力。对正常女性而言，子宫内膜容受性最佳时期约在排卵后 7~9 天，相当于子宫内膜分泌中期，称为胚胎着床的"窗口期"。这一时间相对比较短暂，在此外的其他时间，子宫内膜则处于"关闭"状态，无法接受胚胎的植入。

胚胎着床能否成功主要取决于胚胎质量以及子宫内膜的容受性，在试管婴儿助孕治疗过程中，子宫内膜容受性是影响试管婴儿成功率的关键因素之一。因此，研究子宫内膜容受性并对其进行监测，将有助于不孕症的诊断和治疗。

子宫内膜容受性的调控机制十分复杂，目前研究尚不完全清楚。从宏观上来看，卵巢分泌雌、孕激素的周期，血清及子宫内膜局部雌、孕激素的比例及持续时间是内膜容受性形成和维持的关键，而子宫内膜雌、孕激素受体的表达情况则直接影响到子宫内膜对这两种激素的反应能力；从微观上来看，子宫内膜局部许多与容受性相关因子表达的上调或下调则直接影响胚胎着床。

2. 子宫内膜容受性检查方法

（1）经阴道彩色多普勒超声：经阴道超声检测子宫内膜容受性是一种非侵入性的检测手段，具有检测快速、价格合理、可重复的特点，在临床上应用广泛。超声衡量子宫内膜容受性的具体指标目前还存在争议，主要可以分为解剖学参数（形态参数）和生理学参数（功能参数）两类：

1）解剖学参数：主要包括子宫内膜厚度和形态。子宫是雌孕激素作用的主要靶器官之一，在整个月经周期中，子宫内膜呈现周期性变化：月经期子宫内膜最薄，呈线状回声；卵泡期内膜均匀增厚；接近排卵期内膜进一步增厚，可出现典型的"三线征"；黄体期内膜最厚，回声最强（图 2-5-2）。子宫内膜形态分类尚无统一标准，对于接受助孕治疗的试管婴儿患者，通常将 hCG 注射日 B 超下所见子宫内膜形态分为三型：A 型，为典型的三线型，子宫内膜表现为外层强回声,内层低回声,可以看见明显的宫腔中线,一般认为此种类型的内膜胚胎着床率高于其他类型;B 型,内膜宫腔中线回声不明显;C 型,无宫腔中线回声。利用三维超声还可以对子宫内膜体积进行测量,以代替厚度评价内膜容受性,有学者认为,子宫内膜体积<2ml 者临床妊娠率相对较低。

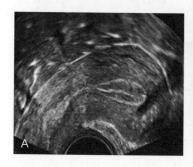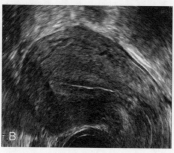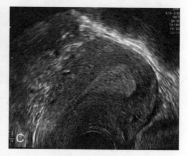

图 2-5-2　不同时期的 B 超下内膜

A. 卵泡期典型"三线征"内膜;B. 排卵期,内膜中线回声不明显;C. 黄体期,内膜中线回声已不可见

2)生理学参数:一般测量子宫动脉及内膜的血流情况。血流阻力与妊娠率之间存在负相关。在子宫内膜分泌中期,正常内膜血流阻力低,血供丰富,内膜容受性好,有利于胚胎着床。在有些患者中,即便子宫内膜厚度稍欠佳,只要内膜血运较丰富仍可能具有良好的子宫内膜容受性。当子宫动脉血流呈现高阻力时,提示内膜容受性差,临床妊娠率降低。对于这部分患者,可采用口服小剂量阿司匹林改善内膜血运,以期减少血流阻力,提高妊娠率。

(2)子宫内膜活检:在胚胎着床的窗口期取子宫内膜活检,观察组织学形态并检测分子标志物的表达情况也可对子宫内膜容受性进行评价,但由于其为创伤性操作,临床应用受到一定的限制:

1)组织形态学检查:在高倍透射电镜下观察子宫内膜超微结构,着床窗口期子宫内膜上皮细胞顶端可出现大而平滑的胞质凸起,称为胞饮突(pinopodes),为上皮细胞微绒毛融合而成,呈现花样肿胀突出,其丰富程度与着床成功与否密切相关。研究表明,囊胚着床位置正是子宫内膜出现胞饮突的区域。在接受胚胎移植的患者中,胞饮突缺乏的患者,胚胎植入后着床反复失败;反之,胞饮突越丰富,患者妊娠率越高。因此,胞饮突被认为是子宫内膜容受性的形态学金标准。

2)分子生物学标志:子宫内膜表面存在许多与容受性相关的调控因子,大致可分为细胞因子、分泌蛋白和核转录因子三类,研究较多的有白血病抑制因子(leukemia inhibitory factor,LIF)、整合素和骨桥蛋白等,但目前尚处于研究阶段,还无法应用于临床。

3)宫腔分泌物检查:通过宫腔灌洗或者直接吸取宫腔液测定宫腔分泌物中分子标志物的表达变化也可反映内膜的功能和所处时期。与子宫内膜活检相比,此法属无创性操作,在临床上具有潜在推广价值,但由于起步较晚,尚待进一步研究。

4)血液循环分子标志物测定:血液是最易获得的人体样本之一,由于子宫内膜的生长周期具有性激素依赖性,测定血清性激素是临床预测子宫内膜容受性的常规指标之一,但其仅能在一定程度上反映内膜容受性变化。

二、男性生育力评估

生殖过程需要男女双方的共同参与,在不孕症患病率增高的同时,因男性不育就医的患者数量也逐年增加。男性生育力同样也关系到生殖健康和种族的延续。理论上来讲,判断男性生育力最直接的证据为"妊娠所需时间(time to pregnancy,TTP)",以其使配偶受孕的能力来评估,但这一指标只能用来回顾性分析男性生育力,对临床评价的指导意义有限,加之临床上无法完全排除女方因素的影响,应用受到一定的限制。目前,男性生殖功能主要通过精液质量和精子功能相关的检测指标来评价。

对于男性而言,能使女性受孕必须具备以下条件:拥有正常的睾丸和附睾功能,能够产生足量的成熟精子;具备正常的射精功能;有足够数量的获能精子最终到达输卵管壶腹部的受精地点;精子能成功穿透卵子完成受精;精子所携带的遗传信息正常,能正确调控胚胎完成发育过程。在这些过程中,任一环节的异常均会影响男性的生殖功能。

(一) 精液常规分析

临床上主要借助光学显微镜完成,根据WHO《人类精液检查与实验室手册(第5版)》,正常精液分析的参考标准如下:

- 精液量:$\geq$ 1.5ml;
- 精液pH:$\geq$ 7.2;
- 精液液化时间:60分钟内;
- 精液外观:均质、灰白色;
- 精子活力:前向运动精子(PR)$\geq$ 32%;总活力(PR+NP)$\geq$ 40%;
- 精子存活率:$\geq$ 58%;
- 精子密度:$\geq$ 15×10^6/ml;
- 精子总数:$\geq$ 39×10^6/每次射精。

传统精液分析主要依靠实验室工作人员凭借肉眼完成,在判断精子运动能力时缺乏严格的量化标准,常常具有很大的主观性;此外,在分析精子运动轨迹时需要对单个精子的轨迹进行描记,若仅靠人工分析工作量巨大。在此基础上,研究人员开发出了计算机辅助精液分析(computer aided semen analysis,CASA)系统,可以同时对多个指标进行量化检测,更加客观地对精子质量做出评价。但该系统对精子活力、形态的辨别能力有限,尚不能完全替代人工操作。

为保证较为准确的精液分析结果,除了实验室检查人员需严格遵守操作流程之外,被检查者在取精时也需要注意以下问题:①在精液分析前,需禁欲2~7天,禁欲时间过短或过长均会对测量结果造成影响;②要保证收集一次射精的全部精液;③避免使用有杀精作用的避孕套;④精液取出后尽快送检(一般在30分钟内),并且避免暴露于极端高温或低温环境中;⑤避免样本被尿液、水或其他液体污染。

(二) 精子功能检查

1. 精子核成熟度和DNA完整性测定　常规的精液分析只能反映最基本的精液质量,并不能完全反映男性生殖能力的实际状态。在临床上,男方精液常规分析结果显示均正常或接近正常,女方检查亦未见明显异常,这类不孕不育患者被划分为不明原因性不孕症。对这一部分人群进行更深层次的分析显得尤为重要。

精子细胞核不成熟或者 DNA 损伤可导致受精失败或影响胚胎发育。精子为单倍体细胞,DNA 的稳定性易受物理和化学条件改变的影响。生理情况下,睾丸中产生的精子并没有完全成熟,还需在附睾中进一步成熟和获能。精子在形成的过程中,核蛋白的类型发生变化,与 DNA 结合的组蛋白逐渐被鱼精蛋白所替代,组蛋白中的半胱氨酸富含大量的氢硫键,在精子进一步成熟时转变为双硫键,提高了精子核 DNA 的稳定性,保护精子在离开附睾后其 DNA 不容易受到外界环境的破坏。在精子的发生和成熟过程的任一环节发生异常,均可能对精子核成熟度造成影响,进一步影响 DNA 的完整性,不利于受精过程。目前研究发现,DNA 正常与否与精子活动率和精子形态有很强的相关性,在不活动的精子或者形态异常的精子中,DNA 损伤的发生率也较高。

2. 精子顶体功能分析　顶体是精子细胞特有的结构,顶体结构完整和功能正常对受精结果起决定性作用。顶体分析包括形态学分析和顶体反应能力测定两方面。大部分精子形态异常的患者均可见顶体形态异常,顶体功能的正常对精子与卵细胞透明带的结合和穿透起决定作用,直接影响受精结果。尤其是对于原因不明性不孕的夫妇,即便是精液常规结果显示正常或基本正常,仍有一部分患者在进行精子顶体功能检测时发现异常,说明这类患者精子受精能力差,如果将这些精子用于体外受精,受精率将很低。

3. 精子遗传学检查　男性不育症患者中染色体异常的发生率显著高于普通人群。在无精症、唯支持细胞综合征或精子发生停滞的患者中染色体异常的发生率可高达 15%~20%。造成男性不育的最常见的染色体异常核型为(47,XXY),即患者较正常人相比细胞中多出一条 X 染色体;其次为(47,XYY)。常染色体异常的核型主要是相互易位,其次是罗伯逊易位。基因水平的异常如 Y 染色体微缺失、Leydig 细胞发育不全、雄激素受体不敏感等也会影响男性生殖功能。

(三) 精浆生化

精浆为精子发育成熟提供缓冲和保护作用,其主要成分由各附属性腺所产生。对精浆中特异性生化标志物进行分析有助于了解生殖系统各附属性腺的功能及其对精子质量的影响,对全面评价男性生殖能力有重要的临床意义。由于各性腺分泌物较多,在此仅对临床常用的精浆生化指标做一简单介绍。

1. 乳酸脱氢酶(LDH)　仅存在于人和哺乳动物的成熟睾丸和各级精细胞中,是精子特异的一种同工酶,是为精子在生殖道中运行提供能量的主要酶系之一,测定其含量可以反映睾丸的生精功能状态。在睾丸萎缩的患者中 LDH 水平降低或消失,而精子发生缺陷者精浆中则无 LDH,即便是在精液常规检查正常者也可能因 LDH 活性下降引起不育。

2. 中性 α- 葡萄糖苷酶　主要由附睾分泌,可催化多糖或糖蛋白中的碳水化合物分解为葡萄糖,为精子供能。其活性高低与精子成熟、精子前向运动能力和受精能力相关,直接影响精液质量。在附睾炎及输精管梗阻的患者中,精浆中所检测到的此种酶的含量减少或活力降低。结合激素和睾丸其他指标,对远端输精管梗阻所致无精症有较好的诊断价值。

3. 果糖　由精囊腺分泌产生,是精子能量的主要来源,直接参与精子获能和受精。精浆中果糖含量也受血中睾酮水平的影响,在雄激素分泌不足的男性中,精浆中果糖含量降低。因此,精浆果糖一方面可用于判断精囊腺分泌功能,另一方面也可用于间接衡量睾丸间质细胞分泌睾酮的功能。

4. **锌、枸橼酸及酸性磷酸酶（ACP）** 是反映前列腺分泌功能的可信指标。前列腺是体内含锌最多的器官之一，精浆锌对维持精子活力有重要作用。精浆中的枸橼酸具有缓冲作用，主要参与维持精浆渗透压和调节 pH，精浆中的枸橼酸含量较高，几乎全部由前列腺分泌，其生成同时受到雄激素调控，因此对精浆枸橼酸的测定既可反映前列腺功能，也可间接反映血清睾酮的水平。酸性磷酸酶广泛存在于全身各组织，精浆中的含量变化可反映前列腺的功能，前列腺炎患者精浆 ACP 含量降低，在精液液化异常的患者中 ACP 含量显著下降。前列腺肥大或早期前列腺恶性肿瘤者 ACP 含量增高。

将不同的精浆生化标志物进行组合有助于寻找病因，尤其适用于输精管梗阻的定位诊断，不同部位梗阻出现异常的生化指标不同：①睾丸异常者精浆中 LDH-X 含量减少；②附睾部位异常者中性 α- 葡萄糖苷酶含量降低；③精囊部位梗阻主要体现为精浆果糖含量降低；④精囊部位异常者表现为精浆中锌、枸橼酸及 ACP 水平下降；⑤射精管部位异常者表现为中性 α- 葡萄糖苷酶和果糖含量明显降低甚至为零。

评估男性生育力主要还是依据精液常规分析，对于接受助孕治疗的夫妻，根据精液的浓度、前向运动精子百分数、正常形态率等参数，结合女方因素综合分析，还需依据精液处理回收所得精子前向运动的精子总数来选择最合适的治疗方案。通常来说，对于轻度少弱（畸）精症可考虑人工授精或体外受精（IVF）；中度以上少弱畸精症可采用 IVF 或卵胞浆内单精子显微注射（ICSI）；精子质量极差者（精子浓度 $<1 \times 10^6$/ml，PR<1% 或正常形态精子的百分率 <1%）常只能选用 ICSI。

参考文献

［1］Ashary N，Tiwari A，Modi D.Embryo Implantation：War in Times of Love.Endocrinology，2018，159（2）：1188-1198.

［2］Colao A1，Muscogiuri G2，Piscitelli P3..Environment and Health：Not Only Cancer.Int J Environ Res Public Health，2016，13（7）：E724.

［3］Kolesnikova LI，Kolesnikov SI，Kurashova NA，et al.Causes and Factors of Male Infertility.Vestn Ross Akad Med Nauk，2015，1（5）：579-584.

［4］Chambers TJ，Richard RA.The impact of obesity on male fertility.Hormones（Athens），2015，14（4）：563-568.

［5］Harlev A，Agarwal A，Gunes SO，et al.Smoking and Male Infertility：An Evidence-Based Review.World J Mens Health，2015，33（3）：143-160.

［6］Azenabor A，Ekun AO，Akinloye O.Impact of Inflammation on Male Reproductive Tract.J Reprod Infertil，2015，16（3）：123-129.

［7］Younis JS.Ovarian aging：latest thoughts on assessment and management. Curr Opin Obstet Gynecol，2011，23（6）：427-434.

［8］世界卫生组织 . 世界卫生组织人类精液检查与处理实验室手册 . 北京：人民卫生出版社，2011：192.

（乔杰 杨菁 王婧 刘倩）

第三章

环境对人类生育力影响概述

第一节　男性生育现状及生殖特点

　　近年来,随着科学技术的飞速发展、生活节奏加快、人们生活方式的改变以及一些新兴产业所涉及的电波、辐射、新材料等带来的环境污染,男性生殖健康状况日趋恶化。流行病学调查显示:我国成年男子精液量比 100 年前减少 50%,每毫升精液所含精子数量从 1 亿个左右已降至目前的 2 000 万~4 000 万个,而且精子数量还以每年 2% 的速度锐减,精子的质量也同步下降,畸形精子比例逐渐增高,其活力、受精能力显著下降;25% 男性有性功能障碍或性心理障碍;10% 的夫妇患有不育症,尤其是在一些沿海地区,男性不育症的发生率为11%,少数地区高达 13%~14%。如何促进男性生殖健康,提高男性生育力是近年来全球共同关注的一个重要研究议题。

　　男性的生殖内分泌功能主要受下丘脑 - 垂体 - 性腺轴的调节与控制,睾丸产生精子的过程受到相关生殖激素的调控,由垂体前叶分泌卵泡刺激素(FSH)、促黄体生成素(LH),两者协同调节睾丸的发育和功能。FSH 作用于睾丸生精小管的上皮支持细胞,并与支持细胞的"紧密连接"密切相关,调控精子发生。LH 作用于睾丸的间质细胞,刺激睾酮的产生,而一定浓度的睾酮是精子产生的必要条件。睾丸产生的睾酮又反馈性影响 LH、FSH 的分泌,调节下丘脑、垂体的功能。男性生殖激素水平异常与少弱精子症、死精子症、无精子症的发生密切相关。睾酮还直接参与调节男性性功能与生殖功能,维持整个生育期的动态平衡。

　　睾丸是生成精子的场所,而附属性腺如附睾和输精管参与精子输送过程,远端附属性腺如前列腺、精囊、尿道周围腺及尿道球腺的分泌液也参与精液的形成过程。精子在附睾近端(附睾头部和体部)获得受精的能力,这期间精子在生理、生化和形态上发生了许多变化。动物研究证明,睾丸的精子未经附睾成熟的过程时,不具备使卵子受精的能力。精子是高度分化且伴有独特功能的细胞,受到伤害时,其修复能力是有限的,容易受到其所处环境中的化学生物因素的损害。

第二节　环境影响男性生殖的因素环节与途径

现如今,人们的生活中充斥着各种各样的环境内分泌干扰物,除了自然界中本身存在的危险因素外,还有很多自从工业革命以来人类在工业化生产过程中生产制造的化学品,也产生了大量的环境内分泌干扰物。随着环境内分泌干扰物的数量和种类逐渐增多,检测这些环境内分泌干扰物的方法与手段也日渐增多,越来越复杂,其对环境污染造成的危害和对人类健康的损害也越来越受到广泛关注。早期的研究主要集中在这些环境内分泌干扰物造成的急性中毒、致瘤性和致畸性方面,随着不孕不育患者的增多,许多学者越来越重视环境内分泌干扰物对生殖毒性和遗传毒性的研究,关于环境对男性生殖内分泌影响的研究逐渐增多。

目前已经明确许多环境和职业因素对健康有害,同时也可能影响男性生殖功能,已有报道如多种重金属、化学因素和物理因素等均可导致人类和动物生育能力的损害,造成男性不育、自然流产和胎儿畸形等。目前对于这一复杂问题的严重程度和损伤机制的认识尚未确切,前期研究表明环境内分泌干扰物对雄性生殖的影响途径主要包括:直接作用于性腺器官-睾丸,影响睾丸的生精细胞和支持细胞,干扰精子发生过程;破坏血-睾屏障,对生殖细胞直接产生毒性作用;作用于下丘脑-垂体-睾丸轴,影响精子发生和性激素产生;通过表观遗传影响后代健康等。研究环境因素与男性不育之间的关系,已经成为现今生殖医学中重点研究的领域。

一、物理因素

(一) 高温、热辐射与微波

在某些高热环境中,如锅炉房、频繁桑拿浴等,睾丸长时间暴露在高温之下,可使精子数量减少,活动力降低,损害男性生育力。实验室研究证实将雄性小鼠置于38.5℃环境下55分钟时,会出现明显的交配行为障碍和生育力下降。另外,有研究报道微波在一定程度上亦可以导致精子密度和活动力下降,精子核DNA受损,碎片率增高,给男性生育力造成不利影响。

(二) 电磁辐射暴露

既往研究已经证实电磁辐射会对人体健康造成不利影响。动物研究表明,雄性小鼠生殖细胞对辐射的敏感程度较雌性小鼠生殖细胞更高,低剂量放射照射精子即会出现明显的活力降低,精子畸形率增加。对于长期暴露于小剂量的辐射环境中的男性,例如从事放射介入的医师、护士、牙科医师、X线工作者、实验室和原子能工作者等,其精子活力及精子核DNA是否受到影响,目前研究仍没有明确结论。但总体而言,当睾丸暴露于电磁辐射环境时精子活动力会一定程度上受到不利影响,影响男性生育力。

(三) 汽车尾气

现如今,汽车尾气已成为大气污染的主要污染源之一,汽车尾气含有上千种化学物质,主要有一氧化碳、挥发性碳氢化合物、氮氧化合物等组成的气体部分,和由碳黑、重金属和半挥发性有机化合物构成的颗粒物。汽车尾气对人类健康的影响,尤其是对人类生殖健康的影响日益受到国内外学者的关注。研究发现汽车尾气中的颗粒有机提取物具有致突变性,当男性长期吸入较高浓度的汽车尾气时,其生殖内分泌平衡状态会被打破,出现生殖细胞的形态和功能异常,最终导致性功能障碍和生育力降低。有研究对长期暴露在汽车尾气污染环境中的交通警察进行精液检查,结果发现,其精子顶体酶活性较正常人群明显降低,精子活动力明显下降,精子核 DNA 碎片率增加,生育能力整体下降。

(四) 金属污染

一般情况下自然分布的低浓度金属对人体健康并无大的影响,但是随着工业的发展,越来越多的金属被运用在工业生产过程中,使环境中或人体接触的金属,尤其是重金属浓度超标,造成职业暴露危险和广泛的环境污染问题。

1. 硼　前苏联科学家曾报道在硼酸工厂的男性工作者以及生活在高硼浓度环境中的男性,总体上性欲较其他男性明显减低,精子数量和精子活动力也明显降低,少弱精子症发生率明显上升。动物实验也表明,将健康雄性小鼠暴露在高剂量硼环境中,会导致睾丸萎缩和明显的生殖器官发育畸形,精液检查出现严重少弱精子症甚至无精子症,也证实高浓度的硼污染会影响男性生育力。

2. 汞　随着工业的发展,金属汞和有机汞制剂已被广泛地用于工业中,关于汞对人类生殖健康的影响得到越来越多的关注。已有研究报道汞的氯化物和甲基汞都可以抑制精子中 DNA 的合成,造成精子核 DNA 碎片率升高,精子活动力下降。动物实验也证实,将健康雄性小鼠暴露于甲基汞污染环境后可诱发雄性小鼠不育。因此,男性在日常工作与生活中应避免与高浓度甲基汞直接接触,以免给正常生育能力带来不利影响。

3. 镉　在人类生存环境中镉的浓度变化较大,其是否达到污染程度取决于自然蓄积浓度和工业污染的程度。镉可以在人体组织内逐渐积聚,并且对雄性生殖腺和生殖细胞有独特的亲和力与敏感性。动物实验表明,镉金属对不同阶段的精子细胞皆产生致畸作用,可以影响精子的生成。给成年健康雄性小鼠注射较大浓度金属镉之后,发现其生育力明显下降。虽然迄今为止关于金属镉对人类生育力影响的报道结论各异,但随着金属镉被用于多种工业,用途广泛,其造成污染的情况日益增多,因此应当引起重视,尤其是生育年龄的男性避免直接接触高浓度金属镉。

4. 铅　关于铅中毒对健康的影响已被许多基础与临床研究证实,铅主要损害人类的消化系统、中枢神经系统和骨髓。现如今关于铅污染对人类生殖系统的不利影响也受到广泛关注,有研究报道女性置身于铅污染环境中发生自然流产、染色体畸变的概率增高;在男性群体中,铅的毒害作用可直接影响性腺,造成精子数量减少、精子活动力降低、精子畸形率增高、精子核 DNA 碎片率升高,使男子生育力降低。

5. 镍　镍是人体必需的微量元素,参与机体的许多正常代谢过程,我国金属镍所涉及的作业和生产达 30 余种。对职业接触金属镍的男性调查结果显示,接触过量的金属镍会导致男性精子活动力降低、精子数量减少,血清睾酮水平降低,和阳痿、早泄和性欲减退等性功能障碍。有学者研究发现慢性镍中毒的男性精液量、精子活动力、精子存活率都显著低于正常男性,精子畸形率则显著高于正常男性。高浓度镍造成男性生殖损伤的机制为:当金属镍离子进入体内,可随着血液循环透过血 - 脑屏障进入脑,引起脑组织脂质过氧化作用增强,从而对下丘脑 - 垂体产生毒性损害,造成内分泌调控功能的紊乱与失衡,进而导致睾丸支持细胞和间质细胞能量供给受阻,生精能力下降;同时金属镍离子进入体循环可产生过量的氧自由基,使睾丸细胞发生脂质过氧化反应,造成睾丸间质细胞受损,血清雄激素含量降低,导致生精功能障碍与性功能障碍,最终影响男性生育力,造成男性不育。

二、化学因素

世界范围内,每年工业生产都会产出大量化学制剂,其中许多化学制剂有害于人类健康,若无适当的控制,将会引起全球的环境污染,损害全球人类健康。在众多化学制剂中,相当一部分对男性生殖健康有损害作用。现就常见的化学制剂对男性生殖健康的影响介绍如下。

(一) 溴氯丙烷制剂

溴氯丙烷制剂为杀天线虫的熏蒸剂,能够明显抑制精子生成,并导致精子的 DNA 损伤,从而导致生育力下降。临床研究发现暴露于溴氯丙烷制剂污染环境中的男性工人其精子核 DNA 损伤程度明显增加,精子数量明显降低,睾丸活检显示生精上皮萎缩,部分工人甚至出现无精子症。另一项研究调查了 142 名溴氯丙烷制剂男性工人,结果发现 13.1% 为无精子症,16.8% 为重度少精子症,15.8% 为轻度少精子症。

(二) 农药、杀虫剂与二硫化碳

化学杀虫剂主要有三类化合物,即碳氢化合物、有机磷酸盐酯和氨基甲酸酯。其中有机磷酸盐酯与氨基甲酸酯对生育力危害较大,可以通过特殊的抑制胆碱酯酶作用,影响生物体的生殖功能,达到杀灭害虫的目的。对于人类来说,此种化学制剂主要影响男性精子数量与精子活动力。

二硫化碳通常用于化纤工业中,从事化纤行业的男女工人中均可观察到生育力下降。女性表现为月经不规律、卵巢功能异常,流产和早产的发生率增高,男性主要表现为精子数量减少、精子活动力降低等。

造成人类生殖功能损害的环境因素影响作用是复杂的,而且仍在不断深入研究和探索中。对男性因素而言,环境因素干扰人类生殖功能的结果是导致男性性功能障碍和精液质量的异常,包括精子活动力、精子形态、精子数量、精子 DNA 等异常,最终对男性正常的生育力带来损害,造成男性不育。

三、生活方式因素

随着社会的发展与生活水平的提高,人们的生活方式与饮食习惯也发生着改变,吸烟、酗酒、滥用药物、饮食不规律等在现代男性的生活方式中越来越常见,均可以在不同程度影响男性生育力。

(一) 吸烟

吸烟不仅可以诱发肺癌,导致心血管疾病,而且可以影响男性生育力。近年来不少学者指出,吸烟可以影响性功能,降低精液质量,导致少、弱精子症影响男性生育力。有临床研究证实,与不吸烟健康男性相比,长期吸烟男性的精子数量平均减少 22%,影响严重者,精子数量下降达 57%;精子活力平均下降 20%;正常形态精子数目减少约 17%,异常形态精子增多,主要为双头畸形。

烟草中的尼古丁成分可以干扰下丘脑 - 垂体 - 性腺轴的激素分泌,使精子生成异常,损害男性生育力。有研究对比每天吸烟超过 20 支的男性与非吸烟健康男性的血清激素水平,结果发现吸烟男性的血清 FSH、皮质类固醇及尿雌三醇、17- 酮皮质类固醇平均水平较非吸烟健康男性明显上升,而血清睾酮、尿 17- 酮皮质类固醇水平则明显下降,表明吸烟对睾间质细胞的性激素合成代谢有直接或间接的抑制作用。

另外,吸烟也可诱发男性精索静脉曲张,导致不育的发生。流行病学调查发现,吸烟男性中精索静脉曲张的发生率比非吸烟健康男性高 2 倍以上。同时,有学者对吸烟、精索静脉曲张与精液质量的关系进行了研究,结果发现有长期吸烟史的精索静脉曲张患者中,少精子症者发生率高达 50%,而在单纯只有吸烟史或只患有精索静脉曲张患者中,少精子症发生率分别为 8.8% 和 5.3%。这也进一步说明了吸烟可以加重男性精索静脉曲张的损害程度,进而降低男性精液质量,影响男性生育力。

吸烟除了影响精子数量和活动力外,还可以引起精子核 DNA 受损,使得精子核 DNA 碎片率增高。有研究显示日均吸烟量 >20 支或者有 10 年以上烟龄的男性,其精子核 DNA 碎片率明显高于非吸烟健康男性,同时精子活力及精子正常形态率也明显低于非吸烟健康男性。如果精子核 DNA 碎片率超过一定水平,后期胎儿畸形、自然流产、胚胎停育的风险会明显增高,男性生育力总体下降。

(二) 酗酒

酒精对睾丸和肝脏都可产生直接影响。在慢性酒精中毒患者中睾丸萎缩发生的概率升高,睾丸组织切片显微观察,可见管周纤维化和细胞数量减少。而且慢性酒精中毒者血清游离睾酮水平常降低,雌激素水平升高,使得患者常有男性乳腺增生和第二性征的减退,精液常规检查发现精子活动力明显下降。对急性酒精中毒者的研究表明,血清睾酮水平与酒精摄入量呈负相关关系,酒精摄入量越大,血清睾酮水平越低。

(三) 超重、肥胖

随着现代生活方式的改变,全球范围内肥胖率较之前明显上升,超重、肥胖与生殖健康之间的关系也逐渐引起人们的重视。目前研究显示男性肥胖可能增加不育的概率,肥胖男性精子数量明显减少,精子活力下降,生育力也下降。

肥胖导致男性生育力降低的因素是多方面的,多数学者认为肥胖通过影响下丘脑 - 垂体 - 性腺轴功能来影响男性生育力。由于男性肥胖主要是内脏脂肪组织的堆积,脂肪组织的芳香化酶可将雄激素转化为雌激素,致使肥胖男性体内雌激素水平明显增加,反馈抑制下丘脑 - 垂体,使 LH、FSH 释放幅度及频率下降,最终影响精子生成,影响男性生育力。

有研究结果显示,肥胖与超重对于精子核 DNA 的损伤明显,造成精子 DNA 碎片率明显增多,也可能引起生育障碍。在肥胖男性体内,阴囊周围脂肪堆积,睾丸局部温度升高,会降低精子的运动能力,使得精子质量下降,同时引起精子的氧化应激反应,加重精子 DNA 的损伤。

此外,肥胖作为一种慢性低度炎性的反应性疾病,可以分泌大量的促炎因子,如脂联素、瘦素、抵抗素、肿瘤坏死因子等。这些炎性因子可直接或间接地参与体内炎症反应。而促炎因子是造成超重或者肥胖男性生育力降低的一个突出因素,一定程度上导致肥胖男性精子数量减少、精子活动力下降、精子形态改变、抗精子抗体增多,最终降低男性生育力。

(四) 微量元素缺乏

微量元素与人体健康息息相关,在人类精液中微量元素的含量变化会随着饮食习惯和生活环境的改变而变化,也与季节的变化有关,由于测定时间和方法不同,人类精液中微量元素的测定值范围变化也较大,几种常见的与精液质量相关的微量元素的测定值范围如下：锌 70.0~223.6g/ml，镁 78.9~103.5g/ml，硒 0.007~0.028g/ml，铜 0.034~1.53g/ml，铅 0.003 6~0.255g/ml。

近年来关于精液当中各种微量元素的浓度与精液质量关系的研究逐渐增多，大多数学者认为，男性精液中微量元素的变化，与男性生殖生理和内分泌调节功能息息相关，男性精液中微量元素的变化，依然是影响男性生育力的重要因素之一。

1. **锌** 精液当中的锌主要来自前列腺分泌的前列腺液，以枸橼酸锌或锌与糖蛋白的复合物形式存在，主要影响精子的氧化作用，精子顶体部位的生理功能，以及精子核染色质的解聚作用。此外，精液中的锌元素也有一定的抑菌作用。前列腺炎所致不育患者精液当中锌浓度明显下降，应用硫酸锌治疗后有一定疗效，也证实精浆锌的抑菌作用。

2. **铜** 人体内铜离子浓度的升高可以直接影响精子的生理功能，或通过干扰内分泌腺的分泌调节功能来影响男性生育力。有学者提出高浓度铜离子对精子有直接的毒性作用，其毒性作用与精液中的铜离子浓度成正比关系，但其对男性生育力的影响与机制尚有待于进一步深入研究。

3. **钙和镁** 钙和镁在精浆当中含量丰富，钙离子是维持精子功能的关键性调节物。镁和锌一样，来源于前列腺分泌的前列腺液，也具有一定的抑菌作用。因此，当男性体内，尤其是生殖系统内钙、镁缺乏时，精子质量会受到相应影响，一定程度上降低男性生育力。

4. **锰** 动物实验证实，过量锰元素可使雄性小鼠精液质量明显降低，导致雄性小鼠不育。临床观察也发现慢性锰中毒男性患者体内雄激素水平明显降低，发生阳痿等性功能障碍的概率明显增高，精子质量也进一步降低，影响男性生育力。

微量元素含量的异常变化在一定程度上可以影响男性生育能力，但不同种类的微量元素与男性生育力的确切关系，以及明确的影响机制仍需进一步研究与探索。

(五) 咖啡因和毒品等

咖啡因是日常生活中广泛接触的物质，有研究提示咖啡因可能对精子浓度、活动力和精子正常形态都有不利影响，也有研究认为日常摄入量的咖啡因对男性生殖无影响。

大量吸食大麻的男性其血睾酮水平明显下降，精子数量与质量降低。摄入大量可卡因男性的精子数量明显下降，生育力降低。动物实验证实大剂量的呋喃妥因使用可使小鼠精母细胞出现早期发育障碍，影响生精功能，使生育力下降。

(六) 精神压力

随着现代社会发展节奏的增快，越来越多的男性处于长期精神压力之下，尤其是年轻育龄男性。精神和心理因素会影响人体健康已经是不争的事实。有研究表明，长期过度紧张或长期承受巨大的精神压力者，高血压、心血管疾病和溃疡病等疾病的发病率明显增高。

长期过度紧张的男性生殖健康受损，生育力也明显下降，其机制为长期精神压力使人体处于一种应激状态，由此而产生的应激激素(主要是儿茶酚胺类，如肾上腺素、去甲肾上腺素、多巴胺等)影响了下丘脑 - 垂体 - 性腺轴的调节功能，表现为生殖激素分泌与调节异常，常伴有阳痿、早泄、性欲降低等性功能障碍，同时这些应激激素水平也可以作为评估与衡量精神心理因素对生育力损害的指标之一。动物实验表明，压力状态可使实验小鼠血清乙酰胆碱酯酶明显增高，精液质量下降，生育力低下。流行病学调查也证实，长期处于精神压力下的男性，其精液质量，包括精子活动力、精子浓度等有明显降低，精子成活率和前向运动速度明显下降，生育力下降。对于许多患有不孕不育症的夫妇来说，无法生育本身就是一个很大的精神压力,另一方面这种长期由无法生育所造成的精神压力反过来又加重了对其生殖健康的不利影响,使之成为恶性循环。

四、躯体性疾病对男性生殖的影响

(一) 肾衰竭

患有肾衰竭的男性患者常常伴有性欲减退、勃起功能障碍、生精障碍及乳腺发育等。该类男性体内血睾酮水平降低,而 LH 及 FSH 水平升高。肾衰竭的男性患者性腺功能减退的原因可能为多因素共同影响,其中雌激素过多扰乱下丘脑 - 垂体 - 性腺轴的正常调节可能是其主要原因,另外,与肾衰竭相关的其他非激素的因素如抗高血压药或肾衰竭导致的神经病变也可使此类患者发生性功能障碍和性腺功能减退,最终使得男性生育力下降。

(二) 肝硬化

肝硬化的男性患者大多有睾丸萎缩、勃起功能障碍和男性乳腺增生,并伴有血睾酮水平及代谢清除率下降。肝硬化患者下丘脑 - 垂体 - 性腺轴调节功能失衡,由于肝硬化病变,肝脏对雄激素摄取减少,周围雄激素向雌激素转化增加,引起血雌二醇水平增加;同时 LH 和 FSH 基础值增高,导致对下丘脑促性腺激素释放激素(gonadotropin-releasing hormone,GnRH)的调节无反应,多方面综合作用引起生育力降低。

(三) 腮腺炎、睾丸炎

有研究指出,流行性腮腺炎男性患者中约 30% 合并睾丸炎,多为单侧,双侧发病仅占 10%~30%。感染后数月到数年将会出现不可逆的睾丸萎缩,睾丸生精功能的丧失,导致男性不育。在此类患者的睾丸病理切片上可以看到严重的间质水肿和单核细胞浸润,最终出现生精小管的萎缩,导致无精子症。严重的双侧睾丸炎还将导致高促性腺激素型性腺功能减退症和男性乳腺增生的出现。

除了腮腺炎所继发的睾丸炎外,当梅毒螺旋体侵犯双侧睾丸和附睾时,会导致弥漫性的间质炎症、动脉内膜炎和树胶肿的形成;未治愈的淋病和麻风也可引起睾丸炎,产生上述相似的睾丸病变,最终使得睾丸生精功能丧失,导致男性不育。

(四) 生殖道感染

生殖道感染是一个多因素的复杂的病理过程,常常导致不育症。慢性非特异性细菌感染(如大肠埃希菌、表皮葡萄球菌、白色葡萄球菌、粪链球菌等)或混合感染在男性生殖系统感染中占大多数,许多患者往往没有任何症状,仅因不育就诊,检查精液中白细胞显著增多,常常合并慢性前列腺炎和精囊附睾等附属性腺的感染。尿道炎、前列腺炎和精囊炎的男性患者,精子活动力下降,精子存活时间降低。菌精症即精液中存在病原菌,精液培养细菌计数 >1 000/ml,可认为精液感染,精液中的病原微生物及其代谢产物对精子可产生直接的损害作用,导致男性不育。

男性感染淋病奈瑟菌,病原体可沿着尿道向上蔓延引起前列腺、精囊和附睾淋病,尿道周围组织的损伤,瘢痕愈合会形成尿道狭窄,导致梗阻性无精子症或逆行射精,影响男性生育力。

另一个导致男性不育的感染性因素为泌尿生殖系结核,研究统计显示男子肾结核 50%~75% 并发生殖系统结核,肾结核下行蔓延到前列腺、精囊,然后再经输精管到附睾,因此,结核性前列腺炎多与附睾、输精管及精囊结核同时存在,可能使输精管道闭塞、梗阻而引起不育。

关于精液中白细胞的作用与意义还不甚明确,多数学者研究认为精液中的白细胞增加是引起不育的重要原因。有对照性研究表明,男性不育组患者精液中的白细胞明显增多,也有学者指出精液中白细胞浓度的升高与精子活动力、正常形态精子数目、精子穿透能力和受精能力的下降有关。但是,也有些学者认为精液中的白细胞对精子质量没有明显损害作用。

抗精子抗体也可能与附属性腺的感染有一定的关系。据统计,不育患者 10%~20% 出现抗精子抗体,前列腺是诱发免疫反应的一个场所,细菌性前列腺炎及尿道炎可引起抗精子抗体的形成。较多研究表明,有前列腺炎病史的男性其精浆抗精子抗体检出率明显高于无感染者;而治疗前列腺炎后,其中一些患者抗精子抗体浓度下降,精液质量随之改善,部分患者配偶可获自然妊娠。

第三节　女性生育现状及生殖特点

一、女性生育现状

(一)晚婚晚育成趋势

随着社会经济的发展和社会观念的改变,女性的社会定位不再被限定为传统的相夫教子,越来越多的女性开始接受高等教育,参与各种各样的社会活动,从而导致女性婚育年龄较 30 年前明显推迟,晚婚晚育已成为全世界一大趋势。

调查统计发现,过去的 30 年间,美国女性平均第一胎的生育年龄由 25.4 岁推迟到 27.5 岁;法国女性平均生育第一胎的年龄已超过 28 岁;而在荷兰、日本等国,女性生第一胎的年龄已分别推迟至 29.4 岁和 30.1 岁。2010 年中国第六次人口普查数据显示,中国女性平均初育年龄已从 2000 年的 24.3 岁推迟至 25.9 岁。虽然相比其他发达国家来说女性生育第一胎的年龄较为年轻,但近年来随着中国经济迅速发展,女性晚婚晚育的现象越来越普遍,特别是城市女性。调查显示城市女性的初婚年龄主要集中在 25~29 岁,30% 的城市女性选择在 30~39 岁生育第一个孩子,比农村女性高 7.4 个百分点。在女性人口中,受教育程度越高的女性,大龄未婚比例越高,其中研究生学历女性约 12.1% 超过 35 岁仍未婚。

婚育年龄也与职业类别、社会地位等相关,职业层次较高的女性未婚比重也较高,受事业及经济压力等多重因素影响,不少受过高等教育的都市女性在 30 岁之后才会考虑生育问题,甚至不少女性在 35 岁以后才考虑生育问题。然而不断推迟生育年龄会产生一系列社会问题,其中最主要的一点是生育年龄的推迟会影响优生优育。

孕妇生育年龄超过 35 岁即定义为高龄产妇,而高龄产妇是多种妊娠并发症的高危人群,高龄产妇妊娠期糖尿病、妊娠期高血压、前置胎盘等并发症的发病概率大大增加。女性年龄的增加常出现生育能力降低,也是造成妊娠率降低、流产率增加、胎儿染色体异常概率增加,以及活产率降低等的重要因素。统计发现女性 20~30 岁之间生育,后代染色体异常概率仅为 2%~3%,而到了 40 岁以后,异常概率则高达 30% 以上。

(二)生育意愿下降

20 世纪 80 年代初期,中国开始实施计划生育的国策,全国范围内推广计划生育服务,一对夫妻只生育一个小孩,通过提倡"晚、稀、少"的生育观念减缓过快的人口增长态势。至

80年代中期,全国各地生育政策调整基本完善,计划生育政策实施已基本稳定,中国的总和生育率已持续数年维持在世代更替水平之下。然而经历30年的经济飞速发展、社会的重大变革后,女性的生育意愿已逐步下降。由于社会竞争激烈,育儿成本的提高以及女性对个人生活质量的要求增高等,越来越多的女性不愿过早生育甚至不愿生育。第六次人口普查数据提示,当前中国人口的总和生育率低至1.2左右,大城市如北京、上海等地的人口总和生育率更低至1之下,较世界公认人口世代更替水平2.1相距甚远。

生育率降低的现象,并不是仅仅来源于计划生育政策的实施,同时受经济发展水平、收入水平、受教育程度等因素的综合影响。在没有计划生育政策的欧美发达国家,越来越多的人也因为自己的职业发展、子女的教育、生活质量等多种原因放弃生育更多的孩子。单独两孩政策的实施更印证了中国的超低生育意愿。原国家卫计委数据显示,自2014年1月启动单独两孩政策以来,只有13%夫妇申请生育两孩。2016年1月启动了全面两孩政策,但是仍有很多家庭只愿生育一孩,尤其在高收入的白领女性中,甚至不愿生育的"丁克家庭"所占比例日益增多,可以预见中国女性的整体生育意愿已不可能明显上升。

(三) 生育能力下降

1. 不孕症发病率明显增高 作为全球医学界关注的热点问题,不孕症关系到世界多个国家与地区内育龄夫妇的生育问题。近年来全球人口结构发生改变,环境污染加重,生态环境不断遭到破坏,人们生活压力加大、生育观念发生改变,另外伴随着人们饮食结构的改变以及生殖道感染率的增加等,人类生育能力在不断下降,不孕症发病率在全球范围均有不断升高的态势。世界卫生组织调查数据显示,目前全世界有8 000万~1.1亿的不孕症患者,10%~15%育龄夫妇面临着不孕不育的问题。

我国有两次关于不孕症流行状况的大规模研究。1988年,国家卫生部对全国1976~1985年初婚的妇女,以有性生活后2年不孕为标准进行的第1次抽样调查,结果显示不孕症发生率为6.89%;第2次以有性生活1年不孕为标准调查,结果显示不孕症发生率为18.00%。这两个研究数据均显示我国不孕症的患病率处于一个较高的水平,而且近年来不孕症发生率仍有上升的趋势,有报道称中国每年新增800万~1 000万对不孕夫妇。

2. 自然流产率增高 近年来,女性自然流产率有明显增高的趋势,一方面是由女性生育年龄的推迟所致,因女性年龄增长后生殖功能下降,出现胚胎染色体异常概率增加;同时随着年龄的增加,女性卵巢功能减退造成卵母细胞质量下降,从而增加流产率;且高龄妇女自身基础疾病发病率上升,高血压、糖尿病、甲状腺功能异常等基础疾病也可引起流产和胎儿生长发育异常。另一方面环境污染越来越严重,妊娠时机体对环境有害因素的敏感性增高,室内环境生活接触(装修材料不合格、含甲醛等有毒物质超标等)、工业废气、汽车尾气、雾霾、水源的污染,食品添加剂、防腐剂超标,高温、振动、电磁场、放射线、噪声等均可能导致流产。

3. 胎儿畸形率增高 近年来,胎儿畸形的发生率有明显上升趋势,严重影响着人口出生质量,畸形胎儿的出生势必加重国家和家庭的负担。

研究发现,孕妇年龄与胎儿畸形的发生率存在相关性,21~30岁孕妇的胎儿畸形率较低,>30岁尤其是>35岁的高龄孕妇,因卵巢功能的逐渐衰退,产生的卵子自然老化、退变和染色体畸形的机会显著增多,使得高龄女性胎儿畸形的发生率增加。尤其在40岁以上孕妇中,胎儿畸形率高达14.15%。

环境污染亦是导致胎儿畸形率的重要因素。环境污染不但可以通过食物、空气、接触等多种途径损害人类身体健康，而且污染物质进入人体后，可通过对人类生殖细胞的损伤，干扰胚胎发育，增加畸形胎儿与新生儿出生缺陷的发生风险。例如研究发现噪声能对DNA合成和细胞分裂造成不良影响，使染色体结构畸变率明显增加，噪声对中枢神经系统有强烈刺激，长期噪声刺激可诱发先天性胎儿高频听力的丧失；长期小剂量电离和放射线辐射的接触会引起基因突变、胎儿发育缺陷，而长期大剂量电离和放射线辐射则导致染色体畸变，出现胎儿严重畸形；长时间小剂量的微波接触可致流产、死胎、胎儿生长发育异常、畸形胎儿及其他多种先天缺陷；孕妇如长期摄入含有农药残留的食品可影响胎儿生长发育，引起胎儿早产、低出生体重儿及先天畸形；孕妇如接触铅、汞、镉、铬、砷等重金属，对胚胎发育也会造成影响，尤其是中枢神经系统的发育，同时还可能直接损害胎儿的多个器官和功能，造成胎儿多方面的畸形。

二、女性生殖特点

(一) 受下丘脑 - 垂体 - 卵巢轴精密调控

女性生殖器官的发育、月经周期的调控与妊娠的维持等多个生理过程均由下丘脑 - 垂体 - 卵巢轴精细调控。女性生殖器官的发育可大体分为两个阶段与五个时期。早孕期前6~7周为第一阶段，性未分化阶段，该阶段男女胚胎具有相同的原始性腺始基，在外形上无明显差异；第二阶段为性分化阶段，该阶段在胚胎7周后开始，因性染色体的决定性作用，女性生殖器官开始逐渐发育，男性生殖器官则开始退化，先后经过了胎儿期、新生儿期、儿童期、青春期的发育之后，最终进入女性生殖器官结构及功能均处于成熟水平的性成熟期。

女性在青春期前，由于下丘脑 - 垂体 - 卵巢轴尚未发育成熟，体内决定生殖器官发育的激素水平处于较低水平，因此生殖器官发育非常缓慢，此时期若受到外源性激素的影响或是下丘脑、垂体等的病变，生殖器官提前发育则称为性早熟。进入青春期后，内、外生殖器在性激素的作用之下，进入了快速发育时期。随着年龄的增长，到40岁以后，卵巢功能逐步由活跃转入衰退状态，女性逐步进入围绝经期、绝经期及老年期。

在胎儿期后期与新生儿早期，促性腺激素释放激素(GnRH)开始由下丘脑呈脉冲式少量释放到垂体，这一过程呈循环式发生。青春期时，释放GnRH的神经元会由隐匿的状态转而被重新激活，在中枢神经系统控制下产生GnRH，并通过垂体门脉系统进入垂体前叶，使垂体分泌卵泡刺激素(FSH)和黄体生成素(LH)。FSH和LH均有促进卵泡生长发育的作用，而发育中的卵泡又可分泌雌激素，促使子宫内膜增生。排卵前垂体分泌LH显著增多，使得卵泡快速生长，直至成熟并排卵。排卵后破裂的卵泡在LH和FSH的共同作用下发育为黄体，并通过黄体分泌雌激素、孕激素，负反馈作用于下丘脑与垂体。随着体内孕激素水平升高，子宫内膜由增生期转为分泌期。排出的卵子如未受精，黄体在排卵后10天开始退化，孕激素及雌激素的分泌逐渐减少，失去体内雌孕激素作用的子宫内膜开始退化剥落，月经来潮。同时，体内雌、孕激素水平下降，消除了下丘脑和垂体的抑制状态，一个新的月经周期又重新开始。

随着女性年龄的增长，卵巢功能逐渐减退直至衰竭，下丘脑 - 垂体 - 卵巢轴功能发生改变，使体内雌激素水平异常，继而出现排卵异常、月经周期不规则、生殖器官逐渐萎缩等症状，最终将丧失生育功能。

(二) 与年龄密切相关

研究发现年龄是女性生育力的重要影响因素,女性生育期约为 20 年,在正常生理状况下,24~30 岁是女性的最佳生育时期,30 岁后生育能力开始下降,35 岁后生育能力明显下降,不孕症患病率显著增加,43 岁以上妇女妊娠的概率极低。

卵巢储备功能是女性生育力的主要决定因素。卵巢储备功能是指卵巢内的卵泡生长发育最终形成可受精卵母细胞的能力,这个概念既强调了卵巢内存留卵泡的质量,又强调了存留卵泡的数量。胎儿 20 周时的卵泡数量最多,有 600 万~700 万个,于出生时锐减到 100 万~200 万个,青少年时则进一步减少到 30 万~50 万个,而到 37 岁时仅剩约 2.5 万个卵泡,同时卵泡的质量也明显下降;绝经期时的卵泡数极少,此时期女性已无生殖能力。卵巢储备功能的降低根据与年龄的相关性可分为与年龄相关的生理性降低、与年龄无关的非生理性的卵巢储备功能降低两种。

一般情况下,女性卵巢中的卵泡会随着年龄的增加呈现出自发性、渐进性的减少直至最终耗竭。绝经是卵巢功能衰竭的标志,文献报道 51 岁约为美国女性的平均绝经年龄,中国女性的平均绝经年龄约为 50 岁。卵巢衰老所引起的卵子数量减少、卵子质量下降、黄体功能减退、卵母细胞非整倍体概率的增加等被视为女性衰老所致生育力下降的主要原因。同时年龄的增长,伴随着妊娠率降低、流产率增加、生育平均间隔时间延长等临床现象。

生理性的卵巢衰老是无法抵抗的生理规律,通常情况下,随着年龄增加,女性卵巢中的卵泡会发生自发性、渐进性的减少并最终耗竭。但也有部分女性的卵巢储备在年轻时即已下降,临床上不乏存在 40 岁以下甚至于 35 岁以下的年轻妇女出现卵巢功能减退的表现,部分甚至出现卵巢早衰,其影响因素是多方面的,可能包括遗传因素、炎症反应、环境污染、药物作用、妇科手术、自身免疫等。

社会因素如生育观念的改变、工作压力的增大导致女性生育年龄推迟,错过最佳生育年龄而导致不孕和自然流产的增加。一般来说,尽管部分女性在绝经前数年间仍有规律的排卵周期,但事实上其生育能力已经开始降低。研究发现不孕症的发生率随着女性年龄增加而逐渐升高:20~24 岁妇女占 6%,25~29 岁妇女占 9%,30~34 岁妇女占 15%,35~39 岁妇女约占 30%;而 40~44 岁妇女可高达 64%。伴随着女性年龄的增长,辅助生殖治疗过程中也表现出临床妊娠率与活产率下降,流产率增加,即便在获得妊娠的患者中亦表现出生育子代的染色体异常率增加。

年龄的增加导致的染色体异常中,最常见的类型为常染色体三体的发生,可包含多种致死性染色体三体(如 16- 三体)、唐氏综合征(21- 三体)和其他染色体三体综合征(18- 三体)等,这种异常主要源于在高龄女性的卵母细胞减数分裂中,纺锤体的染色体排列异常与纺锤丝基质的组成缺陷。

女性因年龄增长导致的生育力下降,除与卵巢储备功能减退有关外,还与子宫因素紧密相关。随着年龄的增加,子宫内膜局部血供减少,可导致着床率下降、流产率上升,而且子宫病理学改变如子宫肌瘤、内膜息肉等疾病,也多随年龄增长而发病率增加,同样对子宫内膜容受性产生不利影响,从而导致妊娠率下降、流产率升高。另外,随着女性年龄增长,子宫内膜异位症、输卵管疾病及生殖道良、恶性肿瘤等发生率均有增高,也将对女性生育力造成影响。

第四节　环境影响女性生殖的因素、环节与途径

一、影响女性生殖的环境因素

女性生殖能力受多重因素影响,包括生物因素、社会因素、环境因素等方面。伴随着生物 - 医学模式向生物 - 医学 - 社会模式的转变,社会因素对生育力的影响逐渐获得了更多的关注。有的女性迫于工作压力,被动延迟生育年龄,导致生育力降低。由多种病原体引起的女性泌尿生殖道感染能导致女性盆腔炎症,输卵管梗阻,继而发展为不孕。随着青少年性成熟期的提前与性观念的开放,初次性行为年龄的提前和婚前性行为已成为越来越普遍的社会现象,但因性教育的缺失与传统观念中羞于谈"性",使得青少年生殖健康知识普遍缺乏。一方面这会使青少年面临生殖相关疾病时没有适当的渠道接受咨询与治疗;另一方面避孕知识的缺乏使青少年因意外怀孕而行人工流产的比例较大,而不正规的人工流产术后并发症如宫腔粘连、输卵管梗阻、盆腔炎等的发生率也明显增高,影响生育能力。我国性传播疾病发病率近年来显著增加,也通过多个途径造成生育力下降。

工业的迅速发展给我们的生活带来了诸多便利,但随之而产生的环境污染问题给人类的生活带来了诸多负面效应,其对人类生育力的影响近年来逐渐得到广泛的关注。例如多种农药污染物对女性生殖内分泌功能造成不良影响;某些家禽与鱼类饲料中含有大量的环境雌激素,可能造成女性内分泌紊乱和排卵障碍;塑料管、制药业和食品塑料包装中的邻苯二甲酸酯类也有明显的生殖毒性;长期接触汽车废气中的多种环境内分泌干扰物,如多环芳烃、二噁英、硝基酚等,均可导致生殖功能障碍。另外,不少化学物质中的毒素能够影响卵母细胞生长发育,导致内分泌紊乱。镉、镍、铅、锰、铬等多种重金属离子可在卵母细胞中积累,影响卵母细胞质量与卵母细胞存活率,可能影响胎儿发育,导致胎儿畸形。

(一) 生物及社会因素

1. **生物因素**　各种病原体感染导致的盆腔与输卵管炎症是影响女性生育力的主要因素,因感染造成的盆腔炎症不仅会引发输卵管管腔堵塞,还易因输卵管炎导致异位妊娠的发生。

2. **人工流产**　近年来人们性观念逐渐开放,在我国,每年有超过 1 000 万女性行人工流产手术,而人工流产术后易引发宫腔粘连、子宫内膜异位症、慢性盆腔炎等疾病,流产次数与不孕症发生率成正比。

3. **肥胖或体重过低**　已有研究证实,过度肥胖与盲目减肥均会破坏女性内分泌功能,影响排卵,还会引发各种健康问题,造成女性不育,并且增加怀孕过程中并发症的发生率。如上所述,过度肥胖更易导致排卵障碍,肥胖伴发的高雄激素血症、高胰岛素血症与不排卵有关;而盲目过度减肥亦有可能导致内分泌紊乱、月经周期紊乱、闭经,以及排卵停止。过度节食会导致营养不均衡、微量元素严重缺乏,合成甾体激素的原料胆固醇等严重不足,均会影响生育能力。

4. **不良的生活方式**　不良的生活方式如吸烟、饮酒、高脂饮食、睡眠不足等都将影响生育能力。吸烟是导致流产、早产和胎儿生长受限(fetal growth restriction,FGR)的危险因素之一。香烟中具有多种有害物质,影响早期胚胎发育。尼古丁是血管收缩因子,可引起血管

收缩、缺氧,因而吸烟孕妇发生妊娠期高血压和先兆流产的风险明显升高;尼古丁还会影响卵母细胞纺锤体的形成,使卵母细胞阻滞于减数分裂的早期,导致染色体不分离、非整倍体胚胎形成比例大大提高。焦油和苯并芘则是强烈的致癌剂,可代谢为一氧化碳,降低氧和血红蛋白的亲和力,损伤细胞代谢,干扰胚胎的发育,导致胎儿生长受限、智力低下。烟叶中的氢化物能使孕妇体内维生素 B_{12} 含量下降,影响胎儿正常的生长发育过程。另外吸烟还可使胎盘血流速度明显变缓,血流量下降,导致胎盘结构发生变化,包括动脉纤维化、血栓形成、胎盘边缘坏死等,均会影响胎盘功能和胎儿发育,引发 FGR。此外,孕期被动吸烟对胎儿同样具有危害,亦可引起流产、死胎、FGR。研究提示对比无被动吸烟的孕妇 FGR 发生率仅为6.15%,而丈夫吸烟的孕妇 FGR 的发生率可高达 18.02%。

5. 焦虑、抑郁等不良情绪　现代社会人类的生活节奏加快,工作紧张,竞争激烈,使很多职场女性压力增大,长期处于焦虑、抑郁或恐惧不安的精神状态中,长期高度紧张的精神状态、情绪波动等都可使女性内分泌紊乱、月经失调,甚至导致闭经,不排卵,进而影响生育。

其他如紧急避孕药的滥用也可造成内分泌失调,长期、大量的服用轻则可导致月经紊乱,重则可造成闭经,最终影响女性生育力。

(二) 物理因素

1. 电离辐射　辐射对女性的生殖毒性可表现在引起体内激素合成与分泌过程异常、酶学代谢异常,甚至直接使卵巢颗粒细胞和卵母细胞等出现凋亡与坏死。研究发现,低剂量的高频电磁辐射可对卵泡的发育与退化产生影响,并且这种影响与辐射剂量成正相关。动物研究证实,X 线和高功率微波辐射均使大鼠卵巢组织中细胞凋亡的数目增加,始基卵泡的数目减少,从而影响颗粒细胞的分泌功能,最终影响大鼠生殖功能。微波辐射还能够影响第一次减数分裂,阻碍卵母细胞第一极体释放,使卵母细胞无法正常成熟,这些卵母细胞在与正常精子受精后将形成非整倍体胚胎,临床表现为流产、胎儿畸形、死胎的发生率增加。微波辐射还可以降低卵母细胞的质量,干扰卵母细胞受精过程,导致不孕。详见第五章"物理因素对生殖的影响"内容。

2. 金属元素　多种金属离子物质,如镉、镍、铅、锰、铬等,均可在卵母细胞中积累,从而影响卵母细胞的质量与数量,其机制可能是这些重金属离子破坏了卵母细胞中微管的正常聚合,导致在细胞分裂过程中,不能正常形成或移动纺锤体及有丝分裂器,细胞分裂因而不能正常进行,抑制了卵母细胞的受精能力,最终降低生育力。砷可干扰小鼠体内的卵母细胞减数分裂过程中纺锤体的形成与染色体的排列,高浓度锰也可能影响卵母细胞成熟的过程,使细胞分裂不能正常进行,进而抑制了卵母细胞的受精能力、降低生育力。

镉与铅是目前对女性生育力的影响研究较多的两种重金属。镉可多方面影响卵巢功能,一方面可随着血镉浓度的升高逐步抑制卵巢内雌、孕激素合成,另一方面可以直接引起卵巢出血、萎缩等病理改变,使卵母细胞受损,成熟卵泡减少,空泡变、闭锁卵泡增多。据调查,长期接触镉的女工,尤其是未成年女工,月经周期明显紊乱。铅可能通过干扰下丘脑 - 垂体 - 卵巢轴影响卵巢雌、孕激素等甾体激素的分泌,引起生殖激素的紊乱,从而影响生育功能。详见第六章"金属元素与生殖"内容。

3. 放射线　长时间、大剂量的放射线照射也是损害卵巢功能,导致卵巢早衰的重要原因。研究发现当卵巢受到 1.5~8.0Gy 的直接照射量时,50%~70% 的女性卵巢功能发生衰竭;当照射量超过 8.0Gy 时,几乎所有的妇女卵巢会发生卵泡消失、卵巢间质纤维化、血管硬化等不可逆的损害,导致血中雌激素水平下降,促性腺激素水平明显上升,出现卵巢功能衰竭。详见第五章"物理因素对生殖的影响"内容。

(三)化学因素

洗涤剂、农药与塑料产品等制造工业向环境排放的化学物质和其降解产物都将造成环境污染,尤其具有内分泌干扰作用的物质,能够影响卵巢功能,临床表现主要为月经失调和排卵障碍,甚至出现卵巢功能早衰;狄氏剂、DDT 等有机农药产品也属于环境内分泌干扰物,可使雌激素代谢过程受损,导致不孕;苯、烃、氯乙烷等工业有机化合物亦可使雌激素分泌减少,破坏生殖功能。

卵母细胞的发育与成熟对后期卵子的受精、胚胎的早期发育都有重要意义。研究发现出生前暴露在多氯联苯(polychlorinated dibenzodioxins,PCBs)下的雌性小鼠,卵巢内生殖细胞可减少 40%~50%,表现为各个阶段的卵母细胞及卵泡均有减少。多氯联苯还可通过改变卵母细胞内线粒体的分布,令胞质中微管系统数量减少,影响卵母细胞与颗粒细胞之间的缝隙连接。

有机氯农药可通过多种途径影响卵母细胞成熟,一方面它可以通过竞争性结合卵母细胞表面受体的方式,抑制正向调节卵母细胞成熟信号的跨膜转导,另一方面可作用于凋亡相关调控途径,促进卵泡闭锁,从而影响卵母细胞成熟。环境中的双酚丙烷(bisphenol-A,BPA)可干扰小鼠体内卵母细胞成熟过程,引起减数分裂异常如赤道板形成障碍等表现,从而形成多倍体的卵母细胞,即使短期、小剂量的暴露也可导致上述减数分裂的异常。另外妇女食用含大量雌激素的饲料喂养的猪、牛、家禽、鱼后,体内雌激素持续偏高,可能导致体内激素水平异常而不孕。详见第七章"有机污染物与生殖"内容。

二、环境影响女性生殖的环节

(一)影响下丘脑 - 垂体 - 卵巢功能

女性正常的生殖内分泌功能有赖于下丘脑 - 垂体 - 卵巢轴的反馈机制与调节,下丘脑分泌的促性腺激素释放激素(GnRH)作用于垂体,调节垂体促性腺激素(Gn)的分泌,从而调控卵巢内性激素的分泌和卵泡的生长发育,同时卵巢分泌的性激素反过来对下丘脑 - 垂体进行反馈调节。

下丘脑是性腺轴的最上级中枢,其合成与分泌 GnRH 的过程主要受神经递质和氨基酸的影响,GnRH 与受体结合后,激活磷脂酶,将磷脂酰二磷酸肌醇水解为二酰甘油和三磷酸肌醇。乙炔基雌二醇、有机氯杀虫剂等能够显著上调谷氨酸等兴奋性神经递质,显著下调 γ-氨基丁酸等抑制性神经递质,促进 GnRH 的合成和分泌。双酚 A(BPA)等能引起下丘脑视前核体积的增大,促进 GnRH 的合成和分泌,也能引起腺垂体细胞、卵泡颗粒细胞等激素分泌细胞的增殖。邻苯二甲酸酯类(PAEs)的雌性生殖发育毒性则主要通过抑制颗粒细胞雌、孕激素的合成和分泌而产生。

近年来人们关注到环境中存在一些内分泌干扰物(environmental endocrine disruptors,EEDs),具有干扰机体内分泌功能的作用,通过影响性激素的分泌影响下丘脑 - 垂体 - 卵巢轴的功能,导致女性出现月经失调、排卵障碍等,进而导致不孕。EEDs 对人类及动物内分泌系统产生效应主要通过以下两种途径：①受体介导途径：雌激素通过与雌激素受体（estrogen receptor，ER）结合，对基因的表达进行调控，而 EEDs 具有模拟和/或拮抗内源性激素的作用，介入内源性激素在体内参与的相关反应；②非受体介导途径：部分 EEDs 可直接激活细胞内反应，并不依赖于上述受体信号途径而产生应答。通过上述两种途径，EEDs 可通过多方面干扰内分泌系统的正常工作。

EEDs 可以通过破坏内源性雌激素及其受体的生成、转运、代谢等过程影响机体正常的内分泌活动。内源性雌激素进入血液循环必须与皮质激素转运蛋白、性激素结合蛋白等物质结合，成为水溶性物质，而环境雌激素可能与这些蛋白直接发生作用，进而阻碍内源性雌激素的正常运输与代谢；另一方面 EEDs 还可作用于 DNA，影响体内某些重要酶的活性，如可抑制类固醇激素合成过程中酶的活性，导致体内类固醇激素合成障碍；EEDs 还能够引起机体组织结构的改变和细胞的增殖，促进激素的合成和分泌，发挥雌激素样效应。

（二）影响卵巢储备和卵泡发育、卵母细胞成熟

女性生殖系统中的卵巢是人体生理功能最敏感的器官之一，具有分泌激素和排卵的功能，是女性的性腺器官。环境因素可通过影响甾体激素合成和释放，从而影响排卵及早期妊娠的维持；也可直接破坏卵母细胞或颗粒细胞的正常功能，从而损伤卵母细胞的存活与发育能力。

卵巢主要的功能单位是卵泡，卵泡以不同发育阶段的形式存在于卵巢实质内卵巢的卵泡发育具有周期性，对不良环境因素刺激非常敏感。在卵泡发育过程中，颗粒细胞的凋亡和卵母细胞的退化使许多卵泡因此发生闭锁。当外源性因素影响到了卵泡发育或凋亡的过程，就可以损伤卵巢功能。

始基卵泡发育至排卵前卵泡需要 128 天，发育期间可受多个因素影响。一旦任何一个环节失衡，卵泡的发育和卵母细胞的成熟均会受影响。目前发现多种环境因素可干扰卵泡的发育及卵母细胞成熟，进而影响女性生育能力。有研究发现，发育中的幼稚细胞对环境毒物更为敏感，即使内分泌干扰物浓度较低，也可能影响胚胎或胎儿生长发育，导致胎儿畸形、流产、死胎。

各种不良环境因素对卵巢功能的影响程度与暴露时卵泡所处的发育阶段、暴露剂量和作用时间等高度相关。原始卵泡和初级卵泡阶段的不良环境暴露，可能导致一种延迟的、长期的生殖影响，这种影响一般需到卵泡的募集阶段才表现出来，具体可表现为生长卵泡与窦状卵泡数量减少。而环境化学物质、电磁辐射等主要表现为一过性选择性地对大的生长卵泡或囊状卵泡的损伤，影响是迅速且可逆的。

暴露浓度是另一个重要的因素，通常情况下环境内分泌干扰物的暴露是一种长期慢性低浓度的过程，其影响常常难以确定，但其危害性却不容忽视。在极少数情况下，机体可能会暴露于急性中毒剂量的环境内分泌干扰物，这种急性大剂量的暴露对机体的影响一般易于检测和评估。动物实验发现，高功率微波辐射可导致卵巢皮质变薄，卵泡数量减少，卵泡中颗粒细胞分离明显，闭锁卵泡增多。微波对卵巢的损伤有最小功率阈值（$40mW/cm^2$），动物实验证实随着照射时间的延长和平均功率密度的增大，大鼠卵巢的显微结构将明显出现病理改变，当暴露达到平均功率密度 $80mW/cm^2$，20 分钟辐射后即可对大鼠卵巢组织产生致死效应。

　　研究发现，某些 EEDs 可破坏原始卵泡或初级卵泡，损害卵巢储备功能，导致卵巢早衰的发生。当前研究最多的卵泡毒性物质为多环芳香烃（PAH）、4-乙烯基环己烯（VCH）及其代谢产物 4-乙烯基环己烯双环氧化物（VCD）等。PAH 类化合物一般在矿物燃烧时产生，香烟的烟雾中亦含有 PAH，由于吸烟的广泛存在，香烟成为人们接触此类化合物的主要来源。VCH 通常在生产橡胶轮胎、燃烧阻制剂、抗氧化剂、杀虫剂等过程中产生，VCH 和 VCD 可破坏雌性大鼠和小鼠卵巢中的原始卵泡和初级卵泡，该损伤与凋亡相关基因 Bax 的表达及 caspase-2、caspase-3 的活性增加有关，PAHs 也可诱导卵母细胞中 Bax 基因的表达，诱导细胞程序化死亡。

（三）对胚胎发育的影响

　　人类的胚胎发育是指从受精卵形成到胎儿娩出的全过程，一般分为着床前期、胚胎期和胎儿期 3 个阶段。其中，着床前期为受精后的前 2 周，时间最短，胚胎期为受精后的第 3~8 周，胎儿期指受精后第 9 周起直至分娩，是胚胎发育过程中最长的一个时期。着床前期和胚胎期是各器官迅速分化发育期，在此阶段对外界不良因素的影响一般为"全或无"效应，影响大可能导致流产。胎儿期各器官雏形虽已形成，仍需进一步完成各个器官的组织与功能分化，这一时期受外界不良因素影响易致畸，多数表现为组织结构和功能的缺陷。

　　环境因素多方面地对胚胎发育过程产生影响。胚胎发育的分子基础是胚胎遗传基因在时间和空间上进行有序的选择性激活、转录和翻译。基因表达过程中，如某些环节受到了外界环境给予的超过胚胎自身生理耐受阈值的影响，即会使胚胎的整体性调控失衡，从而导致某些组织器官发育时产生畸形或功能缺陷。EEDs 由于其具有类雌激素效应，可干扰核酸功能和有丝分裂，导致细胞分裂异常或停滞，并可影响早期胚胎着床。

　　甲氧滴滴涕（methoxychlor，MXC）是一种有机氯杀虫剂，因其杀虫效果显著，目前被许多国家广泛应用于农业生产之中。研究发现，MXC 既可改变基质金属蛋白酶与其抑制物的比例，使绒毛外滋养细胞的侵袭能力降低，影响早期胚胎的着床，MXC 及其代谢产物又可通过与体内雌激素受体结合，又可表现类雌激素样作用，对胚胎的发育造成直接的毒性效应。

　　2,3,7,8-四氧二苯二氧杂环己二烯（tetrachlorodibenzo-p-dioxin，TCDD）是一种常见的具有剧毒的除草剂，属于二噁英类毒物，具有致癌、致畸及发育毒性等多种有害作用。邻苯二甲酸酯（PAEs）除能造成胚胎生殖器官的发育异常，还能影响胚胎着床与胚胎发育，导致不孕、流产和死胎。邻苯二甲酸二辛酯（DEHP）通过影响胚胎及胎盘发育，使流产率增高、活胎数降低、胎儿发育不良、胎儿畸形数增加。高浓度的邻苯二甲酸二丁酯（DBP）可使子宫内膜蜕膜化受抑制、胚胎着床率降低，啮齿类动物胚胎死亡或胎儿畸形。环境中低浓度的双酚 A（BPA）能以非结合的形式通过胎盘，在胎儿内积累，并在达到一定浓度后诱导早期胚胎细胞凋亡的发生，影响胚胎发育。

　　环境中的农药可通过呼吸道、皮肤及消化道等多种吸收途径进入机体蓄积。在女性怀孕后，这些有毒的化学农药既可干扰孕激素等物质的分泌，又会通过胎盘屏障直接引起如流产、早产、出生缺陷等不良妊娠结局的发生。近年来，在瓜果、蔬菜等农作物生长过程中大量使用催长剂、增熟剂、膨大剂等多种农药，孕妇长期食用农药残留量较大的农副产品、瓜果、蔬菜后，亦会造成胎儿发育不良、早产、低出生体重等不良妊娠结局。

　　重金属污染主要危害着床前的胚胎，囊胚尤为明显。重金属中砷、镉、铅和汞已被证明是影响胚胎发育的毒物。0.1μmol/L 的砷酸钠可完全抑制胚泡形成，100μmol/L 的砷酸钠则可使着床前的胚胎死亡。镉也是一种具有胚胎毒性的金属,对繁殖过程、早期胚胎和胎儿均会造成损伤。体外实验证明培养液中 $1\sim2.5\mu mol/L$ 浓度的镉即可影响囊胚形成率,若浓度超过 $2.5\mu mol/L$,囊胚形成率和胚胎细胞数均明显减少。许多研究证实铅易通过胎盘,被摄入到胎儿体内。胎儿早期较高浓度的铅暴露可产生畸形、死胎,而胎儿期较低水平的铅暴露同样可以影响胎儿及出生后的生长发育,特别是神经系统发育。汞也可通过胎盘屏障进入胎儿体内,作为一种强烈的致畸因子,其可使胎儿产生畸形。体外实验发现汞可阻止微管的装配,阻碍胚泡期胚胎细胞的蛋白质合成与细胞分化。

环境电磁辐射污染近几年来呈指数级增长,但其影响较为隐匿,其对生殖的影响是近年来才逐渐受到关注的。一方面,电磁辐射的作用较为微弱,与 X 射线等电离辐射、环境毒物相比,它对生殖功能的影响较小,较少引起传统污染源一样严重的致畸甚至致死作用;另一方面,它引起的多为功能障碍且程度较轻,机体通常可进行一定程度代偿,临床较少表现为明显的畸形。但研究提示手机相关的射频电磁辐射对在体早期妊娠物进行一定时间作用后,早期妊娠物蛋白表达谱将发生改变,而这种改变可能最终表现为胎儿生长发育异常,并可与在出生后发生的迟发性的精神障碍有关。电脑的视屏显示终端同样有极低频电磁场,每周使用 20 小时以上的孕妇流产率增加 80% 以上。

(四) 引起女童性早熟

近十几年来,国内外儿童性早熟的病例越来越多,发病率呈现逐年上升态势,是最常见的儿童内分泌疾病之一。女童性早熟是指女童在 8 岁前开始出现第二性征发育,具体表现为乳房提前发育,初潮时间明显提前,骨骺过早闭合,可导致女童发育至成年时身材矮小,并可能引发与性发育相关的社会心理问题。

研究发现儿童性早熟的增多与近年来环境中的 EEDs 暴露增多有关。环境雌激素、农药污染物及化学污染物被认为是对性发育具有明显影响的主要环境污染物。这些物质能够导致性早熟的主要原因是其在结构或功能上与内源性雌激素相似,有雌激素样活性,可通过如污染水源、食物或经皮肤吸收等多种途径被吸收进入儿童体内,然后与靶器官上的雌激素受体结合,从而产生类雌激素效应。研究发现摄入极微量的EEDs就可能致使性早熟的发生,生殖器官提早发育。

最常见的 EEDs 包括二噁英、双酚 A(BPA)及邻苯二甲酸酯等,均可使女童乳房提早发育;农药 DDT 可使女童月经初潮提前;而多溴化联苯(PBB)也可使女童出现如月经初潮提前、乳房早发育、阴毛早现等多种性早熟的表现。还有研究发现儿童经常食用洋快餐、过早服用营养滋补品、长期喝含各种添加剂的饮料等因素均与儿童性早熟相关。

三、环境影响女性生育的途径

(一) 呼吸道暴露

许多环境中能够影响女性生育力的有害物质具有长期存在、可挥发的特性,被称为持久性有机污染物(persistent organic pollutants,POPs)。POPs 挥发后在环境中发生扩散和迁移,或吸附于悬浮颗粒物上,甚至可产生全球效应。室内装修材料含有多种可缓慢挥发的有害物质;香烟的烟雾中含有大量的尼古丁、焦油、氢氰酸,汽车尾气中含有较多的多环芳烃,垃圾焚烧可产生大量二噁英,这些均为POPs,可通过呼吸进入人体,产生相应的毒害作用。

多环芳烃富集于大气颗粒物后可随呼吸运动进入生物体并逐渐蓄积。二噁英则可以吸附于大气浮尘等媒介中,吸附性极强,通常人一天呼吸需要大约 $10\sim15m^3$ 空气,如果空气中这些有害物质超标,可通过呼吸作用进入到人体,对人体产生相应的不良影响。

(二) 消化道暴露

消化道暴露是人体摄入环境污染物质的最主要方式,直接食用被污染的食物和饮用被污染的水是消化道暴露的两种主要途径,尤其对于一些具有生物蓄积效应的物质如 POPs、重金属等,暴露的浓度越高带来的危害就越大。例如有机氯农药会因人们食用未去除残留有机氯农药的瓜果蔬菜,通过消化道进入人体。二噁英也可通过食物链的途径进入人体,在脂肪组织(包括母乳)中富集,不光对母体产生影响,还可通过哺乳影响子代。

因为人类处于食物链的顶端,生物蓄积效应对人类会造成更大的影响。如果鱼类、动物食用被有机氯农药污染的食物,而人类又食用了这些鱼类或肉类,则有机氯农药会通过食物链在人体达到更高浓度的蓄积,产生的影响也远大于其他动物。多氯联苯(PCBs)能持久存在于环境中,并能在食物链中富集,人类暴露 PCBs 的主要途径是食用被 PCBs 污染的鱼类、肉类以及乳制品等。有机污染物(POPs)一旦在进入体内就很难被消除,通过长期蓄积,逐渐发挥对人体的危害作用,影响生育。

(三) 皮肤暴露

皮肤是人类具有最大表面积的器官,其可对人体形成一道无形的"保护网",极大程度上防止有害物质进入人体,使人们免受环境中众多污染物的侵扰,但是脂溶性物质却可以通过皮肤接触直接进入体内,产生相应的影响。大部分有机氯农药、二噁英、多氯联苯(PCBs)等有机污染物均为脂溶性,部分日常使用的护肤品、洗发液中也含有人工合成雌激素成分,这些具有潜在危害的物质可通过人体皮肤表面汗腺、毛细孔等进入人体。

(四) 母胎传播及母乳喂养传播

妊娠过程中,母体循环和胎儿循环是相互独立的,母体和胎儿主要通过胎盘进行营养交换,胎儿和母体间形成的胎盘屏障,可过滤掉大分子物质,对胎儿起到保护作用,但小分子物质及脂溶性物质仍能穿过胎盘屏障,进入胎儿循环,对胎儿产生影响。最有代表性的事件是于 1961 年报道的怀孕妇女因服用沙利度胺后导致婴儿严重的先天性缺陷。

母乳是婴儿最早期的食物,也是最重要的食物。通过各种途径进入母体内的 EEDs 及各种重金属离子,在母体内得以富集,哺乳期时可通过乳汁被婴幼儿所摄入,产生相应的影响。如哺乳期母亲口服性激素类药物、使用含有人工合成雌激素的护肤品、洗发液等,这些激素成分可进入乳汁,使婴儿暴露于外源性雌激素环境下,导致婴儿生殖器官的发育异常或性早熟。

总之,人类生殖系统是一个复杂而精密的系统,生育的过程需要经历许多环节,在工业化的社会里各种环境因素和不良的生活习惯都容易造成生殖健康的损伤,降低生育能力,我们要尽量避免接触有害的环境内分泌干扰因素。若是职业需要,尽量做好防护措施,对于诊断为不孕不育的患者,更要积极治疗,及时离开有害环境,戒烟、戒酒、适当补充抗氧化物质和微量元素,无论是自然生育还是借助于人类辅助生殖技术,这些良好的生活方式都有助于生育力的改善。环境内分泌干扰因素是我们在日常生活中能够经常接触到的,其影响生育力的具体机制仍需进行深入探索与研究。我们需要更多基础实验与临床研究、流行病学调查等,进一步揭示环境内分泌干扰因素对生育力的影响,为优生优育目标的实现以及生殖健康的预防与生殖保健提供科学、可靠的研究参考。

参考文献

[1] 谢幸,孔北华,段涛等 . 妇产科学 .9 版 . 北京:人民卫生出版社,2018:16-37.

[2] Kocak-Toker N.Mystery of idiopathic male infertility:is oxidative stress an actual risk？ Fertil Steril, 2013,99(5):1211-1215.

[3] Jurewicz J,Radwan M,Wielgomas B,et al.The effect of environmental exposure to pyrethroids and DNA damage in human sperm.Syst Biol Reprod Med,2015,61(1):37-43.

[4] Laubenthal J,Zlobinskaya O,Poterlowicz K,et al.Cigarette smoke-induced transgenerational alterations in genome stability in cord blood of human F1 offspring.FASEB,2012,26(10):3946-3956.

[5] Muratori M,Tamburrino L,Marchiani S,et al.Investigation on the Origin of Sperm DNA Fragmentation: Role of Apoptosis,Immaturity and Oxidative Stress. Mol Med,2015,21:109-122.

[6] Zhu ZJ,Xu WJ,Dai JB,et al.The alteration of protein profile induced by cigarette smoking via oxidative stress in mice epididymis.Inter J Biochem Cell Biol,2013,45(3):571-582.

[7] Sharma R,Biedenharn KR,Fedor JM,et al.Lifestyle factors and reproductive health:taking control of your fertility.Reprod Biol Endocrinol,2013,11:60-66.

[8] Wijesekara GU,Fernando DM,Wijerathna S,et al.Environmental and occupational exposures as a cause of male infertility.Ceylon Med J,2015,60:52-56.

[9] Goldsammler M,Merhi Z,Buyuk E.Role of hormonal and inflammatory alterations in obesity-related reproductive dysfunction at the level of the hypothalamic-pituitary-ovarian_axis.Reprod Biol Endocrinol, 2018,16(1):45.

[10] García D,Brazal S,Rodríguez A,et al.Knowledge of age-related fertility decline in women:A systematic review.Eur J Obstet Gynecol Reprod Biol,2018,230:109-118.

[11] Zhao LL,Ru YF,Liu M,et al.Reproductive effects of cadmium on sperm function and early embryonic development in vitro.PLoS One,2017,12(11):e0186727.

[12] Rutkowska A,Rachoń D,Milewicz A,et al.Polish Society of Endocrinology Position statement on endocrine disrupting chemicals(EDCs).Endokrynol Pol,2015,66(3):276-281.

[13] Nilsson E,Klukovich R,Sadler-Riggleman I,et al.Environmental toxicant induced epigenetic transgenerational inheritance of ovarian pathology and granulosa cell epigenome and transcriptome alterations:ancestral origins of polycystic ovarian syndrome and primary ovarian insufiency.Epigenetics, 2018,13(8):875-895.

[14] Bloom MS,Fujimoto VY,Storm R,et al.Persistent organic pollutants(POPs)in human follicular fluid and in vitro fertilization outcomes,a pilot study.Reprod Toxicol,2017,67:165-173.

（龙　文　吴庚香　李赛姣　庞湘力）

第四章

环境内分泌干扰物

环境内分泌干扰物（environmental endocrine disruptors，EEDs）的概念由各国科学家于1991年首次提出，是指普遍存在于环境中的，可干扰机体正常内分泌激素的合成、释放、转运、代谢、结合及清除等过程，激活或抑制内分泌系统的功能，从而破坏机体内环境协调和稳定的外源性物质，其不仅对环境造成了严重的污染，还威胁着动物种群的生存，同时也危害着人类的未来。

近年来，随着人类生活环境的污染越来越严重，EEDs 对人类的影响也越来越大。2012年联合国环境规划署和世界卫生组织发布的"State of the Science of Endocrine Disrupting Chemicals"中显示，在过去的 40~50 年里，随着工业进程的加速和各类化合物的广泛使用，全球范围内与内分泌相关的癌症如乳腺癌、子宫内膜癌、甲状腺癌等的发病率不断升高。

EEDs 作为外源性化学物质或化合物的混合物，可通过多种途径进入人体，模拟或拮抗内源性激素，从而干扰内分泌系统，产生生殖、免疫、神经等系统毒性，因此受到人们广泛关注。EEDs 种类繁多，对人类健康影响的特点主要有：①低剂量长期作用，具有慢性毒性作用；②对人体生长、发育、生殖产生影响，特别是对后代影响极大；③与人体各系统的重大疾病与恶性肿瘤有密切关系，危害巨大；④采用常规的方法不易筛选和检测。

第一节　环境内分泌干扰物的特点、来源及分类

一、环境内分泌干扰物的特点

1. **物理特性**　EEDs 具有亲脂性、不易降解、易挥发、残留期长等特点，可通过生物富集和食物链的放大作用造成体内富集，且产量巨大，应用范围广。

2. **结构特性**　环境内分泌干扰物质虽具有激素功能，但和生物体内天然的类固醇激素在化学结构上有很大区别。天然的类固醇激素结构几乎一样，但在生理功能上却完全不同，比如雄激素中的睾酮和雌激素中的雌酮都是四环结构，功能却差异巨大。而这些环境内分

泌干扰物相互之间结构差别巨大,却有相类似的功能,如杀虫剂 DDT、DES 是两环结构,烷基酚是单环结构,但都可以与激素受体结合,发挥生物学效应。到现在为止还没有假说可合理、可信地解释,为什么这些结构不同的化学物质可以发挥类似的作用。

3. 作用特性　有些 EEDs 会随着剂量的变化表现出截然相反的作用,在不同组织中的作用也截然不同。有时这些干扰物对神经、免疫系统和内分泌系统中任一系统的作用都会影响到另外两种系统,从而造成了表现形式的多样性。

(1)特异敏感期:尽管环境内分泌干扰物与天然激素相比,效应强度较低,但由于幼体的激素受体分辨能力不如成体的高,或机体内分泌系统缺乏有效的反馈保护机制,孕期、幼年动物及人体对激素水平远较成体敏感,有时激素水平的微量改变即可有明显影响。

(2)转代影响:亲代的暴露可通过不同方式对子代胚胎早期、胎儿、新生儿或幼年期,甚至成年后产生损害,且这些损害都是不可逆的。由于这种影响发生迟缓,常被人所忽略。

二、环境内分泌干扰物的来源及分类

EEDs 主要是现代工业污染的产物,主要来源是石油、电子、塑料、涂料、农药、医药等产品和某些食品的生产过程,在造纸、冶炼、化工、垃圾处理、汽车尾气排放等过程中也产生大量的 EEDs。植物如大豆中的异黄酮也是常见的 EEDs。在众多的 EEDs 中,研究比较多的还是邻苯二甲酸酯类(phthalates,PAEs)和双酚 A(bisphenol A,BPA),其广泛存在于食品包装、儿童玩具及生活用品中,与人们的生活密不可分(图 4-1-1)。

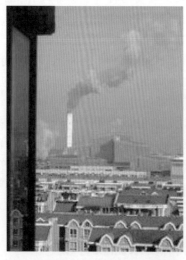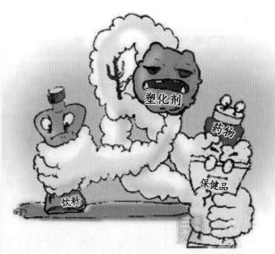

图 4-1-1　常见的环境内分泌干扰物

常见环境内分泌干扰物:

- 洗涤剂:壬基酚、辛基酚等。
- 有机磷农药:乐果、马拉硫磷、乙酰甲胺磷等。
- 拟除虫菊酯:氯氰菊酯、氰戊菊酯等。
- 除草剂:利谷隆、莠去净、除草醚等。
- 塑料增塑剂:邻苯二甲酸酯类等。

- 塑料制品焚烧产物：四氯联苯、二噁英等。
- 合成树脂原料：双酚 A、双酚 F 等。
- 绝缘材料：阻燃剂、多氯联苯、多溴联苯等。

目前已被证实或疑为内分泌干扰物的环境化学物达数百种之多，但其分类没有统一的标准。这些物质按属性可分为两类。一类是天然激素，如 17β- 雌二醇等，数目不多，结构和性能比较复杂。第二类主要是一些人工合成的化学污染物，如多氯联苯类化合物、二噁英、多氯酚类；有机氯农药如 DDT、狄氏剂；有机金属化合物如船舶防污涂料三丁基锡；烷基酚类如壬基酚，乙氧基化合物和高聚物；邻苯二甲酸盐类增塑剂等；酚醛类化合物如聚碳酸酯纤维塑料和环氧树脂等。

根据生物学效应不同，EEDs 大体可分为：①干扰雌激素作用的环境内分泌干扰物：包括多氯联苯化合物（Polychlorinated biphenyls，PCBs）、烷基酚类、邻苯二甲酸酯类（PAEs）、二苯烷烃（disphenylkaens）、双酚化合物（BPs）、有机氯杀虫和除草剂、植物雌激素（PEs）和真菌雌激素以及重金属铅镍等；②干扰雄激素作用的 EEDs：包括氟他胺、利谷隆、苯乙烯、邻苯二甲酸酯、林丹和铅等；③干扰甲状腺素作用的 EEDs：有二硫代氨基甲酸酯类（diethyldithio carbamatre，DCs）和多卤芳烃类，其中 DCs 是应用广泛的抗真菌化合物，主要包括烷基二硫代氨基甲酸酯类（ADCTs）和乙烯二硫代氨基甲酸酯（EBDCs）；④干扰其他内分泌功能的 EEDs：如铅可干扰儿茶酚胺、促性腺激素、催乳素等。

按化学物的性质划分为：①难降解有机卤（素）：包括多氯联苯类、二噁英类（dioxins）如四氯二苯并对二噁英（TcDD）、呋喃类；②农药：包括杀虫剂、除草剂、杀真菌剂等；③工业化学物：包括邻苯二甲酸酯类、烷基酚类、多环芳烃类等；④重金属：包括铅、镉、汞等；⑤有机溶剂：包括芳香烃类、氯化物类、脂族烃类等；⑥雌激素类：包括植物雌激素、合成雌激素等，如己烯雌酚（DES）等；⑦植物生长调节剂：包括烯效唑、多效唑与矮壮素等。

三、环境内分泌干扰物对生物体的危害

1. **EEDs 的神经毒性作用** 环境内分泌干扰物能影响神经细胞的活动及神经系统的传导能力，从而造成神经系统发育延迟、智力损伤及神经行为的变化。如动物实验证实，PCBs 会导致啮齿类动物的运动能力损害，给出生后 10~16 天的雌鼠体内注入 32mg/kg 的 3,4- 四氯酚时，在其后代的成体阶段会出现间歇性转圈、摇头和多动症等神经毒性反应。灵长类动物如猕猴长期接触 PCBs 也会出现认知能力和识别能力的损害。

现有的资料大多数是关于 EEDs 对婴儿和儿童神经系统的影响，这是因为这些未成年人处于发育中的神经系统更容易受到毒性物质的影响。

2. **EEDs 的免疫毒性作用** 由于现有的大多数关于 EEDs 的免疫毒性实验的资料都是以已经受管制的或被禁用的化学品为对象获得的，这些实验往往无法重复或被进一步证实，因此 EEDs 对生物体免疫系统的影响还没有统一的、确定的结论。但有研究表明，环境内分泌干扰物会降低两栖类动物对寄生虫卵的免疫力，增加致病和畸形的风险。

3. **EEDs 诱发肿瘤的作用** 多数有类雌激素作用的环境内分泌干扰物可能诱发激素依赖性肿瘤。流行病学调查发现，在过去 50 年中，激素依赖性肿瘤尤其是恶性肿瘤的发病率明显上升，如乳腺癌发病率增加了 2 倍，睾丸癌增加 3 倍，前列腺癌增加 2 倍，其发生的原因可能与环境中的 EEDs 暴露有关。调查还发现妇女孕期摄入己烯雌酚（DES）可引起其子代

生殖系统腺癌增多;在环境受到 DDT、多氯联苯类化合物等污染的地区,野生动物肿瘤发病率也比较高。

4. EEDs 的生殖毒性作用

(1) EEDs 对男性生殖的危害:

1) 影响生殖激素的分泌及作用:雄性生殖系统的发育和功能的正常发挥受到神经内分泌系统的调控。EEDs 可以干扰下丘脑 - 垂体 - 睾丸轴脉冲式释放促性腺激素释放激素 (gonadotropin releasing hormone, GnRH),抑制垂体促性腺激素 (gonadotropin, Gn) 分泌,从而降低血循环和睾丸中的睾酮 (testosterone, T) 浓度。BPA 除对性腺轴的影响外,还可通过直接毒性作用引起睾丸间质细胞受损或凋亡,影响雄激素的合成与分泌。

2) 导致精液质量下降:EEDs 不仅可以影响性腺轴的激素分泌,还可通过直接毒性作用使睾丸细胞受损,导致生精功能障碍,使精子数量下降。睾丸内精子正常结构和功能的维持需要活性氧自由基 (reactive oxygen species, ROS) 的产生和清除时刻处于一种平衡状态,而 EEDs 可以诱发精子的氧化应激状态,使 ROS 产生过量,ROS 清除酶活性降低,精子细胞发生脂质过氧化反应,其细胞膜的流动性和完整性遭到破坏,导致精子活力下降,精子 DNA 损伤,精子质量降低,最终导致男性生育力下降。

(2) EEDs 对女性生殖的危害:EEDs 对女性生殖系统的影响是多方面的,不仅可能导致一些内分泌相关疾病如子宫内膜异位症、月经失调、性早熟、多囊卵巢综合征等,还可能影响卵巢功能,抑制排卵,降低女性生育力,妊娠期接触更会明显增加妊娠期并发症的发生率,导致不良妊娠结局。

1) 诱发子宫内膜异位症:有学者报道二噁英与子宫内膜异位症的发生有关,小鼠模型动物实验证实,二噁英可以剂量依赖的方式促进子宫内膜异位病灶生长,将二噁英处理过的子宫内膜移植到裸鼠腹腔内,可出现典型的子宫内膜异位病灶,但其作用的机制尚不明确,可能与干扰孕酮介导的基质金属蛋白酶的表达有关。

2) 卵巢功能损伤:很多 EEDs 都有卵巢毒性,长期接触会影响卵巢功能,抑制排卵,甚至诱发卵巢早衰,降低女性生育力。如来源于香烟、矿物或塑料燃烧或氧化过程中的多环芳烃 (PAHs),可激活芳香烃族受体,上调卵母细胞中 Bax 基因表达,诱导细胞凋亡,导致卵巢功能减退。吸烟是人们接触此类化合物的主要途径,因此女性吸烟者卵巢早衰的发生率明显增加。4- 乙烯基环己烯 (VCH) 及其代谢产物 4- 乙烯基环己烯双环氧化物 (VCDs) 等是由橡胶轮胎、阻燃剂、杀虫剂、可塑剂、抗氧化剂等生产过程中产生的,动物实验证实大量接触这些物质后,大鼠和小鼠卵巢内原始卵泡和初级卵泡数量明显减少,产仔率下降。国外也有研究发现,羟苯甲酸丙酯 (PP) 的暴露会影响女性卵巢储备功能,随着 PP 剂量的增加,窦卵泡计数降低,而基础 FSH 水平明显上升。

3) 妊娠并发症增加:有研究报道,工作中接触邻苯二甲酸酯类 (PAEs) 的女工妊娠率降低、流产率增加,并且妊娠期贫血、妊娠剧吐、妊娠期高血压疾病的发生比率增加。

4) 导致不良妊娠结局:EEDs 不仅可通过引起卵母细胞染色体畸变,胚胎发育及分化异常等导致胚胎着床率下降,早早孕流产,还可能干扰胚胎发育关键性基因的表达,引起死胎与胎儿生长受限等。如有研究报道,重金属铅、汞、锰作业女工的自然流产率、早产率、死产率增加;铅、汞的暴露还会引起胎儿生长受限、新生儿低出生体重;有机锡可干扰钙稳态,改变细胞骨架结构,引起早早孕流产,或发生胎儿唇腭裂、舌粘连、舌裂、畸形足、脊柱畸形等畸形。

（3）EEDs 对子代安全性的影响：国外有多项研究表明，EEDs 暴露与子代早产、低体重、肥胖、代谢紊乱等相关，但具体机制尚不明确。EEDs 可以直接作用于脂肪细胞，影响胎儿宫内发育稳态，导致子代肥胖。孕期暴露于高水平的 BPA 时，脂肪形成相关基因如 *PPARs*、*C/EBPa*、*LPL* 等表达上调，*PPARs* 基因表观遗传学的改变，影响子代小鼠脂肪细胞的增殖，导致子代小鼠皮下沉积的白色脂肪增多，进而引起子代小鼠出生体重增加和成年后肥胖。

性激素在胎儿宫内性分化、性腺和副性器官发育方面起重要作用。性激素合成与代谢的失衡可导致生殖障碍、性分化与发育异常以及某些激素相关肿瘤的发病风险增加等。如 EEDs 可通过雄激素受体介导途径干扰雄激素信号通路，引起雄激素生成缺陷或雄激素不敏感，导致尿道下裂、隐睾等泌尿生殖系统缺陷。流行病学调查显示，胚胎期接触雌激素可导致男性后代生殖系统发育异常，出现隐睾、睾丸发育不全综合征、尿道下裂等；而孕期使用过人工合成的雌激素己烯雌酚者，可导致副中肾管的发育缺陷，女性胎儿可发生子宫发育不良，如狭小 T 型子宫、子宫狭窄带、子宫下段增宽以及宫壁不规则，还有 0.1% 的女性后代出现阴道细胞腺癌。EEDs 还可使激素相关的肿瘤如睾丸癌、前列腺癌、子宫内膜癌、卵巢癌的发生率增加。

母亲孕期 EEDs 的接触对子代泌尿生殖系统的影响可以从出生到青春期，甚至有时在成年后才表现出来。国外有研究发现排除了年龄和性别等因素后，EEDs 是特发性性早熟（IPP）的独立危险因素。俄罗斯一项研究也发现，血铅水平与男童青春期启动有关，血铅水平 >15μg/dl 的男童中，青春期延迟者占 24%~31%，其青春期启动时间较血铅水平 <5μg/dl 的男童平均推迟 6~8 个月。动物实验也发现，经 DEHP 染毒的雄性大鼠，其包皮分离时间较对照组明显延迟，而包皮分离是雄性大鼠青春期启动的一个标志。

第二节　环境内分泌干扰物对男性生殖的影响

一、EEDs 对男性生殖的毒性作用

1. **导致男性精液质量下降**　EEDs 污染会导致男性精子数量减少和质量下降。Carlsen 等的研究显示：过去半个世纪来全球男性均出现不同程度的精子数量减少，平均精子计数已从 1940 年的 1.13 亿 /ml 降至 1990 年的 6 600 万 /ml，下降约 1/2 左右，精液量也从 3.40ml 下降到 2.75ml，下降了 1/4，其发生的原因与环境污染和环境中 EEDs 蓄积有关。因此 WHO 将人类精液质量的标准作了相应的调整，WHO 第 5 版标准将人类精液精子浓度 $\geq 15 \times 10^6$ 个精子 /ml 判定即为正常。现已证实，EEDs 可导致生精细胞的凋亡增加，使精子数目减少，畸形率增加，液化时间延长，严重者会导致男性无精子症。

2. **导致生殖系统畸形**　流行病学大样本调查研究显示，近半个世纪男性生殖系统畸形发病率显著增加，1952~1977 年间，隐睾的发病率从 14% 增加到了 29%，此外，尿道下裂、小阴茎等生殖系统畸形的发病率也在上升。孕期母体暴露于 EEDs 的男婴中发生生殖系统畸形比例明显增加。EEDs 在不同时期对男性的生殖系统危害各有不同，见图 4-2-1。

3. **诱发生殖系统肿瘤**　流行病学调查表明，从 1973 到 2002 年，男性激素依赖性肿瘤的发病率明显增加，其中睾丸癌发病率增长 41%，前列腺癌发病率增长高达 126%，均与 EEDs 的长期暴露有很大相关性。

4. 其他生殖毒性危害 EEDs 可以影响下丘脑 - 垂体 - 睾丸轴脉冲式释放促性腺激素释放激素（GnRH）和促性腺激素（Gn），引起内分泌的紊乱，使睾酮分泌低于正常，导致男性性欲下降，甚至诱发勃起功能障碍。此外，EEDs 还能导致出生性别比例失调，减少出生的男婴数，以及导致男性乳腺增生、青春期性发育异常、男胎女性化、不育等。

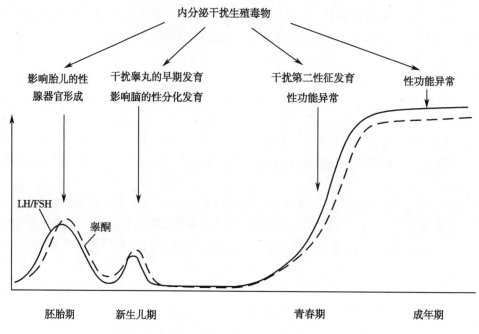

图 4-2-1 环境内分泌干扰物不同时期对人体危害

二、EEDs 对男性生殖的影响机制

1. EEDs 与受体结合干扰内源性激素 EEDs 可通过与激素相关受体如雄激素受体、雌激素受体来干扰生殖相关激素的合成与分泌，影响激素的稳态机制，从而发挥生殖毒性。EEDs 与激素受体的结合可以触发两种类型的反应，一种是类激素的激动作用，在生物体内形成配体 - 受体复合物，结合 DNA 反应元件，表现出类激素作用，启动一系列的生理生化的过程；另一种是拮抗作用，通过与内源性激素竞争性结合靶细胞上的受体，减少受体对内源性激素的吸附，减弱内源性激素的作用，造成激素的缺乏状态，并影响激素信号在细胞、组织及器官间的传递，导致机体相应功能失调。

EEDs 可与雌激素受体（Estrogen receptor，ER）结合，诱导 ER 的二聚体化，在雌激素反式作用反应元件（ERE）控制下，特异性结合细胞核内 DNA 结合域，启动一系列激素依赖性的生理生化过程。EEDs 也可与雄激素受体（androgen receptor，AR）结合发挥拮抗作用，EEDs 既可与雄激素结合，同时又可作为配体和 AR 结合，形成混合二聚体，影响 AR 与 DNA 结合或干扰 AR 的二聚化，抑制雄激素相关基因的转录激活，导致一系列生殖功能紊乱。

此外，EEDs 还可以与甲状腺激素及其受体相互作用，通过多种途径干扰甲状腺激素的信号转导，抑制甲状腺激素的代谢，阻断甲状腺细胞对碘的吸收，同时竞争性抑制甲状腺转运蛋白,从而改变生物体内的激素分布,影响体内代谢平衡。

2. 抑制酶活性 EEDs 可抑制 5α- 还原酶和芳香化酶的活性,干扰类固醇激素的生成。类固醇激素负责引发前列腺发育和中肾管的男性化,而 5α- 还原酶和芳香化酶是催化雄激素代谢为雌激素的关键酶,酶活性抑制可导致雄激素缺乏,从而诱导胚胎向女性分化或男胎出现女性化等。

3. 表观遗传学机制 近来有学者提出 EEDs 可通过表观遗传毒性机制对后代产生负面影响。EEDs 的表观遗传学效应由特定基因的转录因子介导,主要机制有 DNA 甲基化,组蛋白修饰(组蛋白乙酰化和组蛋白脱乙酰化)和非编码 RNA 等。

DNA 甲基化一般不影响基因序列,但甲基化的表观遗传修饰是永久性,可传播到下一代。DNA 甲基化通常导致基因表达的降低。组蛋白翻译后修饰可能会改变染色质的结构和功能。通常认为,组蛋白的乙酰化导致转录的激活,而脱乙酰化导致基因的沉默和转录抑制。非编码 RNA 虽然不编码蛋白质,但可通过顺式或反式方式调控基因表达的序列。这些小 RNA 涉及特定功能,如 X 染色体失活、印记基因的清除和重建作用以及分化作用等。

EEDs 的混合物还可通过参与 microRNA(miRNA)的编辑,改变 *miRNA* 基因水平,而在男性睾丸组织中,miRNA 的微小变化可诱导睾丸表型的改变。如 EEDs 可引起小鼠 miR-34b-5p、miR-7686-5p 和 miR-1291 表达谱的变化,导致小鼠睾丸中雄激素表达的变化。

4. 氧化应激 近期有证据表明氧化应激可能是邻苯二甲酸酯影响男性生殖健康相关的机制之一。邻苯二甲酸酯诱导的 Ca^{2+} 进入细胞内,通过 Ca^{2+} 介导的烟酰胺腺嘌呤二核苷酸磷酸(NADPH)复合物的活化,细胞内活性氧生成增加,导致细胞过氧化损伤。此外,在动物实验中,双酚 A 还可以通过氧化反应导致精子质量下降。

除此之外,其他可能的机制还有 EEDs 对睾丸组织的直接损伤、受体 - 配体凋亡途径及直接调节细胞信号途径产生应答等,具体机制还有待进一步研究。

三、几种常见的 EEDs 对男性生殖的影响机制

(一) 邻苯二甲酸酯类

邻苯二甲酸酯类是常用的增塑剂,具有很强的拟雌激素样作用,是公认的 EEDs,在我们生存环境中随处可见。邻苯二甲酸酯类不但可以干扰下丘脑 - 垂体 - 睾丸轴的平衡,影响雄性生殖系统发育,还可以对精子造成损害。

1. 影响雄性生殖系统发育 动物实验证实,性分化期暴露于邻苯二甲酸酯类的雄性小鼠,其生殖系统的发育受到抑制;宫内曾暴露于邻苯二甲酸二丁基酯或者邻苯二甲酸二(2- 乙基己基)酯的雄性大鼠,雄激素的合成受抑制,成年后其生殖畸形的发生率升高,睾丸的重量降低。有研究报道,母亲孕期接触邻苯二甲酸酯类,出生的男婴体内生殖激素异常,血清游离睾酮水平降低,黄体生成素(LH)水平升高。睾酮对雄性第二性征的出现及维持至关重要,而 LH 与游离睾酮这一比值可用于衡量睾丸间质细胞的功能,邻苯二甲酸酯类的抗雄激素作用使男性生殖器发育异常的比例明显增加。也有研究发现,新生儿尿中邻苯二甲酸酯类的浓度与肛门生殖器的距离呈现负相关,而肛门生殖器距离与阴茎的生长发育显著相关,是雄激素活性的一个敏感标志,进一步证实邻苯二甲酸酯类可能会影响雄性

生殖系统发育。

2. 拮抗雄激素生成的作用 Gray 等研究发现，一些邻苯二甲酸盐单酯类化合物（包括 MEHP 和 MBP）会对啮齿动物睾丸的间质细胞和支持细胞产生直接的毒性作用，而睾丸的间质细胞和支持细胞在精子生成和睾酮分泌过程中起到了重要作用，其中间质细胞是睾酮的主要来源，睾酮的分泌对雄性第二性征的出现十分重要，它可以诱导胎儿外生殖器向男性分化，促进阴茎、阴囊等的形成；胎儿期睾丸间质细胞产生的 Insl3 可与睾丸引带上的受体特异性结合，与睾酮一起诱导睾丸降入阴囊；睾丸支持细胞为间质细胞提供营养支持，因此，邻苯二甲酸酯类导致的睾丸间质细胞和支持细胞损伤，会对男性生殖系统的发育和精子的生成产生危害，造成隐睾症、青春期延迟、少弱精子症，甚至无精子症等。

3. 影响甲状腺激素的合成 目前已有一些动物实验的结果显示，邻苯二甲酸酯类可能对体内甲状腺组织产生拮抗效应，造成甲状腺素缺乏，而青春期甲状腺激素缺乏将会影响睾酮的生成，导致睾丸萎缩、性成熟延迟以及精子数量减少和精子运动能力降低、雄性不育。在人类中，正常的甲状腺激素水平对于出生前、出生后早期以及青春期前期的男童睾丸发育成熟是十分重要的。有研究表明，睾丸中的 Sertoli 细胞与血清游离 T_3 一起绑定，当 T_3 水平变化时，Sertoli 细胞也将受到影响，而 Sertoli 细胞与性原细胞一起组成睾丸生精上皮，对于正常精子的生成至关重要。因此，邻苯二甲酸酯类可能通过影响人体甲状腺激素的分泌，进一步影响睾丸 Sertoli 细胞，减少精子的生成。

（二）双酚 A

双酚 A（BPA）是最常见的 EEDs 之一，研究发现其不仅与糖尿病、肥胖、心血管疾病和癌症的发病有关，还可造成男性生殖功能的损伤。BPA 主要通过抗雄激素和类雌激素作用，干扰下丘脑 - 垂体 - 睾丸轴的调节，影响类固醇激素或其受体相关的基因表达和酶活性。BPA 与雌激素受体 α（ERα）和 β（ERβ）都有高亲和力，还参与 DNA 甲基化和通过表观遗传学的影响，导致男性无精子症，少、弱、畸形精子症和（或）不育症。BPA 还可通过对睾丸组织细胞膜 ATP 结合转运蛋白活性的抑制作用使睾丸激素降低。

（三）农药

滴滴涕（dichlorodiphenyltrichloroethane，DDT），即 1,1-（2,2,2- 三氯乙叉）- 双（4-氯苯），作为第一个被广泛使用的合成有机氯农药，是一种在环境中持续性存在的有机污染物。它的蓄积性、大范围的迁移性、在环境中的不易降解性和内分泌干扰作用均会对人类生殖造成负面影响。有研究结果表明，DDT 对睾丸具有直接毒性作用，可诱导氧化应激引起的 MAPK 磷酸化，影响 p38 基因转录，诱导睾丸支持细胞凋亡增加，导致线粒体功能破坏。

动物实验证实，暴露于 5mg/（kg·d）的溴氰菊酯可使雄性小鼠睾丸生精细胞损伤，睾丸组织大量空泡化；雄性大鼠暴露于溴氰菊酯后也出现明显的生殖毒性，血清雄激素明显降低，进一步的研究证实，溴氰菊酯还能够通过 *bcl-2*（包括 *bax* 基因）基因家族参与大鼠睾丸中生精细胞凋亡的调控，引起生精细胞的凋亡。

（四）多氯联苯

多氯联苯可对抗氧化酶活性，诱导睾丸氧化损伤，并抑制精子细胞的减数分裂，使成年期精子数量减少，生育力下降。动物实验发现，SD 大鼠幼年期暴露于多氯联苯后，其毒性效应可延续至成年期，在成年期可通过 TH-SF-1 通路抑制甲状腺素合成限速酶系

mRNA 表达,使促甲状腺激素(TSH)水平持续性下降,而 TSH 降低可干扰 Sertoli 细胞的增殖和分化成熟,影响睾丸的生精功能,导致成年后出现少精子症,甚至无精子症,丧失生育力。

(五)二噁英

二噁英有类雌激素样作用,是一种典型的"环境激素"。有研究表明二噁英是通过芳香烃受体机制起作用的,其对雄性生殖器官的成熟有抑制作用。母亲孕期接触二噁英可导致雄性后代青春期前期腹侧前列腺雄激素 mRNA 水平下降,使雄性后代睾丸生精细胞减少、附睾尾部精子数减少、附睾重量降低。

(六)氟化物

动物实验资料和人群流行病学调查资料均证实,氟不仅对睾丸和附睾有直接毒性作用,还可以通过扰乱下丘脑 - 垂体 - 性腺轴和睾丸局部微环境,引起生殖毒性。睾丸中氟含量与生精细胞凋亡率呈显著正相关。高氟区男性不育比例明显增加,男性精液中精子密度较其他地区降低,凋亡精子数明显增加。而较低浓度的氟(2.5μg/ml)就可以导致明显的睾丸超微结构变化和代谢异常。

由于不同来源的 EEDs 化学结构的多样性,以及不同检测方法的差异,目前 EEDs 对男性生殖的毒性作用的阈值,与其影响机制仍不明确,需要进一步深入研究。

第三节　环境内分泌干扰物对女性生殖的影响

女性的生殖活动远较男性复杂,女性的生理特性和生活习惯使其暴露于 EEDs 机会大大增加,而且女性生殖内分泌系统对环境污染物暴露的敏感性更高,更易受到危害。环境内分泌物对女性生殖健康的影响在工业革命之后开始受到广泛关注。

EEDs 种类繁多,作用形式多样,影响广泛,而且具有生物蓄积性。国外报道1973~1987 年间,中欧和日本的乳腺癌死亡率增加了 20%,与这些国家的工业化进程时间一致,因此认为其与工业化造成的 EEDs 污染密切相关。EEDs 中某些重金属也对女性生殖有影响,可导致女性月经周期紊乱,卵巢功能减退;还可能通过胎盘屏障影响子代。塑化剂如邻苯二甲酸酯(phthalic acid esters,PAEs)和邻苯二甲酸二异辛酯(Di 2-ethyl hexyl phthalate,DEHP)是日常接触比较多,研究也较多的 EEDs,研究发现在女性性早熟者血中PAEs 浓度较高。大量的塑化剂 DEHP 暴露可使子宫内膜上的激素受体和 E-Cadherin 的表达减少,从而使胚胎着床率降低,降低子宫内膜容受性。双酚 A 的暴露与不明原因复发性流产可能有关联。在孕早期暴露于高 EEDs 环境中,胚胎及胎儿生殖系统的损害可以从出生一直持续到成年,甚至有时在成年后才表现出来。此外,EEDs 还有致畸、致突变的作用。

EEDs 影响女性生殖系统的形式和机制多样,具有明显的浓度依赖性。一般认为,EEDs 可以通过下列机制影响生殖系统的功能:①通过干扰性激素的合成、分泌、代谢、排泄和生物利用度来影响激素的功能;②通过改变激素受体的识别、结合、跨膜信号转导及受体活化来干扰信息传递;③作为芳烃受体激动剂,作用于细胞信号转导通路;④对女性性腺 - 卵巢的直接或间接损伤;⑤通过其他途径,如甲状腺、下丘脑等功能脏器影响女性生殖健康。

(一) 通过与激素受体结合干扰激素作用

1. 雌激素受体(estrogen receptor,ER)介导 一些 EEDs 的形态结构与内源性雌激素相似,发挥类雌激素样作用。雌激素受体包括 ERα、ERβ 两种亚型,EEDs 与核受体结合后,通过 cAMP 依赖的信息传导通路,导致受体构型改变,暴露核定位序列(nucleus location sequens,NLS),从而使配体 - 受体复合物转移到细胞核内,与靶基因启动区的雌激素反应元件(estrogen response element,ERE)结合,通过参与转录,调节靶基因表达。

EEDs 在与受体结合时有以下特点:①亲和力低:尽管 EEDs 活性很低,但是在两种或者两种以上的物质共同作用时其活性大大提高,产生协同激活作用。②存在种属差异:其原因可能是不同物种激素受体的配体结合区氨基酸序列和活性不同。③作用器官广泛:EEDs 可以与下丘脑、垂体、子宫、前列腺等多种器官的雌激素受体结合,形成配体 - 受体复合物,影响机体 DNA 的转录过程。

EEDs 与受体结合可能会产生两种迥然相异的效果:比如 4- 壬基酚等可以表现为类雌激素效应,而某些 DDTs、多氯联苯等则表现为雌激素拮抗效应。邻苯二甲酸酯等也可通过与内源性雌激素竞争性结合受体,达到内分泌干扰作用。

除了作用于核受体外,环境激素还可以同一些存在于细胞膜的蛋白质肽类激素受体相结合,影响 cAMP 信号转导通路的正常运行,进而影响人体或动物体的正常生理活动。例如双酚 A 可以通过激活细胞膜 G 蛋白受体 30(GPR30)来模拟雌激素效应。必须注意的是生物体暴露于 EEDs 的时期可以影响 EEDs 的作用,胎儿和新生儿的 DNA 修复功能、肝脏解毒作用、肾脏代谢功能等自我保护和修复能力尚不完善,因此他们可能对 EEDs 会更加敏感。

2. 甲状腺激素受体介导 甲状腺激素可通过多种途径维持正常的生长和发育,特别是对骨和脑的发育尤为重要。甲状腺激素的受体位于细胞核,研究表明多氯联苯与甲状腺激素结构相似,可竞争性结合受体,造成甲状腺素缺乏状态。如果这种干扰作用发生在胚胎神经系统发育期内,将导致脑损伤及智力低下等。

(二) 通过干扰激素代谢影响激素功能

人固醇类异生物受体 / 孕烷 X 受体(SXR/PXR)和组成型雄烷受体(CAR)在肝脏解毒中发挥着重要作用,他们可以与一些转运体例如 P 糖蛋白、多药耐药相关蛋白和细胞色素酶 P450 等一起发挥作用,完成物质代谢。同时 SXR/PXR 和 CAR 也可以调节甾体激素代谢,从而间接影响糖和脂类代谢。芳烃受体 AhR 也是一种调控外源性化合物的重要转录因子,它可以影响 PXR 和 CAR 来调控药物代谢酶。环境内分泌干扰物对激素作用的机理见图 4-3-1。

1. 雌激素的代谢 甾体激素是胆固醇经过脂解酶和细胞色素 P450 酶系合成的,而特异性的细胞色素 P450 酶系很容易受到环境化学品的影响。例如二噁英对肝脏的细胞色素 P450 酶系中某些酶有诱导作用,二噁英在细胞核内与 AhR 结合后,作用于基因识别部位,使得内源性雌激素的代谢加速,干扰内分泌系统平衡。在雌二醇的代谢过程中,磺基转移酶对雌二醇生物活性的调节起关键作用,研究表明:短链烷基苯酚(C<8)能与某些磺基转移酶结合,长链烷基苯酚(C>8)能抑制磺基转移酶的活性,多卤芳香化合物的生物代谢产物也能抑制磺基转移酶的活性,上述干扰作用均延长了雌二醇在生物体内的半衰期,而过长时间的雌二醇暴露很容易导致乳腺癌的发生。

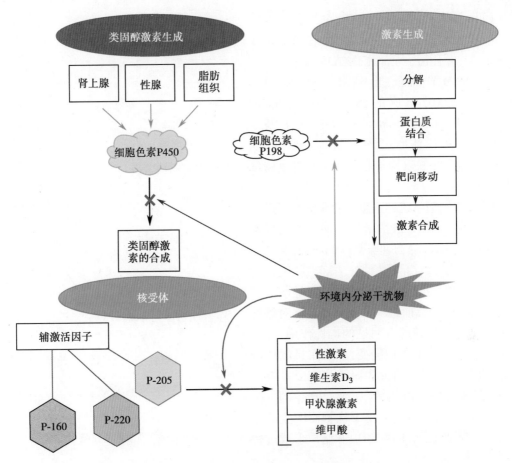

图 4-3-1　环境内分泌干扰物对激素作用的机制

2. 雄激素的代谢　研究表明某些邻苯二甲酸酯能抑制睾酮合成中所需关键酶如清道夫受体、类固醇激素合成急性调控蛋白、细胞色素 P450 胆固醇侧链裂解酶和细胞色素 P450 羟化酶等的表达,从而降低了胎儿体内睾酮的浓度。而在胎儿生殖器官发育过程中,雄激素的减少可使雄性胎儿发育异常,出现类似女性的乳腺组织,以及尿道下裂、阴茎裂开、隐睾等外生殖器畸形现象。胆固醇是合成睾酮的原料,在睾丸间质细胞的线粒体内,胆固醇经羟化侧链裂解形成孕烯醇酮,再进入滑面内质网经羟化并脱去侧链形成脱氢异雄酮,并进一步转变为睾酮,见图 4-3-2,性激素的生物合成途径。

除了激素的合成和代谢外,EEDs 对激素的运输也可能存在影响。例如甲状腺激素在血液中的运输需要血浆蛋白的参与,而某些 EEDs 可以与甲状腺激素竞争血浆蛋白,使得游离的甲状腺激素水平升高,从而导致体内多种激素和多种物质代谢紊乱。

(三) 作用于细胞信号转导通路

EEDs 通过影响与生物体内的细胞信号传递途径发挥作用。比如高水平的 DDT 可以增加小鼠子宫平滑肌细胞中游离 Ca^{2+} 的浓度,某些化合物可以影响 Ca^{2+} 的体内平衡和蛋白激酶 C 的活化。一些脂溶性的 EEDs 能嵌入细胞膜并在其中蓄积,降低细胞膜上 Ca^+ 泵活性,通过干扰生殖细胞内 Ca^{2+} 稳态而影响生殖功能。

（四）受体 - 配体凋亡途径

Fas ligand（Fas L）与靶细胞表面 Fas 受体（Fas R）结合后，与含死亡结构域的 Fas 相关蛋白（FADD）结合，形成由 Fas/FADD/pro-Caspase-8（或 10）组成的 DISC（death inducing signal complex），pro-Caspase-8（或 10）可自身催化成活性异四聚体形式，继而激活下游的 pro-Caspase（凋亡级联反应过程），从而调节生殖细胞的凋亡。

（五）对生殖系统的直接或者间接损伤作用

在动物实验中，极微量的镉即可以发挥类雌激素效应，引起动物乳腺密度的增加，和性器官的发育如子宫重量的增加、子宫内膜组织的变化等。镉对妊娠大鼠没有影响，但是孕期接触镉后其子代会提前进入性成熟期。镉对雌性动物卵巢的卵母细胞有明显的毒性作用，可引起小鼠卵母细胞染色体畸变，其作用机制可能与氧化应激有关，有研究表明氧化应激系统产生的活性氧和氧自由基是许多疾病产生的一个重要原因，因为环境内分泌干扰物而产生的活性氧可以导致细胞 DNA、蛋白和脂质形成过程的损伤（图 4-3-3）。

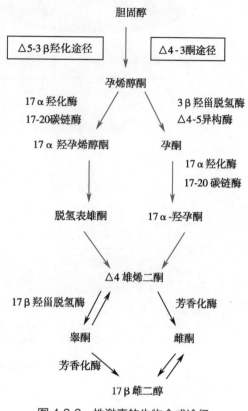

图 4-3-2 性激素的生物合成途径

（六）与免疫系统、神经系统等综合效应

内环境的稳态需要多个系统来共同维护，免疫系统、神经系统、内分泌系统通过特殊的细胞因子相互作用彼此联系，共同维持机体平衡。一方面，环境激素进入人体或动物体内之后，可以通过促进或拮抗内源性激素，干扰内分泌系统的稳态，影响到免疫系统与神经系统；另一方面，当免疫系统与神经系统受到环境化学物质的直接影响时，又会促使内分泌系统发生异常。这一系列连锁影响使人或动物行为，包括繁殖行为、化学感知行为、种群行为、种群活动和反应能力以及认知行为等，均产生不正常现象。已有的调查表明某些环境激素会导致两栖类动物对一些寄生虫类疾病的免疫能力下降；暴露于过甲氧 FFG 或邻苯二甲酸酯的雄性小鼠在发情期性冲动受到抑制；雄性大西洋大麻哈鱼在低浓度氯氰菊酯环境中对雌性鱼排卵期排出信息素的嗅觉反应能力大大下降。这些对于动物的繁殖和生存都是极为不利的。EEDs 也可以通过对神经系统和免疫系统的毒性作用，影响我们的内分泌系统，从而使得人类的生殖系统、行为及精神状态发生改变，不过这需要更多的临床证据来证实。

有些环境内分泌干扰物质虽然具有激素功能，但和生物体内天然激素在化学结构上有天壤之别，如 DDT、DES 是两环结构，烷基酚是单环结构，均有类雌激素作用。有些激素虽然化学结构类似，但其生理功能完全不同，如雌激素中的雌二酮和雄激素中的睾酮。迄今尚无合理、可信的解释这些不同结构的化学物质为何能同激素受体结合。

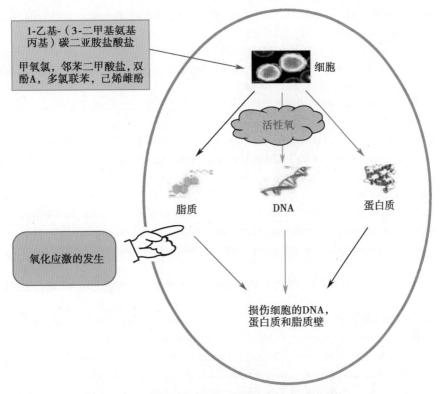

图 4-3-3　环境内分泌干扰物产生氧化应激的机制

　　由于实际接触环境不同以及 EEDs 的种类繁杂、作用机制多样,造成了研究的复杂性,还有很多尚未确定的 EEDs 及其机制有待进一步明确。目前已经有一些积极的预防措施可以减轻或阻止 EEDs 对机体的影响,首先加强宣传,提高公共安全意识,增强自我保护意识,如加热食品时采用专用的耐高温材料,减少塑化剂的使用;妇女在怀孕期间避免接触与环境内分泌干扰物相关的生活用品或药品;避免食用来源于污染水源中的鱼、虾、蟹等;避免使用含有环境内分泌干扰物的化妆品;室内装修选用符合国家标准的材料等。其次是建立健全的法制管理体系,加强环境治理和保护,严格监控工业生产技术及材料,从源头切断环境内分泌干扰物的形成,尽可能多地阻断环境内分泌干扰物的作用途径。随着科技的进步和研究的不断深入,终有一天我们会揭开环境内分泌干扰物作用机制的神秘面纱,为保障人类的健康做出更大的贡献。

参考文献

[1] Faheem Maqbool,Sara Mostafalou,Haji Bahadar,et al.Review of endocrine disorders associated with environmental toxicants and possible involved mechanisms.Life Sciences,2016,145 :265-273.

[2] 黄剑兰 . 邻苯二甲酸酯对女性(雌性)生殖健康危害的研究进展 . 职业与健康,2013,18 :2405-2403.

[3] 王明远,常青 . 环境内分泌干扰物对复发性流产影响的 Meta 分析 . 实用妇产科杂志,2016,11(32):864-868.

[4] 李力,乔杰 . 实用生殖医学 . 北京:人民卫生出版社,2012 :547-548.

［5］ Boas M,Feldt-Rasmussen U,Main K M.Thyroid effects of endocrine disrupting chemicals.Molecular and Cellular Endocrinology,2012,355(2):240-248.

［6］ Reis FM,Pestana-Oliveira N,Leite CM,et al.Hormonal changes and increased anxiety-like behavior in a perimenopause-animal model induced by 4-vinylcclohe-xene diepoxide(VCD)in female rats. Psychoneuroendocrinology,2014,49:130-140.

［7］ 蔡寒,段涛.过氧化物酶体增殖物激活受体γ与妊娠的研究进展.生殖与避孕,2014,34(3):222-226.

［8］ Wang C,Yang L,Wang S,et al.The classic EDCs,phthalate esters and organochlorines,in relation to abnormal sperm quality:a systematic review with meta-analysis.Sci Rep,2016,6:19982.

［9］ Nordkap L,Joensen UN,Blomberg JM,et al.Regional differences and temporal trends in male reproductive health disorders:semen quality may be a sensitive marker of environmental exposures.Mol Cell Endocrinol, 2012,355(2):221-230.

［10］ Sifakis S,Androutsopoulos VP,Tsatsakis AM,et al.Human exposure to endocrine disrupting chemicals: effects on the male and female reproductive systems.Environ Toxicol Pharmacol,2017,51:56-70.

［11］ Jeng HA.Exposure to endocrine disrupting chemicals and male reproductive health.Front Public Health, 2014,2:55.

［12］ 俞健梅,马艳萍,李永刚,等.环境内分泌干扰物对生殖健康影响的研究进展.现代生物医学进展, 2014,31:6197-6200.

［13］ Di Donato M,Cernera G,Giovannelli P,et al.Recent advances on bisphenol-A and endocrine disruptor effects on human prostate cancer.Mol Cell Endocrinol,2017,457:35-42.

［14］ Le Moal J,Sharpe RM,Jvarphirgensen N,et al.Toward a multi-country monitoring system of reproductive health in the context of endocrine disrupting chemical exposure.Eur J Public Health,2016,26(1):76-83.

［15］ Ben SA,Chtourou Y,Barkallah M,et al.Endocrine disrupting potential and reproductive dysfunction in male mice exposed to deltamcthrin.Hum Exp Toxicol,2017,36(3):218-226.

［16］ Calderóngarcidueñas AL,Waliszewski SM,Ruizramos R,et al.Time trend tendency(1988-2014 years)of organochlorine pesticide levels in the adipose tissue of Veracruz inhabitants.Environmental Monitoring & Assessment,2018,190(4):206.

［17］ 黄莉,刘寒英,李雯,等.妊娠早期小鼠2,3,7,8-四氯苯并对二噁英暴露抑制生殖器官ERα表达.毒理学杂志,2013,27(05):325-331.

［18］ 戴研平,高晓勤,马晓萍,等.砷和氟对大鼠睾丸组织caspase-3和caspase-9表达的影响.环境与健康杂志,2016,33(10):861-864.

［19］ Gray LJ.Twenty-five years after "Wingspread"-Environmental endocrine disruptors(EDCs)and human health.Current Opinion in Toxicology,2017,3:40-47.

［20］ Jeng HA.Exposure to endocrine disrupting chemicals and male reproductive health.Front Public Health, 2014,2:55.

［21］ Jorgensen EM,Taylor HS.Preferential epigenetic programming of estrogen response after in utero xenoestrogen(bisphenol-A)exposure.Faseb Journal Official Publication of the Federation of American Societies for Experimental Biology,2016,30(9):3194-3201.

［22］ Yin P,Li YW,Chen QL,et al.Diethylstilbestrol,flutamide and their combination impaired the spermatogenesis of male adult zebrafish through disrupting HPG axis,meiosis and apoptosis.Aquatic Toxicology,2017,185:129-137.

［23］ Yang J,Yu J,Wang P,et al.The adverse effects of perinatal exposure to nonylphenol on carbohydrate metabolism in male offspring rats.Int J Environ Health Res,2017,27(5):368-376.

［24］ Patrick SM,Bornman MS,Joubert A M,et al.Effects of environmental endocrine disruptors,including insecticides used for malaria vector control on reproductive parameters of male rats.Reproductive Toxicology,2016,61:19-27.

[25] 杨清伟,梅晓杏,孙姣霞,等.典型环境内分泌干扰物的来源、环境分布和主要环境过程.生态毒理学报,2018,13(03):42-55.

[26] Dewitt JC,Patisaul HB.Endocrine disruptors and the developing immune system.Current Opinion in Toxicology,2017,10:59-65.

[27] Reger L,Gallistl C,Skírnisson K,et al.Analysis and characterization of polychlorinated hydroxybornanes as metabolites of toxaphene using polar bear model.Environmental Science & Technology,2017,51(15):8335-8342.

[28] Schmidt N,Page D,Tiehm A.Biodegradation of pharmaceuticals and endocrine disruptors with oxygen, nitrate,manganese(Ⅳ),iron(Ⅲ)and sulfate as electron acceptors.Journal of Contaminant Hydrology, 2017,203:62-69.

[29] Vatannejad A,Tavilani H,Sadeghi MR,et al.Evaluation of ROS-TAC Score and DNA Damage in Fertile Normozoospermic and Infertile Asthenozoospermic Males.Urology Journal,2017,14(1):2973-2978.

[30] Pocar P,Perazzoli F,Luciano AM,et al.In vitro reproductive toxicity of polychlorinated biphenyls:effects on oocyte maturation and developmental competence in cattle.Molecular Reproduction & Development, 2015,58(4):411-416.

（乔　杰　杨　菁　徐望明）

第五章

物理因素对生殖的影响

第一节 电离辐射与生殖

电离辐射是一种具有高频、高能及短波等特点的射线,实质上属于看不见、摸不着但又广泛存在于自然界的污染物。电离辐射可作用于目标物质后通过从原子或分子水平电离从而释放出电子,其电离能力大小取决于射线所携带的能量,而非其数量值。从这个角度来讲,如果射线未能携带足够的能量,即便是再大量的射线也不能触发电离作用。

一、引起电离辐射的射线类型

常见的可引起电离辐射的射线包括 α 射线、β 射线和 γ 射线、X 射线等。α 射线可以通过多种放射性物质发射出来,是一种易引起电离的带电粒子流。尽管 α 射线可对生物组织造成较大破坏力,但由于其在穿透目标物质时极易发生原子电离而不断能量损耗,所以其穿透能力较差,空气环境中仅有几厘米射程,甚至无法穿透一张纸或健康的皮肤。

β 射线是一种带电荷的、高速运行、从核素放射性衰变中释放出的粒子,与 α 射线相反,其穿透能力较强,电离能力却比 α 射线弱得多,能被铝箔、有机玻璃等材料吸收。X 射线和 γ 射线的性质类似,均由原子核能级跃迁蜕变时释放,且两者的穿透力都极强,例如 γ 射线甚至可以穿透几厘米厚的铅板。

二、电离辐射分类

依据辐射来源的不同,可以分为以下两大类:

1. **天然辐射** 人类接收的天然辐射主要来源于宇宙射线辐射和地球土壤中天然存在的放射性物质。从外太空来的宇宙辐射主要有能量化的光量子、电子、γ 射线和 X 射线等。地球土壤中发现的放射性物质主要有铀、钍、钋及其他放射性核素。

2. **人造辐射** 人造辐射主要包括用于医学影像等医用设备;核工业系统及其相关的设施,如铀矿、军工业及核电厂;以及人类日常生活中的一些放射性材料如夜光手表、釉料陶瓷、烟雾探测器等。

医药领域的辐射是人造辐射的重要来源,如 X 线、CT 等影像学相关的检查,可能接触到电离辐射的人员包括通过放射性核素对人体器官脏器检查及肿瘤的放射性治疗等相关的工作人员;现代农业中利用电离照射培育新品种子、蔬菜瓜果保鲜、粮食贮存等从业人员;从事生产、研究及运用电离辐射的专职工作人员;从事核工业相关的原料勘探、开采、冶炼与精加工,核燃料及反应堆的生产、使用及研究等人员;以及从事工业部门的各种加速器、射线发生器及电子显微镜等研究与应用的工作人员等。

三、常用的辐射单位

1. **照射量(exposure,X)** 是指射线在空间分布辐射剂量大小,即评价在距离放射源一定距离的物质受照射线的量的多少,以 X 线或 γ 射线在标准状况空气环境中所有停留下来所产生的总电荷量表示。SI 单位:库伦 /kg 空气(C/kg),原专用单位名称为伦琴(R),1 伦琴相当于在 1cm^3 标准状况的空气(质量为 0.001 293g)中产生的正、负离子电荷各为 1 静电单位,即 1R=2.581 0–4C/kg。

2. **吸收剂量(absorbed dose)** 是指电离辐射作用于某一单位体积中的物质总能量除以该体积的质量的商值。吸收剂量的单位是焦耳 / 千克(J/kg),即戈瑞(Gy),1Gy=1J/kg。

3. **剂量当量(dose equivalent)** 是指在要研究的对象组织中某一点的吸收剂量、品质因素和其他一切修正因数的乘积,其单位为西沃特,符号 Sv。原单位名称为雷姆(rem),1Sv=100rem。

4. **放射性活度(radioactivity)** 是指放射性物质在单位时间内发生衰变的次数,单位专用名为贝克勒(Becquerel,Bq),原专用单位为居里(Curie,Ci)。1Ci =3.710 10Bq =3.710 10 次核衰变 / 秒,1Bq=2.703 10–11Ci。

四、电离辐射的生物效应

根据生物组织接受辐射的照射剂量、方式以及效应表现等情况的不同,电离辐射引起的生物效应也不同。在现在的科学研究当中,人们主要根据电离辐射剂量和对生物体的生物学效应之间的效应关系将其分为两类,即确定性效应和随机性效应。

1. **确定性效应** 是指照射剂量越大机体受损伤的程度越严重,然而正常人体的大多数组织或器官具有代偿功能,少量细胞或部分细胞受损并不影响其整体的正常功能,只有发挥关键作用的细胞受损,正常组织或器官功能障碍才能体现出来。这种效应的作用取决于受损细胞的数量或百分比。

确定性效应存在阈值,当照射剂量小于阈剂量时,损伤不会出现,只有当照射剂量高于阈值,才会出现这种造成生物损伤的效应。例如,卵巢组织接受 >0.85Gy 照射剂量的辐射,正常排卵将会受到影响;男性睾丸若接受超过 0.46Gy 照射剂量,精子浓度会受很大的影响。照射剂量越大,随之产生的生物学效应越为严重,但这种剂量 - 反应关系并不是直接对应的线性关系。

2. **随机性效应** 随机性效应指效应的发生率与阈剂量无关,一旦组织或器官受到射线照射,不管照射剂量的大小,某些细胞的损伤就会随即出现。一般而言,这种损伤主要是突变形成异常克隆细胞,而这种异常克隆细胞增殖就可能引起恶性疾病如肿瘤等。若这种损伤效应发生在生殖细胞,就可能遗传给子代而具有遗传效应。

五、电离辐射损伤机制

电离辐射可通过多种途径损伤细胞,导致相应的生物学效应。从分子水平上,电离辐射可损伤 DNA、破坏蛋白质和酶的分子结构,或引起分解代谢的增强等。30%~40% 的病变是电离辐射直接损害 DNA 分子导致的,另外 60%~70% 是电离辐射通过电离细胞水分,快速产生活性氧(reactive oxygen species,ROS),ROS 的羟基自由基(—OH)是游离自由基,也可导致 DNA 损伤,水解、聚合、交联和链断裂。电离辐射产生的 ROS 还可能破坏线粒体 DNA,从而导致细胞损伤。

此外,电离辐射还可通过影响磷酸腺苷(adenosine monophosphate,AMP)酶、P53 家族基因以及转录因子等机制,在转录或转录后水平影响细胞内微小 RNA(Micro RNA,miRNA)的产生与表达,而 miRNA 作为关键基因的调节剂,可以影响甚至改变细胞多个信号通路传导。

在细胞水平上,电离辐射可诱导细胞凋亡。细胞的有丝分裂周期必须经过 G_1 点开始进行染色体复制,经过 G_2 点进行有丝分裂,而高剂量辐射可诱导果蝇生殖细胞分裂停滞和细胞死亡。近年来,我们可以运用基因表达谱来分析辐射对细胞产生的影响,大量研究表明细胞结构的完整性、细胞免疫功能、细胞周期的调控以及细胞凋亡等都对辐射很敏感,并且随着辐射剂量的不同,细胞基因表达以及产生的生物效应也不同。

电离辐射不仅可以在暴露后的短时间内导致细胞损伤,还可以在暴露后的数天以及数月,通过持续地产生活性氧(ROS)和活性氮(RNS)两种物质引起细胞的长期损害。这种细胞损害效应不仅可能出现在受到辐射的细胞及其分裂的细胞,还可通过细胞间的交流机制影响其他的细胞,从而导致细胞自发基因突变,诱导恶性肿瘤的发生,见图 5-1-1。

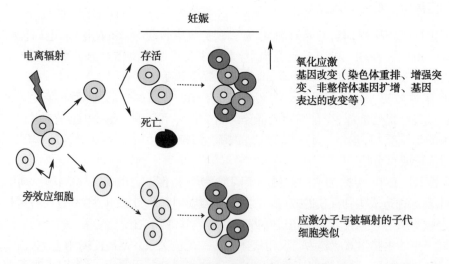

图 5-1-1　电离辐射导致细胞损伤的机制模式图

注:电离辐射不仅可以作用于靶向细胞,通过氧化应激导致细胞损伤;还可以通过类似的机制,由应激诱导分子的通信作用,使非靶向细胞,即旁效应细胞及其后代,传播与靶向细胞同样的应激效应

六、电离辐射的生物学效应

电离辐射对生物体的影响主要包括遗传风险与诱发肿瘤效应。

1. 遗传风险　20世纪50年代就已经有研究开始评估人群电离辐射暴露的遗传风险，结果发现粒子比射线更易诱发基因突变，并且这种作用存在着明显的剂量-效应关系，即在一定的剂量范围内，辐射剂量越大，某些特定的基因发生突变的概率也越大，导致的生物学效应越严重。大多数的辐射诱发的突变为DNA缺失，只有一小部分为点突变。通常诱导的基因突变多为基因缺失与重排，这与化学因素的致癌特点不同。由于基因结构和功能的约束，只有小部分的DNA缺失可以存活于子代，这就是电离辐射的遗传风险。生殖细胞本身对电离辐射比较敏感，其导致的基因突变常常表现为子代的多系统发育异常，甚至流产，而不是作为单基因疾病出现。

2. 诱发肿瘤效应　电离辐射还可能诱发多种恶性肿瘤如胸腺淋巴瘤、髓样白血病、皮肤癌、乳腺癌和肺癌等，在这些恶性病变中，很多存在一些癌基因的突变、基因重组等，尤其是髓样白血病，其典型的细胞遗传学特征就是早期出现的2号染色体重排和/或缺失。对原子弹爆炸后的幸存者以及他们的子代进行流行病学研究结果也表明了电离辐射存在致癌风险，如原子弹爆炸后当地人群的白血病、实体瘤、乳腺癌和肺癌等的发病率增加；切尔诺贝利核电站事故后周围地区人群恶性肿瘤发生率显著增加，尤其是儿童的甲状腺癌；受氡子体照射的矿工的肺癌患病率明显增加。

七、电离辐射对生殖的影响

1. 电离辐射对男性生殖的影响

（1）电离辐射对男性生精功能的影响：男性的精子由精原细胞逐渐生长分化而来，精原细胞位于睾丸生精小管生精上皮的基底部，根据其胞核特点以及胞质中有无糖原形态结构的特点分为A型精原细胞和B型精原细胞，其中，A型精原细胞又可分为暗型精原细胞（A dark spermatogonia，Ad）和亮型精原细胞（A pale spermatogonia，Ap）。Ad精原细胞也称精原干细胞，其细胞周期长，分裂慢，对外界的刺激相对不敏感。Ad型精原细胞继续分裂，形成Ap型精原细胞和B型精原细胞。B型精原细胞即初级精母细胞，对放射线刺激很敏感，有丝分裂后产生前细线期精母细胞。

精母细胞经历了减数分裂的不同阶段。减数分裂是一个关键过程，包含第一次减数分裂和第二次减数分裂，在此过程中，来自父系和母系的同源染色体相互重组，但染色体只复制一次，而细胞先后分裂两次，最终形成23条染色体的精子细胞。第一次分裂前期时间大概持续1~3周，而第一次分裂的其他阶段以及第二次分裂在1~2天之内完成。

减数分裂后形成的精子细胞经过复杂的形态及功能上的转变，最后形成精子细胞和精子。精子细胞到精子的变化过程包括鞭毛和顶体的形成，多余胞质的去除和精子头部的产生等。精子经历了精原干细胞增殖分化、精母细胞减数分裂和精子形成等过程，最后在附睾内成熟，并可随着射精的过程排出体外。若在此过程中受到电离辐射则可造成精子不同程度的损伤。对于人类而言，单次照射0.1~0.15Gy可引起暂时的不育；15Gy照射后，睾丸间质细胞和支持细胞虽然形态上无明显变化，但雄激素分泌减少，可引起阳痿和精子变性。

睾丸生精小管上皮对辐射极其敏感,不同发育阶段的生殖细胞对辐射的敏感性不一,依次为精原细胞>精母细胞>精子细胞>精子。电离辐射可以通过直接损伤作用或诱导生精细胞的凋亡,从而造成男性生殖细胞损伤,当精原细胞受到 0.24Gy 辐射后其数量开始减少,随之而来,由精原细胞产生的精母细胞数量也减少。有研究发现,直接照射剂量即便 <0.35Gy,也可引起少精子症,而当照射剂量增加至 0.35~0.50Gy 之间,则可导致可逆性无精子症,当直接照射剂量超过 1.2Gy 时,精子发生有不可逆性损伤。分段照射累积剂量 >2.5Gy 时,可导致不可逆性无精子症。

(2)电离辐射对精子浓度和活动度的影响:对于电离辐射剂量与精子浓度的关系目前尚未形成统一的意见,但大多数研究者认为电离辐射导致精子浓度降低存在一个阈剂量,当照射剂量大于阈剂量时,精子数量开始减少,且随着照射剂量的增加这种损伤程度进一步加重,甚至导致无精子症;在一定辐射剂量范围内,精子的损伤是可逆的,而超过这个范围就可能导致精子不可逆性损伤和男性不育。通常在接受照射后 4~6 个月精液分析的各项指标达到最低点,精子损伤恢复时间也取决于剂量;单剂量 1Gy 照射后至少需要 7 个月,而 6Gy 照射后则需 24 个月,>10Gy 高剂量的辐射可以导致不可逆性无精子症。

精子活动度也受到辐射的影响,动物实验证实,雄性小鼠接受 >0.5Gy 剂量的电离辐射后,与精子活力相关的蛋白如 HSP70-2、PLC 和 GPX4 等出现差异性表达。持续低剂量的辐射可能影响精子的运动模式,导致精子活动度下降,但精子密度没有出现明显变化,也不会显著影响生育。对职业暴露人群的调查研究也验证了这一观点。

(3)电离辐射对精子形态的影响:精子形态是预测受精潜力的指标,畸形精子受精率明显下降,而电离辐射可以使精子畸形比率增加。动物实验发现当照射剂量 >0.5Gy,黑线姬鼠的精子畸形率增加,以卷曲和短尾精子为主,而低剂量照射时精子的畸形率无明显差异性变化。目前关于电离辐射对人类精子形态的影响等方面的研究甚少,所以电离辐射对精子形态影响的阈值范围以及其影响机制,尚需要更进一步的研究。但是目前研究已经观察到,职业暴露于低剂量的电离辐射的男性,畸形精子症发生率明显增加,主要表现为头部畸形精子增多。

(4)电离辐射对精子遗传物质的影响:随着分子生物学技术的发展,关于电离辐射对精子遗传物质影响的研究越来越多,目前一致性认为电离辐射主要是引起各种遗传物质损伤,如 DNA-蛋白质交联、DNA-DNA 交联、碱基损伤和单链断裂或双链断裂等,其中核 DNA 双链断裂是电离辐射引起细胞程序性死亡的最主要原因。

众多学者的研究证实,电离辐射可作用于精子染色体,导致精子核 DNA 损伤与染色体畸变,而且接受射线照射剂量越高,精子的染色体畸变率也越高,甚至呈指数式增长。国外一名学者分别用 0.23Gy、0.45Gy、0.91Gy、1.82Gy 的 X 射线,对射出体外的正常人的精子样本进行照射,结果发现随着 X 射线照射剂量的增加,精子染色体畸变发生率也明显上升,其中最常见的畸变类型为断裂型畸变,其次为重接型畸变;傅宝华等曾对两名 ^{60}Co 事故性全身受照者 6 或 7 年后的精子染色体进行分析,同时通过收集正常男性的精液样本进行体外照射,观察其精子样本中的染色体畸变情况,结果发现两者的精子染色体畸变率均显著增高,畸变类型也均以断裂型为主,在照射剂量相同的情况下,体外照射所诱发的染色体畸变率更高。

2. 电离辐射对女性生殖的影响

(1)电离辐射对卵巢储备和卵泡发育的影响:女性卵巢在解剖结构上可分为皮质和髓质,其中皮质层存在许多大小不一、处于不同发育阶段的卵泡(ovarian follicles)。卵泡是卵巢的基本功能单位,依据卵泡直径大小,可以将其分为原始卵泡、初级卵泡、次级卵泡、窦前卵泡、窦状卵泡及成熟卵泡。从胚胎时期起至胎儿出生,卵泡不断闭锁;儿童期至青春期卵泡进一步退化,而青春期至绝经期能够发育成熟并排卵的卵泡占全部卵泡数量的 0.1% 左右。

在胚胎时期,原始生殖细胞不断分裂形成卵原细胞,处于第一次减数分裂前期的卵原细胞被称为初级卵母细胞,此时,初级卵母细胞周围的颗粒细胞能够分泌黏多糖形成透明带包绕卵子。随着初级卵母细胞周围的颗粒细胞数量不断增多,体积不断增大,初级卵泡转变为次级卵泡,卵泡基底膜出现卵泡内膜细胞和卵泡外膜细胞,次级卵泡形成窦前卵泡,等待垂体分泌的促性腺激素作用从而进一步生长发育。

在多种激素的作用下,卵泡液增多,卵泡体积增大至 0.5cm,称为窦状卵泡。一批窦状卵泡在卵泡刺激素(FSH)的作用下进入生长发育的轨道,此过程称为卵泡的募集。募集的卵泡中,只有对 FSH 敏感性高的卵泡才有可能成为优势卵泡,并最终发育成为成熟卵泡。在黄体生成素(LH)的作用下,成熟的卵泡发生破裂,将初级卵母细胞连同其周围的颗粒细胞一起排出,此时初级卵母细胞完成第一次减数分裂,形成一个极体和一个次级卵母细胞。次级卵母细胞若与精子受精,在受精时完成第二次减数分裂,若没有受精则自行死亡。卵泡从初级卵母细胞生长发育为次级卵母细胞直至完成第二次减数分裂,染色体从 46 条减少至 23条。卵泡的生长、发育和排卵受多种激素、细胞因子以及生长因子等的调控,是极为复杂和精妙的过程,具体的机制至今尚未阐明。

卵巢组织对辐射很敏感,而卵母细胞被认为是辐射暴露的敏感目标。辐射可以造成原始卵泡、初级卵泡和窦前卵泡的数量减少,而窦卵泡和成熟卵泡对辐射更加敏感。动物实验证实,暴露于辐射后一定比例的卵母细胞可受损而死亡,这种细胞受损可导致畜牧业生产力下降。人类在太空活动后也可能因为电离辐射影响导致卵巢内细胞受损,细胞凋亡增加。

雌性小鼠接受 7.2Gy 的全身辐射剂量照射后,会出现卵巢体积缩小、卵泡数量减少,卵细胞成熟障碍以及排卵障碍。单次照射 1.26~1.5Gy,可使 50% 正常生育年龄的女性出现暂时闭经;<2Gy 的辐射剂量可损伤卵巢内一半以上的未成熟卵细胞,而 4Gy 以上的辐射剂量将导致大多数妇女出现卵泡闭锁加剧和永久性闭经,尤其是 40 岁以上的妇女,绝大多数照射后会提前进入绝经期。

辐射对女性生殖功能的危害除了与照射剂量有关外,还与受照射的女性的年龄有关。近年来发现,儿童时期接受腹部照射,成年后发生卵巢早衰的病例数明显增多。儿童期大剂量照射后,卵巢初级卵泡几乎全部丧失,卵巢体积缩小,子宫、输卵管、阴道和乳腺也会发生相应的变化。

(2)电离辐射对子宫的影响:儿童时期因白血病接受照射治疗发生卵巢早衰的患者,成年以后子宫的容积减小,子宫的血流明显受损。接受辐射越早,子宫容积越小,然而子宫容积的减小是由于辐射直接引起,还是由于卵巢早衰导致的性激素缺乏引起尚不清楚。但是成年女性暴露于辐射,也可导致子宫内膜的损伤以及血流的减少,导致受孕率下降。孕期电离辐射会影响胎盘的血流,导致胎儿生长受限,孕晚期电离辐射还能引起子宫肌纤维的弹性降低,诱发早产。

3. 电离辐射对胚胎生长发育及子代健康的影响

电离辐射可导致精子DNA损伤,通过人类辅助生殖技术,我们可以观察到,这种DNA受损的精子仍然有能力让卵母细胞受精,但是形成的胚胎生长发育潜能低,易出现着床失败或孕早期流产。另一方面,虽然早期胚胎具有很强的自我修复功能,可以修复这种受损的DNA,但是这种辐射诱导的异常DNA仍可增加子代基因组不稳定的风险。

对发生核电站事故的切尔诺贝利地区周边区域近20年内出生的儿童进行跟踪研究发现,父亲曾受辐射事故暴露的,子代发生染色体异常比例明显升高。动物实验也发现,接受剂量为0.1Gy的^{137}Cs射线急性全身照射,45天后在小鼠的成熟精子中仍能检测出染色体的损伤,在第三代子代小鼠的成熟精子中这种损伤仍能检测出来,这一研究告诉我们电离辐射对精子的损伤具有遗传性。

短波如α、β等粒子不能穿透皮肤、软组织和子宫肌层,因此这种电离辐射不会对胎儿造成不良影响,但是X射线则可直接对胎儿产生损害。电离辐射对胚胎和胎儿的影响包括流产、胎儿畸形、胎儿神经行为异常、胎儿生长受限以及癌症。前四种不良妊娠结局存在确定性效应,辐射剂量越大,影响越严重,而致癌则是随机效应,但是辐射的剂量越大,患癌的可能性也越大。

电离辐射对胎儿的影响与辐射的剂量和孕周均有关(表5-1-1)。辐射剂量<0.05Gy时未观察到明显不良影响。在胚胎的种植阶段,辐射剂量>0.1Gy,可能会有种植失败的风险,孕16周后,致病效应阈值剂量增加到约0.50~0.70Gy。动物实验和人类研究表明,雌性及孕妇在怀孕期间暴露于电离辐射会增加雄性子代睾丸癌的风险。

表5-1-1　怀孕不同阶段的辐射暴露效应

怀孕周数	辐射效应
怀孕1~2周(末次月经开始算)	末次月经后1~2周为孕前辐射,母亲还未排卵
怀孕的3~4周	最低人类急性致死量(动物研究)约为0.10~0.20Gy。该时期是诱导胚胎死亡的最敏感的时期
怀孕的4~8周	最小致死剂量(动物研究):怀孕后18天约为0.25Gy,50天辐射>0.50Gy易导致胚胎重大畸形和生长发育迟缓; 生长发育迟缓最低剂量:怀孕后18~36天为0.2~0.50Gy,36~110天250~500mGy,但接受相同的暴露后,这一时期诱导的生长发育迟缓并没有妊娠中期那么严重
怀孕的8~16周	最敏感的时期,可导致不可逆的全身发育迟缓、小头畸形和重度智力低下; 重度智力低下的辐射阈值为0.35~0.5Gy,而0.1Gy辐射暴露就可导致智力降低
16周至分娩	较高暴露可产生生长发育迟缓,降低大脑体积与智力,但是结果并没有怀孕期中间相似的暴露导致的后果严重,不会出现胎儿重大结构畸形 最低致死剂量阈值(动物研究)从15周至分娩辐射剂量要>1.5Gy 最低剂量严重的智力低下,15周至分娩辐射剂量要>1.5Gy,而较低的辐射暴露就可导致智力降低

注:没有证据表明在诊断范围(<0.10Gy,少于10rad)辐射暴露与先天性畸形、死胎、流产、胎儿的生长和智力发育迟滞的发生率增加相关(摘自:Brent.Saving lives and changing family histories.Am J Obstet Gynecol,2009)

　　前期的研究证实,动物或人类暴露于 0.5Gy 以下的辐射时,先天性畸形的发生率并没有增加。辐射剂量 0.2~0.4Gy 是产生胎儿智力影响的阈值剂量。随着社会的发展,人类接受医学检查引起辐射暴露的机会越来越多。不同的医学检查的辐射剂量有所不同。大部分诊断性检查的辐射剂量 <0.05Gy,例如盆腔和腹部 CT 分别为 0.025 和 0.008 8Gy,诊断性检查中辐射剂量最大的为钡剂灌肠,其放射量也仅为 0.07Gy,均没有达到阈值剂量,不会导致流产、致畸或影响智力。且随着胎儿的长大,产生不良影响所需的辐射剂量越大(表5-1-2、表5-1-3)。

表 5-1-2　医学检查的辐射剂量

医学检查	辐射剂量(Sv)
脊柱 X 线片	0.001 5
胸部 X 线片	0.000 1
口腔 X 线片	0.000 005
手足 X 线片	0.000 001
上消化道 X 线片	0.006
下消化道 X 线片	0.008
头部 CT	0.002
胸部 CT	0.007
腹腔和骨盆 CT	0.01
女性骨密度	0.000 001

　　注:1Gy=1J/kg,Sv 是西弗的意思,用来衡量辐射对生物组织的伤害(剂量当量),适用于衡量辐射对生物组织的伤害,为 1Sv=1J(辐射能量)/kg,所以 1Sv 等于 1Gy 乘以生物组织的加权,例如生殖腺体 0.2,大腿就只有 0.01,全身 0.05

表 5-1-3　诊断性辐射胎儿吸收量

临床疾病	医学检查	单次检查胎儿吸收量(mGy)
肺炎	胸部 X 线片	<0.01
肺栓塞	胸部 CT	0.06~0.96
	通气灌注扫描	0.1~0.37
阑尾炎	超声	非电离辐射
	腹部 CT	8~49
	MRI	非电离辐射
肾结石	超声	非电离辐射
	腹部 X 线片	1~4.2
	肾盂造影检查	1.7~10
	腹部 CT	8~49
	MRI	非电离辐射

续表

临床疾病	医学检查	单次检查胎儿吸收量（mGy）
乳腺结节	超声	非电离辐射
	乳房 X 射线检查	0.07~0.2
结肠病变	腹部 X 线片	1~4.2
	钡剂灌肠检查	7
外伤		
脊柱伤	腰椎 X 射线	6
	胸部 / 颈椎 X 射线	<0.01
	颅骨 X 射线	<0.01
骨盆外伤	骨盆 X 线片	1.1~4
	骨盆 CT	20~79
腹部外伤	超声	非电离辐射
	腹部 CT	8~49
	MRI	非电离辐射

注：戈瑞（符号 Gy）是能量吸收剂量（absorbed dose）的单位，它描述了单位质量物体吸收电离辐射能量的大小。1Gy=1J/kg；1Gy=10^3mGy（摘自：Reinou S.Groen，Jin Y Bae，Kyoung J Lim.Fear of the unknown：ionizing radiation exposure during pregnancy.accepted，2011）

孕 8~15 周辐射对胎儿智力的损害最明显，在此期间，如果孕妇接受的辐射达到 1Gy，40% 的后代智力下降，辐射增大至 1.5Gy 时，智力低下的比例升高到 60%。孕 8 周前或孕 25 周后接受同样剂量的辐射，胎儿没有明显的智力缺陷。对山西忻州放射事故跟踪调查发现，孕期暴露于 ^{60}Co 辐射后，其后代出现明显的智力低下。

核辐射不仅直接对人体造成损害，还可以通过食物、水等影响人体健康。1986 年的切尔诺贝利事故被称作历史上最严重的核电事故，尽管时间已过去 20 多年，但污染地区的妇女仍然长期接受超过阈值剂量的辐射，与未受污染的地区相比，当地的出生缺陷的发生率较高。

电离辐射对生殖健康的生物学效应包括确定性效应和随机性效应，其具体机制涉及细胞、蛋白质、基因及分子等的改变，辐射可以对人体生殖细胞、生殖器官甚至胚胎和子代均产生不良影响，正确认识电离辐射及其预防措施是十分必要的。

第二节　非电离辐射与生殖

非电离辐射本质上是一种与我们的生活密切相关的电磁波辐射，这些辐射可来自于我们生活中的日常电器及用品，主要包括：微波炉、冰箱、电磁炉、电热毯、电吹风、手机、电脑、无线路由器、无线电话、打印机、高铁、高压电塔以及各种通信基站等，因此研究的相对较多。

一、非电离辐射原理

电场和磁场的相互作用产生电磁波,电磁波向空中发射或泄露的现象被称为电磁辐射(electromagnetic radiation,EMR)。电磁辐射并不是具体的物质,而是一种看不见、摸不着的场,电磁辐射以电磁波的形式发射进入空间并传递能量。电磁波是由于非恒定的电流在导体内流动变化而形成的。恒定的直流电即使是高压直流电,也只产生电场而不产生交变磁场。人类赖以生存的地球是一个大磁场,地球产生的电磁辐射主要来源于它表面的热辐射和雷电,太阳系的其他星球也在不断地产生电磁辐射。

电磁辐射的存在形式是在真空中或物质中的自传播波。电磁辐射通过电场和磁场的相互作用分别在两个相互垂直的方向传播能量,能量大小取决于波长和频率,波长长的电磁波频率低,反之亦然。电磁波是以小微粒光子作为载体的,低频率电磁波的光子比高频率电磁波的光子携带能量少。某些高频率电磁波甚至每个光子携带的能量就可以破坏分子间的化学键,在电磁波谱中,这被称作电离性辐射;光子的能量不足以破坏分子化学键的电磁场称作非电离性辐射。我们日常生活中接触的来源于各种家电及生活用品的辐射基本上为低频率和长波长的电磁辐射,它们光子携带的能量不足以破坏化学键,因此属于非电离辐射。

二、电磁辐射分类

电磁辐射根据来源不同可以分为天然电磁辐射和人为电磁辐射两种。天然的电磁辐射是指自然环境中的电磁辐射,主要来源于雷、电等;而人为电磁辐射主要包括脉冲放电、工频交变磁场、微波、射频电磁辐射等(表 5-2-1)。

表 5-2-1　电磁波的分类和主要应用

电磁波名称	简称	波长范围	日常所见	医学应用例子
静止电场	—	0Hz	云和雷电、表面电荷、火花放电、直流轨道系统	—
静止电磁场	—	0Hz	天然磁场和永久磁铁	磁共振成像
极低频频率电磁波	ELF	1~300Hz	铁路电源、家用电源、家用装置如电热毯、电吹风等	—
低频频率电磁波	LF	300Hz~100kHz	可视显示器	刺激电流
高频电磁波	HF	100kHz~300GHz	电视、无线等装置、手机、微波炉、防盗的雷达装置	透热疗法

注:1 千赫(kHz)=1 000Hz;1 兆赫(MHz)=1 000 000Hz;1 吉赫(GHz)=1 000 000 000Hz

三、常用的辐射单位

1. **功率**　辐射功率越大,辐射出来的电、磁场强度越高,反之则小。功率的单位是瓦(W)。

2. **功率密度**　指单位时间、单位面积内所接收或发射的高频电磁能量。功率密度的单

位是瓦 / 米^2（W/m^2）。例如，1W/m^2 即为 1 平方米面积上接受到 1 瓦的电磁能量。在高频电磁辐射环境评估时功率密度常用单位为 MW/cm^2。

3. 电场强度 是用来表示空间各处电场的强弱和方向的物理量。越靠近带电体电场越强，越偏离带电体则电场越弱。电场强度是以伏 / 米（V/m）表示，在输电线和高压电器设备附近的工频电场强度通常用 kV/m 表示。

4. 磁场强度 是用来表示空间各处磁场的强弱与方向的物理量，常用单位为安 / 米（A/m）。

5. 磁感应强度 表示单位面积的磁通量，用于描述磁场的能量的强度，常用特斯拉或高斯（T 或 Gs）表示。

电磁辐射分工频段辐射、射频电磁波两个级别。工频段国家标准电场强度为 4 000V/m，磁感应强度为 0.1mT；射频电磁波的单位是 W/cm^2，国家标准限值为 40W/cm^2。

四、电磁辐射的生物效应

1. 热效应 人体超过 70% 的组成是水，水分子接受一定强度电磁辐射后互相摩擦，可引起机体升温，继而引起人体器官的温度升高，对人体产生有害的影响。例如工作场所在雷达装置或射频设施附近的工人，即使是非常短期的暴露，也可造成热损伤，对人体有害。急性暴露于射频辐射可导致细胞、组织或人体体温上升 1℃ 以上，也可对人体内脏组织器官造成热损伤。

2. 非热效应 人体内可以检测到稳定有序的电磁场，但是强度比较微弱，若自然环境中的强大电磁场干扰机体内的电磁场，影响人体内内环境的稳定。微波或射频辐射可干扰人体红细胞膜的 Na$^+$-K$^+$ 离子泵，从而影响离子的细胞内流。有研究发现，低赫兹的微波辐射可能影响细胞内酶的活性，诱导肿瘤的发生。

3. 累积效应 电磁辐射对人体的热效应和非热效应具有累积效应，特别是在机体自我恢复之前，再次受到电磁波辐射，就会产生永久性的损害。

4. 遗传效应 微波是电磁波的一种，研究发现微波能损伤生物的染色体，分别用 195MHz、2.45GHz 和 96Hz 的微波照射雄性小鼠，4%~12% 的小鼠发生精原细胞染色体缺陷，当这种带有缺陷的染色体遗传给子代小鼠时，就可能引起子代智力低下和平均寿命的缩短。

五、电磁辐射的损伤机制

1. 细胞功能损伤 电磁场可以损害细胞骨架结构，从而改变细胞形态。细胞学实验还发现，电磁场可能会通过下调细胞内 Cyclin D1 蛋白的表达，影响细胞周期和细胞的增殖。既往研究认为微弱的电磁场和射频辐射能量很低，不足以引起 DNA 损伤和细胞功能变化，然而随着检测技术的进步，有研究证实非常弱的电磁场和射频辐射也可以导致 DNA 损伤，影响细胞功能。

动物实验证实，射频电磁场可对小鼠的成纤维细胞和颗粒细胞产生毒性影响，对大鼠胚胎干细胞的神经祖细胞也有遗传毒性作用。细胞暴露于 0.3~2W/kg 的电磁场，可导致 DNA 单链、双链断裂，细胞微核产生频率增加。极低频电磁场可通过自由基的氧化应激损害 DNA，这也是电磁辐射增加癌症及其他疾病的发病率的生物学机制。

2. 氧化应激损伤 电磁场会干扰细胞的氧化过程，增强自由基的活性，导致氧化应激损伤,随着年龄的增长,机体抗氧化能力降低,老龄化状态可能使机体对极低频电磁场的不利影响更为敏感。暴露于 5~10mG 的电磁场就可以激活应激反应基因。

3. 热损伤与遗传毒性 关于非电离辐射产生的遗传毒性有许多研究,目前学者们比较一致的观点是非电离辐射的遗传影响机制主要是电磁辐射的热效应。微波可诱发人体淋巴细胞微核发生率增加,男性长期待在高温的环境其精液质量可能有一定的下降。然而大多数的研究认为,射频辐射的暴露不增加哺乳动物细胞的遗传学效应,因为射频的量子辐射的能量非常低,不会导致 DNA 链断裂增加和染色体异常。

六、电磁辐射对生殖的影响

(一) 对男性生殖的影响

1. 电磁辐射对睾丸的影响

(1)电磁辐射对睾丸结构的影响:睾丸生精细胞由于其对电磁辐射的高度敏感性而成为电磁辐射的靶细胞之一。电磁脉冲、极低频电磁场、电场及恒定磁场等都可导致其细胞结构的损伤。电磁辐射可以影响睾丸生精细胞结构,20 世纪 70 年代的动物实验就显示,对动物进行微波辐射,无论是急性短时高强度暴露还是慢性连续低强度暴露,无论是全身暴露还是局部暴露,都可引起体温上升,尤其是睾丸局部温度升高,从而引起睾丸生精细胞明显的病理形态学改变,影响男性生育力。

近几年来,越来越多的研究者关注到微波的非热效应对睾丸的影响。大鼠接受高功率微波辐射后,其睾丸生精细胞严重受损,细胞变性、坏死和脱落,多核巨细胞形成,间质水肿,细胞超微结构损伤如各级生精细胞线粒体肿胀和(或)空化,最终表现为精子数量减少与活力下降。微波对生精细胞的损伤存在剂量效应与时间效应。

(2)电磁辐射对血 - 睾屏障的影响:血 - 睾屏障是指存在于睾丸生精小管与血循环之间类似屏障的结构,其由内而外的组成分别是毛细血管内皮细胞及其基膜、结缔组织、生精上皮基膜及与其紧密连接的支持细胞。血 - 睾屏障通过阻止某些物质或分子出入生精上皮而维持精子发生局部微环境的稳态。

动物实验研究发现,大鼠接受高功率微波辐射后其血 - 睾屏障通透性增加。小鼠在胚胎期和出生后 35 天分别接受 50Hz 电磁辐射后,其睾丸生精小管界膜各层组织均遭受损害,将受损的组织放在电子显微镜下观察发现,肌样细胞胞质中多核糖体、胞饮小泡及糖原颗粒减少,线粒体嵴细胞缺失,细胞间连接缺失。

(3)电磁辐射对睾丸功能的影响:到目前为止,电磁辐射对睾丸功能的影响尚有争议。有研究发现,将 1 800MHz 移动电话作为模拟辐射源,暴露于这种环境下的雄性小鼠血清雄激素(testosterone,T)水平不受影响。临床医学试验也证实,接受物理磁疗的男性血清 T 水平未见明显影响。这可能是由于试验的研究对象以及研究应用的电磁辐射强度的不同,也有研究发现高频度的电磁辐射会引起睾丸间质细胞的损伤,从而导致血清睾酮水平的减少,还可能影响输精管的收缩,影响精子运输。

2. 电磁辐射对精子的影响 无线电频率的电磁波可以通过电磁波的特异性效应和热效应影响男性生殖系统。流行病学调查已经证明,长期微波暴露对男性生殖功能产生不良影响。最近的研究发现手机辐射也可导致人类精子损伤,由此引发对男性生育能力以及子代健康的担忧。手机运行在 400~2 000MHz 射频波段并释放射频电磁波(RF-EMW),可导致人类精液氧化应激损伤,从而使精子受精潜能降低、生育力下降。将手机放在腰间,与将无线电脑放在膝上所获得的辐射暴露水平类似,均可对精子产生负面影响,损害男性生育能力。精子缺少修复DNA损伤的能力。相对而言,儿童与青少年比老年人更容易受辐射影响。动物研究证实,移动电话的辐射暴露可使雄性动物活性氧(ROS)水平上升,通过氧化应激作用,使睾酮分泌下降,精子数量减少。

(二) 对女性生殖的影响

有研究报道,高频电磁场及微波作业的女工月经紊乱、自然流产的发生率增高,乳汁分泌减少。动物实验发现,长期处于电磁辐射环境下,果蝇的卵巢发育受抑制,可引起卵巢体积减小,卵泡凋亡增加。长期暴露于手机和Wi-Fi设备的电磁辐射,可降低妊娠大鼠血浆催乳素、孕酮和雌激素水平,增加氧化应激,导致流产和早产。

有研究通过动物实验观察1 800MHz手机辐射对雌性小鼠生殖功能的影响,结果发现实验组小鼠血清总羰基含量、一氧化氮、皮质酮和活性氧水平显著升高,下丘脑、卵巢和子宫中抗氧化酶显著降低,同时伴随着小鼠卵泡数量减少,血清促性腺激素(LH、FSH)水平升高和性激素(E_2和P)水平降低,细胞色素P450芳香酶等酶的活性降低。微阵列分析显示,射频电磁场辐射暴露2小时后,有168个基因差异表达,这些基因是与多种关键生物过程如代谢、应激反应和细胞凋亡相关的基因。

(三) 对胚胎发育及子代的影响

胚胎体外实验显示,50Hz的工频电磁辐射足以抑制胚胎生长和发育。长期持续的电磁辐射还可引起自然流产,新生儿低体重和先天畸形等。

虽然最新研究证明手机辐射对孕妇无不良影响,但孕早期手机相关的射频电磁辐射可能改变绒毛膜的蛋白质分布,引起细胞增殖障碍和神经系统发育不良,影响胎儿的生长发育。流行病学调查发现,那些孕早期长期使用手机的孕妇,孩子在学龄期前有更多的行为问题、情绪问题。孕早期频繁使用手机是子代多动症、学习障碍和不当行为问题的一个独立危险因素。动物实验也证实,孕期手机辐射严重影响子代小鼠的大脑发育以及出生后的行为,导致子代小鼠出现记忆功能受损和行为问题。备孕期男性暴露于射频辐射,也可增加其子代的早产发生率。

虽然一系列流行病学证据表明,手机辐射与癌症之间没有具体的联系,但是由于暴露于非电离辐射可在细胞中引起氧化损伤,可能增加癌症的发生率。例如孕期长期暴露于电磁环境下,可增加儿童白血病的发生率,长时间暴露于>10mGy电磁辐射是患乳腺癌的高危因素,持续使用一侧耳朵接听电话10年或者更长时间,患恶性脑肿瘤和听神经瘤的风险增加。

超声波采用频率>20 000Hz的声波对人体组织进行扫描,核磁共振(MRI)是利用磁场改变质子能力状态,均属于非电离辐射。目前研究认为,超声波对孕妇和胎儿均没有损害。MRI对于妊娠中晚期,且不使用造影剂的情况下是安全的,但是MRI辐射必须限定在3.0T以下。妊娠头三个月不建议孕妇和胎儿接受MRI检查,但是在头三个月无意中暴露于磁共振成像中,对于胎儿不会引起任何长期的后遗症,因此,临床上也无需对该胎儿给予过度的关注。另外,对于产后妇女而言,哺乳期接受钆造影剂后继续母乳喂养是安全的。

第三节　噪声、振动与生殖

一、噪声与生殖

(一) 噪声定义

所谓噪声的概念其实是相对而言的,从物理学的角度来讲,噪声是指物体做非节律性振动时发出的声音;从生理声学上来说,噪声是人们在学习、工作、生活中出现不愉快的声音,是一种有害的听觉刺激感受。因此,噪声既有非常宽泛的物理特性,例如高于 85 分贝(dB)被认为是高强度的噪声;又有因人而异的心理特性,有时候即便是再美妙的音乐,在不恰当的时期也可能成为令人难以忍受的噪声。

由于噪声是由非周期性的振动复合而成的频率不同的声音,因此噪声的音波波形不规则,听起来让人觉得刺耳;短时间处于噪声环境中,会让人产生不适感,长期置身于噪声环境中,就会对健康产生不利影响。

(二) 作用机制

听觉过程是一个物理过程,同样也是一种生理过程。人的听觉系统是声波的最后接受器。声波通过空气及骨这两种介质途径,作用于内耳,产生神经冲动,传导至听觉中枢,从而使人感受到声音。任何声音都有一定的频率,人耳只能感受到特定范围内的声音,这个人类能听到的声音范围称为音域,通常人耳对 1 000~3 000Hz 范围内声波频率的声音最敏感。

噪声传导至人耳产生一系列神经冲动后,打破了大脑皮层的平衡状态,引起异常的条件反射,使脑电波 a 节律消失,自主神经中枢调节功能减弱,血压波动,血管张力发生改变,人的脑血管张力受损,神经细胞染色质溶解,甚至形成异常的兴奋灶,使人产生头痛、头晕、耳鸣、心悸、多梦、睡眠障碍、全身乏力等神经衰弱的症状,一部分较敏感的人可以表现为易激怒与噪声性神经衰弱症。

烦躁是人们对噪声最常见的主观性反应,噪声引起的烦躁程度也与人们对噪声源的恐惧程度、个体对噪声的敏感性有关。由于日常生活和学习工作环境中非典型的噪声的声谱范围较广,除了听觉通路,噪声也可能直接导致非听觉系统的症状,或使人体器官组织发生振动,造成人体损伤。噪声引起的非听觉系统的症状,可能与噪声的强度、频率、暴露时间、复杂程度以及噪声所表达的意义有关。

(三) 噪声对全身系统的影响

流行病学的相关资料显示,噪声作用于机体听觉系统时,根据暴露时间的不同,除了引起暂时性或永久性听力下降、听阈升高外,还会影响消化、心血管、内分泌、免疫、生殖及神经等多个系统的功能,此外,还可以造成记忆、认知、情绪和行为等方面的损害。有实验证实,健康男性连续 2 小时处在 85~90dB 环境中后,连续计算能力、识符检数作业任务的完成率都显著降低。另一项人体试验发现,连续 14 个晚上,使受试者经历 50 次随机、短时的,强度控制在 50dB 内的噪声事件后,受试者均出现不同程度的睡眠障碍,主要表现为睡眠和觉醒相交替变化频率增加,血压升高和心率增快,并可第二天起产生后遗效应,如情绪波动、反应迟钝等。动物实验也证明了噪声污染的危害性,在不同分贝的噪声复合作用后,大鼠的持续性学习记忆功能出现异常。

（四）噪声对生殖系统的影响

1. 噪声对男性生殖的影响　噪声属于环境污染的一种,若男性长期处在 90dB 以上的噪声环境中会影响男性激素的分泌,从而影响男性生殖功能,导致性功能异常如阳痿、早泄等,同时使精子活力降低,影响男性生育力。Carosi 和 Calabro 等的流行病学调查发现,同样未实行计划生育的自然生育状态下,机械厂的男性工人和纺织厂的女性工人平均生育次数与子女个数都明显减少,也证实了噪声对生育力的不良影响。

2. 噪声对女性生殖的影响

（1）对月经的影响：工作场所的噪声暴露可对女性的月经造成不良的影响,并且这种风险随着噪声分贝的增加而增加。女性在中等强度的噪声环境中,月经异常的风险增加 2.4 倍,而高强度的噪声暴露使这种风险增加 4 倍以上。月经异常可表现为月经周期异常和经期延长,月经淋漓不尽,也可表现为经量异常和痛经等。随着噪声强度加大,月经异常的发生率和严重程度也明显增加,呈显著的剂量反应关系。

近期针对纺织女工的一项流行病学研究也证实了这一点,在 85~94dB 环境下工作,月经异常发生率是 10.7%;95~99dB 环境下,其发生率为 15.6%;而在 100dB 以上的工作环境中,25.8% 的纺织女工出现月经紊乱。未婚的纺织妇女似乎对噪声的敏感性更高,她们发生月经失调、痛经、经前期紧张综合征的概率更高。长期处于风洞作业的女军人痛经比例也明显增加,这也证实噪声对月经的影响。

（2）噪声对妊娠的影响：生产性噪声由于其频率及强度极其不规律,因此听觉刺激上使人腻烦。依据《工业企业噪声卫生标准》等的相关规定,工业生产车间的噪声标准不应高于 85dB。然而,在实际的工作环境中,相当多的企业生产环境噪声远远高于 85dB。女性长期处于噪声环境下,出现不孕、异位妊娠、自然流产、早产、死胎、死产和妊娠合并症的发生率增加。对纺织女工的流行病学调查发现,长期处于嘈杂的环境中,孕妇出现贫血、子痫等的发病率较对照组显著增加。也有研究发现自然流产、早产、死胎、死产和低出生体重儿等不良妊娠结局主要出现在长期处于Ⅲ~Ⅳ级噪声环境中的女性工作人员。

研究分析显示,与高噪声暴露的调查相比,中噪声暴露组发生自然流产的风险下降 58.8%,低噪声暴露组自然流产的发生率降低 77.3%,中噪声暴露者早产的危险性是低噪声暴露的 1.625 倍,高噪声暴露者早产的危险性是低噪声暴露的 2.123 倍。国内调查研究证实,在大约 100dB 噪声环境中工作的女性员工,出现妊娠剧吐和妊娠期水肿的比例更高,妊娠期高血压疾病的发生率要显著高于对照组。另外,噪声还可能影响乳腺功能,使乳汁分泌减少,初乳中的免疫球蛋白的含量也明显降低。

（3）噪声对胎儿和子代健康的影响：研究发现,噪声可使孕妇脑垂体分泌催产素增多,诱发子宫收缩,子宫血流减少而影响胎儿生长发育,导致早产、流产或死胎。关于噪声对胎儿生长发育的影响机制尚不明确,有可能是噪声对胎儿的直接危害,也可能是通过母亲的应激反应影响胎儿,具体为噪声环境会影响女性激素分泌,导致生殖内分泌紊乱,从而影响胎儿的生长发育;同时噪声可引起体内前列腺素分泌增加,诱导子宫收缩,导致流产、早产等。此外,噪声可抑制人体甲状腺素的分泌,使细胞氧化应激增加,影响胎儿发育。

　　噪声对妊娠结局会产生不良影响,且这种不良影响与噪声强度有关。根据 2015 年度美国洛杉矶的流行病学调查,高噪声地区黑人不育和后代先天畸形的发生率明显高于低噪声地区。一项关于噪声对子代发育的影响相关性研究发现,随着噪声强度的增加,胎儿出现难产、死胎、先天性畸形、低体重儿、智力低下等发生率明显增加。另一项研究发现,孕妇长期暴露于中等强度的噪声环境下,低出生体重儿的风险增加 3.768 倍,暴露于高强度噪声环境,低出生体重儿的风险增加 5.016 倍。国外有项调查研究发现,居住于机场附近,母亲孕期暴露于高强度的飞机噪声环境出生的新生儿,平均出生体重较低噪声区胎儿体重下降 69g,其中出生体重低于 3 000g 的新生儿比例为 24%,明显高于对照组的 18%。国内也有类似的研究报道,孕期处于 100dB 左右的高强度噪声环境的女性职工,其子女出生时低体重发生率增加,在制造业工作的女性职工,新生儿体重低于 2 500g 的比例也明显增加。动物实验也发现大鼠、小鼠和豚鼠在孕期受到噪声的刺激后,子代出生体重明显下降,这些均证实噪声对胎儿生长发育的不良影响。高强度的噪声还会损害胎儿听觉器官。基于此,女性被建议在妊娠期间应避免长期暴露于 >85~90dB 的噪声环境中。随着人们生活质量的提高以及对音乐功能的进一步认识,在孕期用音乐进行胎教越来越流行。在妊娠早期,胎儿的听觉器官已经开始发育,从怀孕 20 周起耳蜗开始发育,婴儿出生后 30 天继续发育成熟。在胎儿的听觉系统发育过程中,超过 85dB 的噪声就可对胎儿听力造成伤害,严重者可导致新生儿听力丧失;如果噪声持续强度太高,不仅会直接损害听力,还会影响大脑的正常发育,造成智力损害等严重后果。孕期长期接受紧张的音乐,可使胎动频率增快,增加死胎发生率。因此,对于音乐胎教,建议每次时间少于 20 分钟,频率和节奏舒缓,避免节奏过强、声音过大的音乐对胎儿听力的损害。

二、振动与生殖

　　振动是在外力作用下,物体进行的周期性机械运动。振动的频率与强度,机体接触振动的部位及方式,从事振动作业人员的年龄及接触振动的时间,工作环境的状况,尤其是工作环境中伴有噪声的作用,以及作业人员的作业姿势、体位,健康状况等多种因素,均可影响振动对机体的作用。

　　振动对生殖的影响与年龄有关,对 22~42 岁人群的影响更明显。由于该年龄段的人群正处于青、壮年期,流动性强,外出务工人员占有很大比例。从事建筑、长途运输等工作的绝大多数是该年龄段,这部分人群长期暴露于高温、噪声、震动等环境可对生殖健康造成不良影响。

(一) 振动对女性生殖的影响

　　工作环境中接触振动是导致流产的危险因素之一。流行病学调查发现,在长途列车工作,长期处于振动环境的女工,自然流产、死胎、死产的发生率明显增高,但是其发生的机制尚不明了。国外也有研究发现,孕早期居住在公路附近,暴露于交通污染和振动环境中,会影响胎儿的生长发育,妊娠期并发症的发病风险也明显增加。

(二) 振动对男性生殖的影响

　　动物实验表明,振动可使得雄性新西兰兔血清睾酮降低,出现内分泌紊乱,其原因在于振动可损伤血管,导致肢体末梢组织缺血、缺氧,末梢血管的收缩、痉挛,另一方面振动可导致交感神经兴奋和迷走神经功能降低,影响雄性激素分泌。振动还可使雄兔阴茎海绵体血窦壁增厚,血管管腔狭小,内皮细胞增生过度,排列紊乱,极性消失。阴茎海绵体细胞合成内皮素1(endothelin-1,ET-1),ET-1作用于血管内皮细胞和平滑肌细胞,引起血管收缩。振动导致血清睾酮水平明显降低,ET-1 mRNA表达增加,导致勃起功能障碍(ED),影响性生活,造成生育力下降。

在高温、噪声、震动等不良工作环境中工作的男性较女性多,除了高温、噪声对生殖的不良影响,过度的环境振动也会影响男性生殖,长期的手传振动可使凿岩工人血清睾酮水平降低,影响生育力。

动物实验、临床调查和流行病学研究,均显示机械振动对性和生殖的潜在风险。持续的环境振动会导致雄性大鼠睾丸的生精小管静脉血流缓慢、营养不良,生精细胞损伤,表现为精子数量减少、畸形率增加。将大鼠精液标本放于37℃水中,分别施加100、200、500及1 000次震波,结果也发现随着震波频率增加,精子活力及存活率下降,短尾精子的数量增加。流行病学调查发现暴露于振动环境下的运输行业男性,少精子症、弱精子症和畸精子症的患病率明显增加,性功能障碍的发生率升高。装甲部队的男性弱精子症和畸精子症的比例也高于正常人群,也证实振动对精子的活力与形态的不良影响。

第四节 气象因素与生殖

气象反应的是某一特定地点和特定时段内的气候特征或状态。狭义的气象要素主要包括空气温度、湿度、大气压、风、雨、雾、光照等。广义的气象要素更为复杂,包括气候的热力条件和动力条件等,比如太阳辐射、地表蒸发、大气稳定度、大气透明度等都包括在内。气温、降水量及光照对自然界的动植物生长、分布及人类生活与生产活动都有很大的影响。气象因素的各项指标在生态学、地质学、资源科学和农学等多种学科研究中也具有重大意义。

气象因素多种多样且大多处于动态变化中,主要通过影响人类和动植物的周围环境来产生作用。人类只能适应比较恒定的环境,当气象剧烈变化超过人体的调节范围时,便会引起不适感、疾病甚至是死亡。例如,严寒酷暑等恶劣条件,均可以导致机体代偿能力下降,引发相应的疾病。另一方面,气象因素也可以通过扩散大气污染物间接对人类健康产生不利影响。

一、气象因素的主要概念

1. **气压** 即大气柱在单位面积上施加的压力。气压既可以用毫米汞柱(mmHg)表示,也可用帕(N/m^2)作为单位。一个标准大气压相当于760mmHg,也就是1 013.25百帕。帕是压力的国际单位,1帕表示单位面积上受到1牛顿的力。大气压并不是一成不变的,即便是在同一地区,不同的天气或不同的温度气压也是不一样的。气温、海拔等多种因素均可影响大气压。

2. **气温** 顾名思义,即大气的温度,气象学上作为表示空气冷热程度的物理量的简称,国际单位为摄氏度(℃)。天气预报中指的气温是以安置在1.5m高的百叶箱里的空气温度,这与我们日常所说的气温会有些差异。气温也是变化的,一天的不同时刻,不同地区气温都是不同的。气温对自然环境的影响也影响人类的生存环境,与我们的生产和生活都密切相关。

3. 空气湿度 主要是指空气中水蒸气的含量,是大气潮湿程度的一种物理性衡量,常用的衡量指标有水汽压、绝对湿度、相对湿度、比湿等。水蒸气越多表示空气湿度大,水蒸气越少表示空气湿度小。空气的湿度过高或过低都不利于人体的健康。例如,当气温炎热时,湿度过高,人体散热障碍会引起体温升高甚至死亡。

4. 风速 即空气在某一固定的地点的流动速率,是一种常见的自然现象,常用单位为米/秒(m/s)。风速是风力等级的划分依据,一般而言,风速越大,风速等级越大。

5. 降水 大气中的水汽降落到地面的过程称为降水,包括雨、雪、雹等多种形式,但不包括雾、霜、露水等。降水的多少用单位时间内降液态水的量来表示。降水对自然界的动植物以及人类的生存具有重要意义。地球表面分布着大大小小的江河湖海,其中的液态水可蒸发形成水蒸气进入空中,遇到冷空气后凝结后再以下雨或下雪等方式回到地面上,形成水循环。

6. 日照 我们通常所说的光照包括自然光照和人工光照两大类。自然光照是指太阳光照射的时间,随着社会的发展及人类生活的改变,人工光照也越来越多见。光照对地球上的生物至关重要,植物需要阳光进行光合作用,动物和人类在光照作用下形成生物钟以及获得生存所需的食物及能量。日照包括光照的强度和时间这两个重要因素。

二、气象因素对生殖的影响

气象因素主要通过气温、气压、湿度、降水、风速、日照长度等的改变引起气候的改变,从而对人类生殖产生影响,与此同时,人类的生产活动也可以对气象因素产生影响。目前气象因素与人类生殖功能方面的研究尚少,一是由于气象因素的复杂多变和不可控性,二是因为生殖健康受气象因素以外的多种因素的影响,而人类丰富多彩的生产生活在很大程度上也干扰了气象因素对生殖影响的研究。

1. 气象因素对男性生殖的影响 男性生殖细胞对温度变化非常敏感,睾丸温度范围为 $31.0\sim36.0℃$ 之间,由于阴囊缺乏温度调节器,高温环境很容易引起睾丸体温过高,导致热应激损伤,造成精子质量下降。动物实验发现,睾丸温度每增加 $1℃$,精子数量下降 14%。流行病学调查也证实不育男性阴囊温度高于正常男性。

人类睾丸的生殖细胞中对温度最敏感的是粗线期与双线期精母细胞及早期的圆形精子细胞。热应激对男性生殖细胞的损伤机制包括改变细胞联会,导致 DNA 链断裂引起 DNA 损伤,以及通过氧化应激造成细胞损伤等。还有研究报道高热环境可改变成熟精子中 mRNA 的碎片成分,从而影响 RNA、蛋白质的合成和染色质包装过程等。

季节的变化也会影响精子质量和生殖相关的激素水平。流行病学调查发现,人类男性冬季的精子密度、活动度、正常形态精子比例等精液参数指标均明显优于春季、夏季。日本的研究也发现,男性精液质量随季节的变化存在波动,一年中三月到五月精子密度较低,六七月精子密度最高,八月后精子密度开始降低。

2. 气象因素对女性生殖的影响 自 20 世纪开始,随着全球气候变暖,全球气温平均上升 $0.5\sim1℃$,气温对生育的负面影响已经初步显现,尤其是对婴儿、儿童和孕妇等弱势群体的影响更为明显。热应激对女性生殖有不利影响,不仅可能影响卵巢内卵泡的生长发育和排卵,还可能影响性激素的合成与分泌。持续高温气候会影响动物采食量,降低繁殖效率。妊娠期持续高温导致的热激损伤可影响子代生长发育,甚至诱发流产或早产等。同样,温度和光周期环境变化也会影响女性生殖内分泌的平衡状态。

女性的初潮年龄和月经周期可受季节变化的影响,相对而言,女性在夏季和冬季月经周期较短,而在春秋两季月经周期较长,然而具体的机制尚不明确,推测可能与季节带来的气温变化有关。许多无脊椎动物表现出明显的生殖周期变化,这是由于温度的季节性变化引发的生物反应。

季节对人类生育也存在一定程度的影响,例如生活在不同地域环境的女性都观察到秋季是生育高峰时期。生活在温带地中海气候的女性,其生育能力还与当地大气压力和降雨量相关。也有研究指出,试管婴儿助孕周期的妊娠率及活产率存在季节性的波动,春季低于其他三个季节,然而具体的机制有待进一步研究。

3. 对胚胎发育及子代的影响 通常大气压力对生殖的影响不明显,但是一些特殊情况下气候环境对子代生长发育有不良影响。例如在高海拔的安第斯山脉,孕妇长期处于高原低氧环境下,胎盘功能受影响,可能影响胎儿生长发育。流行病学调查发现该地区胎儿宫内生长受限的比例明显增加,孕妇妊娠合并症如先兆子痫等的发病率也显著增加,围产期死亡率高,新生儿的平均体重显著低于平原地区。高原儿童的身高、体重、坐高、胸围值低于平原同龄儿童,高原儿童牙齿和骨骼发育也明显缓慢,智能发育水平与平原标准相比也有差距。高原儿童青春期发育较晚,第二性征的发育和女孩月经初潮年龄比平原青少年晚2~3年。

季节变化可以影响出生率,双胎多出生于下半年,而每年的四五月是出生低谷,这可能与季节引起的温度变化、农业周期、婚姻周期等的变化有关。另外,不良妊娠结局也呈季节性改变,如夏季和冬季是低体重儿、早产、死产发生高峰季节,高温季节先天性白内障的发生率增加。流行病学研究显示,妊娠期高血压、子痫前期、子痫等患病率在冬季中最高,而夏季的胎儿出生体重明显较低。日本的研究证实,三四月份受孕的女性发生妊娠期高血压疾病的风险最高,而在十二月受孕的妇女风险最低。在热带、潮湿的气候条件下妇女妊娠期高血压疾病的风险也增加。

另外,气候变化也影响新生儿性别比例和新生儿死亡率,男性胎儿比女性胎儿更容易受到外部压力的因素,包括气候变化的影响。当气候急剧变化时,男性胎儿流产率和新生儿死亡率明显增加。

由于气象因素的复杂性,现阶段气象因素对生殖的影响研究较少,其机制需要更深入的研究。

参考文献

[1] 孙英,袁莉刚.雄性哺乳动物生殖系统对高原环境的适应及调控机制.中国畜牧兽医,2010,37(06):111-115.

[2] Zou Z,Hu H,Song M,et al.Semen quality analysis of military personnel from six geographical areas of the People's Republic of China.Fertil Steril,2011,95(6):2018-2023,2023.e1-3.

[3] Nakahori Y,Sato Y,Ewis AA,et al.Climatic influence on the reproductive characteristics of Japanese males. J Hum Genet,2012,57(6):375-378.

[4] Shabani F, Shahhosseini Z, Shabani A.Comparison of the effects of mediterranean temperate and cold mountain climates on human fertility.Mater Sociomed, 2014, 26 (2): 119-121.

[5] Balbus JM, Malina C.Identifying vulnerable subpopulations for climate change health effects in the United States.J Occup Environ Med, 2009, 51 (1): 33-37.

[6] McMichael AJ, Woodruff RE, Hales S.Climate change and human health: present and future risks.Lancet, 2006, 367 (9513): 859-869.

[7] Boeckmann M, Zeeb H.Justice and Equity Implications of Climate Change Adaptation: A Theoretical Evaluation Framework.Healthcare (Basel), 2016, 4 (3): 69-72.

[8] Vandekerckhove F, Van der Veken H, Tilleman K, et al.Seasons in the sun: the impact on IVF results one month later.Facts Views Vis Obgyn, 2016, 8 (2): 75-83.

[9] Van Zutphen AR, Lin S, Fletcher BA, et al.A population-based case-control study of extreme summer temperature and birth defects.Environ Health Perspect, 2012, 120 (10): 1443-1449.

[10] Strand LB, Barnett AG, Tong S.The influence of season and ambient temperature on birth outcomes: a review of the epidemiological literature.Environ Res, 2011, 111 (3): 451-462.

[11] Morikawa M, Yamada T, Yamada T, et al.Seasonal variation in the prevalence of pregnancy-induced hypertension in Japanese women.J Obstet Gynaecol Res, 2014, 40 (4): 926-931.

[12] TePoel MR, Saftlas AF, Wallis AB.Association of seasonality with hypertension in pregnancy: a systematic review.J Reprod Immunol, 2011, 89 (2): 140-152.

[13] Fukuda M, Fukuda K, Shimizu T, et al.Climate change is associated with male: female ratios of fetal deaths and newborn infants in Japan.Fertil Steril, 2014, 102 (5): 1364-1370.e2.

[14] An GZ, Xu H, Zhou Y, et al.Effects of long-term 50Hz power-line frequency electromagnetic field on cell behavior in Balb/c 3T3 cells.PLoS One, 2015, 10 (2): e0117672.

[15] Speit G, Gminski R, Tauber R.Genotoxic effects of exposure to radiofrequency electromagnetic fields (RF-EMF) in HL-60 cells are not reproducible.Mutat Res, 2013, 755 (2): 163-166.

[16] Derias EM, Stefanis P, Drakeley A, et al.Growing concern over the safety of using mobile phones and male fertility.Arch Androl, 2006, 52 (1): 9-14.

[17] Khaki AA, Tubbs RS, Shoja MM, et al.The effects of an electromagnetic field on the boundary tissue of the seminiferous tubules of the rat: A light and transmission electron microscope study.Folia Morphol (Warsz), 2006, 65 (3): 188-194.

[18] Agarwal A, Deepinder F, Sharma RK, et al.Effect of cell phone usage on semen analysis in men attending infertility clinic: an observational study.Fertil Steril, 2008, 89 (1): 124-128.

[19] Kesari KK, Behari J.Evidence for mobile phone radiation exposure effects on reproductive pattern of male rats: role of ROS.Electromagn Biol Med, 2012, 31 (3): 213-222.

[20] Kerr JB, Brogan L, Myers M, et al.The primordial follicle reserve is not renewed after chemical or γ-irradiation mediated depletion.Reproduction, 2012, 143 (4): 469-476.

[21] Manta AK, Papadopoulou D, Polyzos AP, et al.Mobile-phone radiation-induced perturbation of gene-expression profiling, redox equilibrium and sporadic-apoptosis control in the ovary of Drosophila melanogaster.Fly (Austin), 2017, 11 (2): 75-95.

[22] hahin S, Singh SP, Chaturvedi CM.Mobile phone (1 800MHz) radiation impairs female reproduction in mice, Mus musculus, through stress induced inhibition of ovarian and uterine activity.Reprod Toxicol, 2017, 73 : 41-60.

[23] Birks L, Guxens M, Papadopoulou E, et al.Maternal cell phone use during pregnancy and child behavioral problems in five birth cohorts.Environ Int, 2017, 104 : 122-131.

[24] Kim KH, Kabir E, Jahan SA.The use of cell phone and insight into its potential human health impacts. Environ Monit Assess, 2016, 188 (4): 221.

［25］Havas M.When theory and observation collide:Can non-ionizing radiation cause cancer.Environ Pollut,2017,221:501-505.

［26］Patenaude Y.The use of magnetic resonance imaging in the obstetric patient.J Obstet Gynaecol Can,2014,A36(4):349-363.

（明 蕾 程 丹 徐 梅）

第六章

金属元素与生殖

第一节　金属元素概述

金属元素是指具有还原、导电以及延展等特性的元素,其种类有八十多种。金属元素由金属原子、金属阳离子和自由电子三部分构成。汞在常温下为液态,呈银白色,俗称水银。除汞外,其他金属元素在常温下呈固态。人们普遍认为大部分金属元素对生物体来说是必不可少的,如铜(Cu)、钾(Ka)和锌(Zn)等,但是浓度过高或过低都可能对生物体有不良影响。有些金属不能在生物体代谢,对人体有害,如镉(Cd)、汞(Hg)和铅(Pb)等。

一、原子结构特征

除锡(Sn)、锑(Sb)、铋(Bi)等少数几种金属外,绝大多数金属原子的最外层电子数均小于 4,因此其原子容易失去电子而以阳离子形态存在于化合物中,这些金属化合物和氢氧化物一般呈碱性。

二、分类

金属是有光泽的,铁、铬、锰等为黑色,而其他金属具有特殊的光泽,又称为有色金属,例如铜是红色的,金是黄色的,银、铝等是白色的。这些有色金属在熔点、密度和硬度上有很大的差别。金属按密度可分为重金属与轻金属,轻金属是指密度小于 $4.5g/cm^3$ 的金属如铝、镁、钛等,重金属为密度大于 $4.5g/cm^3$ 的金属,常见的有铜、铁、铅、汞等。此外,金属还可按储量分为常见金属(如铁、铜和铝等)和稀有金属(锆、铪、钼、铌等)。

三、物理性质

金属有许多共同的物理特性,如导热性、导电性、可塑性等。金属的导热性是因为金属晶体中存在的自由电子。自由电子在运动中与金属原子和离子碰撞,从而交换能量。当某种金属加热和获得能量时,自由电子可以迅速将能量传递给附近的原子和离子,并使整块金属达到相同的温度,这是金属的导热性。

一般来说,金属晶体中自由电子的运动没有明确的方向,但是在外部电场的作用下,这些自由电子可以向一个方向运动,形成电流,这就是金属的导电性。金属的可塑性也可以用金属的结构来解释。当金属受外力时,会产生相对滑动的层间,但在滑动后,仍然保持了金属间的粘结作用,所以金属变形没有断裂,称之为金属的可塑性。

四、金属的化学性质

金属元素原子的最外层电子个数较少,故在化学反应中较易失去最外层电子而形成阳离子,所以金属是还原剂。一个金属原子越容易失去电子,它的化学活性就越强,它就越有可能被还原。金属化学活性的顺序是根据金属原子失去电子的困难程度来排列的。化学性质不活泼的金属常以单质形态存在于自然界中,而化学性质活泼的以化合形态存在着。

五、金属元素的生物毒性

金属的毒性取决于金属的类型、物理和化学性质,以及是否能溶于水,其中重金属元素由于其生物积累效应和不可降解性,对生物体具有毒害作用。自 20 世纪以来,由于工农业生产等原因,重金属污染愈发严重,对环境和生物的毒性作用也日趋明显。重金属可污染水源,研究证实那些生活在受污染的湖泊中的鱼类其性腺中金属含量增加。

目前已知的最常见的危害人体健康的重金属是镉(Cd)、铅(Pb)和汞(Hg),近几十年来毒理学研究证实这些重金属元素对人类的不利影响是全身性的、多系统的,包括神经毒性、免疫系统损害、骨质疏松、肝肾功能损害,恶性肿瘤发生率的增加以及潜在的生育力受损等。相对而言,重金属的高水平急性暴露比较少见,更常见也更隐蔽的是环境中低水平的长期暴露。虽然这些重金属元素的毒性和危害已引起医学界的高度重视,但还远未被广大民众普遍认识,中毒事件仍时有发生。环境中低水平的金属元素暴露不易察觉,关于其中毒机制与解毒方案的研究进展缓慢,均有待于进一步深入研究。

第二节　重金属污染的现状与生物毒性

重金属污染指由重金属或其化合物造成的环境污染,由于人类活动尤其是工业活动如采矿、废水废气排放和重金属超标制品的使用等导致环境中的重金属含量超出正常范围,环境质量恶化,直接危害人体健康。重金属污染与很多严重和复杂的人类疾病有关,包括癌症、糖尿病、肥胖症、呼吸系统疾病、过敏、帕金森和阿尔茨海默病、不孕不育等。2011 年 4 月初,中国首个"十二五"专项规划——《重金属污染综合防治"十二五"规划》获得国务院正式批复,防治规划力求控制铅、镉、汞、铬、镍 5 种对环境危害最大的重金属。

一、铅(Pb)

在过去的几十年里,铅及其化合物被广泛应用于多个工业生产环节,如塑料、电池、弹药、合金和燃料抗爆剂中,由于工业污染控制和职业卫生标准执行不力,整个生物圈中铅的浓度远远超出自然水平,对人体健康构成严重威胁。汽油的使用,进一步加剧大气中的铅污染。

铅主要通过胃肠道吸收入血,并通过血脑屏障进入颅内,引起中枢神经系统损害。儿童特别容易受铅污染影响。有研究表明人类血铅含量的上升与其居住区域的工业化程度有关,还与年龄和生活方式有关,长期嗜酒的人群血铅含量也明显升高。美国政府和工业卫生委员会(ACGIH)将铅列为致癌物之一。

二、镉(Cd)

镉作为重要的金属元素,被广泛应用于多种工业生产活动中,如电池和颜料的制造,金属冶炼,城市垃圾焚烧等,这些工业活动产生大量活化形式的无机化合物如氧化镉、氯化镉和硫化镉等,释放入大气和水,产生环境毒性。人类可通过食用或饮用受污染的食品和水,吸入受污染的空气和环境中的粉尘与颗粒而导致镉暴露。镉的半衰期长达 7~30 年,可在人体内代谢 50 年,其生物毒性很强,主要在肝脏、肾脏和睾丸中蓄积,威胁人体健康。大量研究表明镉与恶性肿瘤的发生有关。国际癌症研究机构(IARC)将镉列为人类致癌物的第一类;国家毒理学计划(NTP)也将镉列为人类致癌物。

三、汞(Hg)

汞(Hg)俗称水银,是室温下唯一的液态金属,可以在室温下蒸发形成汞蒸汽。汞在大气中的含量于 1800 年工业革命后迅速增加,人类活动,特别是采矿煤的燃烧,加剧了汞的释放,提高了空气、土壤、淡水和海水中汞的含量。世界上大约有 80 种工业生产需要使用汞作为原料或辅助材料,而每年在环境中汞的损失估计为 5 000 吨,汞污染就像铅污染一样,已经扩散到世界各地。

环境中的汞大部分以废水的形式流入河流、湖泊或海洋,在自然环境中汞的浓度不太高,但是食物链的循环作用将会增加环境中汞的蓄积。尽管人们已经关注到汞对环境的毒性作用,并采取一定的措施控制汞的使用,以减少其在环境中的释放,但其在很多国家如波兰的环境监测中仍为高水平。

金属汞和无机汞可以被生物体排泄,不会在体内积累产生毒副作用。然而,有些特殊的微生物可以使水中金属汞转化为甲基汞,甲基汞是一种有机汞,具有很强的亲脂性,如果渗透到体内,吸收率可达 98%,食用海洋中受污染的鱼类或水生无脊椎动物都可能是甲基汞暴露的来源。

汞可以多种方式进入人体产生毒性作用。汞蒸汽可通过呼吸道进入人体,皮肤直接接触汞也有一定程度的吸收,特别是当皮肤表面有损伤或溃疡时,会吸收更多。有报道由于体温计损坏导致中毒的病例,罗兰等的问卷调查也证实长期接触汞合金材料的牙医,生育力明显降低。消化道一般不会吸收金属汞,但金属汞的静脉注射或皮下注射会导致急性中毒。汞在中枢神经系统中缓慢积累,通常会导致神经系统不可逆的损伤。

四、锰(Mn)

锰是一种灰白色、硬脆、有光泽的过渡金属,广泛存在于自然界中。接触锰的作业有碎石、采矿、电焊、生产干电池、染料工业等。锰通常用于炼钢时的去氧、去硫剂,也用作为合金的添加料,以提高钢的强度、硬度、弹性极限、耐磨性和耐腐蚀性等;此外,还被广泛用于电池、军事、化工、电子、农业、医学等领域中。

锰是正常机体必需的微量元素之一,它一方面参与构成体内重要作用的金属酶,如糖基转移酶和磷酸烯醇丙酮酸羧激酶(Phosphoenopyruvate carboxylase,PEPC)等,另一方面作为酶的激活剂发挥生物学效应。PEPC是正常骨结构所必需的,锰缺乏者可出现皮炎,低胆固醇血症以及血清碱性磷酸酶水平增加等。锰还在糖、脂肪代谢,线粒体完整性的保护,造血等生理过程中发挥着重要的作用。成年人的锰的适宜摄入量为 2~5mg/d,最高可耐受摄入量为 10mg/d。食物如茶叶、非精制的谷类食物,绿叶蔬菜及坚果含锰较多。锰摄入不足可出现体重减轻、性功能低下、头发早白等。

急性锰中毒常见于口服浓度大于 1% 高锰酸钾溶液时,可引起口腔黏膜糜烂、恶心、呕吐、胃部疼痛;3%~5% 溶液发生胃肠道黏膜坏死,引起腹痛、便血,甚至休克;摄入 5~19g 锰可致命。锰中毒通常只限于采矿和精炼矿石的工人,工人在通风不良条件下进行电焊,吸入大量的氧化锰烟雾,可发生咽痛、咳嗽、气急,并骤发寒战和高热(金属烟热)。慢性锰中毒一般在接触锰的烟、尘 3~5 年或更长时间后发病,早期症状有头晕、头痛、肢体酸痛和心悸、乏力等,后期可引起肺炎、尘肺和类似帕金森综合征或 Wilson 病那样的神经症状。

锰对人体微量元素如锌、铜的代谢有一定的影响,动物实验发现,孕期锰暴露的大鼠其子代的额叶皮层内锌含量显著降低,导致脑损伤与学习障碍、记忆丧失等大脑异常行为。

五、铝(Al)

铝是世界上最丰富的金属,它构成了地壳中元素的 8.13%。由于其优良的理化性质,被广泛应用于日常生活和生产中,如铝盐、食品添加剂、水净化器和食品包装等。铝一直被认为是无毒的元素,但近年来,大量动物实验证实,长期铝暴露可在人类神经系统、肝脏、血液和免疫器官中积累,引起多种疾病。世界卫生组织(WHO)在 2011 年提出了人类血清 2mg/kg 的铝的危险值。中国疾病预防控制中心的一项调查显示,我国居民铝的摄入量约为平均每天 34mg,这个剂量虽然对成人是相对安全的,但已远远超过孩子承受能力,铝污染严重威胁食品安全和人类健康。

六、铜(Cu)

铜是人体必需的微量元素之一,在人体的新陈代谢过程中起着重要的作用。铜对体内蛋白质的合成非常重要,还参与很多关键酶如细胞色素 C 氧化酶(cytochrome coxidase,CC)、超氧化物歧化酶(superoxide dismutase;SOD)等的活化过程。哺乳动物细胞吸收铜主要有两种途径,一种是通过神经传递途径,铜离子与血浆中的铜蓝蛋白结合吸收铜,另一种途径是自由通道途径,指游离的铜离子结合血清白蛋白或组氨酸,通过自由通道进入细胞内。通常含铜化合物通过肝脏代谢,如果铜含量过高,超过肝脏负荷,或肝功能受损的人群不能代谢,都会造成机体的损伤。

许多研究表明,铜在生物学上有一定的毒性作用,会影响生物膜的脂质过氧化过程,参与介导氧化损伤。铜离子可能通过与血红蛋白结合,导致溶血性贫血。血清中铜离子浓度过高可能抑制垂体分泌功能,抑制排卵,还可能影响细胞中线粒体膜的通透性,导致细胞损伤。肝脏中铜的积累可能是引起 ATP7B 突变,导致肝癌的原因之一。

第三节　重金属对表观遗传的影响

表观遗传是指 DNA 序列不发生变化,但基因表达却发生了可遗传的改变。流行病学和相关实验数据表明,重金属如镉、铅和汞等对人类和动物的毒性作用,主要表现为诱发生物体的表观遗传学变化。这些重金属对表观遗传修饰的作用表现在 DNA 甲基化,组蛋白修饰,DNA 修复、转录,RNA 调控,RNA 稳定性,选择性 RNA 拼接,蛋白质降解,基因拷贝数,转位子激活等方面。环境中的重金属浓度增加,可能通过引发表观遗传标记物的变化,导致基因表达异常,从而增加某些特定疾病如子宫疾病、创伤性生长限制、不孕症和恶性肿瘤的发生与进展。

1. 镍(Ni)　有研究发现镍可在野生型的 c576/6 小鼠中诱发恶性肿瘤。Arita 等人报道金属元素镍在仓鼠 G12 细胞系中可诱发 DNA 甲基化,导致基因表达的失活。也有报道镍在人体可通过诱导甲基化水平改变导致肺癌。Florea 等人提出,镍以三价的形式存在于生物体时,在多个系统均可以诱导细胞凋亡,其主要通过结合膜结合型死亡受体,激活 caspase酶,导致细胞内谷胱甘酮水平的变化和钙离子释放,产生细胞毒性,最终诱发细胞凋亡。

2. 铬(Cr)　金属元素铬对 cDNA 甲基化的作用也被深入研究。长期暴露于三价形式的 Cr 环境下,即使其当量仅为潜在的生物毒性上的微量,也可能诱导精子的表观遗传变化与 DNA 甲基化异常,改变生物体 45S 核糖体 RNA 基因表达,使得子代发生嗜铬细胞瘤、甲状腺滤泡和腺体肿瘤,女性后代发生肺肿瘤、子宫肿瘤、卵巢肿瘤等,男性后代肾非肿瘤病变、生殖腺肿瘤如睾丸癌、阴茎癌等的发生率也明显增加。

3. 镉(Cd)　根据本布拉马 - 塔拉等人的研究,Cd 诱导的 DNA 超甲基化可诱发人类前列腺上皮细胞发生恶变,导致前列腺癌的发生。由拉森等人进行的研究也表明三价和二价Cd 的环境暴露可以改变细胞和基质的相互作用,在尿路细胞通过减少细胞外基质相关蛋白的表达,从而参与膀胱癌形成。

第四节　重金属对生殖的毒性作用

生殖毒性是指物质对雌性及雄性生殖系统的毒性,包括影响生殖细胞生成与分化,影响繁殖能力,还包括对胚胎发育和子代健康所致的危害。在日常的生产和生活中,重金属污染物可以通过皮肤、呼吸道、消化道等途径进入人体,导致生殖器官和细胞受损,内分泌紊乱,生殖相关基因的异常表达,影响人类生育力。

一、重金属对雄性生殖的毒性作用

老鼠、兔或公牛等动物精液中的精子数量较人类精子高很多,环境污染物对生育的影响相对较小,而人类男性睾丸体积明显较小,睾丸产生精子的数量少,畸形比例更高,生育力相对较低,也更容易受到生殖毒性物质的威胁。重金属暴露可能在不同程度上影响人类的生育能力,这种影响对男性生殖更为明显,可表现为睾丸生精细胞凋亡增加,精子数量和质量的下降,最终导致男性不育,也可表现为影响内分泌激素的合成与分泌,影响性功能。尤其值得关注的是,这种不利影响具有累积性和遗传效应,会由父亲传给子代导致严重的生育障碍。

1. 铅（Pb） 铅可能通过多个环节影响男性生殖功能。铅可以通过阻断下丘脑-垂体-睾丸轴的调节功能,影响男性生殖激素 FSH、LH 和睾酮的合成与释放。长期铅暴露的人员普遍出现性欲下降,精子顶体酶活性降低,精液液化困难等。血清中的铅还可以通过血睾屏障进入睾丸内,并在睾丸内蓄积产生直接毒害作用,影响精子的生成,导致精子数量减少,存活率降低,死精子和畸形精子比例增加,导致生育力显著下降。对铅暴露男性精子进行透射电镜下超微结构观察发现:精子核形态异常,严重情况下出现大量的核溶解,核染色质凝聚成正方形,线粒体崩解或消失。生殖毒性实验证实,使用含铅的化合物作为染毒剂,染毒 1 周后雄性小鼠的生殖能力出现明显下降,3~4 周后染毒小鼠生育力完全丧失,出现不育。

2. 汞（Hg） 汞对雄性生殖的影响主要表现为对性腺的直接毒性作用。汞暴露后的小鼠精母细胞、染色质、线粒体等超微结构出现不同程度的病理变化。陈志群等人通过用不同剂量的氧化汞处理雄性小鼠的睾丸,发现汞暴露的睾丸生殖细胞 DNA 迁移距离增加,DNA 损伤率明显升高,而且这种损伤有明确的剂量-效应关系。氧化汞还可以直接抑制睾丸生殖细胞的乳酸脱氢酶（lactate dehydrogenase,LDH）活性,干扰精子细胞的动力系统,导致精子活力下降,从而损伤生育力。

3. 镉（Cd） 近年来,普遍存在的镉污染引起人们的极大关注,镉对雄性生殖的不良影响也有报道。镉可在男性性腺睾丸中蓄积,不仅影响其内分泌功能,导致血清雄激素水平下降,影响男性性欲,还可能破坏睾丸和附睾组织结构,干扰精子的生成与运动,使精子顶体反应率下降和畸形率增加等。

(1)镉在睾丸中的蓄积与损伤:曾有研究发现镉合金工厂男性工人睾丸中镉的含量异常增高,对曾经有镉职业暴露的病例尸检时发现睾丸组织呈纤维化表现,而短时间内摄入大量的含镉物质会导致严重的睾丸急性损伤。镉还可和其他的有毒物质(如铅、汞)等形成化合物,进一步加重对睾丸的损伤。

(2)镉对精子参数的影响:睾丸对镉的毒性非常敏感,镉暴露不仅可使精子各项参数如数量、密度、存活率、活力等均下降,而且可以引起精索静脉曲张与精子顶体反应减少,影响男性生育力;镉对睾丸毒性作用的机制尚未明了,可能通过特定的信号转导途径和信号分子,如丝裂原活化蛋白激酶（mitogen-activated protein kinase,MAPK）等干扰血睾屏障（Blood-testis barrier,BTB）有关,还可能与干扰镉转运蛋白和金属硫蛋白的代谢,以及对氧化应激的作用有关。动物实验发现短时间的镉暴露（≤ 30 分钟）对精子活力没有影响,而长时间的镉暴露（≥ 24 小时）精子活力明显降低。

(3)镉对性功能及生育力的影响:Favino 等的研究发现镉暴露男性血清睾酮水平低,男性阴茎勃起功能也受损。Gennart 等对镉暴露的男性工人调查研究发现,与无镉暴露的人群比较其生育力没有明显差异,深入研究发现,睾丸中的钙离子通道蛋白可以拮抗镉离子,从而减少镉对男性生育力的损害。

(4)镉对辅助生殖的影响:既往关于镉对男性生殖的不良影响的相关研究主要集中在镉暴露后睾丸组织结构的破坏,精液参数的变化,很少有研究关注射出精子的功能,如精子的受精能力与受精后的胚胎发育的影响等。动物实验发现,当大鼠体内的血清镉含量超过2mg/kg,其附睾和输精管内的液体出现异常碱化,抑制了精子运动的 ATP 酶活性,这种微环境的改变不仅影响精子的运动能力,还损害精子的受精能力。最新研究证实镉短期暴露虽然尚不足以导致精液参数的变化,但当用其进行体外受精实验时发现受精率显著降低;当环境中镉浓度超过 0.625g/ml 时,体外培养的受精卵胚胎形成率明显下降,而且这种作用具有明确的剂量-效应关系,锰浓度越高,胚胎形成率越低。

4. 铝(Al) 动物实验证实过量铝对雄性生殖具有毒性作用,而且与暴露剂量间存在明显的量效关系。血清酸性磷酸酶(acid phosphatase,ACP)、琥珀酸脱氢酶(succinate dehydrogenase,SDH)和乳酸脱氢酶(lactate dehydrogenase,LDH)是睾丸中三种特征酶,也是维持精子发生和睾丸细胞分泌功能的重要条件酶,其活性是睾丸功能正常与否的标志。染料中的铝暴露会明显抑制睾丸组织中这些酶活性,导致细胞代谢下降,精子发生和发育不良,最终表现为睾丸内曲细精管结构消失,睾丸萎缩。同时,铝暴露还会导致小鼠睾丸生精细胞数量减少,细胞核大量固缩、退化,各级精母细胞数量减少,出现透明样变性,精子数量也明显减少。这类小鼠还表现为容易迷失方向,发育障碍和生育力明显降低。

5. 铜(Cu) 在雄性小鼠中铜离子可以通过对锌离子的拮抗作用,使小鼠的体重减轻,睾丸体积缩小,精子密度和活力下降,畸形率显著增加,导致生育力下降。过量铜离子还可能加剧小鼠精子 DNA 的损伤,干扰精子生成过程中的某些关键酶的代谢,使畸形精子尤其是头部畸形比例上升,从而影响精子受精。

6. 锰(Mn) 小鼠暴露于二氯化锰 30 天以上可以观察到睾丸组织出现大量的活性氧自由基,使睾丸组织发生脂质过氧化,破坏睾丸各种细胞如睾丸上皮细胞、间质细胞等细胞膜和精子膜酶活性,导致睾丸组织病理性损伤,从而损伤男性生育力。

二、重金属对雌性生殖的毒性作用

重金属污染不仅可导致女性内分泌紊乱,生殖激素异常,影响卵细胞的生成和发育,孕期暴露还可能导致胎儿畸形与流产,严重影响女性生育力。随着女性就业比例的逐渐增加与从业范围的扩大,越来越多的女性可能面临重金属的暴露,重金属对女性生殖毒性的相关研究越来越受到人们的广泛关注。

1. 铅(Pb) 铅在人体内具有累积效应,女性铅暴露可能导致月经异常和痛经、不孕等。虽然没有直接证据证明血铅对女性生殖系统的毒性作用,但高血铅水平可能增加胎儿畸形率,铅可以通过改变子宫中雌激素受体(estrogen receptor,ER)的数量和亲和性,改变子宫对雌激素的反应,从而干扰受精卵的植入和发育,进而导致不孕和流产。动物研究发现大量的铅暴露可导致妊娠早期大鼠子宫蜕膜坏死,释放大量磷酸酶、花生四烯酸,促进前列腺素的释放,导致子宫平滑肌收缩,从而导致流产或胎儿死亡。

妊娠期母体代谢变化可加剧铅在子宫局部的蓄积,诱发血管病变,增加妊娠期高血压等孕产期并发症发生风险。血铅还可以通过胎盘屏障,使胎儿出现铅暴露。有研究称钙离子可能拮抗铅从骨髓动员和释放入血,从而发挥一定的保护作用,因此妊娠中后期常规推荐孕妇补充钙剂。

2. 汞(Hg) 雌性小鼠汞暴露可能延长其发情周期,抑制排卵并影响黄体形成。甲基汞对雌性小鼠的卵巢有直接毒性影响,不仅影响卵巢细胞周期,抑制局部 DNA 合成,导致细胞有丝分裂延迟,还可能破坏卵巢的线粒体,导致细胞能量代谢异常和功能紊乱。氯化汞可以干扰卵母细胞的最终成熟,抑制第一极体的顺利排出,使卵母细胞核膜萎缩,线粒体肿胀、变形,从而影响卵母细胞体外受精能力,进一步损伤生育力。

3. **铝（Al）** 过量铝暴露不仅导致卵巢卵母细胞或颗粒细胞过度损伤，细胞凋亡增加，卵巢结构和功能损害，卵泡闭锁，导致排卵障碍与月经失调等；还可影响卵巢相关酶活性，从而影响卵巢功能。琥珀酸脱氢酶（Succinate dehydrogenase，SDH）是细胞呼吸器—线粒体中的一种重要的生物酶，可以通过链接氧化磷酸化和电子转移，影响细胞的有氧呼吸和能量生成。铝暴露可以明显降低 SDH 活性，导致生殖细胞线粒体的损伤。

三磷酸腺苷（adenosine triphosphate，ATP）酶是生物体内调节细胞能量供应与信号传递的另一个重要的生物酶，通过与细胞内的钠离子（Na^+）和钾离子（K^+）形成 Na^+-K^+-ATP 酶复合物，平衡细胞内外的离子浓度，维持细胞膜的完整性，完成能量的交换。过量铝可与这些复合物结合产生细胞膜毒性，导致离子无序流动和 ATP 供应障碍，细胞呼吸链受损，无法提供能量供应，从而导致细胞内水钠潴留，细胞肿胀和组织结构损伤，影响卵泡发育与卵母细胞质量。

4. **镉（Cd）** 镉对雌激素受体（ER）有较强的亲和作用，被认为是一种金属类雌激素，与雌激素相关性疾病如乳腺癌、子宫内膜癌和子宫内膜异位症、子宫肌瘤等相关。Hofer 等的研究发现镉暴露可以刺激子宫内膜细胞的增生与肥大，长期在膳食中少量摄入镉的人群子宫肌瘤和子宫内膜癌风险明显增加。

镉的半衰期长达 20 多年，对卵巢影响虽不如睾丸明显，但过量镉污染仍对卵巢有毒性作用，可引起卵巢病理组织学改变，造成卵泡发育障碍，进一步干扰排卵、受精，造成不孕和流产。镉还可抑制卵巢颗粒细胞和黄体细胞类固醇的生物合成，影响卵巢内分泌功能。

镉暴露女性很多伴有月经紊乱和卵巢多囊样改变，尤其是未成年女性影响更为明显。这种月经异常还与镉暴露的时间有关，镉暴露 5 年以上的女性月经异常发生率高达 43%，严重的镉暴露还可能导致闭经和提前绝经。

5. **铜（Cu）** 在雌性小鼠中铜含量过高可能影响内分泌腺体如脑垂体的功能，从而影响生殖内分泌激素的合成与释放，影响卵母细胞的生长和排卵。铜还可影响肾上腺皮质类固醇激素的合成，从而导致不孕或孕早期流产。

大量的铜离子释放到子宫腔内，不仅可以干扰子宫内膜细胞中一些关键酶如碱性磷酸酶（alkaline phosphatase，ALP）、碳酸酐酶（carbonic anhydrase，CA）的活性；干扰宫腔局部锌和铁的离子含量和代谢，干扰受精卵的植入；还可以干扰精子在宫颈和子宫腔内的运动，破坏精子膜结构，达到避孕效果。有研究表明含铜宫内节育器避孕的有效率可达 98%。

三、重金属对子代健康的影响

妇女妊娠期对各种致畸物敏感，尤其是早孕期，此时期为胎儿神经系统和内脏器官发生的时期，此时接触致畸物，胎儿可能出现各种类型的畸形，导致流产、死胎、死产与出生缺陷。重金属不仅是强致癌物，也为强致畸物，可对子代健康造成毁灭性影响。

1. **铅（Pb）** 胎盘是母亲与胎儿之间进行物质交换，保护胎儿的重要屏障，而血铅可以通过胎盘屏障到达胎儿体内，对胎儿发挥直接的毒性作用和致畸作用。由于胎儿血脑屏障不成熟，胎儿大脑对铅毒性更易感，处于分化发育期的胎儿脑神经元受到破坏，可能导致神经纤维的生长受到抑制，突触形成障碍，更容易造成神经系统不可逆损伤。孕妇血铅水平超过 19.71mcg/L，孩子出生后在儿童期出现注意力障碍、过度活跃冲动等的比率明显增加；血铅水平超过 48mcg/L 时，新生儿神经发育即受到明显影响，尤其是视觉和听觉神经，受损更为明显。这种神经损害还存在一定的两侧不均衡性,右耳可能比左耳对铅毒性更敏感。

过量铅暴露会导致生殖细胞的基因突变,导致胎儿致死性畸形,这也是早期流产的常见原因之一。铅暴露还可导致小头畸形,其机制为高血铅可影响胎儿体内谷胱甘肽(glutathione,GSH)代谢,导致丙二醛(malondialdehyde,MDA)含量增加,胚胎组织细胞生物膜损伤,从而出现典型的小头畸形。

体外受精的培养基中铅的含量也会影响胚胎的生长发育潜能,导致着床率和试管婴儿成功率的降低。孕妇体内血铅浓度高还可抑制类固醇激素受体的反应性,从而导致流产、胎儿生长受限或死胎。

因为铅暴露对妊娠妇女与后代的严重损害,因此,用人单位应严格执行《中华人民共和国职业病防治法》的规定,不得安排孕期、哺乳期女职工从事接触铅的操作。

2. 汞(Hg)　汞是脂溶性金属,妊娠期可透过孕妇胎盘屏障进入胎儿血循环,与胎儿血红蛋白结合形成离子复合物,对胎儿产生明显的神经系统损伤。有研究报道母亲血中汞含量与新生儿出生体重呈反比,母血中汞含量高的,发生流产、死胎、死产、胎儿畸形和新生儿低体重的比例越高,其机制在于汞毒性可导致胎儿细胞凋亡增加,DNA 和 RNA 的合成受抑制,细胞超微结构损害,畸形相关的基因如热休克蛋白 70(heat shock protein 70,HSP70)基因、纤维连接蛋白(fibronectin,FN)基因和 p16 基因的异常表达。

动物实验证实甲基汞可在胎鼠体内大量蓄积,由于此时胎鼠各系统器官发育尚未成熟,对甲基汞的毒性更加敏感,可导致仔鼠水俣病的发生。致病仔鼠常常表现为神经发育受阻、步履蹒跚、无力、流涎、身体发育和营养障碍等,严重者可致死。

3. 锰(Mn)　锰暴露会影响脊椎动物神经细胞和骨细胞的分化,导致胚胎骨骼发育异常。Pinsino 通过观察锰暴露的海胆从受精到胚胎不同生长阶段基因表达的变化,发现锰可以通过在特定的中胚层阻止降钙素沉积,使高尔基区外源性钙含量降低,成骨细胞定位明显减弱,从而导致无骨胚胎的形成。

目前的研究并没有提供足够的证据来证明锰和先天缺陷之间的因果关系。但锰过量或缺乏都可能导致不良妊娠结局。人体缺乏锰可能造成骨代谢异常如软骨发育不全,骨短小与轴向旋转不良等,导致胎儿生长受限和婴儿运动障碍。也有研究认为锰缺乏与胎儿神经管缺陷有关,孕育神经管缺陷儿的孕妇血清锰含量明显低于正常孕妇的平均水平,说明孕妇血清锰水平也可以作为胎儿宫内异常的危险指标之一。过量锰暴露可能影响胎儿生长发育,导致新生儿出生低体重,职业锰暴露人群子代生长发育迟缓与智力受损也有报道。有研究报道母亲锰累积曝光指数与出生后代的智商呈显著负相关。

4. 镉(Cd)　有研究证实,镉可以通过胎盘屏障,不仅可以干扰胎盘的正常结构和功能,减少胎盘的血供,干扰母胎之间营养物质的交换,还可能直接对胎儿发挥毒性作用,因此孕期镉暴露常常导致胎儿生长受限,严重者出现胎儿畸形、死胎、死产等。

城市化和工业化的发展会导致人类接触重金属的风险升高,重金属对人体健康与生育损害的问题日益凸显。评估金属元素对人群健康风险的流行病学调查研究势在必行,面对无法解释的生育力下降问题时也应考虑重金属的影响。我们仍需要进一步深入研究金属元素对生殖影响的具体机制,并建立完整的生态毒理学风险评估机制。为了人类的健康与未来,仅仅通过执行环境保护相关的法律法规和限制污染物的排放远远不够,保护环境与生殖我们仍然任重道远。

参考文献

［1］Alvarez-Varas R,Morales-Moraga D,Gonzalez-Acuna D,et al.Mercury Exposure in Humboldt(Spheniscus humboldti)and Chinstrap(Pygoscelis antarcticus)Penguins Throughout the Chilean Coast and Antarctica. Arch Environ Contam Toxicol,2018,75(1):75-86.

［2］Cooper Z,Bringolf R,Cooper R,et al.Heavy metal bioaccumulation in two passerines with differing migration strategies.Sci Total Environ,2017,592:25-32.

［3］Elchuri SV,Patterson BC,Brown M,et al.Low Anti-Mullerian Hormone in Pediatric Cancer Survivors in the Early Years after Gonadotoxic Therapy.J Pediatr Adolesc Gynecol,2016,29(4):393-399.

［4］El-Megharbel SM,Hamza RZ,Refat MS,Et Al.Effect Of Indomethacin And Its Complexes On Reproductive Performance And Oxidative Stress In Testis And Stomach Of Male Albino Rats With Reference To Their Chemical Characterizations.J Biol Regul Homeost Agents,2015,29(3):619-636.

［5］He Y,Zou Q,Chen H,et al.Lead Inhibits Human Sperm Functions by Reducing the Levels of Intracellular Calcium,cAMP,and Tyrosine Phosphorylation.Tohoku J Exp Med,2016,238(4):295-303.

［6］Iron-Segev S,Lusweti JN,Kamau-Mbuthia E,et al.Impact of Community-Based Nutrition Education on Geophagic Behavior and Dietary Knowledge and Practices among Rural Women in Nakuru Town,Kenya:A Pilot Study.J Nutr Educ Behav,2018,50(4):408-414.

［7］Jin S,Xia W,Jiang Y,et al.Urinary vanadium concentration in relation to premature rupture of membranes: A birth cohort study.Chemosphere,2018,210:1035-1041.

［8］Lin Z,Chen X,Xi Z,et al.Individual heavy metal exposure and birth outcomes in Shenqiu county along the Huai River Basin in China.Toxicol Res(Camb),2018,7(3):444-453.

［9］Liu J,Yang C,Liu J,et al.Effects of Cd-based Quantum Dot Exposure on the Reproduction and Offspring of Kunming Mice over Multiple Generations.Nanotheranostics,2017,1(1):23-37.

［10］Ma D,Hou Y,Du L,et al.Oxidative damages and ultrastructural changes in the sperm of freshwater crab Sinopotamon henanense exposed to cadmium.Ecotoxicol Environ Saf,2013,98:244-249.

［11］Mezghani-Chaari S,Machreki-Ajmi M,Tremolet G,et al.The endocrine-disrupting effect and other physiological responses of municipal effluent on the clam Ruditapes decussatus.Environ Sci Pollut Res Int,2015,22(24):19716-19728.

［12］Ommati MM,Jamshidzadeh A,Heidari R,et al.Carnosine and Histidine Supplementation Blunt Lead-Induced Reproductive Toxicity through Antioxidative and Mitochondria-Dependent Mechanisms.Biol Trace Elem Res,2019,187(1):151-162.

［13］Ren Y,Shao W,Zuo L,et al.Mechanism of cadmium poisoning on testicular injury in mice.Oncol Lett, 2019,18(2):1035-1042.

［14］Rezaei TK,Pouryounes A B,Rafiee G,et al.Effects of chronic lead and cadmium exposure on the oriental river prawn(Macrobrachium nipponense)in laboratory conditions.Comp Biochem Physiol C Toxicol Pharmacol,2019,221:21-28.

［15］Rzymski P,Niedzielski P,Rzymski P,et al.Metal accumulation in the human uterus varies by pathology and smoking status.Fertil Steril,2016,105(6):1511-1518.

［16］Sengupta P,Nwagha U,Dutta S,et al.Evidence for decreasing sperm count in African population from 1965 to 2015.Afr Health Sci,2017,17(2):418-427.

［17］Shahzad B,Tanveer M,Rehman A,et al.Nickel;whether toxic or essential for plants and environment-A review.Plant Physiol Biochem,2018,132:641-651.

［18］Tsunemitsu Y,Genga M,Okada T,et al.A member of cation diffusion facilitator family,MTP11,is required for manganese tolerance and high fertility in rice.Planta,2018,248(1):231-241.

[19] Rzymski P,Tomczyk K,Rzymski P,et al.Impact of heavy metals on the female reproductive system.Ann Agric Environ Med,2015,22(2):259-264.

[20] Laidlaw MA,Filippelli G,Mielke H,et al.Lead exposure at firing ranges-a review.Environ Health,2017, 16(1):34.

[21] Zhao LL,Ru YF,Liu M,et al.Reproductive effects of cadmium on sperm function and early embryonic development in vitro.PLoS One,2017,12(11):e0186727.

[22] Branca,J,G.Morucci,A.Pacini.Cadmium-induced neurotoxicity:still much ado.Neural Regen Res,2018, 13(11):1879-1882.

[23] Ceballos,D,C.Beaucham,E.Page.Metal Exposures at three U.S.electronic scrap recycling facilities.J Occup Environ Hyg,2017,14(6):401-408.

[24] Gallo,A.Toxicity of marine pollutants on the ascidian oocyte physiology:an electrophysiological approach.Zygote,2018,26(1):14-23.

[25] Gardiner,M.M,J.D.Harwood.Influence of heavy metal contamination on urban natural enemies and biological control.Curr Opin Insect Sci,2017,20:45-53.

[26] Igweze,Z.N,C.N.Amadi,O.E.Orisakwe.Unsafe herbal sex enhancement supplements in Nigerian markets:a human risk assessment.Environ Sci Pollut Res Int,2019,26(22):22522-22528.

[27] Meindl,G.A.and T.L.Ashman.Effects of floral metal accumulation on floral visitor communities: introducing the elemental filter hypothesis.Am J Bot,2015,102(3):379-389.

（谢青贞　程　丹　邹宇洁　江　平）

第七章

有机污染物与生殖

第一节　有机污染物影响生殖的重大历史事件

铁路密布、汽车成河、工厂轰鸣、浓烟滚滚、河水泛着紫色……

20世纪60年代末，美国战后的飞速发展带来了明显的环境问题，与此同时，公众也开始行动起来。1971年11月，新成立的美国环保署公布了一批档案文件，叫作"档案美国"。相关机构雇佣了100余位摄影师，他们记录了日益显著的环境问题，同时也捕捉人们的日常生活画面，记录当时的美国人是如何看待他们那个时代的。

一、世界九大污染最严重地区

美国《赫芬顿邮报》曾评出了世界九大污染最显著的地区——这里充斥着人类制造的各种垃圾和化工废料，空气和河流都污染严重。

（一）中国山西省临汾市

临汾市位于山西省西南部，一方面是个有着巨大产能效益的能源型城市，另一方面其又充斥着触目惊心的污染，污染主要源于煤矿工业污染和汽车尾气。临汾的矿产资源颇丰，煤炭是全市第一大矿产资源，探明储量近400亿吨，占整个山西省的14%，主要煤种有主焦煤、气肥煤、贫煤、瘦煤、无烟煤等。这里一整天基本看不到太阳；黑色的粉尘弥漫在空中，让人难以呼吸；农业在持续减产；民宅、公路和学校底下，有可能就是危险的采空区。自从2004年起，临汾已连续三年位居中国内地城市污染排行榜首。在临汾生活一天吸入的有毒气体，相当于抽了60支烟。

（二）美国洛杉矶市

美国肺病协会（American Lung Association）每年都根据美国环保总署和各州环保机构发布数据，在全美约300个城市中评选出空气最清洁和最肮脏的城市。2012年加利福尼亚州的洛杉矶地区被评选为空气质量最差的城市，其臭氧超标天数是全部参评城市的第一名，飘尘超标天数为第四名，全年飘尘平均值为第三名。其原因在于洛杉矶位于美国西海岸，气候温暖少雨,山脉阻隔导致空气的流动不畅。

空气污染对人的健康造成极大威胁,特别是对儿童、老人等免疫力低下和各种对污染物敏感的慢性疾病患者。加州空气资源委员会表示,洛杉矶每年有相当一部分的新生儿死亡,其原因就是怀孕期间母亲生活的环境严重污染所导致。

(三) 美国大凤凰城地区

2015 年 12 月 10 日亚利桑那当地报纸头版头条刊发了《冬季访客,褐色雾霾再次入侵凤凰城》。文章开门见山提及那不受欢迎的褐色云团随着冬季的到来如期而至,像鬼魅一样游荡在凤凰城的天空中。文章解释了这些盘踞在凤凰城上空的褐色云团是一种严重的雾霾污染,雾霾主要由被称为 PM2.5 的微小颗粒构成,来源于汽车的尾气排放和燃烧木头的油烟释放。大凤凰城地区冬季雾霾严重,空气中飘浮的烟尘、灰尘等颗粒的比例在全美最高,不仅是因为人们喜好冬天燃木取暖,而更重要的是当地地形造成的逆温层的气候现象。正如美国肺脏协会的年报主笔詹妮丝·诺伦所说:"凤凰城有一些山谷,容易聚集粉尘和颗粒物,风无法将它们吹走。"

(四) 尼日利亚尼日尔三角洲

尼日尔河三角洲在西非尼日利亚南部,是尼日尔河冲积形成的绿洲,面积 3.6 万平方公里。20 世纪 50 年代该地区发现丰富的石油、天然气资源,此后迅速成为重要的石油产区。石油的过度开采已经将该地区变成了一个现代工业社会的牺牲品,每年至少有 24 万桶原油泄漏,大约 7 万平方公里的居民生活区遭受石油污染,受此影响的还包括渔业、海洋业、沼泽地带的作物生长以及人类健康。

(五) 英国大伦敦地区

大伦敦(Greater London)地区位于英国英格兰东南部,是英格兰下属的一级行政区,范围大致包含英国首都伦敦与其周围的卫星城镇所组成的都会区。雾霾污染曾经是伦敦的常见景象,英国小说家查尔斯·狄更斯以大伦敦地区为背景创作出许多作品。他的小说《雾都孤儿》刻画的就是伦敦雾霾笼罩的景象,《荒凉山庄》的开篇也细致描述了伦敦的阴雾,"那是一种沁入人心深处的黑暗,是一种铺天盖地的氛围。"

19 世纪开始英国进入工业高速发展期,工厂所产生的废气形成浓浓的灰黄色烟雾。20 世纪 50 年代这种空气污染最为严重,伦敦每年视域不超过 1 000m 的"雾日"平均多达 50 余天。1952 年 12 月 5 日,发生了著名的"伦敦烟雾事件"。当时正在上演的歌剧《茶花女》因观众看不见舞台人物而中止,被迫散场的观众们出来后发现,虽然正值大白天却伸手不见五指,城市交通几近瘫痪。据统计,在 12 月 5 日~8 日这 4 天里,伦敦市死亡人数就高达 4 000 人。大雾持续到 12 月 10 日才渐渐散去,在这一周内,伦敦市因支气管炎死亡 700 余人,冠心病死亡近 300 人,心力衰竭死亡 200 余人,结核病死亡 70 余人,后期肺炎、肺癌、流行性感冒等呼吸系统疾病的发病率也有显著增加。英国人由此开始深刻反思空气污染造成的严重后果,并催生了世界上第一部空气污染防治法案——《清洁空气法》。

法案规定伦敦城内的电厂都必须关闭,搬迁到大伦敦区郊外;工业企业加强建造能够疏散大气污染物的烟囱;同时大规模改造城市居民的传统炉灶,尽量减少煤炭使用,逐步实现居民生活天然气化;冬季采取集中供暖以降低污染。为摘掉"雾都"的帽子,英国人经过了半个世纪的努力,终于使伦敦空气质量明显改善,迎来碧水晴天。

（六）俄罗斯南部小镇捷尔任斯克

捷尔任斯克坐落于俄罗斯诺夫哥罗德州的奥卡河边,一直是俄罗斯的化学工业中心,生产化学武器,也是世界上污染最严重城市之一。在捷尔任斯克,新生儿出生缺陷率比俄罗斯全国平均发病率高 3 倍,人们的平均寿命只有 40 多岁,明显低于全国水平。2003 年,捷尔任斯克的年死亡率是出生率的 2.6 倍,环境学家把如此高的死亡率归咎于不断生产的有机化学品,如氰化氢、铅和硫芥子气等的工业生产。调查发现该地区水中所含苯酚和二噁英超过正常限度 1 700 倍。

（七）印度尼西亚万隆的芝塔龙河周围区域

芝塔龙河是印度尼西亚爪哇岛西部的河流,源于万隆以南山区,向西北注入爪哇海。20世纪 80 年代以前,这里水质清澈,风景旖旎,渔民在这里撒网捕鱼;农民从这里引水灌溉稻田,汲水煮饭;游客们在这里泛舟,流连忘返。当地官员回忆说:"主妇们在河边洗衣,孩子们在河中游泳,多么祥和的景象"。近 30 多年来,芝塔龙河沿岸地区工业飞速发展,200 多公里的河两岸上分布有 500 多家工厂,其中大部分为纺织厂,产生大量化工废料,但是维护芝塔龙河生态环境的环保设施却极其不完备,河周边没有任何垃圾回收站,也没有现代化的厕所,工厂的化学废物和居民的生活垃圾都直接排入河中。如今的芝塔龙河,河面铺满厚厚的垃圾,河道堵塞,肮脏不堪,被称为"世界上最肮脏的河流"。

（八）秘鲁拉奥罗亚

秘鲁拉奥罗亚小镇位于安第斯山脉,当地遍布冶炼厂、采矿厂,从而导致当地居民几十年来暴露于多种重金属如铅、铜、锌和二氧化硫污染的威胁之下。调查显示,拉奥罗亚小镇儿童的血液中铅含量高得惊人,到了一个十分危险的程度。同时,金属冶炼所产生的二氧化硫以酸雨的形式降落到地面,致使这一地区的植被几乎被毁灭殆尽。目前,秘鲁政府将拉奥罗亚列入了亟待环境整治的名单之中。

（九）俄罗斯卡拉恰伊湖

卡拉恰伊湖(Lake Karachay)是俄罗斯境内的一形如胃肠的小湖,曾是前苏联的核倾倒区,湖内充斥着大量排放于此的核废料,因此湖附近的辐射强度高得惊人,即使在这里站一个小时都会中毒而死。核废料正渗入到当地土壤和岩层中,并威胁到其他河流,甚至北极地区。科学家预测,如果它污染了北极,将会给全世界带来灾难。

二、世界上十大环境污染事件

（一）马斯河谷烟雾事件

马斯峡谷是比利时境内沿马斯河 24 公里长的一段河谷地带,两侧山高约 90m,两旁河谷上分布很多炼焦、炼钢、电力、玻璃、炼锌、硫酸、化肥等的化工厂和石灰窑炉。1930 年 12 月 1 日开始,整个比利时由于气候反常变化被大雾覆盖,马斯河谷地区出现逆温层,13 个化工厂大烟囱排出的烟尘无法扩散,大量有害气体迅速集聚在近地的大气层,其积累量接近危害健康的极限。

在这种气候反常变化的第 3 天,由于二氧化硫和其他有害气体以及粉尘污染的作用,马斯河谷地段的居民有几千人发生呼吸道疾病,发病症状为流泪、咽痛、咳嗽、气促、胸闷和窒息,同期死亡人数为正常时期的 10.5 倍。许多家畜也未能幸免于难,纷纷死去。尸体解剖结果证实:刺激性化学物质对呼吸道的损害是主要致死的原因。

事件发生以后,有关部门立即进行了综合调查,结果认为硫的氧化物——二氧化硫(sulfur dioxide,SO_2)和三氧化硫(sulfur trioxide,SO_3)的混合物是主要的致病物质。费克特博士在1931年对这一事件所写的报告指出,当时大气中SO_2的浓度约为25~100mg/m³,空气中存在的一氧化氮(nitric oxide,NO)和金属氧化物微粒等污染物进一步加速SO_2向SO_3转化,将这种刺激性气体带进肺部深处,从而导致呼吸道的损害。这是20世纪最早记录的公害事件。

(二) 洛杉矶光化学烟雾事件

早在20世纪40年代,洛杉矶就已拥有250万辆汽车,每天大约消耗千余吨汽油,此外还有炼油厂、供油站等其他石油燃烧,排放大量的碳氢化合物、氮氧化合物和一氧化碳(carbon monoxide,CO)等。这种毒烟雾刺激人的眼耳口鼻,使人眼睛发红,鼻腔充血,咽喉疼痛,呼吸困难,头昏、头痛。

洛杉矶三面环山,大气污染物不易扩散,而且洛杉矶经常受到逆温层的影响,加剧了污染物的聚集。汽车尾气中的烯烃类碳氢化合物和二氧化氮(nitrogen dioxide,NO_2)被排放到大气中后,在强烈的紫外线照射下,吸收太阳光的能量,会变得不稳定,原有的化学结构遭到破坏,形成新的含剧毒的光化学烟雾,这种化学反应被称为光化学反应。1955年,光化学烟雾事件导致洛杉矶因呼吸系统衰竭死亡人数超过400个;75%以上的市民患上了红眼病,距离城市100公里的高山上也出现大片松林枯死,柑橘减产,仅两年时间内,因大气污染造成的直接经济损失就高达15亿美元。

洛杉矶光化学污染事件是美国环境污染管理的转折点,不仅催生了著名的《清洁空气法》,也起到了环境管理的先头示范作用。在洛杉矶,环境管理的措施包括:①设立空气质量管理区域,加大区域内环境管理部门的自主权,使环境政策能够有效的落实;②设立污染气体排放许可证制度,严格控制排放源;③为交通污染源设立了严格环境标准;④开放环境交易市场,将市场化手段引入环境污染治理中;⑤加大投入科研及管理力量,开发通用的环境评估软件及有效的污染控制技术。

(三) 美国多诺拉烟雾事件

多诺拉是美国宾夕法尼亚州的一个小镇,位于匹兹堡市南边30公里处,居民有1.4万多人。多诺拉镇坐落在一个马蹄形河湾内侧,两边的山丘把小镇围在山谷中央。多诺拉镇是化工厂、冶炼厂、钢铁厂的集中地,多年来,这些工厂无数的烟囱不断地向空中喷烟吐雾,以至于多诺拉镇的居民们对空气中的怪味都习以为常了。

1948年10月下旬,持续的阴雾天使多诺拉镇看上去格外昏暗,气候寒冷潮湿,天空阴云密布,空气流通不畅,导致逆温现象的出现。在这种逆温层控制下,大量烟雾被封闭在山谷中,空气中散发着刺鼻的二氧化硫气味,令人作呕。整个小镇都消失在烟雾中,能见度极低,随之而来的是小镇中6 000余人突然发病,症状为眼痛、咽喉痛、流鼻涕、咳嗽、头痛、乏倦、气促、胸闷、呕吐、腹泻等,其中20余个既往患有心脏病或呼吸系统疾病的人很快死亡,这种情况和当年的马斯河谷事件十分相似。

多诺拉烟雾事件发生的主要原因是小镇上的各种工厂大量排放含有二氧化硫(SO_2)等有毒有害物质的气体及金属微粒,在逆温层的控制下聚集在山谷中积存不散,SO_2与重金属微粒这些有害物质附着在悬浮的颗粒物上,严重污染了大气环境。人们在短时间内大量吸入这些含有有毒有害物质的气体,从而致病。

（四）英国伦敦烟雾事件

1952 年 12 月 5 日开始，逆温层笼罩伦敦，整个城市连续数天寂静无风，空气完全不能流动。当时的伦敦，冬季使用燃煤采暖，市区内还有很多火力发电站也使用煤为主要能源，煤炭燃烧产生的一氧化碳（CO）、二氧化碳（CO_2）、SO_2、粉尘等有毒气体与污染颗粒在城市上空蓄积，引发了连续数天的雾霾天气。受此影响，大批航班被迫取消，因为能见度太低，白天汽车在公路上行驶都必须打开大灯，室外音乐会也因为观众完全看不清舞台而被迫取消。

当时，伦敦正在举办一场牛的展销会，有毒的烟雾使 350 多头参展的牛中有 50 多头出现严重的中毒反应，14 头奄奄一息，还有 1 头牛当场死亡。紧接着伦敦市民也对毒雾产生了中毒反应，许多人感到呼吸困难，眼睛刺痛、流泪，发生咳嗽、哮喘等呼吸道疾病的患者明显增多，死亡率陡增。据统计，从 12 月 5 日到 8 日的短短 4 天里，伦敦市死亡人数高达 4 000余人。虽然 12 月 9 日之后毒雾逐渐消散，但在此之后两个月内，该地区又有近 8 000 人死于呼吸系统疾病。

伦敦烟雾事件的直接原因是燃煤取暖产生的二氧化硫和粉尘的污染，间接原因是逆温层所造成的大气污染物蓄积。燃煤产生的粉尘是形成有毒烟雾的凝聚核，其表面吸附大量的水导致浓雾形成。燃煤粉尘中的三氧化二铁（ferricoxide，Fe_2O_3），可以催化燃煤污染物SO_2氧化生成 SO_3，进而与吸附在粉尘表面的水化合生成硫酸雾滴。这些硫酸雾滴吸入呼吸系统后会产生强烈的刺激作用，使体弱者发病甚至死亡。

（五）日本水俣病事件

日本熊本县水俣湾外围的"不知火海"是被九州岛和周围诸岛围起来的内海，那里海产丰富，是附近渔民们赖以生存的主要渔场。水俣镇是水俣湾东部的一个小镇，有 4 万多人居住。1925 年，日本氮肥公司在这里建厂，1949 年后，这个公司开始生产化工产品——氯乙烯（vinyl chloride，VC），且产量逐年提高，到了 20 世纪 50 年代，其年产量超过 6 000 吨。工厂把没有经过任何处理的化工废水排放到水俣湾中。

1956 年，水俣湾附近发现了一种很奇怪的病。这种病症最初出现在湾区的猫身上，被称为"猫舞蹈症"。发病的猫步态不稳，摇晃，抽搐，麻痹，甚至跳海死去，被称为"自杀猫"。随后不久，当地人群中也有发病，其症状跟发病的猫一样。这种"怪病"就是日后轰动世界的"水俣病"，经研究证实，"水俣病"发生的原因是由于患者大脑中枢神经和末梢神经被环境中的化学毒物侵害所致，是一种典型的由于工业废水排放污染造成的公害病。直到 1991 年，日本环境厅公布的中毒患者有 2 248 人，其中 1 004 人死亡。

"水俣病"的罪魁祸首是当时处于世界化工业尖端技术的氮肥生产。战后日本的经济成长是在以氮为首的化学工业的支撑下完成的，甚至有人说"氮的历史就是日本化学工业的历史"，然而，这个"尖端先驱产业"疯狂的发展，却给当地居民及其生存环境带来了无尽的灾难。

（六）日本骨痛病事件

"骨痛病事件"又称"富山事件"，是指 1931 年于日本富山县神通川流域发现的一种土壤污染的环境公害事件。富山县位于日本岛中部地区，在富饶的富山平原上，流淌着一条名叫"神通川"的河流，这条河横穿富山平原，注入富山湾，不仅是居住在神通川两岸人们世世代代赖以生存的饮用水源，也灌溉着两岸肥沃的土壤，是日本粮仓的命脉水源。

20 世纪初期开始，人们发现该地区的水稻普遍生长不如从前良好。1931 年该地区的妇女很多出现了一种怪病,表现为手、脚、腰等关节疼痛,持续几年后,患者全身多部位会发生神经痛、骨痛等现象,行动困难,呼吸都会有严重的疼痛感,到了患病后期,患者骨骼萎缩、软化,脊柱变形,四肢弯曲,骨质松脆,甚至连咳嗽都能引起骨折,患者不能进食,全身疼痛无比,由此得名为"骨痛病"。

直到 1963 年,日本环境厅方才查明,骨痛病与三井矿业公司炼锌厂的废水直接排放有关。原来,炼锌厂的工业废水未经处理直接排放入神通川,废水中含有大量的金属镉,农民引水灌溉,废水中的镉便转到土壤和稻谷中,两岸农民饮用含镉之水,食用含镉之米,使镉在体内不断积存,最终导致骨痛病。

(七)日本米糠油事件

1968 年 3 月,日本的九州、四国等地区的几十万只鸡突然死亡,初步调查结果为鸡饲料中毒,但当时没有弄清致毒物的来源。当年 6~10 月,有四家人因原因不明的皮肤病到当地医院就诊,患者的初期症状为皮疹,皮肤和指甲色素沉着,眼结膜充血等。此后 3 个月内,又陆续确诊了 112 个家庭 325 名患者,之后这种病例在全国各地不断出现。至 1977 年,因此病死亡人数达数万余人。

这一事件引起了日本卫生部门的重视,尸体解剖发现,死者内脏器官和皮下脂肪中蓄积了大量的多氯联苯(polychlorinated biphenyls,PCBs),PCBs 是一种极为稳定的脂溶性化合物,可以通过食物链而进入生物体内。含 PCBs 的食物被人畜食用后,可蓄积在肝脏、皮肤等脂肪富集的组织中,引起严重的肝脏损伤,导致中毒,其中毒的初期症状为眼皮肿胀,手掌出汗,全身皮疹,其后逐渐加重并出现肝功能异常,全身肌肉疼痛,严重者发生急性肝坏死、肝性脑病甚至死亡。

经过对发病者食物的追踪调查,发现九州一个食用油生产厂在生产米糠油时,因管理缺位,操作失误,致使米糠油中混入了在脱臭工艺中使用的热载体 PCBs,从而造成食用油污染,导致食用受污染的米糠油者中毒而发病。由于被污染了的米糠油中的黑油被用做了鸡饲料,还造成数十万只家禽的死亡。这一事件的发生在当时震惊了世界。

(八)印度博帕尔事件

1984 年 12 月 3 日凌晨,印度中部城市博帕尔市北郊的美国联合碳化物公司印度公司的农药厂,突然传出尖锐刺耳的汽笛声,紧接着在一阵隆隆的巨响声中,一股巨大的气柱冲向天空,形成一个蘑菇气团,并迅速扩散开来。这不是一般的工厂爆炸,而是农药厂发生严重的毒气泄漏事故。博帕尔农药厂是美国联合碳化物公司于 1969 年在印度博帕尔市建立的生产各种农药的大型工厂,制造这些农药的原料是一种叫做异氰酸甲酯(methyl isocyanate,MIC)的剧毒液体,3 日的零时 56 分,MIC 以气态形式从保安阀的漏缝中溢出,并迅速向四周扩散。

毒气的泄漏犹如打开了潘多拉的魔盒,30 吨毒气化作浓重的烟雾以 5km/h 的速度迅速向四处弥漫,很快就笼罩了周围 25 平方公里的地区,数百人在睡梦中就被不知不觉地夺走了性命。至 1984 年底,该地区有 2 万多人死亡,20 万人受到影响,附近的几千头牲畜也未能幸免于难。在侥幸逃生的受害者中,孕妇大多流产或分娩死婴,有 5 万人可能永久失明或终生残疾。

(九)前苏联切尔诺贝利核泄漏事件

切尔诺贝利事故是一件发生在前苏联统治下乌克兰境内切尔诺贝利核电站的核子反应

堆泄漏事件,被认为是人类历史上最严重的核泄漏事故,也是首例被国际核事件分级表评定为第七级事件的特大事故。1986 年 4 月 26 日凌晨 1 点 23 分,乌克兰境内的切尔诺贝利核电厂的第四号反应堆发生了爆炸。连续的爆炸引发了大火,并释放大量高能辐射物质到空气中,形成的辐射尘影响了大面积区域。这次灾难所释放出的辐射线剂量是第二次世界大战时期爆炸于广岛的原子弹的 400 倍以上。

切尔诺贝利事故是有史以来最严重的核事故。意外发生后,有 203 人立即被送往医院治疗,其中 31 人很快死于严重过量的核辐射。这些死亡的人员大部分是消防队员和救护员,因为他们并不知道环境中含有高能辐射的危险。上万人由于放射性物质的远期影响而致残或致病,至今仍有被放射线污染而导致的畸形胎儿出生。2006 年官方的统计结果是核爆炸共造成 4 000 多人死亡,但是白俄罗斯国家科学院的数据认为,在过去 20 年间,切尔诺贝利核事故受害者总计达 9 万多人,受到核辐射的人癌症发病率上升 2%,他们随时可能死亡。

(十)剧毒物污染莱茵河事件

莱茵河发源于瑞士阿尔卑斯山圣哥达峰下,自南向北流经瑞士、列支敦士登、奥地利、德国、法国和荷兰,于鹿特丹港附近注入北海,是欧洲著名的母亲河。1986 年 11 月 1 日深夜,位于瑞士巴塞尔市的一个化学品仓库发生火灾,装有约 1 250 吨剧毒农药的钢罐爆炸,硫、磷、汞等剧毒物质随着大量的灭火用水涌入下水道,排入莱茵河。这些化学品包括杀虫剂、除草剂、除菌剂、溶剂和有机汞等,有毒的化学物质形成 70km 长的红色飘带向下游流去,顺流而下的 150km 内,几十万条鱼被毒死,500km 河岸两侧的井水再不能饮用,德国、法国、荷兰等国沿河的自来水厂全部关闭,改用汽车向居民定量供水。由于莱茵河在德国境内长达 865km,是德国最重要的河流,因而德国遭受损失最大。接近入海口的荷兰,将与莱茵河相通的河闸全部关闭。大量有毒的化学物质沉积在河底,使莱茵河因此而"死亡"了 20 年。法国和前西德的一些报纸将莱茵河事件与印度博帕尔毒气泄漏事件、前苏联的切尔诺贝利核电站爆炸事件相提并论,认为这是极严重的公共环境污染事件。

三、我国的环境污染现状

与所有的工业化国家一样,我国的环境污染问题也是与工业化相伴而生的。20 世纪 50 年代前,我国的工业化刚刚起步,环境污染问题尚不突出。50 年代后,随着工业化的大规模展开,重工业的迅猛发展,环境污染问题初见端倪。到了 80 年代,随着改革开放和经济的高速发展,我国的环境污染渐呈加剧之势,环境污染从城市向农村急剧蔓延,生态破坏的范围也在扩大。时至今日,环境问题成为遏制我国经济和社会发展的重大问题。

李克强总理在国务院常务会议上说:"要打一场治理雾霾的攻坚战、持久战。"但雾霾、$PM_{2.5}$ 这些与环境污染相关的热词只是暴露了中国环境污染问题的冰山一角。中国环境保护部(环保部)发布的《2013 中国环境状况公报》(报告)显示,2013 年在 4 778 个中国地下水环境质量监测点之中,水质较差和极差的比例合计 59.6%,水质优良的比例仅为 10.4%。在中国近海水域,劣四类海水点位比例为 18.6%,持平 2012 年,但三四类海水点位比例由 2012 年的 14.7% 升至 15.0%,一二类海水点位比例由 69.4% 降至 66.4%。

尽管中国政府一直在用积极的行政手段治理大气污染,但全球环境污染最严重的10个城市中有7个在中国。按世界卫生组织空气质量新标准,中国500个城市中,只有不到1%达标,重点监测的74个大型城市之中,仅海口、舟山和拉萨3个城市空气质量达标,超标城市比例为95.9%。2013年全国平均霾日数为35.9天,比2012年增加了18.3天,为1961年以来最多。全国酸雨区面积约占国土面积的10.6%,其分布区域集中在长江沿线及中下游以南,以及长三角、珠三角和四川东南部地区。中国已经因为环境问题而付出了巨额的经济代价,世界银行的最新数据显示,2004年中国因环境污染造成的直接经济损失高达5 118亿人民币,占当年GDP的3.05%。中国的环境问题治理已迫在眉睫。

第二节 有机污染物的分类及定义

有机污染物包括以碳水化合物、蛋白质、氨基酸和脂肪等形式存在的天然有机污染物,以及某些可生物降解的人工合成有机物质组成的污染物两大类。有机污染物还可以根据其性质分为:持久性有机污染物(persistent organic pollutants,POPs)、难降解有机污染物、水中有机污染物、痕量有机污染物。

一、持久性有机污染物

持久性有机污染物(POPs)由于其在环境介质中的持久性、生物富集性、长距离迁移能力,以及对环境的的不利影响和毒性作用而受到广泛关注。

POPs已成为全世界最广泛分布的环境污染物,从大气到海洋,从湖泊、江河到内陆池塘,从遥远的南极大陆到荒凉的雪域高原,从苔藓、谷物等植物到鱼类、飞鸟等动物,它似乎无处不在,部分区域的含量已远远超过美国食品和药物管理局的标准。甚至在从未使用过POPs和无人类活动的地区如南北极、美国阿拉斯加的阿留申群岛、奥地利的阿尔卑斯山、加拿大的落基山顶、喜玛拉雅山顶的土壤和冰雪中,以及这些地区的动物如栖息在山顶的秃鹫和生活在深海的鲸鱼体内也都有很高浓度的农药类POPs,这些POPs是哪里来的呢?

科学家Goldberg等提出了"全球蒸馏效应"(Global Distillation)的科学假设,成功解释了POPs从热温带地区向寒冷地区,从陆地迁移到海洋的现象,加拿大科学家Wania和Mackay进一步证明了这种科学假设。这种全球蒸馏效应也被称为"冷凝效应",类似化学实验中的蒸馏实验:用火加热烧瓶中的试剂,可使试剂蒸发,在冷凝管中被冷凝后落下,进入接受瓶。地球就像是一个大烧瓶,赤道地区灼热的阳光就像是烧瓶下面的火,可以将温热带土壤中残留的POPs加热蒸发到高空中,通过长距离迁移,然后冷凝后在寒冷地区落下并沉积。寒冷地区的动物为御寒,体内脂肪多,POPs被脂肪吸收并积累,富集到一定浓度将影响动物的健康。

POPs具有致癌、致畸、致突变性的效应,并且其危害具有隐蔽性和突发性的特点,一旦发生重大污染事件,将会产生灾难性后果甚至会持续危害几代人。对于POPs分析方法和环境行为、毒性及生态风险的研究成为近十年环境科学领域研究的一个重要热点问题。2004年生效的斯德哥尔摩公约规定了12种POPs,包括农药艾氏剂、狄氏剂、异狄氏剂、氯丹、六氯苯、灭蚁灵、毒杀酚、七氯、有机氯类杀虫剂双对氯苯基三氯乙烷（dichlorodip-henyltrichloroethane，DDT），与多氯联苯（polychlorinated biphenyls，PCBs）、多氯二苯并对二噁英（polychlorinated dibenzop dioxins，PCDDs）和多氯二苯并呋喃（polychlorinated dibenzofurans，PCDFs），它们被统一称为"肮脏的一打（dirty dozen）"，受到了各缔约国的严格控制与削减。

　　一些相对于经典 POPs 毒性较低，但在环境中持久性存在的溴化物和氟化物，也不断受到关注。2009 年，在《关于持久性有机污染物的斯德哥尔摩公约》中，9 种新型 POPs 被列入公约，新增的 POPs 包括三种杀虫剂副产物 α、β 六氯环己烷（hexachloro cyclohexane，BHC）、林丹，三种阻燃剂多溴联苯醚（poly brominated diphenyl ethers，PBDEs）如五溴联苯醚（pentabromodiphenyl ether，PE）、八溴联苯醚（octabromobiphenyl oxide，OBDPO）、五氯苯等，与 POPs 类物质如全氟辛基磺酸（perfluorooctane sulfonic acid，PFOS）及其盐类、全氟辛基磺酰氟（perfluorol octanesulfonyl fluoride，PDFF）等。

　　诸多研究发现，POPs 对人类健康的影响是多方面的、复杂的，它们不仅具有致癌、致畸、致突变性，而且具有内分泌干扰作用，对生殖系统、免疫系统、神经系统等产生毒性，是生殖障碍、出生缺陷、发育异常、代谢紊乱以及某些恶性肿瘤发病率增加的潜在原因之一。

二、难降解有机污染物

　　难降解有机污染物是指自然条件下难以被降解的有机物，其大多数为人工合成的化学品。它们在环境中可长期存留并逐步蓄积，损害人类的健康。

三、水中有机污染物

　　水中有机污染物大致可以分为两类：一类是天然有机物（Natural organic matter，NOM），包括腐殖质、微生物分泌物、溶解的植物组织和动物的废弃物；另一类是人工合成有机物，主要来自两部分：一是直接来自工业废水、生活污水，包括农药、商业用途的合成物及一些工业废弃物；二是在传统饮用水处理中形成的，如三卤甲烷（trihalomethanes，THMs）等消毒副产物。

四、痕量有机污染物

　　痕量有机污染物因为具有长期残留性、生物蓄积性和高毒性，对生态环境和人类健康的危害很大，因此引起人们的广泛关注。目前受到普遍关注的有机污染物主要包括：N- 亚硝基二甲胺（N-nitrosodime thylamine，DMNA）、硝胺、硝基芳烃、硝酸酯、杀虫剂、溴代阻燃剂、全氟化合物、医药品、激素等。

第三节　有机污染物对生殖的影响及机制

　　1938 年，瑞士科学家 Paul Muler 发现有机氯农药 DDT 有杀虫的功效，随后的近 30 年，DDT 等有机氯农药开始大量的用于农业杀虫，粮食产量在短时间内得到迅速的提高；同时，由于第二次世界大战期间物资缺乏，客观上也促进了合成化学制品的发明和使用。据报道，

80 年来全球掀起了研制有机氯农药以及其他人工化学品的热潮,仅美国的合成化学品产量就增加了 1 000 倍。合成化学制品的发明和使用给农业和卫生领域带来了巨大的成就,随之而来的却是这些物质对环境、生物和人类带来的潜在危害。世界各地相继出现了新生儿畸形率增加、部分动物的灭绝加速等现象,有机污染物对生态系统及人类健康的影响越来越引起人们的关注。

持久性污染物有多种毒理效应,可危害生物体各个方面诸如免疫系统、神经系统、激素代谢与生殖遗传等的功能。POPs 对生殖毒性的研究最受关注,生殖损害不仅关系个体的健康,而且对整个人类的生存与发展都具有深远意义。

一、POPs 对女性生殖的影响

女性的生殖健康直接关系到人类后代的质量。通过大量动物实验的观察和研究发现,POPs 污染对雌性生物的生殖危害主要表现在三个方面:①导致生殖器官结构和功能的改变;②引起个体激素水平的改变;③导致妊娠异常及不良妊娠结局。

目前,关于 POPs 毒性的分子机制国内外已有不少研究,POPs 对雌性生殖的损害机制,主要集中在:①干扰雌激素的合成、分泌及代谢。POPs 可通过干扰下丘脑 - 垂体 - 卵巢轴功能,影响类固醇激素的合成及分泌,导致排卵障碍。②干扰卵泡的发育。据研究,有些多环芳烃(polycyclic aromatic hydrocarbons,PAHs)类化合物可损害大鼠及人类的原始卵泡、初级卵泡或次级卵泡,从而导致卵巢早衰、闭经乃至不育。③损伤卵母细胞:POPs 可通过遗传损伤、氧化损伤等导致卵母细胞毒性。

二、POPs 对男性生殖的影响

1992 年,丹麦学者 Carlsen 等报道,在过去 50 多年间,人类精液质量在全球范围内均呈下降趋势。研究发现,与 50 年前相比,人类平均精液量由 3.4ml 下降至 2.75ml,精子密度由 $113 \times 10^6/ml$ 降至 $66 \times 10^6/ml$,精子活率由平均 75% 降至 67%。近年来睾丸癌、隐睾和尿道下裂等男性泌尿生殖器官异常的发生率也在增加,这些都与包括 POPs 在内的环境内分泌干扰物对环境的污染有关。

研究发现,POPs 长期大量暴露可导致鱼、腹足类动物和鸟类雄性特征丧失,出现雌性化。接触多氯联苯(PCBs)可导致野生雄豹精子异常、精子密度下降;在美国加利福尼亚州,人们发现 DDT 污染与海鸥的雌性化、海豚血清睾酮水平的下降有关。

目前认为 POPs 对男性生殖的损害可能通过以下几种机制:①通过对下丘脑 - 垂体 - 睾丸轴反馈调节系统的损伤,干扰内分泌激素的调节,从而导致生殖异常。②损伤睾丸的支持细胞和间质细胞,破坏精子形成的微环境,从而影响精子的发生。如邻苯二甲酸盐类可通过破坏支持细胞间的连接及细胞骨架,引发生殖细胞丢失;而除草剂四氯二苯并二噁英(tetrachloro dibenzo-p-dioxin,TCDD)则可直接损害间质细胞,导致生精小管受损或生殖细胞死亡。③对成熟精子的直接损伤。研究表明,POPs 可对精子的细胞核发挥直接毒性作用,并干扰精子的运动及受精能力。周妮娅等对三峡库区成年男性精子质量研究发现,多环芳烃(PAHs)暴露可导致精子 DNA 损伤比例明显增加,男性精液质量下降,这表明 PAHs 可能通过损伤精子遗传物质导致男性生殖障碍。

三、典型 POPs 的生殖毒性和致毒机制

(一) 有机氯农药

有机氯农药在不同国家人群中检测率普遍很高,随着人们对有机氯农药造成环境污染和生殖毒性的认识的广泛增加,自 20 世纪 70 年代起,其在欧盟、美国等国家和地区相继被禁用,有机氯的人体负荷水平整体呈明显下降趋势。由于我国禁用有机氯农药比西方国家晚了约 10 年,目前我国有机氯的平均人体负荷水平相对欧盟、美国等仍较高。

有机氯农药是一类典型的内分泌干扰物,可以直接影响生殖系统。早在 20 世纪 60 年代就发现,高剂量的 DDT 和甲氧滴滴涕(metho-xychlor,MXC)具有类雌激素活性,高水平暴露能够使雌性大鼠子宫重量增加。Ulrich 等的研究发现,给小鼠血液中注射一定剂量的 DDT 后,子宫重量和阴道上皮厚度都显著增加。此外,体外实验证明有机氯化物都能与雌激素受体(estrogen receptor,ER)α 和 β 亚基结合,通过激活雌激素受体通路发挥作用。然而也有其他研究表明,在人子宫和卵巢中 DDT 也可通过 ER 非依赖性通路,如直接激活转录因子或者影响激酶的信号转导,调节基因表达和前列腺素的合成。

雌性大鼠暴露于高剂量的有机氯化物会影响动情周期,引起卵巢多囊样改变或卵泡闭锁,导致排卵障碍,生育力降低。有机氯农药能抑制卵巢对类固醇激素的合成和释放,对胚胎着床产生不良影响,导致妊娠失败和流产。妊娠期大鼠饲喂 MXC,可使血清中孕酮水平降低,从而导致胚胎着床失败和早期自然流产。DDT 暴露的兔子胚胎着床率和妊娠率明显降低,妊娠后 DDT 暴露可使其在胎儿体内显著聚集,导致流产和胎儿宫内死亡。人类的流行病学调查也证实,有机氯化物暴露和女性早期流产之间有一定相关性。

有机氯农药还能导致雄性动物生殖器官畸形,影响精子浓度以及精子活力,如林丹能减少大鼠睾丸间质细胞合成睾酮的水平,使大鼠生殖细胞凋亡增加,睾丸组织萎缩,精子质量明显下降,精液量减少,精子活力降低,精子畸形率增加,而且这种影响存在明显的剂量效应,暴露剂量越大,精子质量下降越明显。值得警惕的是,亲代暴露于有机氯农药环境,也可能影响到雄性子代的生殖力。

(二) 二噁英类

二噁英是脂溶性物质,可通过食物链进入人体,在脂肪组织中富集,人体血浆、组织样本和母乳中都能检测到二噁英类物质。二噁英的毒性效应主要是通过芳香烃受体(aryl hydrocarbon receptor,AhR)介导,能改变体内基因的表达,产生多个毒性终点,发挥内分泌干扰效应。目前对二噁英中毒性最强的污染物 2,3,7,8- 四氯代二苯 - 并 - 对二噁英(2,3,7,8-TCDD)的毒性效应研究最多。TCDD 可通过调控应激调节蛋白和 *Cyp17a1* 基因表达水平,减少甾体激素合成与释放,导致不孕和流产。

妊娠期的雌性大鼠暴露 TCDD 后,母鼠及其子代血清中甾体激素的水平异常,可诱发流产。TCDD 还能透过胎盘屏障,不仅影响亲代的生育能力,还影响其子代的生殖功能,在妊娠期或围产期暴露 TCDD 可造成雌性子代生殖器畸形、生育能力降低、动情周期紊乱和排卵延迟;对雄性子代可能干扰其类固醇激素合成和雄性特征的发育,导致睾丸异位和雄性乳房发育、青春期发育延迟等,也可损伤睾丸的功能和精子活力,导致少、弱、畸形精子症。

（三）多氯联苯

多氯联苯（polychlorinated biphenyls，PCBs）早在 1979 年就在世界各国被禁止生产和使用，但由于其能持久存在于环境中，并能在食物链中富集，仍能对人类健康造成不利影响人类可通过食用被 PCBs 污染的鱼类、肉类以及乳制品等导致体内 PCBs 含量增高。

PCBs 能改变雌性生物体内的甾体激素水平。牛在发情周期暴露于 PCBs，其类固醇激素分泌被显著抑制，催产素分泌增加，可刺激子宫肌收缩，导致流产和早产；人类流行病学调查也发现 PCBs 暴露与女性流产和不孕有一定相关性，妊娠期暴露还可能通过胎盘屏障，导致女性子代成年后出流产和不孕发病率增加。

动物实验发现，雄性大鼠暴露 PCBs 后血清中睾酮的浓度显著降低，精子活力也降低。男性体内 PCBs 含量与精子浓度、睾酮水平和性激素结合球蛋白负相关，1979 年中国台湾省米糠油受 PCBs 污染事件的调查发现，受到暴露的男婴成年后部分表现出精子形态异常和精子活力降低。超生理水平的 PCBs 暴露可出现男性性功能障碍与不育。PCBs 能穿过胎盘屏障，母乳中也可富集 PCBs，因此妊娠期和哺乳期暴露也可能影响子代的生殖器发育和成年后的生育力。

参考文献

[1] 陈庆，张荣，牛玉杰.持久性有机污染物对人类生殖健康的危害.第七届环境与发展论坛论文集，2011.

[2] 周妮娅.三峡库区成年男性精液质量及精子遗传损害的初步研究.重庆医科大学硕士论文，2009：3-47.

[3] Li ZM，Hernandez-Moreno D，Main KM，et al.Association of In Utero Persistent Organic Pollutant Exposure With Placental Thyroid Hormones.Endocrinology.2018，159（10）：3473-3481.

[4] Sonne C，Torjesen PA，Fuglei E，et al.Exposure to Persistent Organic Pollutants Reduces Testosterone Concentrations and Affects Sperm Viability and Morphology during the Mating Peak Period in a Controlled Experiment on Farmed Arctic Foxes（Vulpes lagopus）.Environ Sci Technol，2017，51（8）：4673-4680.

[5] Hudecova AM，Hansen KEA，Mandal S，et al.A human exposure based mixture of persistent organic pollutants affects the stress response in female mice and their offspring.Chemosphere，2018，197：585-593.

[6] Lin M，Ma Y，Yuan H，et al.Temporal trends in dioxin-like polychlorinated biphenyl concentrations in serum from the general population of Shandong Province，China：A longitudinal study from 2011 to 2017.Environ Pollut，2018，243（Pt A）：59-65.

[7] Consales C，Toft G，Leter G，et al，Struciński P，Góralczyk K，Zviezdai V，Spanò M.Exposure to persistent organic pollutants and sperm DNA methylation changes in Arctic and European populations.Environ Mol Mutagen，2016，57（3）：200-209.

[8] Bloom MS，Fujimoto VY，Storm R，et al.Persistent organic pollutants（POPs）in human follicular fluid and in vitro fertilization outcomes，a pilot study.Reprod Toxicol，2017，67：165-173.

[9] Leijs MM，Esser A，Amann PM，et al.Expression of CYP1A1，CYP1B1 and IL-1beta in PBMCs and skin samples of PCB exposed individuals.Sci Total Environ，2018，642：1429-1438.

[10] Antignac JP，Main KM，Virtanen HE，et al.Country-specific chemical signatures of persistent organic pollutants（POPs）in breast milk of French，Danish and Finnish women.Environ Pollut，2016，218：728-738.

[11] Khezri A，Lindeman B，Krogenaes AK，et al.Maternal exposure to a mixture of persistent organic pollutants（POPs）affects testis histology，epididymal sperm count and induces sperm DNA fragmentation in mice.Toxicol Appl Pharmacol，2017，329：301-308.

［12］ Yang Q,Zhao Y,Qiu X,et al.Association of serum levels of typical organic pollutants with polycystic ovary syndrome(PCOS):a case-control study.Hum Reprod,2015,30(8):1964-1973.

［13］ Sporndly-Nees E,Holm L,van Beest FM,et al.Age and seasonal variation in testis and baculum morphology in East Greenland polar bears(Ursus maritimus)in relation to high concentrations of persistent organic pollutants.Environ Res,2019,173:246-254.

［14］ Manfo FP,Nantia EA,Mathur PP.Effect of environmental contaminants on mammalian testis.Curr Mol Pharmacol,2014,7(2):119-135.

［15］ Grindler NM,Allsworth JE,Macones GA,et al.Persistent organic pollutants and early menopause in U.S.women.Plos One,2015,10(1):e116057.

（肖卓妮　李赛姣　张四林）

第八章

社会环境与生殖

第一节 社会环境对生殖的影响概述

社会环境是指人类生存及活动范围内的社会物质、精神条件的总和,广义指人们所生活的社会经济制度和上层建筑等社会环境条件,包括经济基础,与之相适应的政治、法律、宗教以及文化教育、艺术、意识形态等方面的机构和制度,人类社会发展到不同阶段时所形成的历史传统,以及人类群体的聚落等。

一、传统的生育观念

在我国,生育行为是深深植根于社会生产方式和传统文化所造成的生育观念之中的。《说文解字》中"女"有这样的解释:"女,妇人也象形。"在中国传统文化中,女子主要抚养孩子、负责家务、服侍父母,经济与生活上更依赖男子为生。《说文解字》中"男",丈夫,即成年男性。在中国传统文化中,男性作为一家之主,掌握着家庭经济权与决策权,是社会的主体力量。由于女性承担着繁衍后代的天职,加上社会、文化等诸多因素的影响,使得女性在生育方面所面临的责任和风险要比男性大。但男性不仅仅是性行为的参与者,在家庭生活和后代抚养中也负有重要责任,扮演着极为重要的角色。

在传统社会人们的生育观念具有如下特质:

首先,"多子多福"。孟子认为"不孝有三,无后为大",生育的目的就是为了传宗接代,而婚姻的根本目的在于繁衍子孙、承接宗祧,生子越多,可以保证家族的延续,家族地位也越高。传统的多子多福观念还与当时社会经济落后,生活水平和医疗条件比较差有关,由于未成年子女夭折的情况屡见不鲜,人的平均寿命也比较低,多子多福的观念非常深入人心。

其次,"重男轻女"。由于中国数千年封建氏族社会是典型的男权社会,男性在社会地位和经济收入方面占据绝对的统治地位,子随父姓,传统观念认为儿子才是家族的传承与延续,女性在社会和家庭中处于绝对弱势的从属地位,甚至被视为家庭中男性的附属品和传宗接代的工具,重男轻女现象屡见不鲜。

再次,"早生贵子、人丁兴旺"。中国传统社会中生育方式的特点就是"时间早"与"频率密"。"时间早"与"频率密"更能够有效缩短劳动力的再生产周期,完成一个家庭、家族的代际交替。

人们所拥有的生育观念是会随着人类社会的发展,包括经济、社会、科技、文化的发展而随之改变的。在这些传统观念中,"早婚早育""多子多福"反映了劳动人民希望通过多生育、增加劳动力实现家庭富裕的愿望。"不孝有三、无后为大""养儿防老"与家庭养老的传统模式有关,"养儿防老"的观念体现了养育子女是为了老有所养,老有所依。"重男轻女"观念的形成则与男性、女性在社会地位和经济收入上的巨大差异有关。

二、国家生育政策对生育的影响

国家的诸多制度对生育观产生了直接或间接的影响,如计划生育政策方面的各种法律规范、婚姻法和婚姻登记制度、社会保障制度等,积极的生育知识宣传与传播有利于营造良好的生育风气。

我国在不同的历史时期制定了不同的生育政策,新中国成立初期百废待兴,战争造成人口数量减少,急需大量的劳动力,因此在 1949~1959 年,国家是积极鼓励生育的。到 1960~1970 年,社会稳定,人口数量的急剧增加,自然灾害造成的粮食减产,给社会和经济发展带来沉重的负担,关于生育政策的改革逐渐酝酿。国家提出了"控制人口数量,提高人口素质""少生优生,幸福一生"以及"晚婚晚育"等计划生育宣传口号。

为了缓解人口快速增长所带来的巨大资源压力,改变我国落后的经济文化水平,引导科学、正确的生育观,1982 年 9 月 1 日召开的中国共产党第十二次全国代表大会,会上确定了计划生育是我国的基本国策;同年 12 月 4 日,第五届全国人民代表大会第五次会议将"计划生育"作为国策纳入《中华人民共和国宪法》,并明确规定:"国家推行计划生育,使人口的增长同经济和社会发展计划相适应。"2001 年 12 月 29 日,中华人民共和国第九届全国人民代表大会常务委员会第二十五次会议通过了《中华人民共和国人口与计划生育法》,自 2002 年 9 月 1 日起施行,从法律上确定了中国现行的基本生育政策。自计划生育政策实施以来,中国的人口数量得到了有效控制,生育率大大降低,并促使人们的生育观念发生了很大的改变。

进入 21 世纪后,随着社会和经济的进一步发展,既往计划生育政策的一些负面效应也逐渐显现出来,独生子女政策带来的社会问题开始得到社会的普遍关注,这些社会问题包括男女性别比例失调、失独家庭增多、人口老龄化等,严重影响社会的稳定与发展,人口与计划生育政策也急需进行相应的调整。2013 年 11 月,中国共产党第十八届中央委员会第三次全体会议通过了"单独两孩"新政策,启动实施一方是独生子女的夫妇可生育两个孩子的政策。2015 年 10 月 29 日,中国共产党第十八届中央委员会第五次全体会议提出"全面两孩"的新人口政策:"全面实施一对夫妇可生育两个孩子。"

三、当代生育观念的变化与社会应对措施

1."养儿防老" 在中国传统的生育观念中,养儿防老成为家庭选择生育男孩的主要原因,也是加剧"重男轻女"问题的根源之一。随着时代与社会的发展与完善,国家推行了众多养老福利政策,使得这些落后的人口生育观念都在悄然发生改变。

在农村,全面推行了计划生育家庭奖励扶助制度和"少生快富"工程,实施了独生子女父母奖励、计划生育基本技术服务免费制度,并积极探索建立独生子女伤残死亡家庭扶助、长效节育措施奖励等政策与措施。同时,对于农村独生子女和双女户家庭在就业培训、合作医疗、扶贫开发、宅基地划分、新技术推广等方面,给予优先优惠政策。

2. 从"早婚早育""多子多福"到"晚婚晚育""少生优生" 近年来,随着社会经济的发展和人民受教育程度的普遍提高,生育观念也有很大的改变。国家九年义务教育的贯彻实施使我国基本消除了文盲,在新的生活条件下,人们面临生活节奏快,生活成本高,就业压力大等问题,初婚和初次生育的年龄普遍逐渐推迟,"晚婚晚育""少生优生"自觉成为更多家庭和个人的选择。尤其是随着女性受教育水平的提高,女性的家庭地位和社会地位也得以明显提高,更多女性有了自己的工作和事业追求,女性再也不是男性的附属品,不是传宗接代的工具,而是积极追求自己个人理想与人生目标的个体,这些变化也在潜移默化的影响人们的生育观念。

文化教育水平也影响着生育观念,受教育程度高的人群更加侧重于对子女质量的要求,更注重"优生""优育",他们更关心子女的培养和教育,传统观念中的"早婚早育""多子多福"早已被"晚婚晚育""少生优生"所取代。妇女的文化程度也和结婚年龄、平均生育子女数存在着明显的相关性。妇女文化程度越高,初婚年龄相对越晚,平均生育的子女数越少,其对优生优育的生育观念接受程度越高。

除此之外,社会经济因素对人们生育观念和人口出生率也具有重要影响,经济因素变成影响人们生育行为的重要变量。经济发展水平越高、社会保障程度越好,而养育成本越高,社会人口出生率也变得越低。最近网络上出现中国十大城市生育成本排行榜,排名第一位的城市是北京,然后依次是上海、深圳、广州、杭州、南京、武汉等,虽然这些数据有些虚高,但也反映了生育成本对生育的影响,因此即使是政策上已经全面放开两孩,在生育成本增加的压力下,两孩"生"或是"不生",仍然是一个有争议的话题。

3. "重男轻女" 随着中国经济飞速进展,人均国民收入大幅度攀升,人们受教育程度增高,人们的生育观念逐渐更新,尤其是城市化进程的加快,社会工作对体力和性别的要求降低,对子女的性别取向逐渐淡化。但是,仍有部分社会成员的观念还是认为儿子才是传宗接代者,"重男轻女"现象仍然存在。

对此,国家一方面通过宣传和教育来转变人们的生育观念,例如中央和地方组织宣传开展的"关爱女孩行动",在全社会营造男女平等的社会新风气,可以在一定程度上促进人们摒弃性别偏好选择。同时,国家出台法律制度严厉打击残害、贩卖、遗弃女婴等违法犯罪活动,并坚决禁止非医学需要的胎儿性别鉴定、坚决禁止选择性别的人工终止妊娠行为,为女孩成长营造了良好的社会环境。

4. "择时生育" 近年来社会上盛行"择属相生育""择时间生育"的不健康观念。比如有些人经所谓的命相师指点,希望选择某个特定的属相或时间生育,如许多人觉得羊年出生的孩子命不好,不愿意宝宝生肖属羊,想尽量赶在马年或者拖到猴年再把孩子生出来。也有些夫妻希望孩子提前上学,希望在国家义务教育规定的 9 月 1 日前出生,而采取一些无指征的医学手段进行干预,如使用药物改变妇女月经周期与排卵受孕时间,这些措施可能导致女性生理功能紊乱,诱发各种妇科疾病。选择人工流产终止妊娠,不当操作易导致生殖泌尿系统各种急慢性炎症,使不孕症和异位妊娠发病率明显升高。无医学指征的择期剖宫产不仅手术费用高,住院时间长,给产妇及婴儿所造成的伤害和危险也比自然分娩要大得多,严重危及女性的健康。

四、新生育形势面临的问题与挑战

随着我国经济的飞速发展,人民生活水平提高,以及计划生育政策实施近30年来,人们的生育观念发生巨大的变化,人口出生率持续下降,由此出现了一系列新的社会问题,如社会老龄化、劳动力供应不足、独生子女性格异化等。

引起广泛关注的全面两孩政策也给生育带来新的挑战,高龄生育伴发着诸多风险,主要包括以下几个方面:

首先,高龄生育会导致不育不孕的发病率明显升高。年龄与生育力的关系密切,尤其是女性,35岁以后会面临着卵巢储备功能减退,卵子质量下降、非整倍体率升高,出现不孕和流产等生育障碍的比例明显增加。另外,高龄女性暴露于环境污染、化学品、电磁辐射等的概率增加,不同程度影响着卵子的质量,加速卵子老化;并且,如果过早有性生活史、或有多个性伴侣,有多次妊娠、人工流产病史,会增加高龄不孕的可能,尤其超过35岁之后,慢性宫颈炎、多发子宫肌瘤、子宫腺肌病、输卵管炎、卵巢巧克力囊肿、卵巢早衰、乳房肿瘤等疾病也正是高发时期,这些疾病与不孕关系密切,也是高龄不孕的诸多原因之一。

其次,高龄生育会导致妊娠期并发症及子代异常的风险增加。《妇产科学》教材将35岁以上初次妊娠的妇女定义为高龄初产妇,其妊娠后发生异位妊娠、妊娠期高血压、糖尿病及其他孕期并发症的概率增加,胎儿染色体异常及新生儿出生缺陷等疾病的发生率也会增加。分娩时高龄妇女产后康复的速度及效果也明显不如年轻的产妇。

再次,高龄生育还面临相对较大的分娩风险。分娩方式对生育的影响也开始凸显。很多妇女由于对分娩疼痛的畏惧,主动要求剖宫产,但是前次分娩选择剖宫产,再次妊娠面临更大的风险。第一个风险是子宫瘢痕妊娠。前次剖宫产如果切口处愈合不良,再次妊娠时胚胎刚好着床在前次剖宫产处的子宫瘢痕上,瘢痕处子宫肌层薄弱,妊娠时血供丰富,可能发生大出血危及生命。因此一旦确诊为剖宫产瘢痕妊娠需选择合适的方法及时终止妊娠。第二个风险是前次剖宫产妇女,如果瘢痕处肌层过薄,在妊娠的中后期,随着胎儿的增大,瘢痕处的肌层越来越薄,很有可能会"撑破"子宫,导致子宫破裂,危及产妇和胎儿的生命。第三个风险是前次剖宫产再次妊娠后,为避免发生子宫破裂,需适当放宽剖宫产指征。而前次手术后造成的盆腹腔粘连会造成麻醉风险和手术难度均明显增加,术中术后大出血,伤口愈合不良等相关并发症增加。

计划生育政策的实施提高了中国妇女的地位,使广大育龄妇女在生殖健康上有了起码的保障,尤其是计划生育优质服务政策的提出和实践,让广大的育龄妇女明显获益。国家还采取很多积极的措施对生育观念进行引导,这些措施通过不同途径发挥功能,逐步对人们的生育意愿、生育行为进行制约、治理和调控,也促进了人民生育观念的转变。

第二节　不良生活方式对生殖的影响

随着社会现代化的发展,不孕不育患病率呈逐年上升趋势,WHO统计数据显示,世界范围内的不孕症患病率高达5%~15%,对家庭稳定和社会和谐都造成了一定程度的威胁。男性生育力主要表现在男性性功能和精液质量两方面;女性生育力通常包括受孕、妊娠和分娩的能力。人类生活习惯的改变、社会生活环境的变迁与恶化都会对男女双方的生育力产生影响,尤其是现在年轻一代,受此影响更为严重。吸烟、酗酒、药物滥用以及不良心理情绪状态都会导致生育力下降。

一、吸烟对生育力的影响

(一) 吸烟对男性生育力的影响

吸烟是全球范围内最严重的公共卫生问题之一。有研究表明,吸烟不仅可以诱发肺癌和心血管疾病,还可能影响生殖系统,导致生育力降低,尤其男性吸烟人群比例高,生育力受损的现象更明显。吸烟所产生的香烟烟雾中含有多种有害物质,一支香烟燃烧后可产生4 000多种化学成分,其中颗粒状物质占8%,气态物质占烟气总量的92%。在这些烟气组分中,尼古丁、焦油、一氧化碳、苯并芘、蒽等都是对人体健康有害的物质,它们会对人体多个器官造成危害。

吸烟对男性生育力的不良影响主要表现在影响精液质量。杨菁教授团队的研究发现,重度吸烟者精子总数、密度、存活率及活力较不吸烟者相比有显著下降,畸形精子比率增多,血睾酮水平明显降低,男性吸烟的不孕夫妇,接受辅助生殖技术助孕其临床妊娠率明显降低,流产率增加。

在男性精液中,精子DNA的完整性是正确传递遗传信息所必需的。烟草中的化学物质能够通过血-睾屏障,对精子染色质产生直接损害。因此吸烟会造成男性精子DNA损伤,精子染色体结构异常,胚胎染色体非整倍体发生率增加,导致男性不育者的配偶早孕期流产。前期有研究证实,与非吸烟男性相比,吸烟男性精子DNA损伤增加50%。

吸烟对男性生育力影响的作用机理有:①在分子水平,吸烟可产生大量的氧化物和活性氮,对精浆中的抗氧化物和精子DNA造成氧化损伤;②烟草中的尼古丁可影响精子成熟过程中染色质结构内组蛋白的取代反应。③吸烟所产生的有害物质还能通过损伤睾丸间质细胞、刺激儿茶酚胺的生成,从而干扰性激素的代谢。④香烟烟雾中的有害物质一氧化碳(carbonmonoxide,CO)会与血液中的血红蛋白结合,竞争性阻止了其与氧气的结合导致其输氧能力下降,相应导致生殖系统的供氧降低,导致睾丸曲精小管的生精功能障碍等。⑤香烟燃烧的烟雾中的芳香族化合物能激活睾丸精原细胞上的芳香烃受体,从而促进凋亡基因的表达,导致精原细胞分化能力降低,使精子的产生减少。⑥吸烟可使附睾中的α-糖苷酶分泌降低,影响精子在附睾中的成熟过程,导致精子活力下降,不能受精。⑦烟雾中的尼古丁等生物碱可对人体的下丘脑-垂体-睾丸轴可产生干扰作用,导致血清睾酮水平降低,出现性功能障碍。

(二) 吸烟对女性生育力的影响

全球范围内育龄妇女吸烟的比率不断增加,90%的吸烟者最初始于青春期。吸烟对女性生育力影响的相关研究早在1957年就已开始,此后世界各国进行了大量的研究。大量文献研究表明,育龄妇女吸烟对其生育能力具有直接不利影响,包括卵泡发育、受精以及早期胚胎发育等多个方面。

在女性月经周期中,有卵泡生长和正常排卵是受孕的前提之一。吸烟对女性卵泡发育和卵巢功能有直接的损害作用。动物实验证明烟草中的化学成分可以使卵巢组织产生过氧化损伤,影响卵巢功能和卵泡发育,降低女性生育力。将受孕小鼠长时间暴露于烟草燃烧后的多环芳香烃(polycyclic aromatic hydrocarbons,PAHs)中,分娩的雌性小鼠出生后细胞凋亡增加,卵子数目减少,生育力降低。

吸烟时的烟雾暴露可对卵细胞成熟产生不良影响。动物研究证明,雌性小鼠进行香烟烟雾暴露后其接近 1/4 的卵母细胞都会出现染色质异常集中,减数分裂期纺锤体形状异常呈短宽状。也有学者的临床研究发现,与不吸烟妇女对比,吸烟妇女卵母细胞出现异常三倍体的出现频率更高。

吸烟可能延长女性受孕的时间,统计学数据表明无吸烟史的妇女其平均受孕时间为 4.3 个月,而吸烟者平均为 4.6 个月。还有流行病学调查显示,每天吸烟超过 1 包和 / 或 18 岁以前开始吸烟的妇女,其不孕症的发生率显著增高。吸烟还可能改变输卵管的生理功能,影响输卵管的纤毛运动和受精卵的运送,增加异位妊娠的发生率。

(三) 吸烟对妊娠的影响

吸烟还对早期胚胎的发育有不良影响,香烟中的尼古丁能对早期胚胎产生直接毒性作用,香烟当中的焦油和苯并芘是有害的致癌物质,其代谢过程中产生的一氧化氮也对胚胎有毒害,影响胚胎的生长和发育。临床研究证实,吸烟孕妇流产率高 1.2~1.8 倍,而且随着吸烟量的增加流产率也会明显增加,每天吸烟 5 支以上者流产率高达 12.3%。

香烟中的化学物质还能使胎盘血供减少,血流速度缓慢,在胎盘中造成血栓形成、动脉纤维化等,严重影响胎盘功能和胎儿的发育,导致胎儿生长受限(fetal growth restriction,FGR)、流产、死胎和新生儿低出生体重。值得引起重视的是孕妇的被动吸烟同样可以受影响,丈夫吸烟孕妇 FGR 的发生率为 18.02%,远远高于无被动吸烟孕妇的 6.15%。

二、酗酒对生育力影响

酗酒,同样会对男女生育力造成影响,其损害是多方面的。

(一) 酗酒对男性生育力的影响

1. 酗酒影响男性激素分泌 前期研究指出,酒精超量摄入会导致血清睾酮水平下降,雌激素水平升高,这种影响具有明显的量效关系。男性体内若睾酮分泌不足不仅可以导致性功能低下,还会影响睾丸生精功能,导致精子生成障碍,最终影响男性生育力。青少年时期饮酒可能延缓其性成熟,动物研究证实处于发育期的小鼠饲以酒精,可导致外生殖器发育异常。

2. 酗酒影响精子活力 动物实验证实使用酒精投饲后,雄性精子活力明显降低、密度减少、畸形率增加,精子受精率明显降低,出现不育。人类男性中观察到同样的现象,而且随着饮酒量的增加、饮酒时间的延长,酒精对精子的不良影响也明显增加。

3. 酗酒影响睾丸生精功能 雄性小鼠若暴露在高浓度的酒精环境中,其睾丸当中的间质细胞和支持细胞凋亡加速,生精功能受损,精子数量明显减少。

此外,有研究证实,吸烟和饮酒对男性生育力的不利影响有协同作用,两者相互加重对男性生育能力的损害。

(二) 酗酒对女性生育力的影响

女性的下丘脑 - 垂体 - 卵巢轴是生殖内分泌轴,调控生殖相关激素的分泌和排卵功能,酒精具有中枢抑制作用和对卵巢的直接毒性作用。酒精的中枢抑制作用可导致女性出现生殖内分泌紊乱,影响月经周期,排卵受抑制。

动物研究证实,将雌鼠暴露在高浓度的酒精环境中,可以观察到其卵巢体积明显缩小、卵泡数目明显减少。对于人类来说,长期饮酒的育龄女性卵巢也可能发生不可逆的损害,导致卵母细胞发育异常和排卵障碍等,从而导致不孕和早期流产。酗酒还增加胎儿染色体异常发生率,导致出生缺陷增加。酗酒孕妇可出现明显的肝损害,增加产时和产后发生大出血的风险。

三、其他生活习惯对生育力影响

日常饮食结构也会对女性生殖功能产生影响。如女性体内铜、铁和叶酸缺乏都可能影响女性生育力,导致不育和早产发生风险都增高。育龄女性过量饮用咖啡会造成流产的风险升高。另外,育龄妇女的体重指数(body mass index,BMI)对生育力也有较大影响,过度肥胖、超重和极度消瘦也可引起女性生殖内分泌的异常,造成生育力降低。

一些生活习惯可能在不经意中影响生育力。如男性长期久坐沙发时,可能诱发精索静脉曲张,降低男性生育力;长期穿紧身牛仔裤和化纤材料内裤,可能压迫外生殖器,诱发生殖道急慢性炎症,从而降低生育力。厨房油烟中有多种有害物质会对人体产生损害作用,从事厨师等职业长期处于高温环境也可能导致男性睾丸的热激损伤。随着通信科技的发展,智能手机已经成为我们生活中必不可少的一部分,尤其是年轻男性更是手机不离手,手机通信所产生的电离辐射如果超出了一定限度时会对人体健康产生损害,尤其是现在年轻人喜欢将手机放在离生殖系统较近的裤袋中,长期如此可能对生殖功能产生不良影响。还有长期饮用碳酸饮料,服用软毒品等也可能对生殖造成不可逆性损伤。

第三节　情绪、心理状态与生殖

随着现代社会的飞速发展,生活节奏的增快,生活成本的居高不下,越来越多的人们处于长期精神压力之下,尤其是处于生育年龄的青年男女。有研究表明,长期过度紧张或长期承受巨大的精神压力者,高血压、心血管疾病和应激性溃疡等疾病的发病率明显增高,生育力明显降低。

长期精神压力使人体处于一种应激状态,由此而产生的儿茶酚胺类激素如肾上腺素、去甲肾上腺素、多巴胺等可影响下丘脑-垂体-性腺轴的功能,使女性生殖激素,如卵泡刺激素(FSH)、黄体生成素(LH)的分泌与调节异常,出现排卵障碍;在男性可出现性功能障碍和精液质量下降。这种应激激素水平也可以作为衡量与评估精神压力心理因素造成生育力损害程度的评价指标。动物实验表明,当实验雄性小鼠长期遭受精神压力时,其体内测得乙酰胆碱酯酶水平明显增高,而精液质量明显下降,出现副性腺萎缩,损害生育力。

近年来一项有关精神因素与精液质量关系的调查研究发现,长期处于精神压力下的男性,其精液质量,包括精子活动力、精子浓度等有明显的降低,精子存活率和前向运动速度也明显下降,导致其生育能力的减退。此外,对于许多患有不孕不育症的夫妇来说,无法生育本身就是一个很大的精神压力,这种由于无法生育所造成的长期精神压力反过来又加重了对其生殖健康与生育力的不利影响,使之成为恶性循环。

总而言之,人类生殖系统是一个复杂而精密的系统,生育的过程需要经历许多环节,在工业化的社会里各种环境因素和不良的生活习惯都容易造成生殖系统的亚临床损伤,使得人类生育力受到不利影响。我们要关注我们的身体状况,尽量避免接触不良环境;戒烟、戒酒、增加营养、多运动、增强体质、适当补充抗氧化物质和微量元素,无论是自然生育还是借助于人工辅助生殖技术,良好的生活习惯将会增加男女双方的生育能力与生殖健康,最终达到优生优育的目的。

参考文献

［1］谷翊群.男性生育力与精液参数的变化趋势.中华男科学杂志,2014,20(12):1059-1062.

［2］鸿祥,陈斌.男性生育力综合评价的重要性.中国计划生育和妇产科,2015,1:1-3.

［3］张怡,丁锦丽,尹太郎,等.吸烟对男性精子DNA及RNA甲基化水平的影响.武汉大学学报(医学版),2016,37(2):245-248.

［4］吴春丽,王雪梅,喻意,等.香烟烟雾诱导下的自噬对卵泡发育的影响.中国细胞生物学学报,2016(7):879-885.

［5］Aboulmaouahib S,Madkour A,Kaarouch I,et al.Impact of alcohol and cigarette smoking consumption in male fertility potential:Looks at lipid peroxidation,enzymatic antioxidant activities and sperm DNA damage.Andrologia,2017,50(6):e12926.

［6］李雪瑶,杨菁,李洁,等.男性年龄与精子顶体酶活性及精子DNA碎片指数的相关性分析.生殖医学杂志,2017,26(9):869-873.

［7］庞湘力,杨菁,龙文,等.不育男性年龄与精子核DNA碎片率及精液参数的相关性研究.中国性科学,2017,26(7):88-91.

［8］邱峰龙,倪蓉,仲纪祥,等.不育男性不同影响因素与精子质量参数的关系研究.中国性科学,2017,26(5):112-115.

［9］Alkhaled Y,Laqqan M,Tierling S,et al.Impact of cigarette-smoking on sperm DNA methylation and its effect on sperm parameters.Andrologia,2018,1:e12950.

［10］Park GB,Kim D.Cigarette smoke-induced EGFR activation promotes epithelial mesenchymal migration of human retinal pigment epithelial cells through regulation of the FAK-mediated Syk/Src pathway.Molecular Medicine Reports,2018,17(3):3563-3574.

(李 洁　程 丹　张四林)

第九章

职业因素与生殖

第一节　职业有害因素及其对生殖的影响

随着社会的发展与进步,社会分工的逐步细化,大部分人会进入社会工作成为职业劳动者。个人职业黄金期在 20~55 岁之间,而绝大多数人的生育年龄介于这个年龄段之间,这就意味着人类职业活动期和生育期是相互重叠的。虽然不同的劳动岗位,工作性质、劳动时间、劳动环境、劳动内容和职业压力各不相同,但按照基本的八小时工作制计算,每人每年至少有四分之一的时间处于工作状态中,职业因素对生殖的影响也日益被关注。

大量研究显示人类的生殖功能正逐渐衰退。近一个世纪以来,男性精液质量呈明显降低趋势,表现为精子密度的减少、活力的下降及畸形率的增高等。女性出现月经失调、卵巢功能衰退、不孕和反复流产的病例也逐年增加。2009 年中国人口协会发布的《中国不孕不育现状调研报告》数据显示,我国的不孕不育发生率在 12.5~15%,平均每八对夫妇中就有一对需要面临生育障碍。究其原因除了环境污染、食品安全、生育延迟、不良生活方式等带来不良影响外,职业工作性质、工作环境与职业工作者的心理压力、不良情绪等也可能对人类生殖造成很大的影响。

近年来,职业与生殖健康的关系已愈来愈被关注,某些职业,特别是一些高污染、高辐射、恶劣工作环境及高压力的职业,可能面临影响人类生殖健康的多种有害因素,多环节多途径的影响人类生殖的过程。因此,深入研究职业因素对生殖健康的影响途径和机制,提高人们劳动保护意识、制订相应的防范措施加强生殖健康保护,对已经出现的生殖健康损害积极探寻行之有效的治疗方法,具有重要而深远的意义。

一、职业有害因素的概念

尽管三百六十行,行行出状元,但有些行业会让劳动者不得不面临一些隐匿的职业健康风险,例如:高温环境下作业的厨师、炼钢车间高炉工、锅炉工;接触某些放射物质的矿工、放射专业人员;接触化工原料及化学制剂的皮革工、油漆工、美发师、美甲师;长期久坐的出租车司机、长途车司机、IT 从业者等。既往大量的研究显示，这些行业的从业人员中，发生职业相关疾病及不孕不育的风险较正常人群明显增高，也引发了人们对职业有害因素的研究和探讨。何谓职业有害因素？它是指在生产、劳动过程中产生的和 / 或生产环境中存在的，对职业人群的健康、安全和作业能力可能造成不良影响的因素和条件。职业有害因素主要包括物理有害因素、化学有害因素、生物因素、放射性因素、行为因素、精神心理因素、疾病和社会因素等多个方面。

从接触方式上我们可以将职业有害因素分为：连续作业、间断作业、季节性作业、短期连续高强度作业、长期连续及长期间断作业等。不同的职业有害因素接触方式对从业者身体健康及生殖功能的影响不尽相同，其程度差异主要取决于接触有害物质的强度或浓度，以及接触时间的长短和频率等因素。

众所周知，人类生殖是一个连续而复杂的过程，包括下丘脑 - 垂体 - 生殖腺的内分泌调控，配子（主要指精子和卵子）的发育成熟与排出、结合，受精卵的形成、胚胎着床、胎儿生长发育及分娩，甚至广义而言还包括婴幼儿期直至青春期性成熟等一系列过程。在这个过程中，任何一个环节受到职业有害因素影响，都可导致生殖功能受损和 / 或生育障碍，导致不良生育结局。

职业有害因素主要通过两个途径作用于人体，一是通过直接接触途径，如生育期男女长时间、高强度暴露于有害的职业环境因素下，这些有害物质可经皮肤、呼吸道、消化道等吸收进入人体内，发挥毒性作用；二是通过间接途径，如职业环境中有害因素可能干扰体内的激素分泌和代谢，导致生殖细胞分子结构变化或基因调控障碍，这种影响可能短时间内不发病，而在若干年后对后代生殖健康造成损害。还有一些职业有害物质（如电离辐射）可引起生殖细胞突变造成遗传损伤，携带突变基因的配子或异常染色体者，发生自然流产和子代发育异常风险增高等。这种职业有害因素对生殖的损害具有复杂性、多样性和隐匿性，使得诊断、治疗、预后评估更加困难。

目前职业有害因素的流行病学调查尚有待进一步完善，这些因素对生殖不良影响的作用途径与机理还未得到全面阐述，各种环境因素之间的交互作用也有待进一步研究。

二、职业有害因素的分类及危害

职业有害因素大体上可以分为：物理有害因素、化学有害因素、生物因素、放射性因素、行为因素、精神心理因素等多个方面。不同种类的职业有害因素存在致病力的差异，且有些是单一影响，有些则是多因素叠加影响，在实际工作中，应当注意识别和防范。其中物理因素包括环境温度、光、电辐射、噪声、高频电磁场、微波、异常气压、全身振动等，化学有害因素包括酸、碱、醛类、酮类、醇类及其他试剂等，生物因素主要是指工作场所中存在的致病微生物，放射性因素指工作环境中存在的 X 射线、β 射线、天然和人工放射性核素等。

（一）物理有害因素

1. **温度** 工作环境温度对人类生殖的影响受到广泛关注。低温环境对机体的影响取决于环境低温程度、处于低温环境中人体防寒保暖程度、体力活动强度和健康状态等。通常以冷作用强度来评价低气温对人体状态的影响，冷作用强度越大，低温的影响越明显，最早表现为皮肤温度的下降，皮肤出现潮红、冷、胀、麻、痛等症状，严重时可出现冻伤。长时间处于低温环境可出现体温降低，人的体温降到 35℃，可出现明显寒颤；降到 34℃，血压下降,意识模糊;降到 32℃,血压测不到,意识不清、寒颤消失、瞳孔散大;降至 30℃,可能出现呼吸心跳停止而死亡。极端低温环境作业非常罕见,更多的是经常在冷热温差较大的环境中作业的人员,如从事冷藏作业的人员,其患心脑血管疾病与过敏性荨麻疹的比例明显增加。

长期高温环境对男性生殖具有不利影响。中国科学院刘以训院士及其研究团队已经通过动物实验证实高温导致的热激损伤对雄性生殖的影响,并深入研究其分子生物学机制。正常情况下男性睾丸位于阴囊内,平均温度为 35℃,明显低于人体正常 37℃体温。阴囊温度每增加 1℃精子浓度会下降 40%,精子数量、精子活力也随之降低,精子畸形率明显增加。持续的高温环境可能引起睾丸内微循环障碍、氧代谢异常和酶活性发生改变,导致睾丸热激损伤和男性不育。

职业高温热损害的程度与温度高低和持续时间密切相关,常见于长途汽车兵、坦克兵、轮机兵、锅炉工、驻守边防热带海岛等军兵种职业,其原因可能与久坐体位时睾丸局部温度增高、血液循环不良及缺氧等因素有关。流行病学调查发现驾龄 8 年以上的司机发生男性不育的风险明显增高。厨师、频繁洗桑拿等也可发生热激损伤,损害男性生育力。

2. **电离辐射**　随着科技的发展,各种电器及通信设备普及应用,人们长期处于电磁环境中。随着一些人工辐射源如核电站、物理探矿、医用诊断和治疗、辐射育种、辐射加工和灭菌等的应用,电离辐射造成人体损伤的案例不时发生,电离辐射污染逐渐引起人们的关注。

长期电离辐射暴露所导致的生物学效应包括躯体效应和遗传效应。躯体效应是指电离辐射对机体敏感组织或器官,如骨髓、肺、甲状腺、生殖腺、皮肤等的损伤,而遗传效应是指电离辐射可能诱发生物体发生肿瘤和各种遗传疾病等。按效应发生和照射剂量的关系可分为确定性效应和随机性效应。

生殖系统是易受电离辐射损伤的器官。男性性腺 - 睾丸对电离辐射高度敏感,电离辐射剂量同精子质量之间存在着明显的剂量 - 效应关系,0.15Gy 电离辐射可以导致一过性精子数量减少,2Gy 可能导致永久性的精子活力降低。

电离辐射对女性生殖的影响主要表现为导致生殖激素分泌异常,月经周期的改变,生殖细胞凋亡增加导致的卵泡闭锁、卵巢储备功能下降,黄体功能不足导致着床失败和早期流产等,但由于其无明显的量效关系,其影响具有一定的隐蔽性。

由于人们对电离辐射的认识在不断加深,一般从事电离辐射专业如放射诊断和治疗、核医学、核物理、肿瘤放疗、心血管专业的介入治疗等的从业人员,在职业暴露前会进行积极的防护,以最大限度减少和避免对身体的不良影响,而甲状腺和性腺是重点保护部位。但一些需接受重复放射检查、治疗,以及未正确防护的患者和非专业人员仍缺乏必要的防护意识。从生殖医学的角度来看,对可能有电离辐射暴露的育龄期男女,应当重视对生殖系统的保护,以规避其对生殖细胞不良影响的潜在风险。

3. **非电离辐射**　与电离辐射相比,非电离辐射的辐射量较低,对人体的影响也较小,因此人们对非电离辐射危害的认识较少。但是长期大量接触非电离辐射也可能通过热效应或辐射作用对人体产生负面影响。非电离辐射的来源多见于:天然电磁场如雷电、地球本身的磁场,人工造成的射频电磁场如雷达、手机,工频电磁场如电脑、变电站等。非电离辐射常见于无线电通讯、雷达导航、航空、医疗及电器制造等职业,一般造成的永久性损伤较少,在脱离有害环境或采取有效防护措施后多可恢复正常。

4. 噪声 噪声是由物体振动产生的对人们正常工作、生活及休息产生干扰的声音。从来源上可分为生产性噪声、生活性噪声和环境噪声。工业生产中,机械摩擦、冲撞、转动产生噪声,如纺织机、各种机床、电锯等所发出的噪声,压缩空气机、通风机、发电机的噪声,农业生产中拖拉机、打谷机的噪声等。环境噪声中最常见的是交通噪声,如居住在机场附近飞机起降时的噪声,公路附近汽车、铁路沿线火车的噪声等。长期的高于 50 分贝(dB)的噪声污染可产生听力损伤和睡眠障碍,并可引起内分泌紊乱、心血管疾病如高血压等。

噪声对生殖的影响也被广为关注。1968 年的研究发现长期暴露于工业噪声环境者,其子女数量明显低于非暴露家庭;2002 年有研究证实长期暴露于噪声环境的男性产业工人精液质量下降,不育症发生率明显增高;长期在噪声环境下作业的女工,出现月经异常和不孕的比例也明显增加,且多集中在年龄 20~25 岁、工龄 1~5 年间。孕期接触高强度、非稳态噪声者,发生妊娠剧吐及妊娠高血压综合征的比例较正常人群增高,自然流产、胎儿畸形、死胎、死产的发生率也增高。工作中接触噪声同时又从事立位作业或轮班作业的女性,更容易发生早产及新生儿出生低体重。

5. 微波 中枢神经系统及神经内分泌系统对微波辐射较为敏感,长期职业暴露者易出现头昏、乏力、失眠、记忆力减退等神经系统衰弱与自主神经失调综合征。而近年的流行病学相关数据显示,长时间暴露于微波辐射下对生殖也有不良影响。

微波辐射对男性生殖的影响主要体现在:①性功能障碍如导致性欲低下、勃起功能障碍等,②精液质量下降,③影响睾丸分泌雄激素。微波对女性生殖影响的研究主要集中在子代生长、发育方面。

6. 全身振动 全身振动往往与噪声同时存在,世界卫生组织提示,全身振动对男性及女性生殖过程均可能产生不利影响,尤其是周期性大振幅的振动。全身振动可影响盆腔器官血液供给,使盆腔器官血管紧张度下降,静脉淤血,血液循环不良。

有研究认为机械振动与男性精子数量减少和形态异常可能相关;但也有研究得出相反的结论,认为机械振动同男性不育之间无明显关联。振动对女性生殖的影响主要表现为月经周期的异常,血量增多及痛经。妊娠期女性长期处于振动状态时脊柱负担增大,易出现腰肌紧张和劳损。

(二) 化学有害因素

1. 重金属元素及其化合物 重金属元素及其化合物是一种重要的工业毒物和环境污染物,一旦超量进入人体,可严重影响身体健康,损害生殖功能。常见的重金属暴露人群为接触铅、镉、锰、汞、铬等物质的研磨、抛光、切割、焊接、储存、转运等的从业者,多集中在印刷、矿山开采冶炼、电池制造、橡胶、塑料制品、家装建材、电子电气、颜料及漆料制造、化工、农药生产等行业。当从业人员无防护状态大剂量或长时间接触这些含重金属的物质时,重金属可直接作用于生殖细胞并蓄积,产生明显的生殖毒性,导致内分泌功能失调。

各种重金属产生的生殖毒性作用并不相同,毒性作用的症状取决于暴露时间、金属类型、接触剂量、工作地点、社会经济地位、营养状况、疾病史等。目前有关重金属及其化合物的毒性作用机制仍有待进一步研究。具体内容见第六章"金属元素与生殖"。

2. 有机污染物 环境中有机污染物的出现和含量增加源自现代石油化学工业的高速发展。有机污染物可分为天然形成和人工合成两类,它们化学性质稳定,难于生态降解,并可通过食物链传播,在动物体内的脂肪中聚集,危害人体健康。常见的人工有机污染物主要包括有机氯农药、多氯联苯、多环芳烃、含氮有机物、含磷有机物等,被广泛用于石油冶炼、变压器、电容器,以及各种塑料、树脂、橡胶等工业,此外,各类工业废水、石油污染、氮磷污染等水体污染可经饮水、食物等途径,危害生殖健康。

从公共卫生角度而言,尽快制订关于有机污染物暴露的防护措施和公共卫生政策,重视对水体污染的治理、居民排泄物、工业废水的排放、水体生态系统的监控和治理,预防环境有机污染物的职业暴露及其他来源的非职业暴露,对于保护人类生殖健康和提高人口素质具有深远的社会意义。具体内容见第七章"有机污染物与生殖"。

3. **生物有害因素** 生物有害因素是职业有害因素中的一个重要组成部分,常见的生物危害大致分为五类:①细菌传染病,如炭疽、布氏菌病等;②病毒传染病,常见的有森林脑炎、口蹄疫、狂犬病等;③真菌病,如放线菌病、皮肤真菌病等;④螺旋体传染病,如钩端螺旋体病;⑤寄生虫病。这些病原微生物可从呼吸道、消化道、破损的皮肤或黏膜进入人体,引发相关疾病。

生物有害因素多见于从事病原微生物实验研究、医疗卫生、生物高科技产业、动物屠宰、畜牧兽医及植物种植等相关行业,这些特殊职业人员感染细菌、病毒、寄生虫的风险远高于正常人群。生物有害因素的预防主要在于消灭传染源,切断传播途径,做好个人防护,提前预防接种,保护易感人群等。

4. **放射性危害因素** 放射线主要包括 X 射线、β 射线、γ 射线及放射性核素。放射性职业危害常见于从事放射医学、核燃料工业、稀有金属冶炼、辐照加工业及国防工业等行业。放射线作为一种基因毒素可造成细胞凋亡,凋亡程度取决于射线剂量、细胞周期和细胞种类。放射线暴露不仅可导致急、慢性射线损伤,长期接受中等和大剂量 X 线辐射还可产生远期效应,辐射致癌已为流行病学调查所证实。胚胎与胎儿对放射线比较敏感,孕期接受过量照射可能发生胚胎及胎儿损伤,导致流产、胎儿畸形和死胎死产等。研究发现睾丸生精细胞对射线较敏感,即使很低剂量率 γ 射线照射(0.1~1.5Gy)也可引起交配后小鼠胎儿生精细胞的凋亡率增加。正常情况下,由于从事接触放射核医学岗位的职业防护较为严格,上述放射性危害因素接触水平一般均低于职业接触限值。一旦发生射线泄露,则可造成较大影响,导致全身多系统的损伤。

5. **行为有害因素** 在众多职业有害因素中,行为有害因素是最易被忽视的一种。行为有害因素包括因为职业操作体位、工作环境等影响从业人员身体健康的一切因素。既往的研究发现,久坐、久立、负重作业、重体力劳动、轮班作业、夜间工作及流水线作业等,这些行为习惯均可能影响生殖健康。

长期夜班作业可能导致自主神经紊乱,自身免疫力降低,女性月经失调、排卵障碍等。职业司机、IT 从业人员等长期久坐体位可能造成男性生育力降低。教师等职业长期久立体位,如挑夫或纤夫等长期过度负重体位,可能导致精索静脉曲张;女性长期蹲位可加重盆腔静脉淤血和盆底器官脱垂的风险。

6. **精神及社会因素** 随着人们工作、经济及生活压力的不断加大,生活和工作节奏的加快,越来越多的人每天需要面临各种各样的压力。而生育和智力生物钟、体力生物钟、情绪生物钟均有关。长期高度压力、紧张、焦虑精神状态对生育也有不良影响。

长期压力下男性可出现失眠、性生活障碍、不育;女性可出现排卵障碍、月经紊乱、不孕、流产、卵巢功能减退等症状。流行病学调查表明,战争期间和战后发生生殖功能障碍的人群比例增加,海湾战争后约50%的女性出现生殖健康问题。尽管压力对生殖健康的不良影响被广为认同,但由于对压力的测量缺乏标准的衡量手段,压力与生殖的影响仍有待进一步研究。

三、职业有害因素对生殖的影响

由于职业有害因素的异质性和易感人群的不同,对生殖的影响呈现出隐匿性、非确定性、长期性、症状滞后性和非均一性等特点。职业性有害因素对生殖的影响包括生殖毒性和发育毒性两方面。生殖毒性表现为职业有害因素造成的生殖器官损害,内分泌系统失调,性周期及性行为的变化,生育力下降,甚至出现不孕不育和不良妊娠结局等。而发育毒性是指孕期由于母体暴露于这些有害因素,导致子代从受精卵、胚胎期、胎儿期、新生儿期乃至出生后生长发育,成年后的生育力受到影响而产生的毒性效应。发育毒性又可根据毒性程度不同分为致畸与致突变两种形式,严重者可导致子代发生畸形、胎死宫内或出生缺陷等。

孕期职业有害因素常包括以下这些方面:电磁辐射暴露如电视、电脑、手机、复印机、微波炉、电磁炉、电热毯、高压线、变电站、配电室和发射塔等,职业接触如化工原料、金属元素、农药、有机污染物等,装修污染,噪声,高温或低压低氧环境等。

四、职业健康与生殖保健对策

应对职业有害因素,保障生殖健康的有效策略是识别危害,并尽量减少和避免有害环境因素的暴露,尤其是对孕妇和备孕期妇女,最大程度上避免对妊娠和胎儿的生长发育过程产生不利影响。

大量的证据已证明不良生殖及发育事件与环境及职业有毒物质暴露有关,因此通过对生育年龄的职业工作者,特别是备孕和妊娠期妇女进行针对性干预,改善职业环境,尽量避免这些职业有害因素的影响非常必要。相关干预措施包括:①改善作业环境的劳动条件;②加强职业妇女的围产期保健;③孕前劳动保健。相关法律法规已明确规定,生育期妇女孕期禁忌参加重体力劳动和在严重不良工作环境下工作。

应当进一步加强生殖健康服务,大力开展性知识及围产保健教育,重视生殖保健科普宣传和职业防护,及时识别和消除不利的职业及环境因素,做好个人防护措施,预防辐射损伤、高温导致的性腺损伤,增加饮食营养和膳食平衡,防止有毒塑料制品入口,提供有效的防护用具如口罩、手套、耳塞、护具等,勤洗手。备孕的女性或未生育者应避免从事职业损害的高危工作,实在不能避免时,或从事某些特殊高风险的职业人员,有必要告知其可能的生育力损害,做好职业防护的同时,建议其在实施有害生殖健康的作业前解决生育问题,或进行生育力保存。

此外,健全职业保护法律法规,加大法制管理的力度,是维护职业安全的保证。我国相关法规细则仍有待完善,进一步严格进行执法监督,保证职业安全卫生管理仍任重而道远。积极拓展劳动卫生研究的深度和广度,对于劳动保健与生殖健康的理论研究和实践指导具有重要意义。

第二节　职业紧张对生殖的影响

随着科技与社会日新月异的发展和变革,人们生产生活模式发生了根本性变化,生产方式已经由既往的简单体力劳动转变为以复杂的脑力劳动为主。随着生活与工作压力的增加及职业竞争的加剧,人类职业紧张的程度也成为日益突出的职业卫生问题。客观地说,职业紧张有一定的积极作用,有利于提高工作效率、增加工作热情、增强员工的积极性和工作执行力。但是,长期高强度的职业紧张,也可导致职工高心理压力、低工作满意度、高缺勤率以及低工作绩效,并引起一系列生理、心理功能紊乱,甚至疾病。

职业紧张的性质和特征不同,对生理健康、心理健康和生命质量的影响也有差异。职业任务、个体紧张反应、应对资源与从业人员的心理健康呈显著相关性。一些长期从事高度紧张工作的职业,例如:航空交通管制员、长途汽车驾驶员、自动流水线上作业员、消防员、警察、企业高管或某些特殊行业的从业人员,他们在长期的工作中可能要面临较常人更大的职业紧张度。

一、职业紧张的概念

职业紧张是指在职业条件下,由于环境和机体之间的相互作用,当职业客观要求与个体适应能力之间发生失衡时导致的生理、心理和行为表现。职业紧张按其形成模式可分为人 - 环境模式和工作寻求 - 控制模式,前者认为是劳动者和环境的不协调所致,后者强调的是主观需求和自我控制之间的不平衡产生职业紧张。

职业人群作为主要的成年社会群体,他们的心理、生理状态及生活方式均极大地影响着家庭幸福和社会和谐。在职业紧张因素中,就业竞争、劳动负荷过重、不公正的劳资关系、工作需求和劳动者应变能力间的不平衡以及人际关系等其他职业因素,已形成一种新的职业有害因素。职业紧张对员工生理、心理及行为的影响已越来越被关注。

研究显示,过度的职业紧张不仅可成为职业性疾病(精疲力竭征、创伤性精神病和群体精神病)的首要病因,同时它可作为非特异性危险因素和促进因素使作业工人的心脑血管疾病、内分泌代谢性疾病及精神病的发生率增高,职业紧张还可引起机体免疫力下降,脂质过氧化反应增强。

二、职业紧张的分类

从职业紧张的来源来看,大体上可分为工作内的紧张源和工作外的紧张源。职业刺激导致的工作内紧张源主要包括:角色特征、工作任务特征、工作中的人际关系、组织机构、人力资源、工作环境中的物理性紧张源等。工作外的紧张源来自家庭和社会,包括社会文化方面如政治经济制度变革、语言环境变化和宗教信仰等,家庭方面如婚姻状况、经济状况以及家庭和谐程度等,以及个体的性格、年龄、教育情况、生活经历和生活事件等。通常情况下女性、高龄,文化层次较低的人更容易发生职业紧张。

职业紧张可导致个体产生生理、心理以及行为方面的变化。紧张导致的生理反应有心率增快、血压升高、肠胃功能紊乱、心血管疾病、过敏和皮肤疾病、睡眠障碍、头痛和呼吸系统疾病等。女性还可能出现月经周期紊乱、经期延长、痛经等症状。心理紧张反应的程度主要取决于紧张的水平(强度)和人的适应能力。

值得注意的是,紧张对人体并不是都有害。适度的紧张可产生适度的情绪唤起、动机调整、注意力集中、认识准确和思维的活化、反应迅速等,有助于有效应对各种变化的外界环境因素,保持良好的反应性。人或动物的能力随着紧张水平的逐渐增加而逐渐达到最佳,超过此水平,人或动物的反应性又逐渐减弱。而过度的紧张状态,或适应不良者可表现为消极反应,如焦虑、压力、迷惑或急躁、疲劳感、情绪过敏、孤独感、认识混乱、思维迟钝、判断失误、事故频发等。如果这些消极的不良反应长期持续存在,可导致工作满意度降低,心血管疾病和心理疾患的发生。

三、职业紧张对生殖健康的影响

职业紧张导致的生理学变化包括自主神经系统和神经内分泌系统的变化。自主神经系统主要控制心率、血压和胃肠功能,而神经内分泌系统包括下丘脑、垂体、性腺和肾上腺、甲状腺、胰岛细胞等内分泌腺,这些腺体通过直接或间接释放激素到血液和体液中发挥功能。

职业紧张可通过下丘脑 - 垂体 - 性腺轴影响生殖系统的内分泌功能,对处于生育期的男女,长期持续的职业紧张可能引起神经系统单胺类、肽类等神经递质的代谢失调,影响下丘脑和垂体激素分泌紊乱,干扰卵巢甾体激素的合成和分泌,进而影响生殖细胞(精子和卵子)的生成与发育,影响月经和生殖功能,导致月经紊乱、性功能障碍、不孕不育等。

(一)职业紧张对男性生殖的影响

有研究证实,长期职业紧张状态或高精神压力男性,体内应激激素如肾上腺素、去甲肾上腺素、多巴胺等的分泌增加,可以导致下丘脑 - 垂体 - 睾丸轴功能紊乱,内分泌激素水平变化,影响男性性功能,甚至导致男性不育。临床研究发现,急剧的情绪变化可引起男性垂体分泌泌乳素(prolactin,PRL)增加,性欲减退。新近经历家庭成员过世后的男性也可出现精液质量明显减退,精子存活率和前向运动精子比例下降。

(二)职业紧张对女性生殖的影响

1. **月经失调**　女性月经和排卵受到下丘脑 - 垂体 - 卵巢轴调节,长期处于高强度紧张状态的职业女性,常常导致性腺轴调节障碍,性激素水平的异常波动,导致卵巢无排卵,直接影响月经周期和月经量。此外精神紧张和压力还可能通过对甲状腺和肾上腺功能的干扰,间接影响月经的调控,导致月经紊乱。流行病学调查发现,长期轮班作业、高空飞行、站立体位等从业女性月经异常率明显高于正常对照组。

2. **慢性盆腔痛**　研究发现,慢性盆腔痛可能与情绪障碍(如抑郁、焦虑、人格障碍等),以及创伤性经历有关。慢性盆腔痛患者发生性功能障碍和性交痛的比例增高,影响女性生殖。

3. **性欲减退**　女性性欲的维持依赖于体内甾体激素的分泌,激素水平异常可能影响女性性欲。职业紧张所导致的精神心理压力可影响下丘脑 - 垂体 - 卵巢轴功能,导致卵巢分泌的甾体激素水平异常,出现性欲降低。

4. **围绝经期综合征**　围绝经期是指女性随着年龄增长,卵巢功能的减退,出现女性激素分泌减少、生殖器官的萎缩和明显的自主神经紊乱症状如焦虑、抑郁、易怒、沮丧等。而这部分人群抑郁症状的严重程度除了与自身体内激素水平相关之外,往往还与社会心理因素有关,如婚姻状况、子女问题、工作压力、社会经济地位等,长期的职业紧张更易加重围绝经期症状。

5. **不孕不育**　精神心理因素与不孕不育的发生存在相关性。不育症患者更易出现情绪不稳定、易怒、紧张、焦虑、失眠等症状。长期的职业紧张导致的精神心理压力也可在一定程度上加重不孕不育患者的病情。

四、职业紧张的干预

积极进行适当有效的干预措施,缓解和消除职业紧张对从业者健康的不良影响十分重要。由于职业紧张的影响因素较多,应当根据具体的职业紧张类型采取相应的综合干预策略,常见的干预方法有职业紧张源的查找、职业岗位培训、劳动者自身调整、创造好的组织氛围、改善工作环境及积极落实劳动保护法律法规的制度等。但是职业紧张的干预也需要适度,干预不足达不到缓解职业紧张的效果,而过分干预可能导致职工工作积极性的下降。

1. **职业紧张源的查找** 造成职业紧张的因素是复杂而又多方面的,大体可分为个人原因和职业环境原因。对于个人原因的评估,包括症状程度、抽烟、饮酒、饮食嗜好、身体健康情况、情绪状态等,尽可能收集特异性的健康损害。在对职业环境的评估中,应注意职业暴露的时间、接触物质的浓度、接触方式、有无防护措施、中毒的程度判断等,同时应注意观察个人原因与职业环境两者之间是否存在相互影响和作用。

2. **职业岗位培训和教育** 职业人员在从业前为更好开展工作,通常会进行各种技能培训服务,不仅让员工专业技术知识得到不断更新和提高,还应进行抗压训练,增强员工对工作的控制力和对压力的耐受性,积极适应身边的环境,改善人与环境的协调性,同时注意减轻过重的负担或调整不适宜的岗位。

3. **劳动者自身的调整** 劳动者拥有乐观的性格和平衡的心态对于缓解职业紧张具有积极作用。面对职业紧张压力时,要善于发泄和缓解劳动中的不良情绪,多与人沟通交流,适当进行业余文体活动和自我保健。在工作之余,要加强自身素质和能力的培养,提高自身专业技能,以增加就业机会。此外,改变不良的生活方式,注意饮食营养均衡、保证充足的休息和睡眠、加强户外活动等均有助于减轻职业紧张。

4. **改善工作环境,创造良好的组织氛围** 工作环境是职工作业的主要场所,创造一个温馨、整洁、有序的工作环境对缓解职业紧张尤为重要。在工作负荷和作息时间上尽量遵循人体正常生物节律,减少限制性条件苛刻的工种,避免简单重复工作。企业组织者应尽量营造出符合人类环境功效学原理的工作环境,以减少就业者骨骼、肌肉、视觉和心理紧张。

此外,企业内部营造良好、开放、民主宽松的组织氛围对于预防和控制职业紧张有积极作用。提高职工的待遇;对特殊工种给予必要的津贴;积极征询职工建议并开展各种形式的活动等,以增强员工的责任感和凝聚力;组织上还应当重视职工心理疏导,开展职业心理咨询和心理保健教育,特别是应变能力的培养,让他们学会控制和缓解职业紧张的具体办法。

值得注意的是,紧张对人体并不是都有害。适度的紧张可产生适度的情绪唤起、动机调整、注意力集中和思维的活化等,有助于有效应对各种变化的外界环境因素,保持良好的反应性。研究发现,人或动物的能力随着紧张水平的逐渐增加而达到最佳水平,当紧张水平进一步增加时,人或动物的能力又逐渐减弱。

第三节　劳动因素对生殖的影响

劳动是创造物质文明与精神文明的基本活动,人类的各种生产劳动是社会发展与进步的基本前提。人一生之中大部分的时间要从事各种劳动,因此劳动环境中存在的有害因素,或劳动组织不科学、不合理,或者劳动条件较差都将对身体健康有害,甚至引起某些疾病。

一、劳动组织及劳动强度、劳动负荷

(一) 劳动组织

劳动组织(organization of labour)是在集体劳动中合理安排使用劳动力,提高劳动者的劳动效率的形式、方法和措施的统称,可分为社会劳动组织和企业劳动组织。

社会劳动组织指在全社会范围内,充分利用劳动力资源,在各地区、部门之间按比例有计划地使用劳动力,合理安排就业结构,有计划地实现劳动力再生产,提高社会劳动效率,改善劳动关系的组织。企业劳动组织指在劳动过程中,按照生产的过程或工艺流程科学地组织劳动者的分工与协作,使之成为协调统一的整体,合理地安排劳动的组织。

不管是哪种类型的劳动组织,都需要正确处理劳动者之间,劳动者与劳动工具、劳动对象之间的关系,不断地调整和改善劳动组织的形式,创造良好的劳务条件与环境,以发挥劳动者技能与积极性,充分利用新的科学技术成就和先进经验,不断提高劳动效率。

劳动组织的具体内容包括:

1. 根据合理的分工与协作,效能节约和精简统一原则,设置企业、车间、工段以及生产班组等组织机构。

2. 制订计量与考核班组与个人劳动的劳动定额,部门和岗位合理定员,做到用人有标准,节约使用劳动力。

3. 组织与实施企业各类人员合理的结构和比例。例如在生产第一线直接进行操作和直接为生产服务的直接生产人员、从事制造企业主要商品的基本生产工人,与在企业中帮助基本生产工人完成辅助工作和附属工作的辅助生产工人之间的比率。

4. 合理地布置和组织工作,使劳动者、劳动工具和劳动对象三者达到最优结合,保持良好的工作和秩序,并保障供应和服务工作。

5. 本着有利于发展生产、提高劳动(工作)效率、增进职工身体健康的原则,合理安排工作时间,组织轮班。

6. 选择合理的操作方法,消除无效的劳动,组织多设备管理,培养职工一专多能实行兼职作业,以提高劳动(工作)效率。

7. 为了保证集体劳动有秩序的进行,制订职工在组织生产、技术和工作时间方面遵守的准则及劳动纪律,赏罚分明;同时开展各形式的劳动竞赛以发挥劳动组织的作用,充分调动职工的劳动积极性和主动性;同时不断改善企业劳动组织,充分利用人力、时间、设备、节约材料、染料、动力,提高工效,提高经济效益,以保障正常生产,发挥企业活力。

(二) 劳动强度

劳动强度是一个容易进行主观感觉而不容易进行理性评估的抽象概念。过去,人们往往从劳动者主观感觉的紧张性、疲劳性和痛苦性来理解劳动强度。一般来说,人们主观感觉越紧张、越疲劳、越痛苦,劳动强度就越大。但是人的主观感觉只是对客观事实的主观反映,并非客观事实本身,且具有极大的不稳定性和不准确性,因此主观感觉的劳动强度不能作为衡量劳动强度的客观依据。

也有人提出通过劳动过程中单位时间内所完成的工作量密度来评价劳动强度,但是这样评价也有很大的局限性。①简单把劳动强度等价于劳动密度,事实上,劳动密度的提高既可以通过提高劳动强度来实现,也可以通过提高劳动复杂度来实现;②直接把劳动量等同于工作量,事实上,工作量与劳动量之间存在一定的函数关系。

劳动强度的提高,对于劳动对象来说,加大了劳动者作用于劳动对象的力度,不仅表现为工作量密度在增大,还加大了机体内部生理、心理和精神的紧张性和痛苦性,具体表现为劳动者用于补偿劳动耗费所需要的生活资料在增加。对于脑力劳动者来说,就是加大了大脑对于第二信号系统的处理力度。因此合理的劳动强度评价指标应该是劳动者的主观感觉与客观的劳动密度相结合。

(三) 劳动负荷

人劳动时要完成一定的工作任务,这就是劳动负荷的概念。在工作中,劳动负荷过高或过低都不好,负荷过高会降低作业的水平与质量,容易引起疲劳甚至损害,而负荷过低则会降低作业者的警觉性,感到单调无聊,同样可能影响作业能力。因此,劳动负荷应保持在一个适宜的水平。劳动负荷评价的目的就是将劳动的负荷维持在一个适宜的水平,而并不是要消除劳动负荷。

二、重体力劳动及负重作业对健康和生殖的影响

重体力劳动是从事劳动强度和体力消耗较大的作业,而负重作业是在劳动中伴有搬、抬、扛、推、拉或提举重物的作业,在以体力劳动为主的作业中这两者既有所区别,又往往同时存在,对劳动者身体造成影响。

重体力劳动者,包括从事建筑行业、各种原材料或成品的搬运作业,如纺织厂中运送棉卷及布匹,铸造车间中运送砂型,陶瓷工厂的成型工等,随着机械化和人工智能的发展,从事重体力劳动的情况已逐渐减少,但仍存在于一些小型非公企业和某些特殊行业。由于女性相对体力较弱,对重体力劳动耐受性更低,更容易受到健康损害。

(一) 对女性全身健康的影响

1. **月经异常** 职业女性长期从事重体力劳动或负重作业,可引起腹压增高,盆腔淤血,表现为月经周期紊乱,痛经,月经过多,经期延长,甚至少数可出现闭经等。

2. **骨盆发育异常** 未成年女性长期从事重体力劳动及负重作业可影响骨盆的正常发育,引起骨盆狭窄或形成扁平骨盆,成年后妊娠会导致产道狭窄引起难产。

3. **肌肉劳损、骨关节疾患及腰痛** 长期负重作业女工慢性肌肉劳损及骨关节疾患的发病率增多,如前臂的慢性腱鞘炎、肩周炎等。女性骨盆内脏器官分布有复杂的静脉丛,负压增加时骨盆内器官血液循环受到影响,易发生静脉淤血,月经期可使痛经加重或引起腰

痛。子宫周围的韧带中存在脊髓感觉神经的末梢,当神经末梢受到压迫和牵引时,也易出现腰痛。

(二) 对女性生殖健康的影响

重体力劳动及负重作业不仅对女性全身健康影响巨大,对生殖健康影响更大,可造成生育力下降,尤其是孕期从事较重体力劳动会导致不良妊娠结局,如流产、早产、胎儿生长受限、胎儿或新生儿死亡率增高等。

1. **生育力下降**　流行病学调查发现,正常育龄妇女每个月经周期的临床妊娠率为53.5%,3 个月的累积妊娠率为 77.6%,而从事体力劳动的妇女每个月经周期的临床妊娠率为27.2%,3 个月的累计妊娠率为 65%,明显较低;而且 3 个月后随着时间的延长,每周期的自然受孕率也有所下降,这些都说明职业因素对女性生育力的不利影响。

丹麦学者对 297 名无妊娠史的丹麦夫妇受孕时间与工作强度之间的关系进行前瞻性调查研究,随访从他们停止避孕开始,直至 6 个月经周期后结束,结果发现工作强度与受孕率具有线性关系,即随着工作强度等级增加,6 个月经周期内的受孕率明显减少。当排除配偶的工作强度影响后,中度工作强度组 6 周期受孕率仅为轻度组的 0.72,重度组为轻度组的0.61。Bancroft 等研究认为工作压力等造成的疲劳状态可能影响性欲,由于性交频率降低,影响受孕。

2. **自然流产、早产**　尽管工效学因素对自然流产、早产的作用还有很多争议,但大多数研究认为有些工效学因素可能会使自然流产和早产的危险性增加。国外研究学者通过对轮班、计件工作、工作体位、举重物和重体力负荷这四个工效学因素与自然流产的关系进行多因素 Logistic 分析,结果证实工作紧张状态与自然流产率呈显著正相关。但Fenster 等对 3 953 名怀孕职业妇女进行的前瞻性研究发现,虽然工作紧张和自然流产间无直接相关性,但工作紧张和妇女年龄 ≥ 32 岁,被动吸烟及初次妊娠等自然流产高危因素之间却有交互作用。德国一项调查研究发现,当一次负重量超过 20kg 时,女工早产率明显增高。

3. **不良产科结局**　妊娠期从事重体力劳动的女性,不仅易引起流产和早产,还可能导致不良产科结局,如孕产妇发生妊娠期高血压疾病、产后出血,胎儿出现宫内生长受限、死胎、死产和足月小样儿,甚至出现新生儿死亡、低出生体重儿等,原因在于长时间的体力劳动使得子宫血流减少,胎盘灌注不足。

低出生体重儿(low birth weight,LBW) 的发生率是衡量一个国家和地区社会经济发展和妇幼保健水平的重要标尺,LBW 儿围产期死亡率和并发症高,2 岁内死亡率是正常儿的3 倍,而且体力智力发育滞后,LBW 也是成年期代谢综合征的早期危险因素。因此,探讨LBW 发生的相关因素,如何降低 LBW 发生率备受临床医学关注。

孕期母亲疾病史、孕期营养差、孕期食欲差、胎盘和脐带异常、多次妊娠等均会导致胎儿宫内生长受限,从而导致 LBW。有研究显示孕期的体力劳动与婴儿出生体重相关,重体力劳动者孕期活动量大,消耗多也会使营养摄入相对不足,影响胎儿的生长发育。

(三) 重体力劳动及负重作业与女性盆底功能障碍性疾病

女性长期从事重体力劳动,特别是搬运重物时由于腹压增高,盆腔内生殖器官受压发生移位如子宫后倾后屈、子宫下垂,严重者可引起女性盆底功能障碍性疾病(pelvic floor dysfunction,PFD)。PFD 是一组因盆腔支持结构缺陷或退化、损伤及功能障碍造成的疾病,各种病因导致盆底支持组织薄弱,引发其他盆腔器官的位置和功能异常,包括盆腔器官脱垂(pelvic organ prolapses,POP)、压力性尿失禁(stress urinary incontinence,SUI)、大便失禁(fecal incontinence,FI)及产后性功能障碍等。PFD 的发生与妊娠分娩、绝经、肥胖、各种导致腹压增加的因素(如慢性咳嗽史)及盆腔手术等有关。

1. **女性盆腔解剖结构特点**　女性骨盆是人体重要的一部分,它是连接躯干部和下肢的重要枢纽,承受着上半身的体质量,也是下肢运动传到躯干的必经桥梁,而且骨盆内的膀胱、尿道、直肠、血管、神经及性生殖器官等重要脏器,都依赖骨盆的支持和保护。

女性盆底是由封闭骨盆出口的多层肌肉和筋膜组成,尿道、阴道和直肠则经此贯穿而出。盆底肌肉群、筋膜、韧带及其神经构成复杂的盆底支持系统,互相作用和支持,承托并保持子宫、膀胱和直肠等盆腔脏器于正常位置(图 9-3-1)。

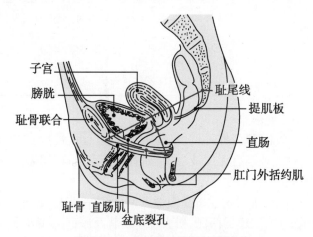

图 9-3-1　女性盆腔解剖结构特点

2. **女性盆底功能障碍性疾病的流行病学调查**　从事重体力劳动,特别是伴有负重作业的女性,由于腹压增加,子宫、阴道等盆腔器官受压出现一时性下垂,短时间下垂休息后可恢复,长期持续者可发生盆底功能障碍性疾病。女性生殖器官下垂或脱出,多见于超负荷作业者。德国的一个劳动医学研究会于 1971~1973 年调查了 7 399 名从事各种劳动的女性,发现女性生殖器官移位与所从事工作的负重程度之间有明显相关性。一般负重 10~20kg,子宫位置无明显变化,负重超过 30~40kg 时,子宫颈明显下降,停止负重后,经过一段时间可复位。但有些女性本身子宫后倾,则负重 20kg 时子宫颈已明显下降,停止负重后恢复也较慢。

据报道 PFD 的患病率占女性人口的 40%~60%,是影响人类生活质量的五大慢性疾病之一,PFD 虽然不像心、脑血管疾病和癌症等严重威胁人们的健康和生命,但却影响着患者的生活与人际交往,使其产生自卑与情绪沮丧、食欲、性欲低下等身心障碍,严重影响生活及工作,甚至丧失劳动力。

3. **女性盆底功能障碍性疾病的分类与特点**　对盆底解剖结构的研究,在近 20 年有了突破性发展。现代盆腔结构解剖学的描述日趋细致,从垂直方向将盆底结构分为前盆腔(anterior compartment)、中盆腔(middle compartment)和后盆腔(posterior compartment)。前盆腔包括阴道前壁、膀胱、尿道;中盆腔包括阴道顶部、子宫;后盆腔包括阴道后壁、直肠。前盆腔结构功能障碍主要是指阴道前壁的膨出,同时合并或不合并尿道及膀胱膨出;中盆腔结构功能障碍表现为盆腔器官膨出性疾病,主要以子宫或阴道穹窿脱垂以及肠膨出、直肠子宫陷窝疝形成为特征;后盆腔结构功能障碍主要表现为直肠膨出和会阴体组织的缺陷。PFD 最常见的两种疾病为压力性尿失禁与盆腔脏器脱垂。

(1)压力性尿失禁(SUI):按国际尿控协会(International Continence Society,ICS)1990 年的诊断标准,当咳嗽、喷嚏、大笑、运动或体位改变时发生的不自主漏尿为压力性尿失禁。其分度标准见表 9-3-1。

表 9-3-1 压力性尿失禁分度标准

分度	诊断标准
轻度	尿失禁发生在咳嗽和打喷嚏时,至少每周发作 2 次
中度	尿失禁发生在快步行走等日常活动时
重度	在站立位时即发生尿失禁

压力性尿失禁常用辅助检查:

1)压力试验(stress test):患者仰卧位,双腿屈曲外展,会阴部放松,检查者用手按压腹壁(或用力咳嗽)使腹压增加,观察有无尿液溢出,如有尿液溢出,而患者无排尿感,当腹压解除后,溢尿即停止,则为诱发试验阳性。

2)指压试验(bonney test):对诱发试验阳性者,可做进一步检查,检查者用右手中指及示指插入阴道,置于阴道前壁、尿道的两侧,指尖位于膀胱及尿道交接处,向前上推顶将膀胱颈抬高而不是压迫尿道,再行诱发试验,如无尿液溢出,即为指压试验阳性。

3)棉棍倾斜试验(Q-tip test):患者仰卧位,检查者把涂有利多卡因的棉棍伸入尿道至尿道膀胱连接处(约 4cm),嘱患者反复咳嗽,若膀胱颈及尿道的支托组织正常,尿道位置及活动正常时,插入尿道的棉棍仅有轻微地上下摆动,棉棍与水平线的角度为 −5°~+10°,若加压前后摆动幅度 >30°,为棉棍倾斜试验阳性,表示膀胱颈及尿道活动度较大,可以诊断真性压力性尿失禁。

(2)盆腔器官脱垂(POP):1995 年,美国 Bump 教授提出 POP 的定义标准,即膀胱、直肠、子宫等盆腔脏器合并或者不合并阴道前后壁、顶端脱垂,该情况会导致小便或者大便失禁。POP 的诊断采用 POP-Q 临床分期标准,POP-Q 是 1995 年国际尿控协会制订的盆腔器官脱垂的评价系统,因其客观、细致,经论证有良好的可靠性和重复性,1996 年被美国妇科泌尿协会和妇科医师协会认可、接纳并推荐在临床、科研中使用,国内 2004 年已将其编入教材。该分期系统分别利用阴道前、后壁及顶端上的 2 个解剖点与处女膜平面之间的关系来界定盆腔器官的脱垂程度,以阴道前壁或后壁膨出替代了膀胱、直肠等膨出,同时测量生殖孔(genital hiatus)、会阴体(perineal body)和阴道全长(total vaginal length,TVL),可清楚客观地反映盆腔器官脱垂变化的各个部位的具体数值,并能根据各个数值画出脱垂的图形(图9-3-2、表 9-3-2、表 9-3-3)。

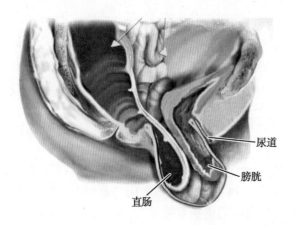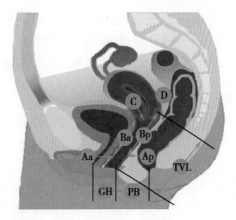

尿道

膀胱

直肠

图 9-3-2　盆腔脏器脱垂

表 9-3-2　盆腔脏器脱垂评估指示点内容描述范围 /cm

指示点	内容
Aa	距处女膜 3cm 的阴道前壁处
Ba	阴道前壁脱出距离处女膜最远处
C	宫颈或子宫切除的阴道残端
D	后穹窿(未切除子宫者)
Ap	距处女膜 3cm 的阴道后壁处
Bp	阴道后壁脱出距处女膜最远处

表 9-3-3　POP-Q 分期标准

POP-Q 具体分度	解剖描述
0	无脱垂,Aa、Ap、Ba、Bp 都是 −3cm 或 C/D 点在 −TVL 和(TVL−2)cm 之间
Ⅰ	脱垂的最远处在处女膜上方 >1cm 处
Ⅱ	脱垂的最远处接近或远离处女膜平面≤ 1cm
Ⅲ	脱垂最远处在处女膜平面下方,但突出 <(TVL−2)cm
Ⅳ	阴道完全或几乎完全脱垂,脱垂最远处≥(TVL−2)cm

4. 女性盆底功能障碍性疾病与劳动的关系　除了盆底的损伤以外,腹内压的不断增加也将导致或加重 PFD。从事长期站立工作、重体力劳动与负重作业的女性发生严重 PFD 的可能性明显高于从事其他工作种类的女性,PFD 的职业发病风险依次为:重体力劳动者 > 家庭主妇 > 服务业 > 技术行业 > 管理行业。肥胖(BMI ≥ 30)的女性 POP 的发病率也较 BMI<25 的女性升高。

体力劳动女性发生 PFD 的原因在于,增加的腹腔内压长期作用到盆底,不仅影响盆底局部的血供,盆底的筋膜、肌肉、神经被不断牵拉处于紧张状态而不能得到松弛,从而导致组织营养不良、变性而失去弹性。Kim 等的研究指出,慢性便秘、肥胖、慢性咳嗽、重复的举重物工作都可能导致长期的腹压增加,是 PFD 的危险因素。

由于妇女在体格、生理上和男性有许多不同,尤其是月经期,子宫内膜脱落出血,盆腔充血,全身神经体液方面也有较大的变化,此时从事体力劳动,尤其是蹲位及搬运重物时,腹压增加,子宫阴道等盆腔器官被压向下,可呈一时性下垂,长期持续反复承受此种压力作用的结果,可使下腔静脉曲张,盆腔静脉淤血,子宫后倾后屈位和生殖器官的下垂或脱出。劳动连续总负重量大如从事搬运,及长期工作在机修车间的立位、油漆车间的蹲位这些不良体位的女工,子宫脱垂的患病率明显高于其他工种。

5. 围产期重体力劳动与盆底功能障碍性疾病 正常情况下,女性盆底肌肉群、筋膜、韧带及神经构成了复杂的盆底支持系统,其互相作用和支持,能支撑和固定盆腔内脏器使之处于正常位置,但阴道分娩,尤其在第二产程延长或经阴道手术助产等,都能不同程度地损伤肛提肌及盆内筋膜等盆腔支持组织,使会阴裂伤或扩展,导致 PFD。产褥期过早从事体力劳动,特别是重体力劳动,腹压增高,将影响盆底组织张力的恢复,将未复旧的增大子宫经扩张的尿生殖裂孔推向阴道,影响子宫与盆底支持结构的复旧,为日后 PFD 的发病埋下隐患。

有调查显示,产后干重体力活者患 PFD 的风险是不干重体力活者的 1.961 倍。孕产期造成的盆底改变多数为短暂性改变,如果孕期和产后积极进行盆底肌锻炼,可促使受损的盆底得到一定恢复,有效降低 PFD 的发生率。但是严重的孕产期损伤,未及时有效干预者,也可造成永久性改变,导致 PFD 的发生。

6. 女性盆底功能障碍性疾病的生理与心理问题 PFD 是严重影响妇女生活质量的一种疾病,由于社会的偏见,很多女性患者一直生活在压力之中,疾病的相关症状使患者感到焦虑、尴尬和沮丧。PFD 其对患者的影响主要包括:

(1)对生理方面的影响:尿失禁患者由于长期漏尿,下身总是处于潮湿状态而易于并发会阴部位的湿疹、皮炎而痒痛难耐,或者并发反复的泌尿系统感染与肾功能损害。而 POP 患者盆腔器官脱出不仅造成性生活质量下降、月经过多、痛经、不孕等,还可能增加感染的机会,严重者发生组织嵌顿坏死,危及生命。

(2)心理方面的影响:PFD 不仅会给患者造成身体的痛苦和生活的不便,还会使患者产生心理问题。SUI 患者由于遗尿,身上有异味,会感到自己很脏,被人歧视,很多患者因害羞和歧视,宁愿忍受尿味和潮湿的感觉,而不去就医;POP 患者长期感觉下体有组织脱出,不仅限制体育活动和体力劳动,患者多数还会产生强烈的心理冲突,如焦虑、罪恶感、发怒、害羞或产生敌意,限制了社交活动,所以被认为是一种"社交癌"。

7. 女性盆底功能障碍性疾病的预防 PFD 的关键还是在预防,依据其危险因素,提出以下预防措施:

(1)妇女多次妊娠、分娩,特别是阴道器械助产分娩增加了 PFD 的患病率,应加强计划生育宣教工作,特别是孕期保健的宣教,提倡住院分娩,加强助产队伍建设,提高助产技术,正确处理产程和阴道难产,尽可能减少会阴阴道裂伤,万一发生裂伤后应及时缝合。对有绝对剖宫产指征的孕妇入院后可直接行剖宫产,避免不必要的试产。

(2)注重围产期保健,避免产后过早从事体力劳动,对产后可能发生 PFD 的高危人群,要指导其在产后及时进行盆底肌锻炼,并持续 8 周以上。

(3)定期体检,做好产后早期宣教和产后一年内的随访,及时发现新出现的尿失禁,并给予及时治疗,包括指导患者进行盆底肌锻炼等。

(4)对围绝经期妇女要重视女性 PFD 症状的筛查,并可适当在医师指导下补充少量雌激素,以延缓盆底组织萎缩性变化。

(5)避免过度肥胖,改善排便习惯,积极治疗有关慢性疾病。

(6)联合社区和医院共同对女性 PFD 的知识进行宣传,加强人们的就诊和自我保健意识,使患者消除害羞心理,促进患者及早寻求帮助,早就医、早诊治。PFD 通过积极配合妇产科医师进行正确治疗,是完全可以得到很好地改善,甚至达到临床治愈的。

三、轮班作业与夜间工作对生殖健康的影响

(一) 轮班作业与夜间工作

人体的各种生理活动如体温、内分泌等,都有一定的节律,一般以 24 小时为一个周期。通常人在白天工作,夜间休息。这种节律变化和外界环境节律一致时,人体的生理活动能够正常进行,长期改变这种正常的作息规律将会对人体生理过程产生一定影响。然而在当代社会,轮班作业已是不可避免。根据美国的调查显示,近 20% 的美国劳动力,超过 2 100 万人都是轮班作业或夜间工作的工人。

轮班作业是指工作时间安排不同于标准日间工作时间的作业制度,一般将非标准工作时间定义为上午 8 点 ~ 下午 6 点之外。采用轮班工作制度的组织通过使用工人班组轮换,延长了每天八小时的工作时间,提高了劳动产能和劳动效率。

轮班工作制度的特点可在几个维度上不断发生变化,包括:轮班的频率和时间长度,班次轮换的方向和速度,一轮班次的长度,每班的开始和结束时间,以及休息日的数量和安排等。需要轮班作业的常见于冶金、化工、纺织、机械及医师、警察等职业。护理人员、纺织工人、计件付酬的制造业女工等也都实施轮班作业,这些轮班或夜间工作的女工更易遭受生物钟紊乱、睡眠节律和家庭生活节奏紊乱导致的生理和心理的压力,对健康带来不良影响。

(二) 人的昼夜节律

人类对环境时间的周期变化中最显著的特点是 24 小时的昼夜节律。昼夜节律表现为人体与睡眠 - 觉醒周期相一致的节律变化,主要由两个因素调控,一个是内源生物钟,主要控制体温的昼夜节律;另一个是外源性生物钟,调节人体在睡眠 - 觉醒周期中生长激素和电解质的变化。昼夜节律具有固定的相位关系,如尿液中的肾上腺素含量大约在正午达到最大值,而体温则在晚 8 点达到峰值,这种昼夜节律使得人体在夜间睡去而在早上醒来。偶尔的作息时间调整不至于干扰昼夜节律,造成强的生理震荡,但是长期的轮班工作或夜间作业可以引起昼夜节律失调,导致睡眠时间减少和质量下降,导致疾病。

(三) 轮班作业与夜间工作对健康的影响

轮班作业与夜间工作打破了人的生物节律,改变了饮食、运动和睡眠的规律,引起疲劳、作业能力下降,工作场所事故增加以及各种负面健康结果。Deng 等的回顾性分析证实,轮班工人,尤其是不规范工作班次的工人出现糖尿病、血脂异常、高血压、心脏病、消化性溃疡病和抑郁症风险增加。这些不良健康状态的发生主要与轮班工人的睡眠障碍和内分泌紊乱有关。轮班作业与夜间工作对健康的危害主要表现在以下方面:

1. 睡眠缺乏和疲劳状态 睡眠缺乏可以引起疲劳感增加、焦虑、紧张和嗜睡等,如果长期得不到改善,可能导致严重的疾病。

2. 事故和伤害 长期轮班作业和夜间工作所致的生理功能紊乱,使得工作中发生失误

和意外伤害的机会增加。夜班时发生事故的概率通常比白班高；相对于日间作业，夜间工作者开车更容易发生交通事故，睡眠剥夺、疲劳、昼夜节律失调是多数事故的罪魁祸首。

3. 心理 - 情绪失调　轮班作业通常伴有心理和情绪上的失调，这也是一些职业女性离开轮班工作岗位的最基本原因。

4. 胃肠功能紊乱　不规律的工作时间导致了他们的不良饮食习惯，同时更多机会接触到不健康食品，昼夜节律的打乱和睡眠不足会导致自主神经紊乱，也是胃肠功能紊乱的重要因素。

5. 心血管疾病　长期轮班作业和夜间工作者患心血管疾病的风险增高，可能与胃肠功能失调、睡眠失调、压力增加等因素有关。

6. 其他　有研究提示，夜班或日夜倒班可能增加女性罹患乳腺癌的风险。英国皇家内科医学会发现，倒班还可能与早产、新生儿出生体重过轻存在关联。

（四）轮班作业与夜间工作对男性生殖健康的影响

轮班作业与夜间工作会影响男性泌尿系统健康，目前的证据显示其与性腺功能减退症状、精液参数不良、生育力下降、下尿路症状和前列腺癌之间存在关联。夜间工作导致的睡眠障碍进一步加强了对泌尿系统的损害，统计学调查显示大约 20% 的轮班员工存在泌尿系统损害。有些针对睡眠障碍的干预措施，如计划中的小睡、定时光照、褪黑激素和镇静催眠药的应用等，可以减轻夜间嗜睡和白天失眠，但对泌尿系统的疗效目前并不是很确切。

（五）轮班作业与夜间工作对女性生殖健康的影响

轮班作业与夜间工作出现生殖内分泌系统紊乱，扰乱了女性的生理周期，可能导致女性月经周期长短和模式的不规律，从而引发自然流产、早产和生育力下降。新生儿出生低体重等。除了应对工作产生的压力外，有孩子的轮班作业女性通常还要承担来自家庭和照顾孩子的负担，睡眠时间更短且更频繁地被打断，因而更加容易疲劳和引起生殖健康问题。

1. 生育力下降　Ahlborg 等的研究发现，从事两班制、三班制或仅夜班工作的妇女，较白班工作的妇女生育力偏低，特别是当其和体力及精神上劳累、紧张结合时，轮班工作对生育力的负性效应越明显。Bisanti 等的研究也得出了同样的结论，其影响机制还不是很清楚，通常认为与工作、睡眠时间不规律引起生物钟紊乱有关。生物钟在控制人体激素分泌、体温、血压和心率等方面起着重要作用，生物钟紊乱可能导致睡眠障碍、生理节律失调和机体内分泌紊乱。日夜倒班的上班族更容易合并饮食不规律、缺乏锻炼等问题，进一步加重对生育力的损害。

英国南安普敦大学的儿科专家林登·斯托克在欧洲人类生殖及胚胎学会会议上说，他们的研究结果发现日夜倒班的女性一年内未能怀孕的概率翻一番，与朝九晚五的女性上班族相比，上夜班的女性月经周期紊乱的概率增加 20%，自然受孕难度增加 80%，怀孕后流产风险增加大约 1/3。

但是，轮班作业、夜间工作和生育力下降并非简单的直接因果关系，所以直接建议育龄女性辞去倒班工作还为时过早，目前还没有证据显示改变工作时间能显著提高生育能力。为提高生育能力，除睡眠外，还需重视多方面因素，备孕女性应尽量保证充足的睡眠，坚持均衡饮食，从事适量体育锻炼，尽可能地促进身心健康。

2. 女性生殖内分泌功能紊乱　轮班可能和女性生殖内分泌功能紊乱有关，常见的临床表现有月经周期不规则、经期过长及两次月经之间有异常出血等。多项研究都表明，轮班工作的女性月经周期异常比例高达 13.2%,明显高于白班工作女性的 9.1%,固定夜班工作的护士月经周期短于 25 天的比例也明显较仅白班工作的护士高。

也有研究认为轮班作业者合并多囊卵巢综合征(polycystic ovarian syndrome,PCOS)更多见。PCOS 的典型表现为月经稀发、高雄激素表现如多毛、痤疮等,以及双侧卵巢多囊样表现。50%~70% 的 PCOS 存在胰岛素抵抗,而胰岛素抵抗可能与夜班工作的睡眠不足或缺乏运动有关。但 Lim 等的研究认为轮班作业,睡眠时间减少与 PCOS 之间没有直接相关性。

3. 痛经 痛经是职业妇女缺勤中最常见的原因之一。日本的一项研究表明,痛经的发生与轮班和不规则工作时间有关,在法国屠宰场和罐头厂女工中也发现了明显的轮班和痛经关系,但在中国女性纺织厂工人中进行的横断面调查,未发现轮班和痛经之间的直接相关性。

4. 自然流产 有关轮班和自然流产的研究较多。Axellsson 等对 1980~1989 年的助产士进行了问卷调查,将轮班类型分为常夜班、二班制和三班制,分析结果表明常夜班的自然流产率最高,轮班作业女性自然流产的风险增加。

5. 早产 有关轮班对早产的作用研究较多,Wu 等的研究证实,在控制了怀孕年龄、工种、棉尘、紧张、举重物、蹲位、怀孕离开岗位时间、室内煤烟空气污染等混杂因素后,轮班和孕周缩短有显著性关系。Armstrong 对重体力劳动和轮班工作的妇女的调查研究结果发现,新生儿早产和低出生体重之间有很大比例的重叠,而轮班是这两种不良产科结局的独立危险因素。

6. 低出生体重儿 低出生体重是指新生儿出生体重 <2 500g,一般认为,出生体重是由孕周的长短和宫内发育速率这两个因素共同决定的,孕周缩短、胎儿生长受限或者两者结合都可能导致低出生体重。有研究显示轮班也会影响新生儿出生体重,其发生的原因与母体生殖内分泌紊乱、生理节律失调及其他由轮班所导致的不良反应有关。

四、女性劳动保护

由于妇女解剖和生理上的特点,负重能力差,对各种有害因素敏感性高,尤其是怀孕、分娩和哺乳期的女性特别脆弱,需要加强保护,以保护母亲和子代的健康和安全。加强女工劳动卫生保护工作是一项长期而艰巨的任务,其重要性不言而喻。从事职业劳动的妇女,需要足够的时间分娩、恢复和抚养子女,也需要社会和相关法律法规的保护,保护她们免受职业歧视,有平等的就业机会,不会因怀孕或产假而失去工作。

劳动时间的规定是劳动立法中最古老的问题之一。早在 19 世纪初,人们就认识到,工作时间过长对工人的健康构成威胁。1919 年通过的第一个国际劳工组织公约限制了工作时间,为工人提供了足够的休息时间。2000 年制定的"生育保护公约"(第 183 号)确定了国际劳工工作时间标准(International Labour Standards on Working time),是关于生育保护的最新国际劳工标准,为规定工作时间和休息时间提供了基础框架,在确保了高生产率的同时,保护了工人的身心健康。

第 183 号公约明确规定,职业妇女应享有 14 周的产妇津贴,处于休产假期间的妇女有权享有不低于工作时期收入的 2/3 的现金补贴,以确保她们自己和孩子的健康状况,保障适当的生活水平。公约还要求怀孕与哺乳期妇女需调离明确的会危害母亲和 / 或其子女健康的工作;同时禁止雇主在怀孕或在产假期间因为怀孕、分娩或照顾新生儿的理由终止雇用女性;围产期结束重返工作岗位的妇女必须回到相同的岗位,或者以同样的比例支付同等报酬;哺乳期妇女有专门的哺乳时间,哺乳期不安排夜班以保障哺乳权利。

我国虽已建立了比较完善的与妇女劳动卫生有关的各项法规,但对于女工生殖健康保护的法规和医疗保障体系还应完善。随着我国加入WTO,即将面临的职业安全卫生管理与国际接轨的新趋势下,如何进一步修订或完善现有法规等,都需要认真研究。为使现有法规得到认真贯彻,也还有大量的后续工作需要进行,如实施细则的制定;在政府部门机构调整、职能转换、企业转制的大形势下,如何进行执法监督,由政府哪些部门负责执行监督等。

科学研究是制定相应的劳动保护法律法规,进行相应的劳动保健指导的科学依据。对我国逾3亿职业妇女中亟待解决的职业卫生问题,需要进一步拓展研究工作的广度和深度。我们对从事农业、科学技术以及第三产业的妇女职业卫生问题;农药对农村妇女生殖健康及胎儿发育的不良影响及其保健措施问题;电磁辐射、视频显示终端(VDT)作业等物理因素以及新化学物质对妇女健康影响的问题;社会心理因素、精神紧张以及双重负担对妇女健康影响的研究;孕妇接触职业有害因素限值的研究;妇女劳动生理及工效学研究;生殖发育毒性的研究等,这些问题均值得积极深入的探索。近年来,我国妇女乳腺癌等恶性肿瘤,出生缺陷如先天性心脏病,以及儿童疾病如白血病等的发病率有不断增高的趋势,其是否与妇女职业有害因素有关也需要进一步深入研究。

现阶段我国的妇女职业卫生研究工作缺乏专门的队伍,对常见的职业有害因素进行一般水平的重复研究较多,今后工作的重点与难点在于提高研究质量,将基础医学与临床医学研究中的新技术,诸如细胞生物学、分子生物学、发育生物学、妇科内分泌学,以及现代劳动卫生学、流行病学的新进展,应用于妇女职业卫生研究,提高研究工作的科学性和实用性。

在保护妇女健康、提高出生人口素质方面还需要进行艰苦的工作。首先,要积极开展健康教育,向企事业单位的负责人、劳动者、从事妇幼保健工作的医务工作者、妇女工作者,甚至有关政府部门的官员和广大妇女群众,普及妇女职业卫生知识;其次,就妇女关心的职业卫生问题开展咨询服务,如开展月经病、孕期和围产期、哺乳期、更年期的保健指导,劳动卫生和劳动保护咨询等,使广大职业妇女都能了解在工作中的职业有害因素,对身体可能产生的健康危害,以及如何进行自身的劳动保护或保健等。

从西方工业化国家的经验来看,职业健康与安全的监测和防护是一个综合的、集成的系统,这一系统融合了多种可以获得的数据源,并能对突发性职业健康损害事件做出迅速反应。美国疾病控制与预防中心(Centers for Disease Control and Prevention, CDC)在制订其职业健康监测指标时考虑了三个方面的准则:州一级范围内数据的可及性,职业健康效应对公众健康的影响程度,以及实施干预措施的可行性。根据这三个准则,CDC共制订了19个方面的监测指标,其数据源包含了外来女工生殖健康的基础数据、州立医院出院记录、州级工伤病补偿系统、职业安全与健康执业人员、职业损伤与疾病调查、致死性职业伤害调查、中毒控制中心、成人血铅流行病学监测以及职业安全与健康管理信息系统等。

遵循公共卫生领域的"4E"模式,即强制(enforcement)、教育(education)、工程(engineer)和经济(economy)。通过立法设定管理规则,对流动人口和雇主实施有效的职业健康知识教育,利用工程技术改进信息报告基础设施和监测平台以及通过经济杠杆对雇主进行有效激励,从而改善职业健康监护所需要的数据收集系统,落实职业健康监护管理措施,改善流动人口职业健康状况。

参考文献

［1］ Beszterda M,Franski R.Endocrine disruptor compounds in environment:As a danger for children health. Pediatr Endocrinol Diabetes Metab,2018,24(2):88-95.

［2］ 俞文兰,孙承业.现阶段我国职业女性生殖健康问题分析.中国工业医学杂志,2017,30(4):243-246.

［3］ 李巍巍.不同职业和生活方式与男性生殖健康的关系研究.中国医药指南,2016,14(7):173.

［4］ 徐茗,俞文兰,邢再玲,等.全国七省市六行业女职工生殖健康调查及影响因素分析.中华劳动卫生职业病杂志,2016,34(12):924-927.

［5］ 邢再玲,俞文兰.14 614名女职工生殖健康状况调查与分析.中国职业医学,2016,43(4):447-450,455.

［6］ 褚桂桃,吴小燕,付兆杰,等.厨师职业与男性不育.中国优生与遗传杂志,2015,23(11):120-126.

［7］ 负小燕,李娟生,蒲宏全,等.某冶炼企业女工生殖状况及其关联性研究.工业卫生与职业病,2015,41(06):431-433.

［8］ 李秉恒.作业场所职业危害风险综合评价研究.黑龙江科学,2014,5(11):166.

［9］ 刘静,俞文兰,夏青,等.工作负荷对机械制造行业女性职工生殖健康状况的影响.中华劳动卫生职业病杂志,2018,36(6):416-418.

［10］ 吕丽娜.职业紧张的概述.职业卫生与病伤,2016,31(1):44-47.

［11］ 孟子湄,陈友庆.生殖健康及其影响因素.中国健康心理学杂志,2017,25(10):1593-1597.

［12］ 任婕.职业紧张对男女生殖系统的影响.职业与健康,2016,32(16):2292-2294.

［13］ Prasad S,Tiwari M,Pandey AN,et al.Impact of stress on oocyte quality and reproductive outcome.J Biomed Sci,2016,23:36.

［14］ De Munck N,Vajta G.Safety and efficiency of oocyte vitrification.Cryobiology,2017,78:119-127.

［15］ Guzy L,Demeestere I.Assessment of ovarian reserve and fertility preservation strategies in children treated for cancer.Minerva Ginecol,2017,69(1):57-67.

［16］ 周梦芝,王华锋,郑月慧,等.常见重金属污染与男(雄)性不育.中国公共卫生,2013,29(05):769-772.

［17］ 刘安娜,王厚照.高温工作环境对男性精液质量的影响分析.中国优生与遗传杂志,2015,23(2):116,124.

［18］ 俞文兰.职业危害与女性生殖健康,北京,中国环境出版社,2014.

［19］ 谢幸.妇产科学,9版,北京:人民卫生出版社,2018:361-364.

［20］ Lim AJR,Huang Z,Chua SE,et al.Sleep Duration,Exercise,Shift Work and Polycystic Ovarian Syndrome-Related Outcomes in a Healthy Population:A Cross-Sectional Study.PLOS ONE,2016,11(e016704811).

［21］ Fernandez RC,Marino JL,Varcoe TJ,et al.Fixed or Rotating Night Shift Work Undertaken by Women:Implications for Fertility and Miscarriage.Semin Reprod Med,2016,34(2):74-82.

［22］ Gaskins AJ,Rich-Edwards JW,Lawson CC,et al.Work schedule and physical factors in relation to fecundity in nurses.Occup Environ Med,2015,72(11):777-783.

［23］ Deng N,Kohn TP,Lipshultz LI,et al.The Relationship Between Shift Work and Men's Health.Sex Med Rev,2018,6(3):446-456.

［24］ Stocker LJ,Macklon NS,Cheong YC,et al.Influence of shift work on early reproductive outcomes:a systematic review and meta-analysis.Obstet Gynecol,2014,124(1):99-110.

［25］Henok A.Prevalence and Factors Associated with Pelvic Organ Prolapse among Pedestrian Back-Loading Women in Bench Maji Zone.Ethiop J Health Sci,2017,27（3）:263-272.

［26］潘俊杰,张培海,李广森.不良生活习惯、职业、环境等因素对男性生育能力的影响.新医学,2012,43（1）:65-67.

［27］叶研,张建国,王姿欢,等.北京市女职工生育能力调查分析.中国工业医学杂志,2017,30（4）:268-273.

（王雅琴　李赛姣　徐　梅）

第十章

生物因素与生殖

很多微生物和病原体感染可能影响生殖,其对生殖的影响是围产医学领域研究的重要课题之一。育龄妇女备孕期、孕期和分娩时的感染对胎儿危害较大,往往是导致围产儿死亡与病残的重要原因。尤其是妊娠早期的感染,孕妇往往没有明显的临床表现,病原体感染影响胎儿可能导致流产、早产、胎儿畸形,死胎、死产等。

第一节 TORCH 与生殖

TORCH 是 1971 年由 Nahmias 等首次提出的,通过长期的流行病学调查,选择几种孕期感染对胎儿危害较大、发病率较高的病原体,以其英文单词的首字母命名。T 指弓形虫(toxoplasma,TOX),R 指风疹病毒(rubella virus,RUV),C 指巨细胞病毒(cytomegalovirus,CMV),H 是指单纯疱疹病毒(herpes virus,HSV),O 指其他微生物(others),包括微小病毒 B19、肝炎病毒、Epstein-Barr 病毒等。妊娠期 TORCH 感染代表上述病原体引起的一系列围产期感染性疾病。

妊娠期妇女由于内分泌的改变与妊娠期处于免疫抑制状态,对 TORCH 病原体具有易感性,常发生各种活动性感染。TORCH 感染包括原发性感染及复发性感染,妊娠不同时期感染,感染病原体的数量、类型等都可能对胎儿、婴儿造成不同程度的影响。目前针对 TORCH 病原体已有较成熟的诊断与治疗手段,如果及早发现,及时有效地干预和治疗,可以明显改善妊娠结局。

虽然 TORCH 感染对胎儿发育的影响因感染病原体的种类和量不同而有不同,但其共同的重要特征是:感染早期孕产妇一般无明显临床表现,或症状轻微,不易察觉,因此常常不被重视,但病原体却可通过胎盘或产道引起宫内感染,出现胎儿生长受限、绒毛膜羊膜炎、反复流产或早产、死胎、死产等严重后果,也有病原体感染累及胎儿,导致多个脏器如脑、心、骨骼、肝脏、脾脏等受损,甚至引起胎儿畸形。

(一) TORCH 感染的流行病学概况

1. 弓形虫病 弓形虫是 TORCH 感染中唯一的人兽共患传染病,猫、犬、羊、鸡均可成为传染源。人感染弓形虫病通常是接触猫科动物含弓形虫卵囊的唾液和排泄物，导致弓形虫通过皮肤表面的伤口进入体内导致的感染，也可能是食用未煮熟的含弓形虫卵囊肉类制品导致，少数由饮用被污染的水或吸入病畜排泄物飞沫而被感染。临床表现多为隐匿性感染，感染者无明显临床症状，但病原体在组织中形成包囊，当机体抵抗力下降时，包囊发生破裂，弓形虫的裂殖体逸出并扩散时可出现急性症状。

弓形虫感染在全世界范围内都有报道，不同国家和地区感染率有所不同，从 0.6% 到 45% 不等，欧洲国家感染率最高，与家庭饲养宠物如猫、狗等有关。我国报道的孕妇弓形虫感染率为 4%~10%，其中 0.2%~1.0% 病例发生妊娠期弓形虫病，其原因与近年来随着生活水平的上升，我国养宠物的家庭数量增多有关。妊娠期弓形虫病的母婴传播率高达 40%，且随孕周而上升。孕早期感染率相对低，但对胎儿危害严重，常可致胎儿死亡导致自然流产，孕中晚期母婴传播率虽较高，但对胎儿的危害相对较轻。

2. **风疹**　风疹是呼吸道传染病，感染的病原体为风疹病毒，主要传播途径为通过呼吸道飞沫传播，通常每 6~9 年流行 1 次。风疹病毒进入人体后，通常在上呼吸道及颈淋巴结处生长繁殖，可引起淋巴结炎，当抵抗力低或病毒毒力较强时，可进入血液引起病毒血症，并播散到全身其他部位。流行病学调查表明在我国育龄妇女平均感染率为 4.5%。

孕妇感染风疹病毒后病毒能直接通过胎盘屏障，但是母婴垂直传播率往往随孕周的增加而降低，因此确定风疹感染时间对判断胎儿的预后至关重要。在妊娠 8 周内感染，胎儿发生先天性风疹综合征的发生率高达 85%，孕 9~12 周感染发病率为 52%，而孕 20 周以后的感染再发先天性风疹综合征非常罕见。虽然人类对风疹病毒普遍易感，但和水痘等感染一样，一旦得过风疹后将终生免疫。我国目前发现的 TORCH 感染导致的胎儿畸形中风疹病毒感染是主要病因之一，而欧美等发达国家通过普及对婴幼儿、儿童注射风疹疫苗后，风疹感染导致的胎儿畸形发生率已很低。

3. **人巨细胞病毒（HCMV）**　巨细胞病毒是目前公认的宫内感染最常见的病毒，属疱疹病毒属，具有典型的疱疹病毒结构，外层为含有糖蛋白的脂双层膜，内层是由核衣壳蛋白包裹的双链 DNA。CMV 存在于人体各种器官和组织，并可经血液和各种体液如唾液、精液、乳汁、宫颈分泌物，以及排泄物如尿液、大便等排出，CMV 感染者和潜伏期感染者是传染源。

CMV 主要传播方式是接触性感染，接吻、性生活等都是 CMV 感染传播的常见途径。生活中密切接触 CMV 携带者或感染者，也可能通过含病毒的尿液、唾液、宫颈黏液、大便、精液等导致感染，其中宫颈黏液 CMV 排毒率在妊娠中期为 10%，妊娠晚期为 28%，而且多数为既往感染的持续排毒，或潜伏感染的再活动，仅有少数为初次感染。人类对巨细胞病毒有广泛的易感性，因此大多数人一生中都曾感染过 CMV，但一般都是无任何症状的亚临床感染，不易被发现。感染后两周左右血清学检查可检出 CMV 循环抗体（CMV IgG），保护机体不再被感染，但有文献报道仍有 60%~70% 的人，虽然血中存在保护性 CMV IgG，其尿、唾液、阴道分泌物或精液中仍可检出 CMV 病毒，这种情况可能与病毒持续或潜伏感染的复活有关。CMV 感染无季节性，但与人种、社会经济发展程度、卫生状况等密切相关。

妊娠期原发性 CMV 感染较少见，文献报道发生率为 0.17%~4%，其母婴传播率约为 30%~40%，一旦发生宫内感染对胎儿危害相对较大，易发生胎儿畸形、流产等。妊娠复发性 CMV 感染较多见，发生率 1%~14%，往往是宿主免疫状态失平衡导致潜伏病毒感染的复活引起，其母婴传播率约为 0.12%~2.00%，对胎儿危害相对较小。活产婴儿中检测到的巨细胞病毒感染的发生率占 0.3%~2.0%,其中大约有 10%~15% 会表现为明显的感染症状,新生儿合并多系统多器官损伤。

4. **单纯疱疹病毒(HSV)** 人是 HSV 唯一的宿主。人 HSV 感染多与性接触有关,一般发生在青春期及以后。HSV 病毒可以经口腔、鼻腔黏膜、眼结膜和生殖器黏膜等,以及皮肤破损处进入人体。HSV 感染一般为隐匿性,感染后的病毒可能以某种形式潜伏于入口处局部神经节细胞中,没有明显临床表现。但是,当机体免疫功能受损,抵抗力下降时,某些诱发因素如发热、消化不良、情绪激动、受凉、月经来潮或机械刺激等可使处于潜伏状态的病毒发生活化,病毒生长繁殖并经血行或神经通路播散而导致疾病发生。孕妇感染 HSV 后,病毒可能经过血液、产道、胎盘感染胎儿。女性 HSV 感染还与子宫颈癌的发生有关。

HSV 分为Ⅰ、Ⅱ型,Ⅰ型较少见,约占 10%,主要侵犯腰以上部位,如口腔、唇、眼等,引起病变部位出现水泡样,侵犯皮肤黏膜下的神经节可有痒痛感,有时破溃形成糜烂面(图 10-1-1)。Ⅱ型较多见,约占 90%,主要影响生殖道,也称生殖器型,绝大多数由性接触传播或通过接触感染者的生殖道分泌物传播。孕妇 HSV Ⅱ型感染的发生率约为 7%~8%,可能通过母婴传播感染胎儿,引起流产或胎儿宫内感染,尤其是孕期初次感染的孕妇,传播给胎儿的危险性大大高于孕期复发性 HSV 感染的孕妇。

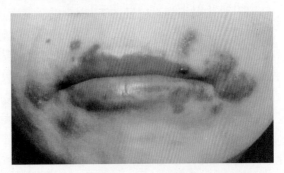

图 10-1-1 单纯疱疹,口周出现多处密集成群的水疱,周围有红晕

HSV 虽然可以通过胎盘,但是经胎盘感染导致先天异常的情况极其少见。HSV 母婴传播发生在孕 20 周以前的极为罕见,仅为 1% 左右,其主要的母婴传播途径为经产道感染,尤其是分娩期生殖道有原发 HSV 感染病灶者,其传播率为 30%~50%。新生儿 HSV 感染总发生率为 1/20 000,其中母亲血清学检查有 HSV 感染,但无生殖道病灶的,经阴道分娩的新生儿 HSV 感染率为 1/10 000,而母亲生殖道有明显病灶者,经阴道分娩新生儿感染率高达 5%~8%,因此新生儿是否感染 HSV 主要取决于产道有无病灶。

5. **其他病原体** 除上述病原体外,其他对生殖影响较大的病原体包括微小病毒、乙肝病毒、梅毒螺旋体感染以及人缺陷病毒(HIV)等。微小病毒 B19 感染多发生在幼儿园、托儿所及小学的女教师,有比较明显的职业特征,而且大多数不发病,有大样本前瞻性系统调查报道 B19 在孕妇中发病率约 0.9‰,而且受感染者胎儿 92% 正常,仅 5.9%~7.0% 为死胎,1.0% 为水肿儿,所以无需在人群中作常规筛查。对于已发现的水肿儿,一旦发现立即行宫内输血治疗,胎儿水肿情况可迅速改善。

乙型肝炎病毒(HBV)在我国发病率较高,其母婴传播问题较严重,近年来越来越受到人们的广泛关注和重视。HBV 病毒可通过胎盘垂直传播,孕妇乙型肝炎病毒表面抗原(HBeAg)阳性时,胎儿感染率为 70%,HBV 表面抗原(HBsAg)与 e 抗原(HBeAg)均阳性,母婴垂直传播率高,80%~90% 的新生儿均为 HBV 携带者。胎儿是否感染 HBV 还和 HBV DNA 滴度有关,HBV DNA 阳性并负荷高者,胎儿感染率几乎 100%。HBV 母婴传播方式还包括分娩时接触母血及羊水、产后母体唾液或通过母乳喂养传播等,因此乙肝大三阳与 HBV DNA 拷贝数高的产妇产后不宜哺乳。胎儿感染 HBV 不会致畸,但 90% 以上 HBV 携带者可逐渐发展为慢性肝炎与肝硬化，HBV慢性感染者肝癌发病率也明显增高。

关于妊娠期和围产期梅毒螺旋体感染导致的梅毒，与人免疫缺陷病毒（HIV）感染等内容见本章第二节"性传播疾病与生殖"。

（二）TORCH感染对妊娠的影响

1. 弓形虫病　弓形虫感染对围产儿的影响主要取决于感染时的孕周、虫株毒力与孕妇体内的抗体效价等因素，孕妇自身多无症状，或症状轻微，仅表现为咽喉肿痛、流涕、咳嗽等。妊娠早、中期感染母婴传播率约为40%，病原体可通过胎盘进入羊水，胎儿吞咽被污染的羊水而感染，也可能通过血行传播感染胎儿，一旦发生宫内感染，对胎儿损害严重，可引起胎儿多发性畸形，如先天性脑积水，眼部疾病如小眼、无眼症、先天性白内障等，先天性缺陷如唇、腭裂，先天性心脏病、肛门闭锁和肢体畸形等，严重者甚至导致流产和死胎等。妊娠中、后期感染对胎儿损害相对较轻，90%感染的胎儿无明显的临床症状，少部分毒力强的急性感染可能出现早产、死产、分娩先天性急性弓形虫病新生儿和围产儿死亡。

新生儿感染弓形虫有隐性感染和显性感染两种类型。隐性感染者出生时无任何表现，仅有少数病例在出生后数周、数月、数年甚至数十年，病灶活化后出现感染症状，具体表现为原因不明性头痛、癫痫发作、慢性淋巴结炎、视网膜脉络膜炎、多发性神经炎、听力和智力障碍等。而显性感染又分为全身型和中枢神经症状型两种亚型，全身型主要表现发热、呕吐、腹泻和淋巴结炎、肝脾肿大等全身感染症状，严重者可导致视网膜脉络膜炎、颅脑钙化和脑积水、神经发育迟缓等后遗症。中枢神经系统症状型以脑炎、脑膜炎等中枢神经系统症状为主要表现。典型的先天性急性弓形虫病患儿通常有视网膜脉络膜炎、脑内钙化和脑积水三大临床表现。

2. 风疹病毒感染　孕妇风疹病毒感染也分为显性感染与隐性感染，85%为显性感染，与其他病毒感染类似，孕妇可出现类似感冒症状，如咳嗽、流涕、发热、乏力等，15%为隐性感染，孕妇无明显临床表现，仅通过查血诊断。孕妇感染的时期对判断病毒胎儿的影响和预后也至关重要，妊娠前3个月为胚胎发育及器官形成期，此时风疹病毒可直接感染绒毛膜并损害胎儿，通常胎龄越小，受到损害越大，畸形发生率越高。

风疹病毒对胎儿各器官系统均可造成损害，妊娠2~6周为胎儿眼球及心脏发育期，此时感染风疹病毒可致眼及心脏畸形；妊娠3~8周为胎儿脑与器官发育期，此时感染风疹病毒，胎儿还可发生脑、神经、内耳及骨骼畸形。风疹病毒感染对胎儿的影响表现为4个主要出生缺陷，分别为先天性耳聋，智力障碍，先天性心脏病如室间隔缺损、动脉导管未闭、肺动脉或主动脉狭窄和眼异常如白内障、青光眼等，还有些病例表现为小头畸形、新生儿黄疸等，有人将这些损害称为先天性风疹综合征（congenitalrubellasyndrome，CRS）。

3. 人巨细胞病毒（HCMV）　巨细胞病毒（CMV）是一类常见的且对胎儿危害较大的病原体，妊娠期妇女处于免疫抑制状态，对CMV的易感性明显增加。机体抵抗力降低也可能使潜在病毒活化而发病。CMV可通过胎盘感染胎儿，大部分先天性宫内感染可表现为无症状或症状轻微，少部分胎儿受到严重损害，可发生流产、死胎、死产、新生儿死亡等，也有部分胎儿表现为胎儿宫内生长受限与胎儿畸形。孕期原发感染引起的胎儿感染通常危害较重，而继发感染与潜伏感染病毒再激活对胎儿的影响相对较小。

CMV母婴垂直传播的危险度为32.5%，经阴道分娩的胎儿被母体CMV感染的机会为26%~57%，经产道感染的CMV有潜伏期，一般为4~12周，平均8周。新生儿吸吮含CMV

的乳汁,其感染率可达 63%。出生后接触母体分泌物或母乳喂养发生的 CMV 感染新生儿通常无明显症状,但在数月后转为潜伏感染。由于早产儿抵抗力较低,因此更容易被感染。

原发性感染血清中 CMV IgM 抗体阳性,2~4 周后血清中可以检出 CMV IgG 抗体,IgM 分子大,不能通过胎盘,因此新生儿脐血中若能检出 CMV-IgM 即可认定为先天性宫内感染。CMV IgG 抗体并不能完全保护胎儿不受感染,但 CMV IgG 抗体产生说明为继发感染,对胎儿的危害相对较轻,一般不发生严重的后遗症,有助于判断预后。

典型的胎儿 CMV 宫内感染在妊娠中、晚期可有特征性表现,超声检查可见胎儿生长受限、小头畸形、颅内钙化灶、侧脑室增宽、胎儿室管膜下囊肿和肠管回声增强、肝脏局部钙化等。CMV 全身感染严重可导致流产、死胎或死产,部分存活新生儿可合并严重的先天缺陷,如小头畸形、视神经萎缩、先天性胆道闭锁、先天性心脏病和智力低下等,或出生低体重儿。新生儿常有病理性黄疸、肝脾大、血小板减少性紫癜等合并症。无症状的 CMV 感染常仅有尿中排毒,但目前有研究通过 Beyley 婴幼儿发育量表和采用脑干听觉诱发电位的方法发现,极少数病例可能在数年后出现智力发育障碍、耳聋和视力障碍等远期后遗症。

4. 单纯疱疹病毒(HSV) 单纯疱疹病毒可通过胎盘感染胎儿,孕妇感染常常表现为病程长、症状重,较多病例伴发白色念珠菌感染。妊娠不同时期感染对胎儿影响程度不同,孕早、中期感染对胎儿的损害大,感染者约 1/3 引起流产,幸存者也可能发生先天性畸形或早产、出生低体重儿等。而妊娠中、晚期感染者,常常表现为早产、低体重儿发生率增加,但很少出现严重的先天性畸形。孕妇有明显的生殖道感染时,一般建议尽量避免阴道分娩,因新生儿经过产道可能受感染,引起新生儿脑炎或脑膜炎。合并脑炎的新生儿预后差,可能导致新生儿死亡或严重的神经系统后遗症。

HSV 宫内感染可分为局限型或播散型,局限型胎儿最常受累的器官为皮肤和黏膜,常表现为皮肤水疱、结膜炎或口腔溃疡,约占全部感染病例的 80%。播散型 HSV 感染可累及多个内脏器官,导致肺炎、多器官衰竭及严重的出血倾向,严重者累及中枢神经系统,出现神经系统损害。分娩时经产道感染的 HSV,最常见的是皮肤损害,这种皮损多发生在头皮、面部和胎先露的身体部位。

5. 其他 最常见的是妊娠合并病毒性肝炎患者,无论是孕前感染还是孕期感染,发生流产、早产、死胎、死产和新生儿死亡比例都明显升高,尤其是出现肝功能严重异常的孕产妇,不仅分娩时可能出现严重的产时和产后出血,其围产儿死亡率也高达 46%。

(三) 围产期 TORCH 感染的诊断

目前针对 TORCH 感染最常用的诊断方法是进行血清学实验。实验室常用酶联免疫吸附实验(ELISA)对病原体进行检测,ELISA 法不仅有特异性高、灵敏性强的优点,还可以同时检测出循环抗原和循环抗体。ELISA 方法有间接 ELISA 法和捕获 ELISA 法。因为间接 ELISA 法易受其他免疫因子如类风湿因子和抗核抗体等的干扰,假阳性和假阴性率都较高,1981 年 Mortimer 等发明了捕获 ELISA 法,通过使用纯化病毒抗原和特异性单克隆抗体,检测血清中的 IgM,可避免风湿因子、抗核抗体的干扰,使反应的特异性增加,明显提高临床检测效果,是目前实验室诊断 TORCH 近期感染的常用方法。

产前诊断宫内感染的方法主要有羊水穿刺、脐血穿刺或采集新生儿分泌物、尿液、胎盘或多种器官组织对病原体进行检测,也可通过孕期多次超声检查监测胎儿发育情况,以及检查有无外观畸形。随着分子生物学技术的飞速发展,针对病原体进行特异性检测与诊断成为可能。1989年,Burg等首次报道经羊膜腔穿刺抽取羊水后,通过PCR技术对病原体进行产前诊断。1994年,Hohlfeld等的研究发现和传统的病原体分离鉴定,以及通过母血特异性IgM检测相比,利用PCR技术扩增羊水、脐血或绒毛活检组织中的弓形虫DNA进行产前诊断,是诊断弓形虫感染的最为灵敏、有效的方法。国内也有大量报道通过应用PCR技术诊断胎儿宫内巨细胞病毒、风疹病毒和单纯疱疹病毒感染。

临床通常从成本效益原则出发,对围产期需要筛查的病原体的类型、范围与项目等,权衡利弊进行选择,筛查的基本原则为:第一,病原体感染是否常见,非常罕见的病原体感染一般不应纳入常规备孕前筛查项目。第二,应该评价病原体感染对妊娠的影响,尤其是对胎、婴儿有较大的危害,可能导致致畸、致残,出生后有较严重的疾病及后遗症的病原体,应优先纳入围产期筛查;第三,病原体感染是否能及时有效的检测,以及检出后能通过有效的方法和措施阻断母婴传播,或保护胎儿,减少或避免发生严重的后遗症。根据以上原则筛选的围产期常规检查项目包括弓形虫、风疹病毒、巨细胞病毒、单纯疱疹病毒等。

近年有学者提出,建议增加乙型肝炎病毒与梅毒螺旋体的检测,因为这两种病原体同样具备检测方法成熟可靠、母婴传播率高的特点,早期发现、采取措施可有效降低对胎儿、婴儿的危害。因此孕前或孕期初诊时筛查的项目除TORCH外,还建议增加乙肝两对半、丙型肝炎病毒(HCV-DNA)、梅毒螺旋体和人免疫缺陷病毒(IIIV)的检测。对乙肝表面抗原(HBV-Ag)阳性的患者,应进一步行HBV DNA和肝功能检测,以评价病毒毒力及其对肝脏的损害状态。梅毒螺旋体抗体(TP)阳性的病例需进一步完善梅毒非特异性血清学检测,观察是否有活动性梅毒。

1. **弓形虫** 弓形虫可通过动物毛发传播,因此询问病史时,对养猫、狗等宠物,接触其污物,或厨具不卫生,生食与熟食的厨具不分,或有生食肉类史的病例需警惕可能存在弓形虫感染。通过对可疑病例或备孕前进行血清学Toxo-IgG与Toxo-IgM常规筛查,对评价弓形虫对生殖的影响有重要意义。Toxo-IgG、IgM均阴性,提示未感染;如Toxo-IgG阳性,而IgM阴性,往往提示可能感染时间1年以上,无近期感染,对生殖无不良影响;如Toxo-IgG和IgM均阳性,提示可能是近期感染。而对于Toxo-IgG可疑阳性而IgM阳性,或Toxo-IgG阴性而IgM阳性的病例,往往提示有近期或急性感染,对妊娠影响大,孕早期可能导致流产或胎儿畸形。值得注意的是孕妇血清学检测可能有一定比例的假阴性或假阳性存在,孕妇感染并不能说明胎儿一定有感染,因此孕妇血清学检测Toxo-IgM阳性不能作为终止妊娠的依据。是否存在宫内感染还需在妊娠20周后做进一步检查,如羊膜腔穿刺抽羊水或脐带血检测Toxo-IgM,以及通过孕期四维超声检查是否合并胎儿畸形。

2. **风疹病毒** 孕妇是否存在风疹感染需参考流行病史、临床表现与血清学检测。感染早期患者可有流涕、咳嗽等上呼吸道感染症状,少数无症状者可检测血清风疹特异性IgM抗体(RUV-IgM)。IgM抗体在暴露于风疹病毒后产生,可很快在血清中检测出,一般持续4~5周后血清学检测可见风疹IgG转为阳性。因此RUV-IgG转为阳性的时间对确定感染时间有一定帮助,但实验室的水准与试剂的质量均影响结果,有一定比例的假阳性存在。育龄妇女应在婚前或备孕前检测血清RUV-IgG与IgM,RUV-IgG与IgM均阴性建议注射风疹病毒灭活疫苗进行主动免疫,注射疫苗3个月后再妊娠。RUV-IgM阳性病例建议等待4~6周,待转阴后再考虑妊娠,以避免风疹病毒感染对妊娠的不良影响。

3. **CMV** 孕期感染巨细胞病毒无典型临床表现,因此只能通过血清学检测巨细胞病毒特异性抗体。一般感染 CMV 后,孕妇血清特异性 CMV-IgM 阳性可持续 4~8 个月,约 10% 复发性感染者 CMV-IgM 阳性可持续 18 个月。同样孕妇感染 CMV 不代表胎儿是否存在 CMV 宫内感染,如需进一步确诊可于孕中期进行羊膜腔穿刺,取羊水或检查 CMV-IgM 或 分离相应的病原。应用 RT-PCR 检测羊水或脐血 CMV mRNA 的表达,不仅可以明确是否存 在病毒的宫内感染,而且可以了解受检时宫腔内病毒的活动状态,进而估计其预后。对孕早、 中期血清学检查 CMV 阳性的高危孕妇,在孕 20~24 周通过四维超声检查,如果发现胎儿有 脑积水、脑钙化、小头畸形、胎儿生长受限(FGR)、肝脾大或腹腔积液等往往也可以作为确诊 宫内感染的依据。

(四) 围产期 TORCH 感染的防治

加强对育龄妇女的早期宣传教育,广泛筛查对妊娠有不良影响的病原体,尽量避免和减 少 TORCH 感染和传播,是提高人口素质,减少围产儿并发症的重要措施。

1. 弓形虫病　如果孕妇感染弓形虫能够早期诊断,及时给予有效治疗,可以很大程度 阻断母婴传播,明显降低先天弓形虫病患儿的发生。已经发生宫内感染的病例,如果早期 药物治疗,也可能减少或避免发生严重的胎儿损害。对感染弓形虫的母亲孕期给予药物治 疗,其效果远较出生后发现相应的并发症再进行治疗好,孕前接受过规范药物治疗的感染 者,新生儿中枢神经系统后遗症、智力障碍和视网膜病变发生率都明显下降。对于明确存在 弓形虫宫内感染的病例,需要终止妊娠的,也建议对母亲给予药物治疗后再给予相应的流产 药物。

用于治疗弓形虫感染的药物包括乙酰螺旋霉素和磺胺嘧啶等,欧洲常用乙酰螺旋霉素, 美国更常用磺胺嘧啶与乙胺嘧啶治疗。胎儿对螺旋霉素有很好的耐受性,药物相对安全性 更高,可以在早孕期使用,而乙胺嘧啶是二氢叶酸还原酶抑制剂,可能有潜在的致畸性,不宜 在孕早期服用。被诊断为先天性弓形虫感染的新生儿可应用乙胺嘧啶和磺胺嘧啶治疗,由 于乙胺嘧啶对骨髓有抑制作用,在用药期间应定期观察血象,并补充叶酸。

2. 巨细胞病毒　目前临床常用治疗 CMV 感染的药物是更昔洛韦,但由于其毒副作用, 不适合孕期使用,因此对于育龄妇女强调备孕前进行血清学筛查,而不是怀孕后再使用抗病 毒药物。筛查项目包括 CMV-IgG 和 CMV-IgM,可以明确孕前免疫状态,以及判断对妊娠 和胎儿的影响。孕前筛查 CMV-IgM 阳性妇女,往往提示存在活动性感染,应建议避孕 6 个 月以上待 CMV-IgM 转为阴性再考虑受孕。CMV-IgG 阳性说明曾感染过 CMV 病毒,产生 保护性抗体,可以备孕。孕期筛查 CMV-IgG 和 CMV-IgM 均阴性,说明未曾感染过 CMV, 也没有保护性抗体,应告知 CMV 感染的潜在危害和易感性,以引起重视。现阶段国外人 CMV 减毒活疫苗尚处在实验阶段,其有效性与安全性需进一步实验证实。文献报道目前我 国育龄妇女筛查的 CMV-IgG 阳性率在 90% 以上,但由于所采用的检测方法和不同的检测 方法其灵敏度和特异性并不一致,这个结果的可靠性尚有待证实。

对于妊娠后的妇女,不再建议常规进行 CMV-IgG 和 CMV-IgM 筛查,因为目前临床对 于 CMV-IgM 的检测结果有一定局限性,可能和其他病毒存在交叉反应,很难通过血清学检 测确定孕妇 CMV 感染时间和是否存在宫内感染,以及胎儿有无累及。即使存在 CMV 宫内 感染,大多数胎儿、婴儿都是正常的,因此除非有确凿证据证实胎儿存在畸形,一般不要轻易 终止妊娠。

对于产前检查发现胎儿异常,如超声发现的胎儿生长受限、肝肾异常回声、胎盘增厚或钙化,或胎儿水肿等高危孕妇,孕 20 周前需复查 CMV-IgG 和 IgM,发现阳性需间隔 3~4 周复查。不能确定感染类型者,建议行 CMV-IgG 抗体亲和力检查。

3. 风疹病毒 育龄妇女在备孕时应常规进行风疹病毒(RUV)IgG 检测,如 RUV-IgG 阳性,说明曾感染过,将终生免疫,今后不会发生风疹病毒感染;如 RUV-IgG 阴性,建议注射风疹疫苗,以达到主动免疫,再妊娠将无感染风疹病毒风险。但疫苗注射后 1 个月内需避孕。对于疫苗注射后 1 个月内发生的妊娠,美国妇产科医师学会(ACOG)建议无需终止妊娠,孕期密切观察。

风疹病毒感染目前尚无特效治疗,孕妇如果是孕早期首次感染病毒,需告知可能存在的畸胎风险,使其在知情同意的基础上自行决定是继续观察还是终止妊娠;孕中晚期的初次感染者,如果超声没有发现胎儿异常或畸形,一般建议继续观察。

4. HSV 单纯疱疹病毒感染常规给予抗病毒药物如阿昔洛韦等治疗,这些药物在妊娠中、晚期应用是相对安全的,孕早期使用的安全性还有待研究。单纯疱疹病毒的母婴传播主要是孕晚期通过生殖道感染,或分娩期胎儿通过产道时接触生殖道的病灶与病毒。HSV病毒常存在于生殖道病灶表面,生殖道有病灶者约 27% 排毒,而生殖道无病灶者排毒率 0.3%~3.0%。孕妇血清学 HSV IgG 与 IgM 筛查,只能说明孕妇是否存在 HSV 感染,不能作为判断生殖道有无排毒的依据,目前仅有少数有条件的实验室可通过取生殖道分泌物做HSV 病原学检测。妊娠中晚期一旦发现有 HSV 病毒感染或生殖道有疱疹病灶,应尽早使用抗病毒药物。

孕期生殖道 HSV 感染病灶可以局部应用阿昔洛韦治疗,其安全性已被确定,无论是原发还是复发性的生殖道感染都可应用。为避免生殖道和产道 HSV 感染胎儿,对 HSV-IgM阳性孕妇应该常规在分娩前 4 周用阿昔洛韦治疗,感染 HSV 的新生儿出生后可继续用阿昔洛韦治疗。妊娠晚期联合应用抗反转录病毒治疗的药物如齐多夫定、拉米夫定和维乐命等,可很大程度降低母婴垂直传播率。近年有报道产前 4 周使用齐多夫定可使 HSV 感染母婴传播率下降近 95%。

(五) TORCH 感染分娩方式的选择

妊娠期感染巨细胞病毒(CMV)、风疹病毒(RUV)和乙型肝炎病毒(HBV)感染一般较少通过产道传播,可以考虑经阴道分娩,对于乙肝患者合并肝功能损害的,可适当放宽剖宫产指征,以减少和避免发生产时或产后的大出血。生殖道 HSV 感染不是剖宫产指征,无论是原发性还是复发性感染,都应在分娩前 4 周用无环鸟苷治疗。但是对于有生殖器疱疹的孕妇,应在分娩前进行阴道检查,生殖道无病灶可阴道分娩,分娩时软产道有活动性病灶,或者临产前有证据表明生殖道存在 HSV 病毒,都应选择剖宫产,但应同患者与家属充分说明,剖宫产并不能完全避免新生儿感染 HSV 病毒,有研究证实仍有 20%~30% 新生儿 HSV 感染的病例为经剖宫产分娩。可疑感染的新生儿需继续用阿昔洛韦治疗。

总之,妊娠期 TORCH 感染对胎儿危害大,可能导致胎儿畸形或不可逆性的损害,尤其是妊娠早期的原发性感染。巨细胞病毒(CMV)、单纯疱疹病毒(HSV)和弓形虫感染并不能终生免疫,可能在孕期随着免疫状态的变化而复发,但复发性感染远较原发感染对胎儿或新生儿危害小,致畸率低。针对这三种病原体主张重视孕前的筛查,而孕期往往无需进一步筛查。妊娠后发现的感染,应加强孕期胎儿的超声检查,以发现有无胎儿异常或畸形,高危的患者可进一步行羊水或脐血穿刺查病原体以确诊。

第二节　性传播疾病与生殖

性传播疾病(sextual transmitted disease,STD)是一类由性行为或类似性行为所传播的疾病的总称。我国原卫生部规定重点监测的性传播疾病包括:梅毒、淋病、软下疳、尖锐湿疣、生殖器疱疹、非淋菌性尿道炎、性病性淋巴肉芽肿和获得性免疫缺陷综合征(acquired immunodeficiency syndrome,AIDS)这八种主要通过性行为传播的疾病,其中获得性免疫缺陷综合征即是我们俗称的艾滋病。对妊娠影响较大的,建议在备孕期与妊娠期进行血清学筛查的疾病主要有以下四种:乙型病毒性肝炎、丙型病毒性肝炎、梅毒及艾滋病。针对这四类疾病的病原体:乙型肝炎病毒(HBV)、丙型肝炎病毒(HCV)、梅毒螺旋体(TP)和人免疫缺陷病毒(HIV)都有成熟的血清学检测方法,可以及时诊断。

现阶段我国围产期保健项目中常规会在孕早期进行乙型肝炎病毒表面抗原(HBSAg)、梅毒(TP)非特异性血清学检测、丙型肝炎病毒(HCV)特异性抗体和人免疫缺陷病毒(HIV)抗体检测。对HBV表面抗原阳性的孕妇,进一步完善HBV血清标志物5项、HBV DNA和肝肾功能等方面的检查。对于HCV和HIV抗体阳性的病例,进一步做病毒负荷量方面的检测,梅毒螺旋体抗体阳性病例进行血清特异性抗原实验判断疾病是否处于活动期。这些疾病虽不会导致胎儿畸形,但母婴传播率高,一旦胎儿宫内感染可对胎儿造成不可逆性损害,如果早期发现、及时采取有效措施可有效降低对胎儿的危害。

(一) 妊娠合并乙型病毒性肝炎

乙型病毒性肝炎是我国的常见多发病,妊娠合并乙肝的病例比较多见,乙肝围产期母婴传播率也很高,尤其是处于活动期的乙肝和HBV-DNA拷贝数高的病例。通过检查乙肝两对半和HBV-DNA,可以评估HBV母婴传播率。如孕妇乙肝表面抗原(HBsAg)与e抗原(HBeAg)均阳性,新生儿感染HBV成为乙肝携带者的比例高达80%~90%,尤其是血清HBV-DNA拷贝数高的病例,几乎100%成携带者。HBV感染一般不会导致胎儿畸形或神经系统损害,但携带HBV的新生儿90%可转变成慢性病毒性肝炎,进一步发展成肝硬化,肝癌发病率也明显增加。乙型病毒性肝炎不能彻底治愈,但携带HBV孕妇在新生儿出生后立即注射乙型肝炎疫苗和(或)乙型肝炎特异性免疫球蛋白(HBIG),可在一定程度上降低感染HBV的概率,对于孕期注射HBIG和(或)乙肝疫苗是否可降低母婴传播率尚有争议。

(二) 妊娠期梅毒

梅毒是由梅毒苍白螺旋体感染引起的慢性系统性疾病,临床可表现为一期梅毒、二期梅毒、三期梅毒、潜伏梅毒和胎传梅毒等多种类型。梅毒在全世界均流行,是我国现阶段报告病例数最多的性传播性疾病。梅毒主要通过性行为传播,因为梅毒患者的皮肤、黏膜、血液中也含有梅毒螺旋体,部分皮肤或黏膜有破损的病例可通过亲吻或污染的衣物而传播,也有极少数病例通过输血等途径传染。梅毒螺旋体感染后的头两年传染性最强。一期梅毒的临床标志性特征是出现硬下疳,表现为单发、无痛的圆形或椭圆形、边界清晰的溃疡。二期梅毒病例可出现典型的梅毒疹。三期梅毒可出现严重的皮肤黏膜损害如马鞍鼻、树胶样肿等,严重者可侵犯心脏主动脉弓、神经系统,甚至脑组织等引起相应的神经系统损害。

妊娠期梅毒感染的发病率逐年增高,而且孕妇年龄偏低,年龄在24岁以下者占83%,而≥30岁者仅为0.39%。一旦感染过梅毒螺旋体,血清学检查梅毒抗体始终呈阳性,梅毒是否处于活动期与评价其对妊娠的影响需要进一步进行梅毒螺旋体抗原血清实验,快速血浆反应素环状卡片实验(RPR)是梅毒常规筛查方法,若梅毒螺旋体抗体阳性,RPR 也阳性,说明存在近期感染,或梅毒处于活动期,可能传给胎儿致先天性梅毒儿出生。对于可能有梅毒螺旋体宫内感染的孕妇可行羊膜腔穿刺,抽取羊水进行梅毒血清学检测以确诊是否存在宫内感染。孕妇感染梅毒大多数为潜伏梅毒,无临床表现,难以发现,只能通过孕期进行常规血清学筛查。

梅毒螺旋体可通过胎盘进入羊膜腔内,引起胎儿宫内感染。妊娠合并梅毒的孕妇可发生胎盘小动脉炎,组织坏死造成流产、早产、死胎、死产等,部分可分娩先天梅毒儿。早期先天梅毒儿出生时可有低体重,出生 2~3 周后出现全身淋巴结肿大、梅毒性鼻炎,出生后 6 周出现典型的皮肤损害,如梅毒性天疱疮、斑丘疹、丘疹鳞屑性损害等。早期先天梅毒未及时治疗会导致永久性损害,患儿会出现典型的梅毒儿外貌,如马鞍鼻,哈钦森齿等,甚至神经性耳聋、肝脾肿大、鼻额树胶肿、关节腔积水等。

梅毒是否母婴传播以及对胎儿的危害程度与孕妇感染梅毒时间和梅毒的病期密切相关,一般来说,孕 3 个月前感染母婴传播率低,文献报道的母婴传播率约为 16%,但是一旦出现母婴传播,对胎儿的危害大,胎儿即使存活往往也合并严重并发症和后遗症,而妊娠中晚期感染梅毒的母婴传播率明显增加,但对胎儿的损害相对较轻。梅毒的母婴传播率总体约为 50%。但是梅毒如果能及早发现,给予规范化驱梅治疗,可以明显减轻对胎儿的损害,很大程度上避免梅毒后遗症的发生,治疗越晚,对胎儿的损害越重,可能出现严重的神经系统并发症、先天性发育异常和外观畸形,《安德鲁斯皮肤病学》中明确指出,先天性梅毒是唯一能在宫内预防和治疗的疾病。因此对妊娠期妇女广泛开展梅毒血清学筛查有重大意义。

判断感染过梅毒的孕妇胎儿和新生儿是否存在宫内感染,通常并不能参照成人的方法,单纯通过胎儿脐带血或新生儿外周血的梅毒血清学实验来确定。因快速血浆反应素环状卡片实验(RPR)需 6 个月以上才能转阴,而即使微量梅毒螺旋体感染,梅毒螺旋体特异性反应实验(TPHA)/螺旋体颗粒凝集实验(TPPA)需 18 个月以上才能转为阴性。判断是否有胎传梅毒,可测定新生儿外周血的 RPR 滴度,高于母血 RPR 滴度 4 倍或 4 倍以上,可诊断先天性梅毒。对于无条件随诊的病例或母亲有梅毒,新生儿有无感染不能确定的病例,应建议进行规范化青霉素治疗,以降低对新生儿的危害。

(三) 妊娠期 HIV 感染

艾滋病是由于感染人免疫缺陷病毒(HIV)导致的一类严重性传播性疾病。HIV通常把人体内免疫系统中最重要的 CD4 T 淋巴细胞作为主要目标,使人体免疫功能完全丧失,对各种病原体丧失抵抗力,并易发各种恶性肿瘤。HIV 感染可有一个很长的潜伏期,当机体抵抗力下降时会出现多重感染,如带状疱疹、结核分枝杆菌、念珠菌、肺孢子菌等都可能引起严重感染,并对抗生素无效(图 10-2-1)。

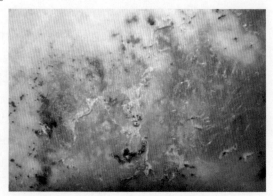

图 10-2-1 艾滋病伴发带状疱疹,皮肤表面大量片状炎症,溃烂成糜烂面

HIV 感染的发生率近年来有逐年上升趋势,早期 HIV 感染可无任何临床表现,或症状轻微,仅表现为咽痛、发热、流涕等上呼吸道感染症状,不易被察觉,只能通过对高危人群或可疑病例进行血清学筛查发现。妊娠合并 HIV 感染,发病率虽不高,但存在母婴传播风险,胎儿 HIV 感染 100% 成为慢性 HIV 感染者,虽不致畸,但不能治愈,最终进展成艾滋病,而且现阶段没有行之有效的治疗方法。文献报道未经治疗的妊娠期 HIV 感染母婴垂直传播率约为 15%~25%,而分娩期和哺乳期母婴垂直传播率占围产期感染的 40%~80%,因此对妊娠合并 HIV 感染孕产妇分娩期和产褥期处理是降低母婴传播率的关键之一。阴道分娩可能增加母婴 HIV 传播的概率,选择性剖宫产在一定程度上可能降低 HIV 的母婴垂直传播,因此对 HIV 阳性的孕妇建议选择剖宫产,剖宫产的时机应该在临产发作以前或胎膜破裂前。但值得强调的是 HIV 感染者剖宫产手术合并症、产后出血、感染率等较未感染者明显增高,对于孕 38 周前的 HIV 感染产妇,若血中 HIV 病毒负荷量在 1 000 拷贝以下的,或临产发作估计很快能经阴道分娩的也可选择阴道试产,具体分娩方式需权衡利弊个体化处理。HIV 病毒可以通过胎盘和乳汁,母乳喂养使产后婴儿 HIV 感染增加 12%~14%,10% 可能由于乳汁传播引起 HIV 感染,因此妊娠合并 HIV 产妇产后建议避免母乳喂养,选择人工喂养。妊娠中后期与分娩期抗病毒治疗,能最大限度降低血液循环中 HIV 病毒负荷量,显著降低母婴垂直传播率。

(四) 妊娠合并尖锐湿疣

尖锐湿疣是由人乳头瘤病毒(HPV)感染导致的一类性传播性疾病,主要表现为肛门及生殖器部位出现大量增生的疣状病灶。最主要的传播途径为性接触传播,也有部分病例可能通过接触患者使用过的内衣裤、毛巾、马桶、浴盆等而感染,在分娩时也可能通过产道传播,导致婴儿发生喉乳头瘤病等。典型的尖锐湿疣表现为生殖器周围出现的大量乳头、鸡冠或菜花样突起(图 10-2-2),根部有蒂,触之易出血,常常合并继发感染,皮损表面出现脓性分泌物。

孕妇在妊娠期抵抗力下降,易使潜伏的人乳头状瘤病毒感染发作,因此妊娠期生殖道尖锐湿疣的发病率较非孕期略高,文献报道非孕期发病率约为 0.9%,而妊娠期约为 1.5%。因病灶主要集中在生殖道,很少经血行传播,因此其主要的母婴传播风险在分娩时和产后。对妊娠合并生殖道尖锐湿疣病例分娩方式的选择一直存有争议。妊娠合并尖锐湿疣

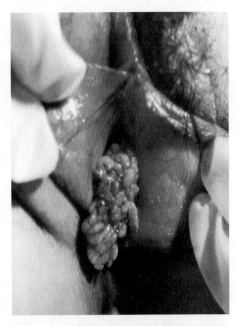

图 10-2-2 尖锐湿疣,阴道口突起乳头瘤样皮损,表面突起如葡萄串

并不是剖宫产指征,因为新生儿经产道感染 HPV 虽可能致婴幼儿发生咽喉乳头瘤,但其发病率低。但有较大的疣状病灶可能阻塞产道或出血时,还需选择剖宫产终止妊娠。

对生殖道有尖锐湿疣病灶的孕妇经阴道分娩时,新生儿如果无窒息表现尽量避免用器械清理呼吸道,以免损伤其黏膜导致发生咽喉乳头状瘤,另外对分娩的新生儿应彻底洗澡,清除经产道带来的 HPV 病毒。

（五）淋病与生殖

淋病主要是由淋病奈瑟菌引起的一类性传播性疾病,主要引起眼部和泌尿生殖道化脓性感染(图 10-2-3),在女性常常导致严重致密的盆腔炎症和粘连,输卵管堵塞、积水,从而导致不孕。相对而言,孕期感染的淋病非常罕见,而且不易通过胎盘,对胎儿影响相对较小。

还有些性传播疾病如沙眼衣原体感染等,发病率较低,对胎儿影响相对较小,不容易导致胎儿畸形和神经系统并发症,无需在人群中广泛筛查,只需对来自高危地区、有静脉吸毒、接受过输血及器官移植或参与过非法供血或有不洁性生活史的孕妇进行筛查即可。妊娠合并这类性传播性疾病的产妇,不是剖宫产的绝对适应证,但对产道存在这些病原体感染病灶的产妇可适当放宽剖宫产指征。生殖道感染淋病奈瑟菌或支原体、衣原体的孕产妇,如果有羊膜腔内感染,易发生胎膜早破和早产,因此对于有早产史的孕妇,应常规做细菌学阴道病筛查。

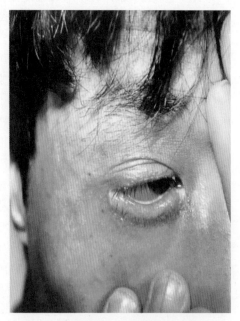

图 10-2-3　眼部淋菌性结膜炎,结膜充血发红,眼睑水肿,大量脓性分泌物

第三节　结核与生殖

对生育力有影响的主要是生殖器结核(genital tuberculosis)。生殖器结核是由结核分枝杆菌引起的女性生殖器炎症,好发于青春期与 20~40 岁生育年龄妇女。生殖器结核通常无典型的临床症状,部分为慢性肺结核或肠结核迁延而来,或陈旧性结核处于恢复期血行播散累及盆腔,也有很多病例无明显肺结核症状而为隐匿性感染。近年因耐药结核、艾滋病的增加及对结核病控制的松懈,结核病有“死灰复燃”的迹象。生殖器结核首先发生在盆腔与输卵管,又称结核性盆腔炎,约占慢性盆腔炎的 5%,导致不孕,因此在诊治盆腔炎合并不孕,尤其是原发不孕时要对此有所警觉。

一、生殖器结核的传播途径

生殖器结核多为全身结核的继发感染,原发病灶可能在身体其他部位如肺、肠、淋巴、腹膜、肠系膜等,少量为骨结核或泌尿系统结核继发而来。文献报道约 10% 肺结核患者可能并发生殖器结核。生殖器结核大多数无明显症状,早期侵犯输卵管伞端,导致输卵管闭锁,多数病例可能在成年后因不孕症就诊时才发现,往往此时原发病灶已痊愈。也有部分病例原发病灶不表现明显的结核毒血症,结核分枝杆菌长期处于潜伏期状态,不易察觉。

生殖器结核的常见的传播途径包括血行传播、直接蔓延,较少见的传播途径如经淋巴传播或经性行为传播等。其中血行传播仍然是结核最主要的传播途径。结核分枝杆菌感染肺部后,可经血行播散至身体其他部分,盆腔的输卵管黏膜有利于结核分枝杆菌的潜伏感染,输卵管管腔有利于结核分枝杆菌产生的干酪样物质的沉积,因此血行播散的结核分枝杆菌往往首先侵犯输卵管,由远侧端逐渐向近端蔓延,导致输卵管管腔闭锁,然后逐渐扩散至子宫腔内,破坏子宫内膜,导致月经量的异常。结核累及宫腔早期可能表现为月经量增多,子宫内膜破坏严重可形成致密的宫腔粘连,导致月经量逐渐减少,甚至闭经。一般侵犯宫颈、阴道或外阴者较少,卵巢作为盆腔实性结构,较晚被累及,往往是输卵管病灶导致盆腔致密粘连,形成输卵管卵巢囊肿,才会破坏卵巢结构。腹膜和肠结核可通过病灶直接蔓延到内生殖器官,一般侵犯的顺序也是先由输卵管到子宫内膜。少部分消化道结核可通过淋巴管逆行传播感染内生殖器官,通过性生活传播结核分枝杆菌极罕见,往往由于男性患泌尿道结核,女性有阴道炎症,抵抗力降低时导致上行感染,但是一般情况下很难区分这种感染是由于性行为导致还是由于生活密切接触导致。

二、生殖器结核的病理特点

1. **输卵管结核** 因为生殖器结核最先受累的是输卵管,因此输卵管结核最多见,占全部女性生殖器结核病例的 85%~95%,而且常常双侧输卵管均累及,很少仅单侧病变。输卵管伞端是最先被侵犯的部分,伞端外翻如烟斗嘴状是输卵管结核的特征性表现;病程长者出现伞端封闭,整个输卵管增粗肥大,管腔内充满大量干酪样物质(图 10-3-1,图 10-3-2)。有部分病例表现为输卵管僵直变粗,浆膜面可见多个粟粒样结节,输卵管从峡部起呈节段性增粗,或结节状隆起。部分并发腹膜炎的病例可有黄色腹水,腹水涂片可见结核抗酸杆菌,腹膜型结核病例盆腔腹膜、肠管表面,甚至卵巢表面也可见

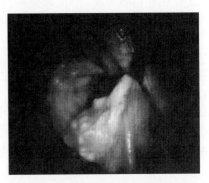

图 10-3-1 输卵管结核,腹腔镜下见输卵管上附着黄色结核球

大量散在的干酪样结节病灶。对于在输卵管管腔内见到干酪样物质的病例,可以明确生殖器结核的诊断,并和非结核性炎症相鉴别。生殖器结核患者盆腔常有广泛致密的粘连,输卵管与卵巢、子宫、肠曲间粘连破坏盆腔正常解剖结构,甚至出现茧状腹(图 10-3-3)。

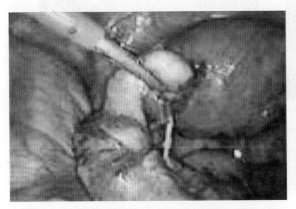

图 10-3-2 输卵管结核,腹腔镜下见管腔明显增粗发黄,其内包裹大量干酪样物质

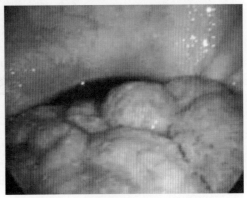

图 10-3-3 盆腹腔结核形成茧状腹,盆腔完全封闭

2. **子宫内膜结核** 子宫内膜结核绝大多数由盆腔和输卵管结核蔓延而来,很少有输卵管未受累及而首先表现为子宫内膜结核的病例。一半以上的输卵管结核患者合并子宫内膜结核。因为子宫内膜结核来自于输卵管,因此最早受累及的是双侧子宫角部,出现子宫角部的梗阻,子宫腔的大小与形态不受影响;但是随着病情的进展,结核侵犯的面积逐渐增加,大片子宫内膜受破坏,在宫腔内形成粘连,可使宫腔变形,患者出现月经量减少、周期性下腹痛甚至闭经等症状。

3. **宫颈结核** 宫颈结核较少见,占生殖器结核的 5%~15%,多数由子宫内膜结核蔓延而来,极少数可能经淋巴或血液循环传播,宫颈结核病变较多表现为宫颈表面乳头状增生或溃疡,外观易与宫颈癌混淆,确诊常需通过病史与病理检查。

4. **卵巢结核** 卵巢结核相对较少见,生殖器结核病例约 20%~30% 合并卵巢结核。因为卵巢是实性器官,表面有卵巢白膜包裹保护,不易受侵犯。通常由严重的输卵管结核形成盆腔粘连包裹卵巢,形成卵巢周围炎,破坏卵巢内卵泡生长发育。部分病程长、结核毒力强的病例也可能经血行传播,在卵巢深部形成干酪样结节和坏死性脓肿。

5. **盆腔结核** 盆腔结核较为多见,根据病变的特点可分为渗出型、增生粘连型与干酪坏死型三种类型。渗出型常常表现为盆腔有浆液性草黄色澄清液体,液体较少时常常聚集于陶氏腔,液体量多时表现为黄绿色腹水,有时盆腔广泛的粘连带将腹水分隔形成大量包裹性积液。也可表现为腹膜和盆腔脏器的浆膜面布满无数大小不等的散在灰黄色结节(图 10-3-4)(图 10-3-5)。增生粘连型多以盆腔广泛粘连为主,常常表现为腹膜增厚,输卵管、卵巢与邻近脏器如肠管、网膜以及膀胱之间发生紧密粘连,包裹形成炎性包块,甚至茧状腹。增生粘连型病变进一步进展,局部病灶发生坏死、感染,可形成结核性脓肿,甚至瘘管,称为干酪坏死型。这三类病变并不能截然分开,常常混合存在。

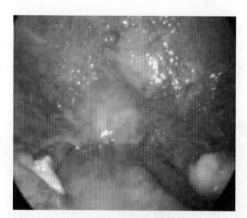 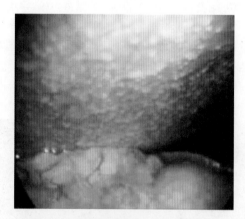

图 10-3-4 结核性盆腔炎,子宫前壁与肠管表面遍布水泡样结核灶　　图 10-3-5 大量粟粒样结节位于肝脏上方壁层腹膜

三、腹腔镜手术对于诊断生殖器结核的意义

腹腔镜作为一种微创内镜手术,不仅可以直接观察腹腔内病变的情况,还可以对可疑病灶取活检送病理学检查,对于存在腹腔液的病例,可以吸取腹腔液进行涂片和培养找结核分枝杆菌,明确盆腹腔炎症是由结核引起还是由于其他病原体引起,可作为生殖器结核的确诊

诊断。

腹腔镜下腹膜的病变最多见,约占全部生殖器结核的66%,腹腔镜下可见盆腔充血,腹膜增厚,大量灰白色或黄色粟粒状小结节,或干酪样病灶散布于壁腹膜、网膜和肠管表面,有时可见黄色清亮腹水;其次生殖器结核21%可表现为腹腔广泛致密粘连,也有少部分病例表现有黄色结节、干酪样的物质和盆腹腔广泛粘连同时存在。盆腹腔脏器多有慢性炎症粘连,严重的肠粘连呈团块,肠与肠之间为致密的不可分离的粘连。

腹腔镜下输卵管常常明显增粗水肿,充血发红。有的表现为整条增粗,部分典型病例呈节段性增粗,输卵管管腔内大量干酪样物质甚至黄色结核球,输卵管伞端缩小,间有闭锁或少许积液,拨动输卵管,感觉其较僵直,也有少部分病例虽然无盆腔手术史,但是由于结核灶坏死形成瘘管,使输卵管呈现断离状态。盆腔结核侵犯子宫时腹腔镜下见子宫较小且浆膜较厚,宫角及输卵管峡部呈羊角状突起,注入亚甲蓝液阻力极大,常可见子宫浆膜下或宫旁出现染色改变。

四、生殖器结核的诊断

多数盆腔结核由其他部位结核感染迁延而来,表现为慢性过程或陈旧性康复状态,缺乏明显症状,易被漏诊,仅少数继发于全身粟粒播散性结核的生殖器结核可表现结核急性期症状,出现发热、腹痛等。诊断生殖器结核需重视相关病史,对可疑病例详细询问是否有结核病史,或结核病接触史。因为生殖器结核常常为隐匿性发作,因此体格检查很少有阳性体征,一些相关辅助检查有助于及时诊断。

1. **病史与临床表现** 继发于全身播散型肺结核的生殖器结核,与其他部位结核感染一样,可能有全身慢性消耗性症状,如消瘦、乏力、易疲劳、食欲差等,也可有结核菌血症的表现如反复低热、盗汗、不规则下腹痛、腹胀等症状。结核严重破坏子宫内膜和卵巢可能有月经失调、月经量减少甚至闭经等。但多数患者为慢性过程,常常无典型结核中毒表现,原发不孕为唯一症状的占40%~75%。因此,对于原发不孕、月经稀少或闭经,或有低热、盗汗、盆腔炎性疾病久治不愈的未婚女青年;或既往有与结核患者密切生活接触史,曾有肺、胸膜和肠结核病史时,都应该警惕有生殖器结核可能。临床上通过详细询问有关病史,可明显提高生殖器结核的确诊率。

2. **体征** 生殖器结核通常缺乏特异性体征,盆腔粘连致密的可能形成盆腔脓肿、包裹性积液,形成盆腔包块等,妇科检查可扪及附件区增厚或盆腔包块,存在较大量腹水病例叩诊移动性浊音阳性,但是早期大部分病例无明显体征,从而增加了临床诊断的难度。

3. **病原学检查** 对可疑结核感染病例,为明确诊断通常会进行病原学检查。结核常规检查的结核菌素(PPD)试验有助于筛查,但敏感性和特异性均较低,只有PPD强阳性有较好的参考意义。对腹水抗酸杆菌涂片阳性或组织病理学检查可确诊生殖器结核,但一般不适合用于早期诊断。合并腹水者可穿刺抽液进行结核相关项目的检查,腹水进行结核分枝杆菌培养是结核病诊断的"金标准",但培养阴性并不能排除结核。腺苷脱氨酶(ADA)在结核病患者胸腔积液、腹水与血清中含量较高,腹水ADA值在36~40U/L以上可诊断结核性腹膜炎,文献报道其敏感性达100%,特异性达97%,是比较灵敏的指标。文献报道腹水中通过ELISA法检测结核抗体,其敏感性、特异性、准确性分别为94.3%、87.5%和85.6%,表明结核抗体检测对诊断腹水中结核有一定价值。有文献报道结核分枝杆菌基因扩增试验(DNA

扩增技术)作为病原体检测的一种新技术,其原理是利用核酸扩增检测组织中结核分枝杆菌的特异性 DNA 或 RNA 片段,在抗酸杆菌涂片阳性的病例中腹膜炎敏感性达 97%,但涂片阴性病例敏感性仅为 48%,事实上结核性腹膜炎仅 3% 左右可出现抗酸杆菌涂片阳性,因此检出率较低,只能作为病原体检测的辅助手段之一。

4. X 线检查 因生殖道结核多为继发,为明确原发灶,可疑病例均应行胸部 X 线拍片,有肺部病变或肺部结节者进一步行胸部 CT 或磁共振检查,明确是否有肺结核。对于可疑肠结核或泌尿系结核的,也可行消化道或泌尿系统 X 线检查,有可能发现原发病灶。盆腔 X 线片发现孤立钙化点时往往提示盆腔淋巴结核。

因不孕症行输卵管检查病例首选的检查是子宫输卵管碘油造影,生殖器结核具有特殊的造影图像。早期典型病例表现为输卵管远端闭塞,可能表现为末端膨大积水,输卵管峡部阻塞者管腔有多个狭窄部分,呈典型串珠状,或棉絮状不规则,或显示管腔细小而僵直;结核侵犯双侧输卵管间质部,多为双侧对称性累及,可表现为双侧近端完全梗阻,双侧宫角部呈典型羊角状突起。结核在盆腔可形成钙化影,表现为输卵管周围、卵巢区以及盆腔内淋巴结钙化。当结核病变累及子宫肌层时,造影时见宫腔出现明显的狭窄或变形,子宫边缘呈锯齿状;造影剂可进入一侧或双侧盆腔静脉丛和淋巴管,出现盆腔静脉逆流,也称短路现象。

虽然子宫输卵管造影对于诊断生殖器结核意义较大,有助于明确诊断,但同时造影的置管通液过程有可能将输卵管管腔中的干酪样物质及结核分枝杆菌注入腹腔,引起上行感染,因此生殖器结核患者造影前后应常规肌注链霉素及口服异烟肼等抗结核药物。

5. 其他检查 部分生殖器结核患者实验室检查可能出现血沉加快,血清癌相关抗原(CA125)升高等表现。尤其是 CA125 可作为观察结核是否处于活动期和治疗反应的指标,结核性腹膜炎病例血清 CA125 常明显升高。对怀疑子宫内膜结核病例还可行诊断性刮宫术,刮取部分内膜组织送病检,刮宫时间建议选择月经来潮 24~48 小时以内,刮宫时尽量刮取双侧子宫角部的内膜,因为子宫内膜结核多由输卵管结核蔓延而来,最早受侵犯的部位就是双侧子宫角部,此处内膜活检的检出率最高。值得注意的是,对于病检阴性病例并不能完全排除子宫内膜结核,尤其是子宫腔小而坚硬、完全无组织刮出,临床表现为闭经的患者,可能是因为结核完全破坏子宫内膜导致的子宫腔闭锁而无法获取子宫内膜。其他如 CT、MRI 及盆腔彩色超声都有助于诊断生殖器结核。宫颈结核较为罕见,阴道内镜取活检行病理检查,标本如果能找到朗格汉斯细胞或做抗酸杆菌染色阳性可诊断宫颈结核。

大部分生殖器结核患者缺乏典型的临床表现与体征,目前临床也缺乏敏感性、特异性均较高的辅助检查手段,广大妇产科医师接触结核病例较少,对生殖器结核警惕性不高,因此漏诊、误诊经常发生。在接诊问诊过程中,应详细询问患者家庭环境、年龄、职业、既往孕产史等,以及是否有结核病史或结核密切接触史,有无低热、盗汗等慢性全身性结核中毒症状等,尤其是来自贫困地区,生活和卫生条件差的,原发不孕,有低热、盗汗等结核感染症状的病例,积极开展 X 线检查及其他辅助检查,有助于提高早期诊断率,给予及时有效的治疗,改善预后。

五、生殖器结核的治疗

生殖器结核有结核毒血症,或实验室检查证实处于结核活动期的病例,一旦确诊,如果及时、足量给予三联或四联抗结核药,可以很快控制症状和疾病进展。但由于生殖器结核最早仅表现为输卵管受累,病变部位局限,患者早期缺乏特异性症状和体征,不易察觉,可迁延数十年。患者因不孕症输卵管病变就诊时,腹腔镜下见病变大多数已为中晚期,此时盆腔广泛粘连,输卵管与子宫内膜往往已有不可逆性损伤,手术治疗无效。因此对于可以确诊的生殖器结核或判断结核仍处于活动期病例,应尽量避免腹腔镜检查。对高度疑似生殖器结核的病例,也可给予诊断性抗结核治疗 1~3 个月,一旦治疗有效也可以确诊生殖器结核。只有盆腔包块性质不能确定,或可疑结核形成的包块经保守治疗无效,或治疗后又反复发作者,或形成较大的包裹性积液者,或包块增长比较明显,不能排除恶性肿瘤者应考虑手术探查。手术方式尽量选择微创的妇科内镜手术。

1. **生殖器结核手术治疗的术前处理** 生殖器结核手术前常规应用抗结核药物 1~2 个月,可明显减少手术时结核分枝杆菌播散,减少盆腔的炎性渗出,减轻粘连,有利于手术的顺利进行,减少术后的肠粘连、肠瘘、腹壁瘘等并发症。术前应考虑到生殖器结核所致的粘连常较广泛而紧密,对手术困难程度给予正确的评估,术前应积极做好肠道准备,可口服肠道消毒药物并作清洁灌肠。

2. **生殖器结核的手术中注意事项** 临床若怀疑盆腔结核需行腹腔镜检时,腹腔穿刺进针需十分小心,谨防损伤,因盆腔脏器粘连可能使空隙变小,甚至严重的盆腹腔致密粘连形成茧状腹,无法充盈腹腔形成气腹。对于反复穿刺困难时应考虑放弃检查或改为开放性手术。术时应注意解剖关系,避免副损伤如电灼伤等。

3. **生殖器结核的手术方式** 生殖器结核病例的手术方式应根据年龄、病变范围,对输卵管的损害程度、功能状态等进行综合评估后决定。因结核对输卵管的破坏是不可逆性的,而且结核形成的干酪样物质聚集于输卵管管腔内,当机体抵抗力下降时,潜伏的病灶会进一步破坏子宫、卵巢等,进一步损害生殖功能,因此一旦确诊生殖器结核应尽可能切除病灶。病变局限于输卵管管腔内,未累及子宫,迫切希望尽快生育者,可将受损的输卵管切除,然后选择辅助生殖技术解决生育要求。切除输卵管时尽量贴近管腔,保留一定的输卵管系膜,有益于保留输卵管系膜分支对卵巢的血供。对于输卵管破坏不严重,管腔内无典型结核坏死组织,希望保留输卵管的年轻妇女,可行输卵管近端电凝结扎,以防止结核从输卵管近端侵入子宫腔内,破坏子宫内膜,对随后的辅助生殖助孕治疗造成不利。对年龄较大、无生育要求,而病变严重、破坏范围广的患者可行全子宫及双侧附件切除术,尽量去除病灶。

4. **生殖器结核手术后的后续治疗** 生殖系统结核治疗原则与其他部位结核的治疗原则相同,均需增强营养、适度运动和体育锻炼以增强体质。术后根据结核是否仍处于活动期,是否存在残留病灶等,选择是否继续应用规范的抗结核药物治疗。抗结核治疗采用联合用药增强疗效,应遵循"早期、联合、适量、规律、全程"的原则,以避免耐药及复发。由于结核对输卵管管腔破坏是不可逆性的,即使输卵管管腔破坏不严重甚至输卵管通畅的病例,生殖器结核的自然妊娠率也极低,因此对希望妊娠者,在控制结核处于恢复期后,应该在结核病变未侵犯子宫内膜时,及时行辅助生育技术助孕,以解决生育问题。

第四节　其他生物感染因素与生殖

生殖道本身就是有菌环境,黏膜皱襞多,众多微生物与细菌易在此处聚集,一直是感染的好发部位,但是大多数为隐匿性感染,无明显的临床特征,当机体抵抗力下降或病原体毒力强时可出现急性泌尿生殖道感染的典型表现。这些病原体常见的包括支原体、衣原体和人乳头瘤病毒(HPV)等。这些病原体可通过性接触进行传播,常常合并交叉感染,严重时可沿生殖道上行导致宫颈炎、子宫内膜炎、输卵管炎与盆腔炎等,甚至导致不孕不育。妊娠期妇女处于免疫抑制状态,易受这些病原体的侵袭,严重者导致各种不良妊娠结局如流产、胎膜早破、早产等发生。当病原体感染胎儿时可能导致绒毛膜羊膜炎、胎儿宫内窘迫、胎儿生长受限等,同时母婴垂直传播还可导致新生儿眼结膜炎和肺炎等的发生。

(一) 支原体感染

支原体(mycoplasma)是一群能自行复制的原核细胞型微生物,其结构简单,呈高度多形性、体积小、缺乏细胞壁,能通过滤菌器,可在无生命培养基中生长繁殖,对人类致病的主要有解脲脲原体(ureaplas maurealyticum,Uu)、人型支原体(mycoplasma hominis,Mh)和生殖支原体(M.genitalium,Mg),这些病原体常常定位于尿道、生殖道黏膜上皮细胞,与泌尿生殖道感染有关。尤其Uu和Mg是男性非淋菌性尿道炎常见的病原体,而在女性生殖道的感染多引发轻微的无症状的炎性反应,仅少数情况下可引起急性炎症反应。

解脲脲原体(Uu)感染与不孕不育存在很大的相关性,所以常作为常规项目筛查,尤其是不明原因性不孕患者。生育年龄妇女感染Uu,病原体首先侵入柱状上皮细胞,然后进入单核-巨噬细胞系统的细胞内,快速生长繁殖,引起泌尿生殖道炎症,如尿道炎、宫颈炎、外阴的巴氏腺脓肿和前庭大腺炎等,进一步上行感染可导致子宫内膜炎、输卵管炎、盆腔炎等。严重的输卵管炎和盆腔炎可导致输卵管闭锁,引起不孕。妊娠期Uu感染可导致绒毛膜羊膜炎、胎膜早破、流产、早产、新生儿低体重等母儿并发症,对母婴都造成极大的威胁。

若女方发现Uu阳性,有症状或有生育要求时,建议男方同时检查。男性Uu感染也可导致不育,其原因包括以下几个:支原体可能影响精液的渗透压和精子形态,使渗透压增大,死精子和畸形精子比例增加,精液质量下降;支原体吸附在精子表面,影响精子前向运动,导致弱精子症;支原体吸附在精子头部,可影响顶体反应,相应影响精子与卵子结合受精;精子膜表面与支原体有共同抗原属性,可引起免疫性不育。

支原体感染对女性造成不孕的原因除了上行感染引起的盆腔炎症,导致输卵管伞端的闭锁外,还可能包括支原体引起的生殖道炎症,可破坏输卵管纤毛,影响输卵管的蠕动和受精卵的输送;支原体引起的炎症引起黏膜细胞变性坏死,可在输卵管管腔产生大量的氨,改变局部微环境,阻碍受精卵形成;支原体还可分解生殖道黏膜,并释放前列腺素,从而引起子宫收缩,受精卵不易着床。

支原体阳性病例可应用敏感抗生素治疗,经正规治疗后,支原体检测阴性,可认为已治愈,再开始准备生育。需要注意的是支原体阳性在被治愈后,部分患者可能存在3~6个月内的假阳性反应,此时很多患者由于担心支原体的潜在危害,而长期大量使用抗生素,这种抗生素的不合理使用,是导致对支原体耐药比率升高的主要原因。

(二) 衣原体感染与生殖

衣原体是介于病毒和立克次体之间的一类微生物,形态和支原体相似,也在细胞内寄生,能通过滤菌器,具有独特生活周期。与生殖相关的衣原体主要是沙眼衣原体(chlamydia trachomatis,CT),也可能通过性行为传播、上行感染引起生殖道炎症,导致不孕不育,妊娠期感染可能导致宫内感染,引起早产、流产、胎膜早破等严重不良妊娠结局。

1. 流行病学概况 CT主要易感人群是年轻性生活活跃的妇女,可经性行为传播,因此有多个性伴侣或有不洁性生活史的年轻妇女是 CT 感染的高危人群。目前文献报道的 CT 感染阳性率差异很大,主要原因在于各个研究的检测样本与检测方法不同,大多数报道通过分子生物学方法检出的 CT 感染率为 34%~43%,使用免疫法检出的感染率为 18%~37%,而通过细胞培养的方法检出率仅为 1%~11%,其差异与样本质量和实验环境相关,这些方法中分子生物学方法敏感度最高,但有较高的假阳性率,而细胞培养的检出率最低,主要是因为细胞培养对实验条件要求高。值得注意的是,CT 常常与淋病奈瑟菌(NG)感染合并出现。

妊娠期妇女对 CT 具有更高的易感性,因为妊娠期阴道上皮细胞皱襞增多,阴道上皮糖原积累增多,细胞受体表面的糖基减少,在阴道内形成酸性环境,更有利于 CT 的沉积与生存。国外文献报道的妊娠期宫颈 CT 阳性率为 2%~27.2%,而国内尚无大样本的流行病学数据。

2. 沙眼衣原体感染对人类生殖的影响 沙眼衣原体有完整的细胞壁和自有的独特发育周期,其繁殖方式通常为原始的细胞分裂,多数情况下 CT 引起的下生殖道感染轻微无症状,生殖道上行感染首先累及宫颈的柱状上皮,然后依次侵犯子宫内膜、输卵管上皮,不仅可以破坏输卵管纤毛的运动,还可能通过生殖道炎症引起输卵管阻塞,进一步感染盆腔导致慢性盆腔炎和盆腔广泛粘连。

大多数男性泌尿生殖道感染 CT 是隐匿性感染,可能无明显症状,但能传播给女方,从而导致女方慢性盆腔炎,进一步导致不孕。少部分急性感染可能出现尿道炎、附睾炎、前列腺炎等,表现为尿频、尿急、尿痛或尿道分泌物增多等症状。另外,男性生殖系统沙眼衣原体的感染会降低精子质量,影响精子的游走和定植能力,增加了男性不育的概率。

Nsonwu-Anyanwu 等通过利用氧化应激的生物标志物(TAC 和 8-OHGD)进行了前瞻性病例研究,发现感染衣原体的不孕妇女标志物水平显著升高,从而认为衣原体感染引起的氧化应激的基因损伤及抗氧化能力的下降可引起输卵管损伤,进而导致了不孕。CT 感染的生殖道细胞也可能在局部产生高水平的沙眼衣原体热休克蛋白(cHSP60),这种蛋白是一种重要的白细胞抗原,可通过抗原呈递细胞,激活 Th1 和 Th2 细胞因子,诱导局部细胞炎性免疫反应,导致输卵管的纤维化和管腔闭塞,造成输卵管不可逆的损伤,从而导致女性不孕。

有研究报道 CT 感染还可能与流产有关,尤其是反复、多次的自然流产。通过对自然流产和人工流产孕妇的胚胎组织进行 CT 检测,发现自然流产者 CT 阳性率高达 11.8%~15.2%,而要求行人工流产的正常孕妇中 CT 阳性检出率仅为 3.2%~7%,也说明 CT 感染可能是引起自然流产的重要原因之一。

CT 感染导致早孕期自然流产可能的机制是:① CT 感染生殖道,可诱发 CD4 介导的迟发型超敏反应,从而产生大量的肿瘤坏死因子(TNF)、干扰素(IFN)、白细胞介素(IL)等,进一步触发巨噬细胞炎症递质的释放,产生细胞毒性,影响胚胎发育;② CT 宫内感染可导致绒毛膜羊膜炎,影响早期胚胎生长发育;③沙眼衣原体产生的热休克蛋白(heat shock protein, HSP)和孕早期子宫内膜产生的热休克蛋白抗原表位相似,两者产生协同效应,导致自然流产。

妊娠中、晚期感染 CT 后还可能导致胎膜早破与早产。Rours 等研究发现孕 32 周前发生胎膜早破的病例 25% 宫颈刷片 CT 阳性,而且在这些阳性病例中有 54% 病例术后病理检查证实胎盘存在 CT 感染病灶,而在宫颈刷片 CT 阴性病例中仅 36% 病例在胎盘发现 CT 感染灶。这一结果提示未足月胎膜早破与 CT 感染的相关性,因此对于宫颈刷片 CT 阳性病例需高度警惕胎膜早破和早产的发生。

孕晚期感染CT,可诱发阴道内多型核白细胞产生大量磷脂酶A2(phospholipase A2, PLA2),进一步促进胎膜上的花生四烯酸(AA)转为前列腺素(PG),诱发宫缩。PLA2还可诱发羊膜表面的溶酶体酶释放,白细胞浸润,组织水肿,从而对绒毛膜羊膜细胞产生直接的细胞毒性,降低羊膜的坚韧度。CT可在羊膜细胞上大量增殖,不断破坏羊膜细胞,从而逐渐降低羊膜表面的张力。CT感染还可促进细胞内一些特殊细胞因子的释放,如基质金属蛋白酶2(MMP-2),从而使胎膜脆性增加,进一步引发胎膜早破,胎先露下降,压迫子宫下段,反射性诱发宫缩,导致早产。De la Torre等利用CT感染人滋养细胞株后,发现细胞分泌的细胞因子白介素1(IL-1β)分泌增高,核因子κB(NF-κB)激活,因此认为CT感染导致的胎膜早破与早产是多种细胞因子共同作用的结果。胎膜早破和早产可使新生儿肺透明膜病、低出生体重儿等的发生率相应增加。

孕妇CT感染导致的宫内感染,不仅严重情况下可能导致流产、早产,其导致的绒毛膜羊膜炎,可能影响胎盘供给胎儿的氧与营养物质输送,引起胎儿生长受限,甚至导致胚胎停止发育、流产、死胎等。死胎或流产组织病理检查如果能发现细胞内的沙眼衣原体颗粒和胞内包涵体,可证实是由于CT感染导致。

沙眼衣原体感染的妊娠妇女围产期发生胎儿窘迫、新生儿窒息、剖宫产率和产褥感染率均升高,围产儿死亡率升高。孕产妇合并CT感染时一般不建议经阴道分娩,因经阴道分娩,新生儿受感染的比例可高达70%,其中18%~50%表现为包涵体性结膜炎,15%~20%发展为鼻咽部感染,10%~18%发展为衣原体性肺炎。即使经剖宫产分娩,新生儿也不能完全避免CT感染,但发生率可明显降低。产褥期也是CT感染急性发作的高峰期,产褥期约28.6%病例可因CT感染导致子宫内膜炎发生,从而增加胎膜残留和产后出血率。

3. 生殖道沙眼衣原体感染的诊断　CT感染可直接进行病原体培养或通过分子生物学方法如直接免疫荧光分析(DFA)、酶免疫分析(EIA)、核酸杂交测试和核酸扩增检测(NAAT)进行诊断。女性可通过取宫颈管或阴道分泌物进行检测,男性可疑病例可通过取尿液或尿道拭子用于检测。肛交者也可经直肠取分泌物检测。因为CT常常合并其他感染,因此对CT感染患者还应检测其他性传播性疾病病原体。

4. 生殖道沙眼衣原体感染的处理　CT主要通过性行为传播,对CT感染者接触的性伴检查和治疗非常必要,可防止患者再发感染和感染其他的性伴。值得注意的是,即使性伴检查为阴性,也可给其抗生素进行预防性治疗,且治愈前避免再次性生活。男性CT感染者应告知其女性性伴感染风险和易发生女性盆腔炎,增加不孕机会。对和男性CT感染者发生性关系的男性性伴(MSM),相对风险较小,可无需治疗。对确定存在生殖道CT感染者,应取分泌物做培养和相应的药物敏感性实验,从而针对性选择敏感抗生素进行治疗。阿奇霉素生物毒性小,通常是首选的抗生素。对生殖道CT感染的女性和性伴均应给予及时足量治疗,并在3个月后重复检查。

(三) 人乳头瘤病毒(HPV)感染与生殖

人乳头瘤病毒感染与男、女性生殖器肿瘤和生殖道疣等有关,近年来对生殖的影响受到广泛的关注。对于有性生活史的女性HPV筛查已经成为常规筛查项目,尤其是年龄>30岁的生育年龄妇女。

1. 流行病学概况　人乳头瘤病毒亚型种类众多,目前发现有超过100种,其中40种亚型可能与生殖道感染相关。大多数的 HPV 为无症状的亚临床感染,目前关注度最高的可能致癌的高危型是 HPV16 和 HPV18,持续的 HPV16 或 HPV18 感染是子宫颈上皮内瘤样病变和宫颈癌的高危因素。HPV 感染还和其他的男性或女性口咽部肿瘤以及泌尿生殖道肿瘤如阴茎肿瘤、阴道肿瘤、肛门肿瘤等有关。HPV6 和 HPV11 相对 HPV16 和 HPV18 来说,致癌性较低,但与生殖器疣和复发性呼吸道乳头瘤相关。

2. HPV 感染的危害　HPV16 和 HPV18 感染与宫颈上皮内瘤样病变(cervical intraepithelial neoplasia,CIN)有关,CIN 是与宫颈癌密切相关的一类癌前期病变的统称。部分 HPV 感染可能与生殖道尖锐湿疣和生殖道炎症有关,反复发作的生殖道炎症明显增加女性不孕的发生率。妊娠期感染 HPV 可能通过母婴传播导致不良妊娠结局。

3. HPV 感染与宫颈癌的筛查　因为 HPV 与宫颈病变和宫颈癌的高度相关性,因此被列为宫颈疾病筛查的常规项目。对生育年龄的妇女,宫颈筛查的项目包括细胞学筛查和特异性的高危型 HPV 检测。30 岁以下的妇女建议每 2~3 年进行 1 次细胞学筛查,30 岁以上的妇女建议每 1 年进行一次细胞学筛查联合 HPV 高危型筛查。近年来青少年中感染 HPV 的患者明显增加,但其相对致癌率低,因此 <21 岁的青少年不需要常规进行 HPV 高危筛查,但在合并 HIV 感染的青少年中,细胞异常进展率明显增加,因此对存在 HIV 携带的青少年,无论感染 HIV 的分型或者时间如何,均应该常规进行 HPV 筛查。

4. HPV 感染的预防与免疫　因为 HPV 感染与子宫颈癌的高度相关性,科学家们一直致力于开发有效的减毒或灭活疫苗。目前已经通过临床实验并在美国批准上市的疫苗主要包括三种:二价疫苗、四价疫苗和九价疫苗。二价疫苗主要针对与宫颈癌关系最为密切的 HPV16 和 18;四价疫苗主动免疫范围除 HPV16 和 18 外,还包括 HPV6 和 11,而九价疫苗针对的 HPV 类型更为广泛,包括了 HPV6、11、16、18、31、33、45、52 和 58 这九种亚型。这三种疫苗均对于无性生活史的未婚女性有最大的保护作用,因此可在发生首次性生活的青春期前如 11~12 岁接种,最早接种年龄为 9 岁。HPV 疫苗接种适用于 13~26 岁女性,尤其是没有性生活史的女性。对男性建议接种四价和九价疫苗,男性最低接种年龄也为 9 岁以上。美国的儿童疫苗项目中即常规包括对有适应证的儿童和 <19 岁青少年提供 HPV 疫苗接种。而对于年龄 >26 岁的男性和女性不推荐主动接种。但对从未接种过 HPV 疫苗的免疫功能不全者(包括 HIV 感染者)或男男同性性行为者,即使年龄 ≥ 26 岁时也可接种 HPV 疫苗。值得注意的是,仍然有 30% 的宫颈癌不是由 HPV16/18 引起,而是由其他 HPV 类型引起,因此即使已接种 HPV 疫苗,超过 21 岁以上的女性仍建议定期进行常规宫颈癌的筛查。

5. HPV 感染的诊断与处理　生殖器 HPV 感染可通过取分泌物进行 RNA 检测而发现,对于发生明显的生殖器疣的病例可依据临床表现和活组织检查。组织检查适用于以下情况:①诊断不明确;②标准治疗方案无效;③治疗中病情加重;④病变不典型;⑤患者合并免疫性疾病;⑥醋酸实验中不着色、硬结、固定、出血或溃疡的疣灶。由于大多数 HPV 感染为亚临床感染,可自行清除愈合,常无需特殊治疗。CIN Ⅰ 期的病例也无需特殊治疗,治疗通常直接针对肉眼可见病变如生殖器疣或病理诊断的癌前期病变。生殖器疣治疗的主要目标是去除疣体,治疗可能降低 HPV 传染性,但不一定能根除 HPV。

6. 妊娠合并 HPV 感染　妊娠期由于内分泌激素的急剧变化、全身血流动力学变化等的影响,阴道分泌物增多,阴道皱襞糖原增加,因此有研究结果表明,孕期 HPV 感染率高于非孕期,尤其是孕晚期感染率略高于孕早期,但目前尚缺乏孕期 HPV 感染率的确切数据。妊娠期 HPV 感染不仅可能增加流产、早产、胎膜早破、死胎、死产风险,还可能与胎儿窘迫、新生儿高胆红素血症、胎儿生长受限等有关,新生儿 HPV6 和 HPV11 感染,常引起新生儿喉乳头瘤。

HPV 感染与生殖道疣相关,尤其是妊娠期 HPV 感染,外阴、阴道和宫颈都容易发生外生型尖锐湿疣,而且瘤体大、易脆出血,阴道分娩时常堵塞产道,或导致难以控制的大出血,因此对于生殖道疣应在孕期尽量去除疣状病灶。

单纯 HPV 感染不是阴道分娩的禁忌证,但对于分娩前发现外阴、阴道或宫颈肉眼可见的湿疣者,不应选择经阴道试产,而应选择剖宫产终止妊娠,以避免 HPV 感染新生儿。但因为 HPV 的母婴传播途径不仅是产时的直接接触,还可能发生在产前宫内感染或产后,需告知患者剖宫产并不能完全防止新生儿 HPV 感染。

HPV 感染明显增加子宫颈癌的风险,在妊娠期同样可能发生,因此妊娠期对于高危患者仍应进行 HPV 和宫颈癌筛查。筛查发现 HPV 阳性的孕妇,不用过于恐慌,应该进一步确定 HPV 分型,高危型患者进一步进行宫颈细胞形态学检查,细胞学检查阴性,孕期无需特殊处理,产后定期随访。对于 HPV 阳性,细胞学为低度鳞状上皮内病变(low-grade squamous intraepithelial lesion,LSIL)和高度鳞状上皮内病变(high-grade squamous intraepithelial lesion,HSIL)者,必须行阴道镜检查,并对可疑病变部位进行活检以明确诊断,但禁止宫颈管搔刮活检。合并宫颈 HSIL 或可疑宫颈癌的患者原则上应选择剖宫产,以避免难以控制的病灶破溃出血。LSIL 未经处理,产后病变自然消退至正常的概率高达 65%,HSIL 产后消退到正常的概率为 20%~25%,分娩后病变稳定率为 88%。妊娠本身不会加速 CIN 进展,也没有证据说明 CIN 在孕期比非孕期更容易进展为宫颈癌。对于妊娠期 CIN 一般密切观察,至产后 8 周重新做细胞学检查和阴道镜评估,阴道镜活检证实早期宫颈癌可行宫颈锥形切除,同时行宫颈环扎术。

(四)其他病原体如细菌、真菌、寄生虫等感染与生殖

阴道内正常乳酸杆菌与病原细菌之间的平衡被打破后容易诱发细菌性阴道病,持续感染和阴道炎可增加女性不孕症的发生率,妊娠期机体抵抗力下降,阴道表面糖原分泌增加,此时感染可引起流产、早产、胎膜早破等孕产期并发症。Salah 等进行了大规模的队列研究,结果发现在不孕症患者中细菌性阴道病的患病率显著高于正常妇女,尤其是多囊卵巢综合征性不孕,发病率是正常妇女的 3 倍,不明原因性不孕症发病率是正常妇女的 2 倍,对这些不孕症妇女开展助孕治疗时若同时积极治疗细菌性阴道病,可显著增高妊娠率。

另一种常见的生殖道感染病原菌为白假丝酵母菌,其感染可表现为反复发作、迁延难愈的霉菌性阴道炎。有研究发现它可以影响精子的活动并损伤精子的超微结构,这可能与男性不育有关。而在另一项针对不孕症妇女的研究中发现,12.88% 的受试者阴道分泌物检测出了假丝酵母菌,其中白假丝酵母菌最常见,约为全部阳性病例的 40.47%,其次是光滑假丝酵母菌,占全部阳性病例的 14.28%。这也进一步提示外阴阴道假丝酵母菌可能也和女性不孕相关,但假丝酵母菌与不孕不育的关系研究目前仍较匮乏,还需深入研究。

阴道滴虫也是常见的由性传播的病原微生物,可导致女性滴虫性阴道炎。阴道毛滴虫是目前公认的引起男性不育的重要原因之一。滴虫性阴道炎的发生率与地区的经济发达程

度和生活环境的清洁度有关,在发展中国家的发病率显著高于发达国家,在经济欠发达地区发病率也更高。Roh 等利用动物实验第一次直接证实了来自于阴道滴虫的胞外聚合物(extracellular polymeric substances,EPS)显著降低了精子的活力及运动功能,这种对精子质量的影响会直接影响到受精率,当然,进一步的研究应该通过人类的精液标本证实。

参考文献

［1］曹云云,牛建梅,姚世发,等.分析女性生殖器结核的临床特点及超声诊断.中国超声医学杂志,2017,33(8):721-723.

［2］段涛.妊娠期 TORCH 筛查价值评价.中国实用妇科与产科杂志,2016,32(6):497-498.

［3］张小蓬.自然流产患者 TORCH 检验的结果分析.国际检验医学杂志,2017,38(18):2645-2646.

［4］章锦曼,阮强,张宁,等.TORCH 感染筛查、诊断与干预原则和工作流程专家共识.中国实用妇科与产科杂志,2016,32(6):535-540.

［5］高汇波,代振英.妊娠合并乙型肝炎病毒感染对母儿结局的影响及相关因素分析.中国妇幼保健,2016,31(9):1841-1844.

［6］李飞凤,黄启涛,马思原,等.慢性乙型肝炎孕妇 HBeAg 阳性与不良妊娠结局关系研究.中国实用妇科与产科杂志,2016,32(7):680-684.

［7］刘维韦,娄海琴,付路.梅毒孕妇妊娠不良结局的相关因素 Logistic 分析.中国妇幼健康研究,2017,28(8):921-923.

［8］周静,欧荣英,周美茜,等.HPV 感染与不良妊娠结局的关系研究.预防医学,2018,30(1):12-15.

［9］王卡娜,郐明蓉.HPV 感染对妊娠及结局的影响.实用妇产科杂志,2017,33(4):241-243.

［10］金玉,金华,张同一,等.妊娠期 HPV 病毒感染和宫颈鳞状上皮内瘤变的相关性研究.中华医院感染学杂志,2016,26(16):3791-3793.

［11］仇娥,甄莉霞,金素娟,等.孕期 B 族链球菌与支原体和衣原体感染对胎膜早破和妊娠结局的影响.中华医院感染学杂志,2017,27(24):5665-5668.

［12］彭忠秀,汤恋花,李晶,等.HIV 孕妇合并乙肝病毒感染对妊娠结局的影响.中国妇幼健康研究,2017,28(3):303-305.

［13］李娟,何克静,尹华春,等.妊娠期尖锐湿疣的临床特点及对妊娠结局和新生儿预后的影响.中国性科学,2016,25(8):118-121.

［14］邵笑红,邓海松,徐云升,等.妊娠合并尖锐湿疣的治疗进展.中华全科医学,2015,13(1):102-105.

［15］赵桂红.妇女淋病奈瑟菌、沙眼衣原体、解脲脲原体感染与不孕症的关系.中国妇幼保健,2016,31(13):2702-2704.

［16］杜鹃,黄贞姣.围产期泌尿生殖道感染与早产.中国实用妇科与产科杂志,2016,32(6):522-525.

［17］Schwartz DA.The Origins and Emergence of Zika Virus,the Newest TORCH Infection:What's Old Is New Again.Arch Pathol Lab Med,2017,141(1):18-25.

［18］Aslan G,Ulger M,Ulger S T,et al.Female genital tuberculosis cases with distinct clinical symptoms:Four case reports.Int J Reprod Biomed(Yazd),2018,16(1):57-60.

［19］Rasti S,Ghasemi F S,Abdoli A,et al.ToRCH"co-infections"are associated with increased risk of abortion in pregnant women.Congenit Anom(Kyoto),2016,56(2):73-78.

［20］Wang Y,Li S,Ma N,et al.The association of ToRCH infection and congenital malformations:A prospective study in China.Eur J Obstet Gynecol Reprod Biol,2019,240:336-340.

［21］Liang X,Carroll X,Zhang W,et al.Socioeconomic and lifestyle factors associated with HPV infection in pregnant women:a matched case-control study in Beijing,China.Reprod Health,2018,15(1):200.

[22] Chen Y,Hong Z,Wang W,et al.Association between the vaginal microbiome and high-risk human papillomavirus infection in pregnant Chinese women.Bmc Infect Dis,2019,19(1):677.

[23] Kletzel H H,Rotem R,Barg M,et al.Ureaplasma urealyticum:the Role as a Pathogen in Women's Health,a Systematic Review.Curr Infect Dis Rep,2018,20(9):33.

[24] Sleha R,Bostikova V,Hampl R,et al.Prevalence of Mycoplasma hominis and Ureaplasma urealyticum in women undergoing an initial infertility evaluation.Epidemiol Mikrobiol Imunol,65(4):232-237.

（程 丹 张 怡 徐 梅）

第十一章

医源性因素与生殖

影响人类生殖的因素有很多，目前已经得到公认的影响因素包括环境因素（化学、物理以及生物因素）、社会因素和职业因素等，近年来一些医源性因素如药物的使用、手术治疗和肿瘤患者的放化疗等对生殖的不利影响也引起广泛关注。由于大多数医源性因素对生育力的损伤是不可逆的，医务工作者在对患者进行相应的检查和治疗时，还应考虑患者的生育要求，积极采取保护生育力的措施，避免医源性因素对患者的生育力造成不良影响。

第一节　药物治疗对生殖的影响

随着医学的日益发展，临床上使用的药物种类越来越多，对疾病的治疗愈加有效，但许多药物可能对生殖带来一些不良影响，包括对女性和男性生育力的影响，孕期接触药物对妊娠的影响，以及子代的安全性问题如药物的致畸作用与毒性等方面，其影响还与药物接触的时间、剂量、剂型等有关。

一、药物治疗对女性生殖的影响

女性生殖的过程包括卵子的发育和成熟、卵子受精、配子和胚胎运输以及在子宫着床与发育、分娩等，下丘脑 - 垂体 - 卵巢轴是调控女性生殖内分泌的性腺轴，也是决定女性生育力的关键因素，许多临床用药都是通过对下丘脑 - 垂体 - 卵巢轴进行调控而发挥作用，导致患者出现月经不调、性欲下降、排卵障碍和流产倾向。

1. **抗精神疾病药物**　最常见的导致女性生育力降低的药物为精神疾病治疗药物。几乎所有的抗精神病药物都通过阻断多巴胺受体而发挥作用，而多巴胺受体是调控女性内分泌、月经周期、性欲和生育力的关键因素，因此抗精神病药物的使用在一定程度上对女性生育力、月经周期及性欲都会产生影响。有许多患者在服用抗精神病药物后，会有不同程度的高泌乳素血症，或合并垂体微腺瘤，但在停药 3~6 个月之后，可逐渐恢复正常。对有生育要求和未避孕的育龄妇女，需要使用抗精神病药物时，也应尽量选择对生育力和性欲影响较小的药物,如五氟利多等。同时尽可能等精神疾病症状控制后,停药 3 个月以上,再考虑备孕,以尽量避免精神类药物对生育的影响。

2. 其他药物 长期大量服用阿托品、溴丙胺太林和山莨菪碱等药物之后,患者可出现平滑肌紧张度的降低,阴蒂及其周围组织血管收缩异常,导致性欲降低。另外女性患者如果长期服用大剂量的利尿剂(如螺内酯等),可出现月经失调、排卵障碍和闭经等。

有些需长期用药的慢性疾病,应全面权衡疾病和药物对生育的影响,必要时备孕前改用对生殖影响小,更安全的药物。如急性病毒性肝炎的患者,如果出现肝功能损害应积极治疗,待病毒的拷贝数降低,肝功能正常后再备孕,备孕前停止使用干扰素和抗病毒药物。甲状腺功能亢进患者症状较重时应避孕,待甲状腺激素控制到正常范围以后,备孕前开始改用对生育影响小的丙基硫氧嘧啶代替甲硫咪唑等药物。糖尿病患者备孕期建议停用口服降糖药,改用胰岛素控制血糖。

二、药物治疗对男性生殖的影响

临床观察结果显示,很多药物对男性性功能、精子发生、存活率和精子功能存在不同程度的不良影响,从而影响男性生育力,其影响程度与使用药物时患者的年龄、药物的使用剂量和用药时间,以及个体的敏感性等许多因素有关,存在着很大的个体差异。如果青春期前长期大量使用生殖毒性药物,可能影响下丘脑 - 垂体 - 睾丸轴功能,对睾丸生精细胞和间质细胞造成不可逆性的损伤,导致睾丸体积减小,发生睾丸纤维化等。

大多数药物的影响是一过性的,停药 3~6 个月后可逐渐恢复,但长期大量用药也可能造成对男性生育力不可逆性损伤,因此青春期和生育年龄的男性,因疾病需长期大剂量使用某些药物时,应进行男科咨询,必要时进行生育力保存。

1. 激素类药物 雄激素是治疗多种男科疾病的常用药物之一。长期和大剂量地使用雄激素后,由于其对男性的下丘脑 - 垂体 - 睾丸轴产生负反馈,导致垂体分泌的促性腺激素水平明显降低,影响精子生成过程,导致不同程度的生精功能障碍,严重者可出现无精子症。甾体激素类药物可能具有弱雌激素类效应,不当使用也可能影响性欲,导致阳痿等从而影响生育力。

2. 抑制精子生成的药物 有些药物可直接作用于睾丸组织中的间质细胞,影响睾丸的生精功能。例如硝基呋喃类、二硝基吡咯类药物,癌症治疗中使用的烷化剂如环磷酰胺等,都会对睾丸的生精功能造成不同程度的损伤。

医院中用于肾病、风湿病和类风湿疾病治疗的药物,如雷公藤与免疫抑制剂等,以及一些私立医院自行研发和配制的药物,可能都含有影响精子生成的成分。由于这些药物成分较为复杂,很多患者在使用时都未被告知这些药物可能带来的对生殖的副作用,长期使用后才发现已经造成男性生育力不可逆的损伤,往往为时已晚。

3. 抗生素类 临床上使用的多种抗生素类药物也会对精子的活力和数量造成影响。大多数的抗生素药物对男性生育能力的影响是暂时性的,在停药一段时间后可以逐渐恢复正常,也有长期大剂量使用造成精子不可逆性损害的病例报道。如硫代水杨酸即可造成男性精液质量一过性下降,在停药后可恢复。

柳氮磺胺吡啶是治疗肠道感染性疾病的常用药物,大部分男性患者在服用柳氮磺胺吡啶后可出现精液质量下降,如精子数量明显减少,存活率降低,畸形精子数量增多等。其作用机制可能是通过影响附睾的功能,影响精子的活动能力和受精能力,降低男性生育力。

甲硝唑属于人工合成的硝基咪唑类化合物,临床上常用于阿米巴原虫的治疗,也是治疗厌氧菌感染的首选药物之一。有研究发现不仅高浓度的甲硝唑对精子活动度的抑制作用显著,如果长时间使用,即使剂量较低,也可能出现对精子活力的明显抑制。

甲硝磺酰咪唑(tinidazole)也是常用的抗阿米巴药物,临床研究发现其对男性生育力有一定损害,其作用机制是通过抑制精母细胞的分裂和精子细胞中透明质酸酶的合成与分泌,使睾丸支持细胞出现大量空泡等。甲硝磺酰咪唑主要作用于减数分裂后期的精子细胞,使细胞核和顶体发生变形。临床观察发现,连续服用甲硝磺酰咪唑 10 周后患者可表现为无精子症,但在停药 14 周后大部分患者的精液分析可恢复至正常。

4. 成瘾性毒物 这些毒物主要包括鸦片类(opium)、鸦片类的提取品海洛因(heroin)、哌替啶和吗啡(morphine)等。这类药物可以使患者出现强烈的欣快感,具有成瘾性。患者长期反复使用这些药物可使其在身体和心理上都产生依赖性和耐受性,使用剂量逐渐增大,间隔时间逐渐缩短。这些药物在体内的蓄积可对生殖系统造成不良影响,导致患者出现性腺轴功能紊乱,内分泌功能异常,血清中泌乳素的水平明显升高,黄体生成素及雄激素浓度下降,进而影响生育能力。

三、药物治疗与先天缺陷

先天缺陷是世界范围内被广泛关注的问题,对社会和家庭造成严重的不良影响,近年来发生率呈上升趋势。先天缺陷包括形态结构的先天缺陷、生理和代谢功能障碍所致的先天缺陷、先天性智力低下等。导致先天缺陷的原因有遗传因素、环境毒性因素和医源性因素如药物、射线等。女性的妊娠期长达 10 个月,妊娠期对各种致畸因素高度敏感,临床医师对孕期用药,应慎重考虑用药利弊,评价药物对胎儿的影响,并了解妊娠各时期胎儿器官组织的发育特点,明确药物影响的环节。

1. 先天缺陷的类型 先天缺陷最常见的是形态结构缺陷,是导致儿童和成人残疾的主要畸形方式。患儿可表现为明显的组织畸形如四肢畸形,或器官畸形如先天性心脏病等。这种形态结构缺陷也是在孕期通过四维彩色超声可以发现的胎儿异常。其次是染色体核型或结构异常导致的先天智力低下,如 21 三体综合征(也称唐氏综合征)、18 三体综合征、13 三体综合征等,这种染色体缺陷可以通过产前诊断发现,一旦确诊需要及时终止妊娠。先天缺陷还包括一些生理和代谢功能障碍,这些患者通常外观正常,但存在器官或组织的功能异常,例如嗅觉、听觉和视觉等功能缺陷,往往产前不易发现,产后才确诊。先天缺陷还包括胎儿宫内生长受限,由于母体营养不足、宫内感染或胎盘发育异常等情况,导致胎儿在宫内营养缺乏,发育缓慢、出生体重低,出生后身体发育缓慢和智力障碍。

2. 常见的导致先天缺陷的药物 孕前或孕期暴露可能导致胎儿结构或功能异常的物质被称为致畸原,如放射线、病毒、金属毒物和化学物质等。药物也是重要的致畸原之一,很多药物与胎儿异常有关。在人类发展历史上,药物引起先天缺陷的认识经过了一个漫长而沉重的过程。很多具有致畸作用的药物都是在使用了很长时间后才被发现,而发现时已经导致很多先天缺陷儿童的出生。

美国食品和药物管理局规定了所有药物的说明书上应明确注明该类药物对人类和动物胎儿造成的致畸风险高低,主要分为 A 级(安全)、B 级(较安全)、C 级(慎用)、D 级(慎重)和

X级(禁忌)。

A级是指以怀孕3个月内的妇女为对象的随机对照实验证实对胎儿无不利影响的药物,是最安全的一类药物。可纳入A级的药物很少,维生素属于A类。

B级是指没有对妊娠妇女的安全性研究,只是动物实验证实药物对子代没有明确的不利影响。或虽然动物研究发现药物的副作用,但在怀孕初期的妇女中未发现这种副作用,是相对安全的一类药物。抗生素中的甲硝唑、青霉素和头孢菌素的大部分属于B类药物。

C级是指在动物研究中有明确证据表明药物可能对胎儿存在危害(如胚胎致畸或胚胎死亡或其他),但在妇女中无对照组或在妇女和动物研究中无可以利用的资料。C级别药物用药时重在权衡利弊,认为对孕妇的利大于对胎儿的弊可适当酌情使用。属于C级的药物相对多一些,比如氧氟沙星类药物、抗病毒药物(阿昔洛韦类)、肾上腺素类、地塞米松类药物等。

D级是指有明确证据指出该药物对人类胎儿有明确的危害性。如四环素、抗肿瘤药物、抗癫痫类药物等。临床实践中,除非是孕妇用药后有必然的明确的益处,比如可以用该药物来救治孕妇性命,或在其他较安全的药物治疗无效前提下才考虑使用。

X类药物是指有动物研究证据的,或者临床用药证据的,药物对胎儿有严重致畸或致死危害,禁用于妊娠或可能妊娠的患者的药物,如导致著名的"反应停事件"的药物沙利度胺。

临床用药原则上而言,A类和B类药物使用是安全的,C类药物使用时需谨慎且权衡利弊,同时向患者及家属解释说明,而D类和X类药物禁用。表11-1-1列出了已证实对人类有致畸作用的药物。

表 11-1-1 常见的致畸药物

"普利"类降压药（ACEI）	异维A酸类（用于治疗痤疮）
抗肿瘤药	维生素A（大剂量）
抗甲状腺药	米索前列醇
巴比妥类	己烯雌酚
卡马西平、丙戊酸、苯妥英钠等精神类药物	利尿酸(大剂量)
香豆素衍生物	甲基汞（朱砂含有硫化汞）
碘化物和放射性碘	酒精
四环素	锂
沙利度胺（反应停）	可卡因

(1)苯妥英钠:苯妥英钠是一种用于心律失常和癫痫病的镇静类药物,20世纪70年代,有文献报道了部分女性在妊娠期间服用苯妥英钠后,分娩的胎儿都有相似的先天缺陷,包括小头、短鼻、眼距宽、颈短和嘴部畸形等。苯妥英钠进入人体后被代谢为环氧化合物,这种代谢物可通过胎盘并进入胎儿体内,对胎儿的发育造成影响。

(2)沙利度胺(反应停):"反应停"事件是历史上非常著名的药物致畸事件。沙利度胺又名反应停,也是镇静剂的一种,临床研究发现用于女性妊娠早期可有效缓解妊娠剧吐,该药在 1956 年投入市场销售使用,到 1962 年,世界范围内一共有一万多例"反应停"导致畸形的"海豹胎儿"出生,这一消息被报道,造成的影响巨大。"反应停"对成人的毒性很低,但可作用于胚胎,如果在致畸敏感期服用该药物,后代可百分百出现畸形。

(3)抗生素:抗生素是妊娠期间使用频率较高的药物,当孕妇处于感染状态时,由于孕妇处于免疫功能低下状态,不使用抗生素类药物有可能会导致宫内感染,从而引起流产、早产、胎膜早破、胎儿生长受限等,而部分抗生素有可能对胎儿发育造成不利影响。例如新霉素可以抑制肝脏内多种代谢酶的活性,抑制胆红素的代谢过程,使患者出现肝功能和胆红素异常。

四环素是 20 世纪常用的抗生素之一,属于广谱抗生素类药物,但该药物容易在骨骼和牙齿中蓄积,对骨骼和牙齿的发育造成影响。成人使用四环素会导致牙齿出现黄斑,而妊娠早、中期使用会导致胎儿牙齿钙化不全和黄斑,妊娠晚期使用四环素还可能引起胎儿出现手指畸形。

氯霉素也是临床上经常使用的抗生素,长期高剂量使用氯霉素可引起患者出现血小板降低,妊娠期长期使用氯霉素可导致胎儿出现灰胎综合征,严重者可引起流产或死胎。

链霉素主要用于结核病的治疗,对神经系统的损伤较大,妊娠期间服用链霉素有可能导致胎儿神经系统损伤、先天性耳聋等。链霉素的致畸作用与服用剂量无关,但与服用的时间有关,妊娠早期服用链霉素对胎儿的影响最大。

(4)抗肿瘤药物:详见本章第三节"恶性肿瘤的治疗与生殖"。

(5)抗凝剂香豆素:香豆素是临床上常用的抗凝药物之一,多年的临床观察已经证实该药物有致畸作用,尤其是妊娠早期使用,可使胎儿畸形的发生率增加 20%~50%,主要的畸形表现为骨骼发育异常。

(6)精神类药物:碳酸锂是临床上用于治疗躁狂症的常用药物之一,女性患者在妊娠前 3 个月服用碳酸锂,可使胎儿畸形的发生率增加至 6% 左右,主要表现为心血管系统的畸形,如埃布斯坦综合征(三尖瓣狭窄合并房间隔缺损)等。

另外,对一些存在致畸风险的药物如抗病毒药利巴韦林,喹诺酮类抗生素左氧氟沙星、环丙沙星、莫西沙星等,氨基糖苷类抗生素阿米卡星、庆大霉素等,四环素类抗菌药如米诺环素等,处于备孕期的育龄妇女,用药前建议进行妊娠试验,一旦确定怀孕禁止使用。

3. 先天缺陷敏感时期 接触致畸原的时间与先天缺陷的发生与否密切相关。卵子受精后,胚胎和胎儿的发育分为三个阶段:不敏感期(胚胎早期)、敏感期(胚胎期)和低敏感期(胎儿期)(图 11-1-1 与表 11-1-2)。

表 11-1-2 人类胚胎发育对致畸因素的敏感期

时期	距末次月经天数	孕周	妊娠周数
不敏感期	14~28 天	2~4 周	0~2 周
敏感期	29~70 天	5~10 周	3~8 周
低敏感期	71~280 天	11~40 周	9~38 周

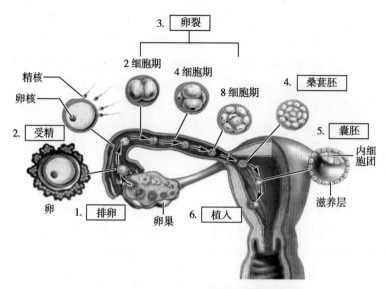

图 11-1-1　人类胚胎发育的时期

不敏感期是指末次月经后 14~28 天,在这个时期药物对胚胎的影响是"全或无",要么胚胎因为受致死剂量药物的影响而死亡,导致流产;如果胚胎并未受到损伤或损伤很小,则胚胎的修复机制使胚胎继续发育,不会对胚胎的生长潜能造成不利影响,一般不会导致胎儿畸形。

敏感期是末次月经后 29~70 天,这个时期属胎儿器官,如中枢神经系统(脑)、循环系统(心脏)、感觉系统(眼、耳)、肌肉骨骼系统(四肢)等分化时期。在这个时期,胚胎对药物最敏感,在此阶段接触有可能导致胎儿出现结构畸形,如果发生严重畸形,胎儿也可能出现死亡而发生流产。

低敏感期是孕 11~40 周,这个时期属大多数组织发生和功能成熟期,胎儿对致畸原的敏感性降低,一般不会造成结构或器官畸形的发生,但有可能会导致胎儿生长受限或发生一些代谢性异常。

因此在进行妊娠期风险评估时,需要关注三个问题:①用药距末次月经的时间? ②平时的月经周期是否规律? 本次确定妊娠的时间? ③药物的剂型和剂量,以及药物在孕期的安全性分级。最好能够全面分析服用药物的半衰期、生殖毒性与毒性靶器官。

随着产前诊断技术的发展和进步,很多可疑先天缺陷的高危产妇可以通过无创产前筛查、羊水穿刺染色体核型分析和四维彩色超声进行产前诊断,但是这些产前检查仍存在一定的局限性。如四维彩超只能筛查明显的结构畸形,而且需要在孕中期进行,一旦发现存在严重的胎儿先天缺陷,终止妊娠需要进行大月份引产操作,创伤大,对产妇的身体和心理造成不良影响。而羊水穿刺和无创产前染色体非整倍体筛查只能筛选几种特定的染色体异常如 21 三体综合征、18 三体综合征等,且较昂贵,仍有很多基因缺陷和代谢性疾病很难在产前被检查出来,导致先天缺陷儿出生,因此对先天缺陷更应该注重预防,及时发现可能致畸的病因。

【案例】患者女,28 岁,平时月经规律 28 天,因肺炎至医院就诊,给予乳酸环丙沙星注射液静脉注射,每天 2 次,每次 0.2g,连用 7 天,肺炎治愈后发现当月月经未来,检查确诊怀孕,查阅药物说明书发现环丙沙星会影响胎儿软骨发育,属孕妇禁用药,特至优生门诊咨询,能否继续妊娠? 会不会出现胎儿畸形?

针对该患者的风险评估:①用药时间:该患者平时月经周期为 28 天,通常情况下,妇女在末次月经后 14 天排卵,本次用药时间为月经周期的第 22~27 天,此时期为相对不敏感期。②药物的半衰期、生殖毒性与靶器官:环丙沙星是喹诺酮类抗菌药物,可通过胎盘屏障,按 FDA 的妊娠安全性分级为 C 级,动物实验未证实喹诺酮类药物有致畸作用,但可引起未成年动物关节病变。57 个应用喹诺酮药物的妇女与 17 259 例对照妇女的队列研究,没有发现增加先天异常的危险性。环丙沙星的半衰期为 4~6 小时,大约经过 6 个半衰期(24~36 小时,约 2 天)后,可被基本清除 99%。该孕妇最后一次用药时间是在末次月经后的第 27 天,至 29 天作用完全被清除。受精卵形成后,肌肉骨骼系统是在妊娠 4.33 ~7 周(即末次月经后38~63 天)内启动发育。综上:该案例患者药物使用期间胎儿还没有开始骨骼发育,在胎儿骨骼发育的敏感期环丙沙星已经在体内被基本清除,对胎儿影响会比较小,早期的影响通常为“全或无”,因此建议该患者可以继续妊娠,但如果有流产或出血风险,不要保胎。

第二节 手术治疗对生殖的影响

手术是治疗疾病的重要方法,许多的不孕症如输卵管积水、卵巢良性肿瘤等可通过手术,恢复患者生育能力。然而手术本身也是一把双刃剑,手术操作不当可造成不同程度的副损伤,损害生育力,尤其是对生殖器官的手术可直接影响其生育力。

一、手术治疗与女性生殖

(一)人工流产术

人工流产是避孕失败后终止妊娠的有效措施,随着近年来人们性观念的改变,意外妊娠增多,人工流产手术有逐年增加的趋势。人工流产手术虽然小,操作简单,但是手术操作可能造成子宫损伤,出现术后感染,影响女性生殖健康。据统计,继发不孕患者中 65.8% 曾有人工流产史,尤其是反复多次人工流产者,多合并术后子宫损伤和继发不孕。

人工流产术对女性生殖能力的影响是多方面的,一方面流产手术前后的情绪变化可致下丘脑 - 垂体 - 卵巢轴功能异常,引起内分泌紊乱、月经失调等表现,另一方面人工流产可造成多种并发症,如宫腔粘连、盆腔炎、子宫内膜异位症、继发不孕等。

宫腔粘连是人工流产术后最常见的并发症,其发生率与人工流产的次数成正相关,人工流产术中宫腔吸刮时间过长、带负压的吸管多次进出宫颈管、子宫位置过度屈曲,均可使宫颈及子宫腔内的内膜损伤,内膜基底层的破坏导致粘连发生。术前患者患有慢性生殖系统炎症却未经有效治疗、术中未严格执行无菌操作规范、术后过早行性生活等均是术后感染及宫腔粘连的危险因素。严重的宫腔粘连迁延难愈,甚至影响患者接受助孕治疗,因此对于宫腔粘连重在预防。

人工流产手术中部分蜕膜碎片可经输卵管倒流入腹腔,种植于卵巢或盆腔腹膜,引发子宫内膜异位症,其中种植于卵巢的异位内膜可周期性反复出血形成卵巢巧克力囊肿,影响卵子成熟与排卵;种植于盆腔腹膜的异位内膜可与周围组织或器官粘连,影响输卵管伞端拾卵及对受精卵或胚胎的输送,同时环境内细胞因子的异常分泌可阻碍精子和卵子的结合,这些都导致继发不孕。

若人工流产术中无菌操作不严格,人工流产不全致组织残留、反复多次清宫,或机体抵抗力低下时,均可导致生殖系统炎症,如宫颈炎、子宫内膜炎、输卵管炎、盆腔腹膜炎等,其中输卵管炎是引起女性继发不孕的最主要原因。输卵管炎症可导致一侧或双侧不同程度的管腔狭窄或闭塞,也可因炎症后的瘢痕形成造成输卵管管壁僵硬,输卵管与周围组织的粘连影响输卵管的蠕动与伞端拾卵功能,另外输卵管管腔内炎症令管腔内的纤毛受损,妨碍配子与胚胎的运输都可造成不孕。人工流产次数越多,发生盆腔炎和输卵管阻塞的机会就越大。

急性盆腔炎若未能彻底治愈,可迁延为慢性盆腔炎,反复发作,经久不愈。有文献报道称盆腔炎发作次数与不孕症的发生呈正相关,发生 1 次盆腔炎的患者不孕症的风险为 13%,2 次则为 36%,3 次可高达 60%~75%。

(二) 子宫手术

子宫是女性产生月经和孕育胎儿的器官,在生殖中起着重要的无可替代的作用。子宫疾病如子宫肌瘤、子宫腺肌病等都可能对女性生殖造成一定影响。产后出血常需通过子宫动脉栓塞手术控制出血,这种手术也可影响生育力。

1. **子宫肌瘤手术**　子宫肌瘤是育龄期妇女最常见的妇科良性肿瘤,临床中视肌瘤的位置、数目、大小等因素选择子宫肌瘤剔除术、子宫次全切除术、子宫全切除术等。子宫肌瘤剔除术中仅剔除肌瘤,能保留完整的子宫,对有生育要求的患者多采用这种术式。但手术仍有造成盆腔粘连,导致继发不孕的风险。多发的子宫肌瘤或较大的子宫肌瘤剔除后,为防止妊娠后发生子宫破裂,术后通常需避孕,避孕时间需根据肌瘤部位与手术中情况决定。

既往研究认为,无生育要求的子宫肌瘤患者可以全子宫切除术作为主要的治疗手段,手术对卵巢内分泌功能无不良影响。但近年研究发现,子宫切除术可能对患者卵巢的性激素分泌有一定程度的不良影响,分析其原因可能为手术切断了卵巢固有韧带及子宫角附近的卵巢动脉支,对子宫动脉卵巢支血管造成了破坏,术后卵巢血供明显减少,从而影响到卵巢激素的合成与分泌。也有学者认为子宫本身具有内分泌功能,子宫内膜中有丰富的参与生理活动的激素受体,子宫切除不但影响卵巢血供,还影响整个下丘脑-垂体-卵巢-子宫系统的内分泌轴,子宫与卵巢之间所形成的内分泌平衡被打破,也会影响卵巢功能正常调节。研究证实,较自然绝经妇女而言,子宫切除术后的妇女卵巢功能衰竭的年龄提前 4 年,34%的妇女在子宫切除术后 2 年内出现更年期症状或卵巢衰竭的表现,发生严重更年期综合征的比例也明显高于正常人群。

因此,有人提出改良子宫切除术,如保留子宫动脉上行支的筋膜内子宫切除术及保留子宫动脉上行支的次全子宫切除术,这些手术无需离断卵巢固有韧带,保留了子宫动脉上行支,尽可能保留子宫、输卵管、卵巢之间的血管网的完整,最大限度地减轻术后对卵巢血供减少及解剖位置改变的影响。残留的"小子宫"保留了子宫的部分内分泌功能,在一定程度上维持了卵巢与子宫之间的内分泌平衡。随访发现,较既往的全子宫切除术来说,这种改良式手术患者可以更好的保护卵巢功能,术后血清性激素变化更小,严重更年期症状发生率明显更低。

2. **子宫动脉栓塞术**(uterine artery embolization,UAE)　子宫动脉栓塞术是指通过放射介入,在子宫动脉中注入永久性栓塞颗粒,阻断子宫血供,较常见用于控制产后出血,也有部分用于子宫肌瘤或子宫腺肌病不愿手术治疗的病例。子宫动脉中也有供应卵巢动脉的分支,因此理论上 UAE 也会影响卵巢的血供,从而影响卵巢功能。但卵巢由子宫动脉卵巢支和卵巢动脉双重供血,并且两者吻合形成血管网,通常单侧子宫动脉栓塞后,卵巢血供可由同侧卵巢动脉代偿,不会造成卵巢功能明显减退,而双侧子宫动脉栓塞的患者 40% 以上可出现明显的卵巢功能减退,甚至更年期提前、闭经。

(三) 输卵管手术

输卵管具有极其复杂且精细的生理功能,对拾卵、卵子受精、受精卵输送及早期胚胎的发育中有着重要作用,输卵管一旦发生病变,极易影响生育。输卵管末端粘连堵塞形成的输卵管积水可以通过手术疏通,恢复输卵管的通畅性,以治疗输卵管性不孕,但是输卵管手术亦可能对输卵管造成二次损伤,术后仍有 30% 左右的患者不能自然受孕。

1. 输卵管积水手术 研究发现,输卵管炎症积水可减少卵巢血供,导致卵泡发育缓慢,对卵巢储备功能具有不利影响,而严重的输卵管积水还可形成输卵管卵巢囊肿,直接破坏卵巢组织,影响卵巢功能。在试管婴儿助孕治疗时,大的积水还可由输卵管管腔逆流进入子宫腔影响胚胎着床,降低试管婴儿的妊娠率。因此,严重的输卵管积水应及时处理,防止其进一步破坏卵巢功能,影响生育。

输卵管积水的手术方式主要有以下 4 种:腹腔镜下输卵管切除、输卵管远端造口 + 近端离断、输卵管近端栓塞及阴道 B 超引导下输卵管积水穿刺引流。目前认为后两种术式对卵巢功能基本无影响,但存在输卵管积水易复发的弊端,而输卵管切除术会不同程度地降低卵巢的储备功能,其原因在于输卵管和卵巢的血液供应在解剖结构上邻近,手术中极易损伤输卵管和卵巢系膜内吻合的动脉弓,而使卵巢血供不同程度地受到影响。有报道发现腹腔镜下单侧输卵管切除术后,手术侧窦卵泡数和卵巢血流指数均低于非手术侧,卵巢控制性超排卵中的反应性降低,获卵数明显减少。

对于输卵管远端造口,近端离断术是否会对卵巢功能造成不利影响尚有争议。有学者认为输卵管的近端离断,可以松解因积水扭曲的输卵管管壁,降低输卵管系膜内的血管阻力,改善卵巢血供,进而改善卵巢的储备功能;也有学者认为即使输卵管手术中可能造成卵巢血管的破坏,减少卵巢血液供应,但术后 3 个月,随着卵巢水肿的消退和卵巢血管的再生,卵巢功能也可以基本恢复。但无论进行哪种手术,术中都应尽可能避免对输卵管系膜血管的损伤,以免影响卵巢血供。

2. 输卵管妊娠手术 异位妊娠也称"宫外孕",是指受精卵于宫腔外着床,其中最为常见的部位是输卵管,输卵管妊娠占异位妊娠的 95% 以上。输卵管妊娠可分为保守治疗与手术治疗两类。保守治疗主要是米非司酮、甲氨蝶呤等药物治疗,需遵循严格的指征,而且面临着治疗周期长、失败率高的风险。即使保守治疗成功,患侧输卵管极易引起阻塞和功能受损,增加患者再患输卵管妊娠的概率。

输卵管妊娠的手术分为保守性手术和根治性手术,保守性手术如输卵管开窗取胚术,虽然保留了输卵管,但输卵管管腔内残余的滋养细胞具有继续生长的能力,可再次发生腹腔内出血、腹痛,形成持续性宫外孕;而且输卵管管腔内损伤,可导致管腔狭窄、堵塞、瘢痕形成等,影响输卵管的拾卵与配子运输功能,导致继发不孕或再发宫外孕。根治性手术是指患侧输卵管切除术,术后患者仅能靠对侧输卵管受孕,若对侧输卵管也有病变,患者术后将很难自然妊娠,只能依靠体外受精 - 胚胎移植技术受孕,同时输卵管切除术中还会造成卵巢血供减少,影响卵巢储备功能,影响生育力。

（四）卵巢手术

卵巢是女性的生殖腺，具有产生卵子、分泌激素的作用，对维持女性内分泌、女性第二性征与繁殖后代的生理过程都有重要作用。卵巢疾病的治疗将直接影响卵巢功能，从而对女性的生育力造成影响。

1. 卵巢良性肿瘤剥除手术　卵巢良性肿瘤多为囊性，是一种常见的卵巢疾病。卵巢囊肿可分为生理性囊肿和病理性囊肿。生理性的卵巢囊肿会自行消失，不会对生育造成影响，因此无需手术干预。病理性囊肿如卵巢子宫内膜异位囊肿，也称卵巢巧克力囊肿，不仅会破坏卵巢结构，影响排卵；较大的囊肿因大的囊腔可使皮质受压、变薄，影响卵巢血供，导致排卵障碍和卵巢储备功能下降；助孕治疗时卵巢囊肿还可影响卵巢对促排卵药物的反应性。

卵巢巧克力囊肿是一种常见的病理性囊肿，也是子宫内膜异位症最常见的类型。这是一种激素依赖性疾病，虽然属于良性疾病，但具有恶性肿瘤易侵袭、易复发等特点，约有 50% 的患者伴发不孕症。

子宫内膜异位症导致不孕的原因是多方面的：①异位灶常导致程度不同的盆腔炎性反应，使盆腔粘连，影响输卵管伞端拾卵与输卵管蠕动。②异位灶破坏卵巢皮质结构，影响卵巢功能。③卵巢表面的炎性粘连可干扰正常排卵，导致卵泡不破裂黄素化综合征的发生率升高。④盆腔内的炎性因子会吞噬排出的卵子与进入女性体内的精子，影响受精卵的形成与着床。因此妇科医师一般建议行手术治疗剥除巧克力囊肿，但是手术也可能对卵巢皮质造成损伤，使卵巢功能受损，从而导致生育力下降。

卵巢囊肿剔除术中，剥除囊肿时伴随的部分卵巢皮质丢失以及电凝止血造成的卵巢热损伤是导致术后卵巢储备功能下降的主要原因。卵巢的损伤程度受囊肿的大小、类型、部位、术者手术技巧及术后有无粘连等多个因素决定。尤其是卵巢子宫内膜异位囊肿，与周围组织粘连尤为广泛和紧密，经验不足者极易将部分正常的卵巢组织与卵巢囊肿一并切除，因此造成卵巢储备能力下降很常见。

【案例】林女士，32 岁，结婚 3 年未孕，痛经多年。到医院检查，结果提示卵巢功能严重减退，后追问病史时发现，曾因卵巢巧克力囊肿破裂，行急诊手术治疗，术中医师发现双侧卵巢均有多个巧克力囊肿，进行了剥除手术，现已术后近 10 年，激素检查发现患者卵巢处于围绝经期状态，已很难生育。

关于卵巢囊肿剥除术后病理组织标本的研究报道发现，约 54% 的子宫内膜异位囊肿标本周围有正常卵巢组织，而在卵巢良性肿瘤剥除的手术标本中，周围有正常卵巢组织者仅占 6%。另外，手术导致的卵巢与周围组织的粘连、卵巢的创面处理不当、或患者伴有盆腔炎等因素，均可影响卵巢血供、卵泡发育及排卵。有研究报道，腹腔镜下双侧卵巢子宫内膜异位囊肿剥除术后，约 2.4% 的患者出现了卵巢早衰。

腹腔镜手术中通常使用电器械（如单极、双极电凝或超声刀等）止血，反复电灼造成的热损伤是不可逆的，不仅会破坏卵巢内残留的卵泡，还影响卵巢皮质的血供，影响术后卵巢功能。研究发现，使用的电极、电凝功率、作用时间及术者通过电极给予组织的压力等多个因素均与卵巢组织损伤的程度有关。电凝损伤后进行卵巢组织病理性检查，显微镜下可观察到细胞水肿变性、血管闭锁、卵细胞核破裂、染色质固缩等。单极与双极电凝对卵巢正常组织的热损伤深度为分别为 (1.5 ± 0.91) mm 和 (1.42 ± 0.61) mm，因单极仅有一个主动电极，工作时电流须经过患者身体，电凝范围广，因而可造成较大的组织损伤，而双极有两个电极，电凝时仅穿透浅表组织,电凝准确、损伤较小。卵巢囊肿剥离术中应尽量避免损伤血管,如确需止血,应尽量采用双极电凝而非单极电凝。另外,烧灼后继发组织粘连与局部瘢痕等,也可严重影响卵巢的血液循环,最终影响卵巢储备功能。

2. 多囊卵巢综合征(polycystic ovarian syndrome,PCOS)的手术治疗 多囊卵巢综合征(PCOS)病因不明,发病机制复杂,临床表现为雄激素分泌过多和持续性无排卵,是育龄期妇女无排卵性不孕最常见的原因之一。目前一线治疗为促排卵治疗,对促排卵治疗效果不佳者可再行手术治疗。卵巢楔形切除术及腹腔镜下多囊卵巢打孔术(laparoscopic ovarian drilling,LOD)是主要的手术方式。手术中切开多囊卵巢的囊腔放出囊腔液,降低卵巢组织的张力,使卵巢的血液循环得到改善;同时囊腔内液放出,会使血中雄激素分泌减少、FSH 分泌增多,利于卵泡发育成熟及排卵。然而手术治疗也有诸多影响术后妊娠的弊端。

一方面,无论卵巢楔形切除术或 LOD,术中都直接对卵巢组织有损伤,术后卵巢体积较未手术者显著减小,原始卵泡减少,部分患者可出现卵巢储备功能减退,严重者甚至出现卵巢早衰,丧失生育能力。有研究报道,接受楔形切除后的患者绝经年龄显著提前。调查研究发现女性的平均绝经年龄约为 50 岁,但是曾接受卵巢 LOD 手术的患者,尤其是 30 岁以前手术的患者,绝经的平均年龄提前到 40.3 岁;另一方面,手术有可能造成盆腔粘连,尤其是卵巢与输卵管周围的粘连,也可能导致不孕,因此 PCOS 手术治疗仍有争议,目前已少用。

3. 卵巢交界性肿瘤 卵巢交界性肿瘤是一种介于良性与恶性之间的特殊类型的卵巢肿瘤,具有生长缓慢、转移率低、复发迟等临床特点,因此年轻、有保留生育功能欲望的早期卵巢交界性肿瘤患者均可行保留生育功能的手术,只对患侧卵巢进行切除。对期别较高的交界性肿瘤手术范围需与卵巢恶性肿瘤一样,切除子宫、双侧附件(包括输卵管、卵巢),对女性的生育功能造成不可逆的损伤。

(五) 妇科恶性肿瘤手术

详见本章第三节"恶性肿瘤的治疗与生殖"。

二、男性手术治疗与生殖

(一) 隐睾症

睾丸是男性最重要的生殖器官之一,是精子发生和男性激素形成的场所。隐睾症(或称睾丸未降)是男性最常见的泌尿生殖系发育畸形,指睾丸未按正常发育过程通过腹股沟管下降至阴囊底部,而停留在下降途中的其他部位。

睾丸松解固定术是当前对此类患者最主要的治疗方法,通过手术可预防睾丸恶性病变、改善生育能力,术中能否将睾丸无张力下降至阴囊且保持其良好血供是影响患儿成年后生育能力的一个独立因素。影响手术效果与术后生育力的最主要因素是隐睾所处位置与睾丸的发育状况,但是手术本身也可能损伤睾丸及精索等附属器官。

(二) 前列腺手术

良性前列腺增生症(benign prostatic hyperplasia,BPH)多见于老年男性,但近年来发病有年轻化趋势,育龄期男性发病者的数量也有所增多。经尿道前列腺电切术(transurethral resection of the prostate,TURP)是当前治疗 BPH 的"金标准",然而该术式亦有相关的并发症,文献报道最为常见的并发症为逆行射精,其发生率可高达 47%,其原因可能是手术损伤了尿道内括约肌的闭合能力,从而引发患者术后射精时精液的反流。术后性功能障碍是 TURP 另一种常见的远期并发症,可表现为勃起功能障碍等,其发生的机制是因手术对前列腺组织的热效应造成支配勃起的神经血管束受损,或包膜切穿、血肿等使包膜外局部纤维化,导致勃起神经受损或血供障碍,进而勃起功能障碍,影响生育。

(三) 腹股沟疝修补术

腹股沟疝修补术是外科的常见手术,手术操作虽然简单,但稍有不慎即可导致男性患者术后不育,其原因在于手术可导致阴囊血肿、睾丸萎缩及输精管损伤等并发症。有文献报道 0.8~2.0% 的儿童和 0.3% 的成人因疝修补术而造成输精管损伤,尤其是儿童疝修补术后输精管损伤发生率较成人显著升高,原因可能是青春发育期前的输精管较为纤细,与周围组织和血管混在一起难以辨别,术中易被忽视,在局部解剖结构不清的情况下,稍不留意即会造成输精管损伤。如果儿童双侧输精管损伤,成年后将会因梗阻性无精子症而导致男性不育症的发生。

(四) 睾丸活检术

正常情况下,睾丸与外周循环之间有一层血 - 睾屏障,使精子抗原不被人体免疫系统识别,避免产生自身免疫反应。一旦男性生殖系统受到损伤如外力损伤、手术操作损伤等,血 - 睾屏障被破坏,精子抗原暴露于免疫系统,会导致抗精子抗体的产生,通过多种环节干扰生殖,如影响精子穿透功能,抑制精子顶体酶的释放,降低顶体酶的活性,干扰精子的受精等,导致免疫性不育。某些特殊病原体感染如结核分枝杆菌、腮腺炎病毒等也可破坏血睾屏障。免疫性不育在男性不育原因中占 10%~30%。

近年来,随着辅助生殖技术的发展,梗阻性无精子症患者可以通过睾丸活检,提取睾丸内的精子行单精子卵胞浆内显微注射获得妊娠,使梗阻性无精子症患者也能生育自己的后代。但是睾丸活检手术也可能因破坏血睾屏障,导致抗精子抗体的产生,对患者的生育力带来进一步损伤。

(五) 男性恶性肿瘤手术

见本章第三节"恶性肿瘤的治疗与生殖"。

第三节 恶性肿瘤的治疗与生殖

当前由于全球环境恶化与等人口老龄化因素影响,恶性肿瘤患者数量逐年增加,并有向年轻化发展的趋势。随着筛查手段的进步和治疗水平的提升,许多肿瘤可以早期识别和治疗,患者不仅生存率大大提高,预后也得到明显改善。统计学调查发现,从 2003 开始,我国大多数癌症患者的 5 年以上生存率均有所提高,其中上升幅度最大的是子宫内膜癌、甲状腺癌、乳腺癌、宫颈癌和血液系统肿瘤。随着这些肿瘤发病年龄年轻化,生存率的提高与预后的改善,以及患者和家属对生存质量的要求提高,很多年轻的患者还面临生育的要求。如何改善肿瘤治疗患者的生存质量,最大限度保留患者的生育力,是恶性肿瘤治疗面临的全新挑战。

恶性肿瘤的治疗方法日趋多样,通常采取手术治疗、化学药物治疗(简称化疗)、放射治疗(简称放疗)和内分泌治疗等综合方案,但是传统的肿瘤治疗方式主要聚焦于如何尽可能消灭病灶、避免肿瘤复发,延长患者的生存时间,提高存活率方面,尤其是放、化疗往往作用于全身,在杀灭癌症细胞的同时,常常对患者的性腺与生殖功能造成不可逆性损伤。尽管这些治疗手段确实可以使癌症患者的生存期延长,但在治疗过程中,患者需要面临放化疗产生的副作用、并发症和后遗症,其中卵巢早衰和生育力降低是常见的后遗症之一。

随着生物医学的发展与进步,肿瘤治疗模式从传统的模式向生理、心理、社会医学模式转化。人性化的治疗已成为 21 世纪恶性肿瘤治疗发展的趋势。恶性肿瘤治疗的目的不再局限于治疗肿瘤,而是逐步转移到提高患者的生命质量、维护患者健康状态的更高层次。因此如何综合评估这些恶性肿瘤的治疗方法对生殖的影响,对有生育要求的肿瘤患者尽可能最大限度保留生育力,显得尤为重要。保留生育力治疗是妇科恶性肿瘤人性化治疗中的重要内容,越来越受到临床医师的重视,并逐渐成为妇科恶性肿瘤领域研究的热点和亮点。2018 年美国临床肿瘤学会(American Society of Clinical Oncology,ASCO)指南也强调:应尽早与有意愿妊娠的癌症患者讨论保留生育能力的选择,并适时将具有潜在生育能力的患者转诊给生殖专家。

一、肿瘤生殖学

肿瘤生殖学(onco-fertility)是一个将肿瘤学与生殖医学交叉整合的新兴学术领域,于2007 年由美国著名妇产科学教授 Teresa K.Woodruff 提出。在保证疾病治疗的前提下,更加有效地保护恶性肿瘤放、化疗患者的生育力,实现延长生命与保留生育力的平衡。

肿瘤生殖学不同于以往人们简单认为的保留生育功能。该学科包括临床肿瘤学、临床生殖内分泌学、生殖生物学、生物物理学、生物材料学、心理学、伦理学、社会学及法律学等多学科的参与及合作,加深对癌症治疗影响生育功能的认识,探索保存生育功能的新技术、新手段,观察生育功能在癌症患者生存方面所扮演的心理角色等。应该说,肿瘤生殖学的研究领域超越了传统意义上的保留生育功能的概念,而是延伸到为癌症患者提供生育选择,并建立协助患者选择治疗的支持平台,使肿瘤学专家可以为患者提供选择具有更高生活质量的机会,降低由此带来的风险,即在降低和预防肿瘤复发及由此导致患者死亡的风险,延长患者生存期,甚至于治愈癌症的同时,减轻治疗干预方法本身导致的并发症风险,预防和降低患者治疗后不孕不育的风险。换言之,肿瘤生殖学的终极目标是要做到,只要患者有生育需求,临床就应该提供患者生育的可能,这与目前肿瘤治疗只能根据癌症患者病情,有条件保留生育功能是不可同日而语的境界。

肿瘤患者的生育力影响因素分为患者因素和治疗因素两大类,前者包括确诊年龄、治疗时限、性别、治疗前生育力、恶性肿瘤部位和分期,后者包括化疗、放疗、手术治疗。女性患者的生育风险评估和个体化治疗策略,应由肿瘤学、生殖内分泌学、遗传学、围产医学和心理学专家共同组成研究团队来制定。在肿瘤治疗前,医务工作者要与患者和家属进行充分的病情沟通,告知治疗对患者生育功能的影响,并提出可行的保留生育力的综合措施。

二、男性恶性肿瘤与生殖

有数据表明,恶性肿瘤本身会影响男性精子的发生,癌症患者较健康男性少精子症发病率更高。据报道,约 57% 的白血病患者、33% 的胃肠道恶性肿瘤患者、25% 的霍奇金淋巴瘤患者、28% 的睾丸癌患者均表现为少精子症,其中约 12% 男性在接受肿瘤治疗前已无可供冷冻的精子。

除血液和淋巴系统恶性肿瘤外,对其他系统的恶性肿瘤,手术仍然是主要治疗手段之一,尤其是早期的肿瘤。然而,手术亦可作为术后不育的一个潜在的危险因素,特别是盆腔手术如前列腺切除术、膀胱切除术及腹膜后淋巴结清扫术等,术中可能损伤或切断交感神经、副交感神经与骨盆神经,影响男性生殖器的勃起,导致男性不射精或逆行射精从而发生不育。睾丸癌的主要治疗方法是行根治性睾丸切除手术,通常单侧睾丸切除术后几周,患者的精子浓度下降约 50%,10% 的患者会出现无精症,双侧睾丸切除术则使患者彻底丧失生育能力。

三、女性生殖道恶性肿瘤保留生育力的策略

随着全球人口增加、老龄化日趋严重、环境恶化等因素,癌症患者数目逐年增加,并渐向年轻化发展,女性生殖系统恶性肿瘤最常见的三大类:宫颈癌、子宫内膜癌、卵巢癌,仍是目前威胁妇女健康的主要杀手。

女性生殖道恶性肿瘤的治疗过程不可避免地会对其结构与功能造成损伤,直接破坏患者的生育功能。由于妇科恶性肿瘤死亡率高,过去普遍认为妇科恶性肿瘤的手术范围越大,肿瘤切除越彻底,疗效越好,复发率越低,因而手术几乎都选择最大范围地切除肿瘤及其周围相关组织,以求获得长期生存。然而,随着近年来医学技术的发展和医学模式的转变,对年轻有生育要求的患者,如何尽可能保留生育功能越来越受到广大妇科医师们的重视。一些早期的妇科恶性肿瘤及时有效治疗,不仅可以达到长期健康生存的目的,也可以最大限度保留生育力,尤其是妊娠滋养细胞肿瘤患者,经化疗后几可治愈,大部分可以保留生育功能,获得满意的妊娠结局。

1. **宫颈癌保留生育力手术**　宫颈癌保留生育功能的手术主要适用于:有强烈生育要求;按 FIGO 分期,宫颈癌 I A1～ I B1 期;无明显宫旁或子宫体浸润,无盆腔淋巴结或腹主动脉旁淋巴结转移,病灶最大径线 ≤ 2cm 的早期宫颈癌患者。对此类患者可行广泛宫颈切除术加腹腔镜下淋巴结清扫术,保留子宫体,使患者保留生育功能,术后 47% 患者可以受孕,5 年生存率也可高达 97%,但如果术中淋巴结有阳性,需及时放弃保留生育力手术,改行广泛全子宫切除术。对病灶径线 2～4 cm 的 I B1 患者是否采取保留生育力的手术需要特别谨慎,因为此类患者可能早期存在淋巴结转移。

宫颈癌患者保留生育力手术后何时可以考虑备孕目前尚有争议,多数学者认为,术后半年至 1 年内复查无肿瘤复发即可试孕。其中,约 50% 患者需要采取辅助生殖技术完成生育。值得注意的是,对行子宫颈锥切或广泛宫颈切除术后的 I A1 期患者,在完成生育后,如果有持续高危型 HPV 感染或细胞学检查异常,还应尽早予行全子宫切除,以防止肿瘤复发。

2. **子宫内膜癌保留生育力治疗**　临床资料显示,约 5% 的子宫内膜癌患者确诊时年龄小于 40 岁,而且相当大比例的患者在确诊时并未生育,需要保留生育功能。子宫内膜癌保留生育力的主要适应证为:病理类型为子宫内膜样腺癌;核磁共振成像(MRI)或经阴道超声检查,病灶局限于子宫内膜;影像学检查未发现可疑转移病灶;无药物治疗或妊娠禁忌证,有

强烈生育要求,有条件密切随访的患者。实施保守治疗前需全面评估患者的情况,进行综合评价,并对患者及家属做到充分的知情同意。

早期子宫内膜癌患者可经宫腔镜下电切去除癌灶,术后辅以药物治疗,如口服高效孕激素、放置左炔诺孕酮宫内缓释系统(LNG-IUD)、注射促性腺激素释放激素类似物等,其有效率达 70%,治疗后成功妊娠率可高达 60%,流产率与正常人群无明显差别。值得注意的是,这些药物治疗也可对卵巢功能及子宫内膜容受性有不良影响,必要时停药后可考虑及时通过辅助生殖技术获得妊娠。

在保守治疗的 6~12 个月期间每 3~6 个月进行子宫内膜活检,若复查有阳性发现则说明保守治疗无效,需行全子宫双附件切除及手术分期。若治疗后连续 2~3 次均无阳性发现,说明病情缓解,可以停药并鼓励患者积极受孕,或者采取辅助生殖技术助孕,完成生育后应尽早行全子宫切除手术。

3. 卵巢恶性肿瘤保留生育力手术 上皮性卵巢癌保留生育功能的手术存在争议,对ⅠA 期卵巢上皮癌如低级别浆液性癌、G1 级子宫内膜样癌,又强烈渴望保留生育功能的年轻患者,可行保留子宫和健侧卵巢的保护生育力手术。对于局限于一侧卵巢的恶性生殖细胞肿瘤和恶性性索间质肿瘤,因为其复发很少累及对侧卵巢和子宫,可以保留健侧卵巢和未受侵犯的子宫。术后辅以化疗时注意对卵巢的保护。Ⅰ期透明细胞癌恶性程度高,保留生育功能应谨慎。单侧交界性肿瘤保留生育功能手术可行单侧附件切除,双侧交界性肿瘤单纯行肿瘤完整剥离手术,保留部分正常的卵巢组织。

面对恶性肿瘤,生命权总高于生育权,实施保留生育功能手术的前提必须是保证患者复发率不升高、远期生存率不降低。保留生育功能的手术有术后复发的风险,面对目前医患关系紧张的现状,为避免肿瘤复发引起的医疗纠纷,越来越多的医师手术中倾向于尽可能切除有"危险"的卵巢组织,以降低术后复发概率。

4. 妊娠滋养细胞肿瘤 目前保留生育功能治疗最为成熟,患者经化疗后几可治愈,获得满意的妊娠结局。医师在行保留生育功能手术之前,需充分对肿瘤的恶性程度、期别进行评估,并结合患者年龄与生育要求,选择适合患者的手术方式及术后治疗方案,争取在不降低手术效果的同时保留其生育功能。然而大多数恶性肿瘤在被发现时已进入中晚期,错失了保留生育功能的最佳时期,仅有极少数妇科恶性肿瘤患者能够进行保留生育功能手术且获得术后成功妊娠。

随着辅助生殖技术的发展,有生育要求的妇科恶性肿瘤患者除了优化手术方案,尽可能地保留生殖器官外,还可考虑以下方案配合治疗,如在化疗前使用促性腺激素释放激素激动剂(gonadotropin releasing hormone agonist,GnRH-a)保护卵巢;冻存卵巢部分组织或整个卵巢,待肿瘤治疗结束后再进行移植手术;术前冻存卵母细胞或胚胎,以备后期进行体外受精和胚胎移植。生育力保存内容具体见第十二章第五节"人类生育力保存现状及意义"。

四、放、化疗对女性生殖的影响

放疗或化疗可造成女性生殖器官损害或功能丧失,如卵巢早衰、生殖内分泌激素水平失调等,已为广大妇科肿瘤医师所熟知。卵母细胞对放疗较为敏感,放射剂量为 2Gy 就足以对卵巢的卵母细胞造成不可逆性损伤,放、化疗联合治疗导致的卵巢功能受损或衰竭风险高达

100%。绝大多数肿瘤患者治疗后出现不同程度的内分泌异常如月经紊乱等,有些患者停止治疗后即使月经恢复正常,但还是可能面临不孕、不育等问题。儿童期因肿瘤接受盆腔放疗,不仅可能出现成年后不孕,还可能出现不良妊娠结局如自然流产、胎儿生长受限、早产和低出生体质量儿等的发生率增加,严重者还影响第二性征的发育和原发性闭经。具体表现为以下方面:

(一) 放疗对女性生殖的影响

1. 对卵巢的损伤　女性患者进行放射治疗多数会出现不同程度的卵巢功能减退,主要表现为月经紊乱,甚至闭经,与更年期的症状,包括潮热、心慌、盗汗、缺钙、阴道干涩和心血管疾病等。部分患者即使在放疗后月经基本正常,与同龄人相比,其卵巢功能明显减退,卵巢内卵泡储备数量已经明显减少。

抗米勒管激素(AMH)是临床上用于检测卵巢储备功能的关键指标之一,由于其不受月经周期的影响,因此应用越来越广泛。女性患者在接受放射线治疗后,AMH 表达明显下降,证实放射线可以损伤卵巢的储备功能。而 AMH 水平下降后,卵巢中卵母细胞募集数量增加,女性每周期有更多的卵泡被激活和消耗,而这种开始减数分裂的卵泡对放射线的敏感性明显升高,进一步加剧对卵巢的损害,这种恶性循环也是放射线造成卵巢功能下降的关键环节。另一方面放射线治疗对卵巢基质的毒性作用也是导致卵巢功能耗竭的机制之一。

研究表明,卵巢组织对放射线的敏感程度很高,而且放射线造成的损伤一般是不可逆转的。人卵母细胞对电离辐射特别敏感,电离辐射可以直接破坏卵母细胞的 DNA。电离辐射对卵巢功能的损害程度取决于患者的年龄、辐射剂量和照射范围。Wallace 等研究发现人卵母细胞的半数致死量(杀死一半以上的卵母细胞所需的致死剂量,LD50)约为 2Gy。Thibaud 等证实在青春期前 >10Gy 的全身照射,卵巢功能衰竭的发生率为 55%~80%,但给予分次照射时,其对卵巢功能的损害作用会明显减弱,分次照射剂量 >15Gy 也可发生明显的卵巢衰竭。另有研究表明,剂量大于 6Gy 的卵巢局部照射即可导致永久性的卵巢损伤。

放射线照射的部位与对卵巢的储备功能损伤程度直接相关。放射线照射时离盆腔越近,卵巢功能的损伤越大。例如,盆腔和脊髓的肿瘤在进行放射线照射时,卵巢和子宫在射线的范围内,出现卵巢功能衰竭的比例明显增高。

有效绝育剂量是指在进行放射线治疗后,能导致 97.5% 的女性患者出现卵巢功能衰退的放疗总剂量,有效绝育剂量随着年龄的增长而降低。这也说明,随着患者年龄的增加,小剂量的辐射都会导致卵巢功能衰竭。例如,新生儿的有效绝育剂量是 20.3Gy,20 岁的女性则降为 16.5Gy,而在 30 岁的女性中,该剂量可降低至 14.3Gy。

急性淋巴细胞白血病的女性在青春期前进行颅脑放射治疗时,当放射线剂量达到 18~24Gy 时,患者的下丘脑 - 垂体 - 卵巢轴就会出现功能异常。对患者的腰骶部进行放射线照射会导致初潮年龄向后延迟,长期接受高剂量的放射线治疗,患者会出现卵巢功能衰退,主要表现为卵巢体积缩小,皮质萎缩,各级卵母细胞的数量都明显减少,卵巢间质发生纤维化甚至玻璃样改变。

2. 对子宫的损伤　全身、腹部或盆腔照射不仅会引起卵巢损伤,还会造成子宫血管损伤、子宫肌肉组织弹性降低、子宫内膜损伤等,严重者导致宫腔粘连,不孕。子宫受损不仅导致患者难以受孕,妊娠后还可能导致胎儿生长受限、自发性流产、早产、低出生体重儿的发生率增加等。青春期前子宫比成人子宫更容易受到盆腔放射治疗的影响,青春期前对子宫的

直接辐射剂量 >25 Gy 时，可能会造成子宫功能不可逆的损害。

（二）化疗对女性生殖的影响

化学药物治疗是治疗癌症的主要方法，化疗药物中的活性成分多数作用于不同的细胞周期关键点，对细胞的增殖和分化进行调控，从而抑制肿瘤细胞的增殖和分化，但同时对正常组织的细胞也会造成影响，尤其是增殖活跃的生殖细胞，损害更为显著，因此化疗药物会在不同程度上影响生殖功能，导致妇女不孕、月经失调甚至闭经。

1. 化疗药物的分类　化疗药物按作用机制分 5 类：烷化剂、抗代谢药、抗肿瘤抗生素、植物类药及铂类化合物。按是否与卵巢损害有关可分为 3 类：①明确有卵巢损害作用，如环磷酰胺、左旋苯丙氨酸氮芥、白消胺、氮芥等烷化剂。烷化剂是细胞周期非特异性药物，有研究认为其毒性损害不仅作用于分裂增殖期细胞，也可作用于未发育的卵母细胞或原始卵泡中的前颗粒细胞；②对卵巢损害作用很小的细胞周期特异性药物，如甲氨蝶呤（MTX）、5- 氟尿嘧啶（5-FU）、6- 巯基嘌呤等抗代谢药，常作用于分化增殖期细胞，而卵巢中大量原始卵泡细胞处于静止期，故很少引起卵巢损害。临床上抗代谢药治疗乳腺癌或妊娠滋养细胞肿瘤时极少发生卵巢损害；③对卵巢是否有损害作用尚不明确的药物，如阿霉素、博来霉素、长春新碱、顺铂、阿糖胞苷。铂类可导致不同程度的染色体破坏（缺失、环化、重组），可能引起卵母细胞基因改变及早期胚胎的死亡。动物实验中阿霉素、博来霉素可引起小鼠排卵前卵母细胞或成熟卵母细胞致死突变，但能否引起不孕仍有争论。长春碱（VLB）、长春新碱（VCR）和秋水仙素都属于植物生物碱类药物，这类植物类抗癌药物可广泛抑制不同细胞的有丝分裂过程，主要作用机制是抑制纺锤体的形成，从而阻断细胞的有丝分裂。此外，鬼臼乙叉苷（VP-16）是拓扑异构酶抑制剂，可致 DNA 链断裂、染色体畸变，目前认为其对卵巢有损害（表 11-3-1）。

表 11-3-1　化疗药物对卵巢功能的影响

风险	化疗药物
高风险	烷基化剂（环磷酰胺、异环磷酰胺）
中风险	阿霉素、铂类（卡铂、顺铂）、紫杉类
低风险	甲氨蝶呤、长春新碱、5- 氟尿嘧啶
风险未知	曲妥珠单抗、贝伐单抗、拉帕替尼

化疗药物治疗时通常联合使用多种药物，不同药物对卵巢功能的损伤机制并不相同。化疗结束后，部分患者逐渐恢复月经，这说明卵巢中仍有卵子进入减数分裂并发育成熟，但整体而言患者的生育力仍会受到不同程度的影响。

2. 化疗对卵巢功能的不良影响　化疗药物导致卵巢功能损伤的机制目前尚未完全清楚，研究发现其作用机制包括对生殖细胞的直接毒性和促进卵泡过度募集，耗尽原始卵泡两种作用。化疗药物的毒性作用包括导致生殖细胞中的 DNA 异常以及氧化损伤，持续不修复的 DNA 双链断裂导致细胞死亡。化疗还可引起卵母细胞发生凋亡，进一步研究提示这可能与神经酰胺和神经鞘氨醇 -1- 磷酸（sphingosine 1-phosphate，S1P）介导的细胞凋亡有关。另外，组织学发现化疗患者的卵巢组织会发生间质纤维化、卵巢包膜增厚、卵巢血管损伤、卵泡数量减少甚至完全丧失。

卵巢内各阶段的卵泡细胞都是化疗药物作用的靶细胞之一,处于减数分裂前期阶段的卵母细胞呈相对的静止状态,化学药物对它的作用相对较小,而处在发育过程中的卵母细胞,新陈代谢活跃,更易受药物损害。长期使用化疗药物后,卵巢中卵母细胞的增殖和分化受到影响,从而影响卵巢功能,导致不孕和卵巢储备下降。另一方面化疗药物可以引起卵泡的异常生长,加速初级卵泡向生长卵泡的发育,化疗药物对生长中卵泡的破坏更严重,从而形成恶性循环,最终使原始卵泡的储备耗竭,导致卵巢衰竭。

3. 化疗对妊娠的不良影响 很多化疗药物的作用机制是抑制蛋白质和核酸的代谢过程、影响细胞周期和细胞增殖,而胎儿发育是一种高度增殖和分化的过程,因此妊娠期使用这类药物会对胎儿的发育造成严重不良影响,导致先天缺陷的发生,例如苯丁酸氮芥会引起胎儿出现肾脏和输尿管缺如;环磷酰胺可导致胎儿的四肢发育异常;甲氨蝶呤可导致胎儿出现唇腭裂、脑积水和大脑畸形等。值得注意的是抗肿瘤药物也常常被用于某些良性疾病如慢性肾炎、胶原性疾病等,医生需要明确告知患者这些药物对胎儿的不良影响,服药期间需避孕。

4. 化疗药物生殖毒性的影响因素 化疗药物的累积剂量是影响卵巢功能的关键因素之一,累积剂量越高,化疗药物对患者卵巢功能的损伤也就越大。化疗结束后卵巢功能是否能够恢复也和药物的剂量有关。

药物对卵巢的毒性作用不仅与化疗药物的类型和剂量有关,还和患者接受化疗治疗时的年龄和用药的时间等因素有关。例如有研究显示 20 岁女性接受超过 20.4g 环磷酰胺治疗才会发生闭经,30 岁左右的女性使用 9.3g 环磷酰胺就可出现闭经,而 40 岁妇女仅使用 5.2g 环磷酰胺就会导致更年期提前,出现闭经。

部分患者化疗时出现闭经和更年期症状,在化疗结束一段时间后,月经又可能逐渐恢复,这个恢复的时间可能需要几个月,甚至几年。化疗时患者越年轻,恢复的机会越大,尤其是 30 岁以下的年轻女性,卵巢恢复意味着怀孕的机会也较高;越接近更年期时化疗,生育能力也就越低;40 岁或以上的妇女在接受化疗后,大多数出现绝经。

因此,在对患者制订化疗药物治疗方案时,应综合考虑患者的年龄、卵巢储备功能、药物的作用机制和靶细胞、药物的浓度、用药方式和累积剂量等因素。

五、放、化疗对男性生殖的影响

化疗或放疗对精子生成及其功能所造成的持久损伤,是导致男性肿瘤患者生育功能受损最常见的原因。睾丸生殖细胞较卵泡对化疗及放疗的毒性作用更为敏感,临床研究表明放化疗均可使男性患者出现不同程度的生殖障碍,主要表现为性欲低下、睾丸萎缩、生精功能受损、精子质量下降、畸形率增加,甚至男性不育等,其作用机制和女性类似,主要包括对性腺细胞的直接损伤和对内分泌调控的间接作用两方面。

(一)放疗对男性生殖的影响

放疗是对精原细胞瘤、霍奇金病等恶性肿瘤手术治疗和化疗的补充。生殖上皮和其他快速分裂细胞对放疗损害特别敏感。放疗过程中对睾丸的直接照射,或者对邻近器官照射时造成的散射均可对生精上皮细胞 DNA 复制过程造成潜在的不可逆的损害,导致细胞分裂障碍。当照射剂量达到 10~3cGy 时会导致暂时性少精子症,而达到 200cGy 就会出现不可逆的无精子症。放疗不良影响与所用放射野的特殊性和照射的方式有关,分次剂量可对睾丸产生较大的损害,而小剂量则可首先损伤生精上皮而对其他组织作用较少。

(二) 化疗对男性生殖的影响

很多化疗药物可对睾丸的间质细胞及生殖细胞产生损害,部分患者治疗开始后不久便可出现无精子症。间质细胞可合成和分泌雄激素,而雄激素是精子生成和维持性欲所必需的,由于化疗药物对间质细胞的直接毒性作用和/或对下丘脑-垂体-睾丸轴的阻断,可造成对睾丸内分泌功能的损害,雄激素分泌水平降低,间接导致生精功能下降、性欲减退。

烷化剂环磷酰胺主要通过抑制睾丸中生精细胞的生精功能对男性生育力造成影响。动物实验表明,处于 G_1 和 S 期的精母细胞对环磷酰胺极其敏感,而处于粗线期的精母细胞则对该药物的敏感较低。环磷酰胺主要作用于睾丸内的精原干细胞,抑制精原干细胞的功能,使精子生成明显降低,在青春期前使用环磷酰胺,男性患者的睾丸体积明显减小,并且对生精功能可造成不可逆性损伤。

青春期或青春前期使用苯丁酸氮芥后,有80%的男性患者可表现为少弱精症,当苯丁酸氮芥的用量超过 25mg/kg 时,患者的生精功能会发生不可逆损伤,严重者可出现无精症。

此外,生育年龄的患者接受化疗有诱发基因突变及染色体畸变的可能性,这一点也是值得额外关注的问题。

六、放、化疗期的生育力保护

保留生育力治疗是恶性肿瘤人性化治疗中的重要内容,越来越受到临床医师的重视,并逐渐成为恶性肿瘤领域研究的热点和亮点。大部分的化疗药物和放射治疗会造成患者下丘脑-垂体-性腺轴不同程度的损伤,因此在制订放、化疗方案时,如何采取适当策略适当减小对生殖系统的损伤,保护生育力成了肿瘤治疗的热点问题之一,有学者提出放化疗期间联合使用药物,或在盆腔放疗前行卵巢移位手术可以在一定程度上减少对性腺细胞的损伤。对还未生育的年轻患者,也可以考虑在癌症治疗之前,对符合条件的病例,采用辅助生殖手段保存患者的生育力,如精子冷冻、睾丸组织冷冻、卵巢组织冷冻和卵子冷冻、胚胎冷冻等,详见第十二章第五节"人类生育力保存现状及意义"。

1. GnRHa 促性腺激素释放激素激动剂(GnRH-a)是一种促性腺激素释放激素类似物,能够与促性腺激素释放激素(GnRH)竞争性结合垂体中的 GnRH 受体,使垂体 GnRH 受体耗尽,达到去垂体状态,从而抑制卵巢中卵泡的募集和发育,使大部分卵泡处于静息状态,减小化疗药物对生长期卵泡的损伤,从而一定程度上保护卵巢储备功能。

与其他方法相比,GnRHa 具有经济、安全、无创等特点,通常最迟在化疗开始前10天用药,并持续至化疗结束后2周。大鼠实验表明,在使用环磷酰胺的同时使用 GnRH-a,可明显降低卵巢功能的损伤程度。Song 等的一项前瞻性研究表明,化疗期间使用醋酸亮丙瑞林可以使恢复月经周期的患者比例增加,缩短患者月经恢复的时间,降低患者卵巢早衰的风险;Moore 等的一项前瞻性研究也表明戈舍瑞林可以预防卵巢衰竭,降低早期绝经的风险,改善生育前景,同时对女性的无病生存率和总生存率也有所改善;淋巴癌和白血病患者的临床研究也表明,使用 GnRH-a 的患者中,月经周期恢复的比例比对照组明显增加。然而一项荟萃分析表明,化疗期间使用 GnRHa 化疗结束后不会显著增加卵巢功能的恢复,相反其对化疗药物治疗肿瘤的疗效是否有影响仍不明确,因此,对于肿瘤患者是否在化疗期间常规使用 GnRHa 进行卵巢抑制尚存在很大的争议,需要进一步的临床试验来证实其安全性与有效性。

2. 口服高效孕激素　对于早期高分化子宫内膜癌的年轻女性,病变局限于子宫内膜,没有转移灶,且有强烈愿望保留生育功能者,如果依从性好且能够做到按时密切随访的条件下,可以尝试使用高效孕激素,推荐使用醋酸甲羟孕酮片,40~160mg/d,用药后每 3 个月复查一次子宫内膜,连续用药 1 年,如果病变完全消退,可停药试孕,如果子宫内膜病变不消退或复发,则需行子宫切除术。

3. 口服短效避孕药　目前临床上使用的口服避孕药的主要成分是人工合成的雌激素和孕激素,主要作用机制包括抑制排卵、改变子宫内膜的环境和抑制受精,因此在一定程度上对卵巢功能更有保护作用。临床研究表明在霍奇金淋巴癌的女性患者中,化疗期间联合服用口服避孕药的患者,闭经的发生率明显低于未联合服用口服避孕药组。但也有研究表明,使用烷化剂联合口服避孕药的癌症患者,其卵巢储备功能与对照组无明显差异。因此,口服避孕药对卵巢功能的保护作用可能与化疗药物类型和使用时间有关。

4. 卵巢移位手术　卵巢移位术主要应用于盆腔放疗的年轻癌症患者。由于放疗损伤程度与放射线照射部位有关,因此可以将卵巢组织移植到远离放射线照射的部位,在一定程度上能够降低放射线辐射对卵巢组织的直接损伤。在盆腔放疗前,通过手术对卵巢动静脉进行解剖分离,保留血流供应,将卵巢移位至盆腔照射野以外部位,通常将卵巢移位到结肠的肝脾弯曲外侧处,以避免放疗对卵巢功能的损害。

卵巢功能保存的最重要因素是距离辐射场的距离,合格的卵巢移位术可将卵巢承受的放疗剂量减少 90%~95%。卵巢移位一方面可以保护女性的内分泌功能,减少因提前绝经产生的一系列更年期症状如骨质疏松症、心血管疾病、潮热、泌尿生殖器官萎缩和性功能障碍等;另一方面,卵巢移位理论上允许妇女通过经腹超声引导卵母细胞的取出,然后通过体外受精 - 胚胎移植(in vitro fertilization and embryo transfer,IVF-ET)的方式来实现妊娠。但是值得注意的是卵巢移位手术仍存在一定的并发症,如癌灶的卵巢转移、异位的卵巢坏死、慢性盆腔疼痛和子宫内膜异位症等,因此在手术前要向患者交代清楚手术的利弊。

5. 卵巢组织冷冻与移植手术　近年来,卵巢组织冷冻技术已逐渐成为一项新的生育力保存方式。卵巢组织冷冻保存是将手术获得的含有大量原始卵泡的卵巢皮质组织块采用慢速冷冻或玻璃化冷冻的方式保存,在肿瘤治疗结束后行卵巢组织原位移植、异位移植或者体外培养,通过自然受孕或辅助生殖技术来获得子代的生育力保存方法。

卵巢组织冷冻保存和移植是需要立即化疗的女性癌症患者保留生育能力的重要选择之一,尤其是单身或不愿接受卵巢刺激的女性,也是青春期前癌症患者保留生育能力的唯一选择。与冷冻单个卵母细胞或胚胎不同,卵巢组织冷冻保存能更有效地保存数百个原始卵泡,而且保存了女性的内分泌功能。目前全世界范围内已有超过 100 余例患者接受了经冷冻保存后的卵巢组织移植,并产生了数十例健康后代。该技术的优势在于冷冻前不需要卵巢刺激,也不需要推迟患者进行肿瘤治疗的时间,缺点在于对于某些类型的肿瘤患者,如血液病肿瘤、卵巢肿瘤,卵巢组织冷冻移植可能有恶性肿瘤重回输的风险,而且大部分患者后续仍需要体外受精等辅助生殖技术手段才能获得生育,还存在一些伦理问题和挑战,在行冷冻卵巢组织移植前,也需对肿瘤疾病类型、卵巢组织有无受累等因素进行充分评估。

目前对于卵巢组织冷冻保存没有统一标准的方案,对于冷冻的卵巢组织大小、冷冻保护剂及冷冻保存的方法需要进一步优化,以减少卵泡的损失。对于其安全性和成功率也有待深入研究,再加上伦理的限制使其仍处于试验阶段,但是该技术正在迅速发展,并可能在未来发展成为标准疗法。

在肿瘤治疗结束后,患者可进行卵巢组织移植,移植的卵巢组织在下丘脑-垂体的作用下,可逐渐恢复排卵和分泌性激素的功能,也有报道部分患者在进行卵巢组织移植后逐渐恢复生殖功能。Radford 报道了一例 36 岁的霍奇金淋巴癌女性患者,在化疗药物治疗之前切除了右侧卵巢并进行冷冻保存,在切除手术后的 19 个月进行卵巢组织解冻和自体移植手术,术后观察发现该患者恢复了一定程度的卵巢功能,但该结果仅维持了 9 个月。有学者认为,卵巢组织的冷冻保存可能更适用于年龄较小、卵巢功能良好的女性患者,对 35 岁以上或者卵巢功能下降的女性患者则意义不大,以乳腺癌为例,如图 11-3-1 示例女性生育功能保护方案。

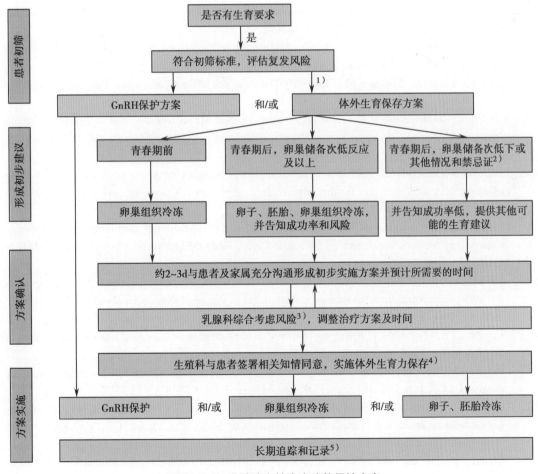

图 11-3-1 乳腺癌女性生育功能保护方案

　　放化疗阶段是肿瘤治疗中的关键,也是对生殖功能损害最严重的时期。恶性肿瘤细胞和正常生殖内分泌细胞在人体均属于快速增殖分化细胞,通过甄别恶性细胞和正常生殖内分泌细胞基本分子内涵,在杀灭肿瘤细胞的同时有效保护正常生殖内分泌细胞,研制和开发更具靶向性的放化疗方案,通过分子靶向阻遏和免疫方法治疗肿瘤等全新策略,有效地保护生殖内分泌细胞,这些都是未来需要着力研究的方向。

参考文献

[1] Acibucu F,DO Acibucu,OB Akkar,et al.Evaluation of Ovarian Reserve with AMH Level in Patients with Well-Differentiated Thyroid Cancer Receiving Radioactive Iodine Ablation Treatment.Exp Clin Endocrinol Diabetes,2016,124：593-596.

[2] Borges CD,AF Dias,PV Silva,et al.Long-term adverse effects on reproductive function in male rats exposed prenatally to the glucocorticoid betamethasone.Toxicology,2017,376：15-22.

[3] Donnez J,MM Dolmans,A Pellicer,et al.Andersen.Restoration of ovarian activity and pregnancy after transplantation of cryopreserved ovarian tissue：a review of 60 cases of reimplantation.Fertil Steril,2013,99 (6)：1503-1513.

[4] Duncan FE,BF Kimler,SM Briley.Combating radiation therapy-induced damage to the ovarian environment.Future Oncol,2016,12(14)：1687-1690.

[5] Frey MK,AE Ellis,LM Koontz,et al.Ovarian cancer survivors'acceptance of treatment side effects evolves as goals of care change over the cancer continuum.Gynecol Oncol,2017,146(2)：386-391.

[6] Katz DJ,P Teloken,O Shoshany.Male infertility-The other side of the equation.Aust Fam Physician,2017, 46(9)：641-646.

[7] Kim SR,C van der Zanden,H Ikiz,et al.Fertility-Sparing Management Using Progestin for Young Women with Endometrial Cancer From a Population-Based Study.J Obstet Gynaecol Can,2018,40(3)： 328-333.

[8] Kong BY,S Immaneni,AS Paller,et al.Potential impact of biologics and emerging therapies for psoriasis and atopic dermatitis on future fertility：Reassurance to patients but more data are needed.J Am Acad Dermatol,2017,77(4)：758-763.

[9] Leonard RCF,DJA Adamson,G Bertelli,et al.GnRH agonist for protection against ovarian toxicity during chemotherapy for early breast cancer：the Anglo Celtic Group OPTION trial.Ann Oncol,2017,28(8)： 1811-1816.

[10] Liu M,BF Hales,B Robaire.Effects of four chemotherapeutic agents,bleomycin,etoposide,cisplatin, and cyclophosphamide,on DNA damage and telomeres in a mouse spermatogonial cell line.Biol Reprod, 2014,90(724)：72.

[11] Lundberg FE,AN Iliadou,K Rodriguez-Wallberg,et al.Ovarian stimulation and risk of breast cancer in Swedish women.Fertil Steril,2017,108(1)：137-144.

[12] Pastore LM,MS Christianson,J Stelling,et al.Reproductive ovarian testing and the alphabet soup of diagnoses：DOR,POI,POF,POR,and FOR.J Assist Reprod Genet,2018,35(1)：17-23.

[13] Rabaca A,M Sousa,MG Alves,et al.Novel Drug Therapies for Fertility Preservation in Men Undergoing Chemotherapy：Clinical Relevance of Protector Agents.Curr Med Chem,2015,22(29)：3347-3369.

[14] Rodriguez SD,RK Brar,LL Drake,et al.The effect of the radio-protective agents ethanol, trimethylglycine,and beer on survival of X-ray-sterilized male Aedes aegypti.Parasit Vectors,2013, 6：211.

[15] Senra JC,M Roque,MCT Talim,et al.Gonadotropin-releasing hormone agonists for ovarian protection

during cancer chemotherapy：systematic review and meta-analysis.Ultrasound Obstet Gynecol,2018,51（1）：77-86.

［16］ Sonmez I,F Kosger.Menstrual Cycle in Schizophrenic Patients：Review with a Case.Noro Psikiyatr Ars,2015,52（4）：417-419.

［17］ Vanacker J,V Luyckx,C Amorim,et al.Should we isolate human preantral follicles before or after cryopreservation of ovarian tissue？Fertil Steril,2013,99（5）：1363-1368.

［18］ Yoshimura Y,A Barua.Female Reproductive System and Immunology.Adv Exp Med Biol,2017,1001：33-57.

［19］ Legendre G,Catala L,Morinière C,et al.Relationship between ovarian cysts and infertility：what surgery and when？Fertil Steril,2014,101（3）：608-614.

［20］ Falcone T,Parker WH.Surgical management of leiomyomas for fertility or uterine preservation.Obstet Gynecol,2013,121（4）：856-868.

［21］ Mohan PP,Hamblin MH,Vogelzang RL.Uterine artery embolization and its effect on fertility.J Vasc Interv Radiol,2013,24（7）：925-930.

［22］ 李斌.妇科恶性肿瘤患者保留生育功能的治疗要点.中华临床医师杂志（电子版）,2015,9（3）：352-354.

［23］ 奚颖霞,张欣宗.恶性肿瘤及其治疗对男性生育力的影响研究进展.中国男科学杂志,2013,27（5）：70-72.

［24］ 于建国.肿瘤及其治疗对男性生殖功能的影响.国外医学：计划生育分册,1994,4：224-227.

［25］ 狄文,蒋萌.生殖肿瘤学在妇产科中的应用.上海医学,2019,6：333-335.

（吴庚香　漆倩荣　张 燕　杨文武）

第十二章

不孕不育与辅助生殖技术

成功受孕必须具备以下四个条件:①正常的排卵;②足够量和活力的精子;③输卵管能输送配子使它们能正常受精;④胚胎能达到子宫腔着床并继续发育。《妇产科学》(第9版)关于不孕症(infertility)的诊断标准为:女性未采取避孕措施,正常性生活1年以上而未能成功受孕者。对男性则称为不育症(sterility)。不育还包括女方在1年内曾经成功受孕,但出现早期妊娠丢失的现象。根据患者的既往妊娠史可分为原发性不孕与继发性不孕。未避孕而从未妊娠者为原发不孕;既往有过妊娠史,而后未避孕连续12个月未孕者为继发不孕。

不孕不育的发病率占生育年龄夫妇的12.5%~15%,其病因中女方因素约40%,男方因素约30%,双方因素约20%,不明原因约占10%。随着社会经济的发展和生育年龄的普遍推迟,不孕不育的发生率有增加趋势。

第一节　女性不孕症

生育力统计显示,正常生育力夫妻有规律的性生活,未采取避孕措施,一年内受孕率达到84%,两年内受孕率为92%。这也是我国把诊断不孕症时间定义为1年,而WHO将其定义为2年的原因。根据美国生殖医学会(ASRM)的研究报道,夫妻双方的年龄、性生活频率、营养和情绪因素、不良生活方式、体重、疾病,某些药物等都可能影响生育力。

一、女性不孕的影响因素

年龄,体重指数(BMI)、不良生活方式如吸烟、酗酒,情绪压力,运动,生殖道疾病如感染、放化疗和全身性疾病等都是女性不孕相关的影响因素。

(一) 年龄

随着社会经济的发展,教育水平的提高,延迟生育现象越来越普遍,近年来伴随全面两孩政策的开放，与年龄有关的生育问题开始凸显。女性的生育期约 20 年，35 岁以上的女性则面临生育力下降、流产率和胎儿染色体异常率明显增加的困境，43 岁以上妇女这些生育障碍问题则更严重，成功妊娠获得健康后代的概率极低。女性年龄增加导致生育力下降主要表现为雌激素水平下降、促性腺激素水平升高为特征的生殖内分泌改变、以卵泡数量减少和卵子质量下降为特征的卵巢功能减退以及子宫内膜局部血供减少而降低的胚胎着床率。不良妊娠结局主要表现为妊娠率降低、流产率增加、生育的平均间隔时间延长、妊娠并发症发生率升高、孕育的子代染色体异常概率增加、早产、死胎以及低出生质量儿增多。

(二) 体重和饮食失调

发育早期适当的营养是影响成年后生育能力的主要因素之一。不孕症病例中约有 12% 是由于女性体重异常而导致的。持续消瘦、体脂过少可导致雌激素生成不足和月经周期紊乱，卵巢不能排卵，长期闭经时还可出现生殖器萎缩，导致不孕。而过度肥胖伴随的胰岛素抵抗、高胰岛素血症和高雄激素血症相互作用导致机体 LH 水平升高，FSH 浓度下降，卵泡成熟障碍、稀发排卵或慢性无排卵，也可导致不孕和早期流产。美国的一项研究表明，约 20% 的不育妇女过去或目前患有饮食失调，比正常饮食的妇女不孕症发病率高出 5 倍。均衡饮食，控制体重以恢复正常排卵被视为超重不孕妇女治疗的首要选择。

(三) 吸烟

据调查，吸烟者比非吸烟者患不孕不育症的比例高出 60%，绝经年龄将提前 1~4 年。吸烟女性接受助孕治疗的成功率比不吸烟者低 34%，怀孕后出现相关并发症的风险却增加 30%。其原因在于香烟中的尼古丁和其他有害化学物质可干扰女性机体产生雌激素，而雌激素是调节卵泡发生和排卵的关键激素，此外，吸烟会诱导输卵管和子宫的不规则收缩，从而影响配子运输，降低子宫内膜容受性。吸烟对生育力的损害程度取决于妇女吸烟或暴露于充满烟雾的环境的时间长短。妊娠妇女围产期吸烟对其子女的智力和身体发育也有不良影响。2014 年丹麦的一项队列研究表明母亲围产期吸烟会明显增加儿童的超重比例。

(四) 情绪压力

情绪压力与不育之间的联系已经研究了多年。有证据表明情绪压力通过改变下丘脑 - 垂体途径，不仅可刺激应激激素如儿茶酚胺等的释放，导致输卵管、阴道痉挛疼痛等影响生育力，还可能通过影响自主神经的调节，导致下丘脑促性腺释放激素分泌去甲肾上腺素、内源性阿片类物质和褪黑素增加，通过垂体激素 PRL、LH 及 FSH 相互作用，影响卵泡的生长发育和受精卵的着床，从而导致不孕。也有专家认为不孕症本身带来的情绪紧张和压力可进一步加重这种恶性循环。

(五) 运动

无论年龄与性别，定期运动总是有益的。尤其是超重者通过认知、营养、运动结合的多学科合作进行生活方式干预，达到长期的减重及体重控制目标，可明显改善其生殖功能、代谢状态与远期生命质量。但运动需适量，短时间高强度与高密度的过量运动亦可能会对生殖产生不利影响。一项评估运动频率和生育率相关性的调查结果显示，过量运动妇女黄体缺陷率高达 48%，由于黄体期较短，孕酮不足，这类妇女不孕不育和习惯性流产等生育障碍发生率是对照组的 3.2 倍。

(六) 生殖道感染

生殖道感染导致的盆腔与输卵管炎症是不孕症最常见的病因之一,盆腔炎分别占原发性和继发性不育病例中的 3.1% 和 16.7%。输卵管通畅是受孕的必要条件之一,盆腔炎症导致输卵管狭部及伞端发生粘连或闭锁,影响配子的顺利结合与通过,可导致不孕和异位妊娠。严重的盆腔炎症形成的致密粘连带可包裹卵巢,从而影响卵巢的血供,影响卵泡正常发育成熟或破裂导致不孕,并进一步损伤卵巢储备功能。子宫内膜炎会影响受精卵着床而导致不孕。

很多病原微生物感染可损害女性生殖健康,常见病原体包括解脲脲原体(UU)、人型支原体(Mh)、沙眼衣原体(CT)和淋病奈瑟球菌(Ng)等。研究发现 CT 感染和不孕不育具有显著相关性,可引起生殖道上皮细胞、黏膜组织的急慢性炎症,导致输卵管狭窄与阻塞,从而导致异位妊娠或不孕。而 Ng 感染常表现为进行性加重的上行感染,引起盆腔炎,输卵管、卵巢脓肿,影响女性生殖。具体参见第十章"生物因素与生殖"。

(七) 放、化疗

放、化疗均可能对生殖细胞造成不可逆性损伤。盆腔放疗可引起急性卵巢衰竭,患者术后可能闭经与过早绝经。此外,盆腹腔放疗还可能损伤子宫,影响子宫容积、肌肉弹性和内膜厚度,增加妊娠并发症如流产、早产和低出生体重儿等的发生率。而化疗对生殖的影响很大程度上取决于化疗药物的类型、剂量,以及接受化疗患者的年龄等。对生殖功能影响较大的化疗药物包括丙卡巴肼和其他烷化药物,如美法仑、环磷酰胺、白消安、苯丁酸氮芥、异环磷酰胺和氯丙嗪;而中等风险的药物包括多柔比星和铂类似物,如卡铂和顺铂;相对风险较低的药物包括长春新碱和长春碱等植物衍生物,放线菌素 D 和博来霉素等抗生素,5- 氟尿嘧啶、巯嘌呤和甲氨蝶呤等抗代谢药。化疗药物的剂量、疗程与生殖细胞损伤呈线性关系,有研究报道经三个疗程化疗后卵巢内窦卵泡数明显减少,四个疗程后,血 FSH 水平将达到绝经期水平。由于窦前卵泡和原始卵泡对化疗药物相对敏感性较低,现阶段临床常常于化疗前使用 GnRH 类似物,暂时性抑制下丘脑 - 垂体 - 卵巢轴,阻止原始卵泡向成熟卵泡转变,从而预防化疗引起卵巢损伤。也有学者提出对需要接受放化疗的患者,治疗前通过低温保存卵母细胞、卵巢组织或胚胎等方式保存生育力。具体内容参见本章第五节"人类生育力保存现状及意义"。

(八) 全身疾病

1. 糖尿病　一项大型 Meta 分析研究发现,1 型糖尿病女性患者普遍存在青春期发育延迟,雄激素过多、月经周期不规则、经量减少、卵巢储备减少及更年期提前等问题,给予大量胰岛素治疗后的患者可出现多囊卵巢样改变。与非糖尿病患者比较,1 型和 2 型糖尿病患者的生育能力均有大幅下降,未经系统治疗的糖尿病女性患者妊娠率仅为 0.5%~2%。糖尿病患者体内的高血糖水平,异常的胰岛素及瘦素浓度可通过阻碍下丘脑-垂体-卵巢轴的调控,影响卵泡的正常发育和卵母细胞的成熟导致排卵障碍,也可通过影响内分泌稳态导致妊娠丢失率增加。

2. 甲状腺疾病　甲状腺激素(thyroid hormones,TH)的分泌与下丘脑 - 垂体 - 卵巢轴的调节有着密切的关系,它可通过影响性激素结合球蛋白的合成改变雌激素和睾酮的外周代谢,也可影响 GnRH、PRL 的分泌并对月经周期进行调控。甲状腺功能亢进或减退常常都出现不良妊娠结局,如不孕、流产、早产、新生儿智力低下等。与健康对照组相比,不孕妇女的自身免疫性甲状腺疾病(TAI)患病率较高。

二、导致不孕不育的女性生殖系统疾病

(一)宫颈疾病

宫颈管是精子上行到达子宫腔的通道,对精子的输送和获能起重要的作用。子宫颈若有器质性疾病和功能紊乱,均可不同程度地干扰精子在女性生殖道内的正常输送和运行,从而降低妇女的生育能力。宫颈管病变或宫颈锥切等手术可导致宫颈狭窄,妨碍精子上行;宫颈管炎症如淋球菌、链球菌等感染,或宫颈管黏液分泌异常,也可影响精子获能与受精。

(二)子宫疾病

子宫是孕育胎儿直至分娩的器官,子宫的异常可导致不孕、流产或早产。子宫疾病可分先天性和获得性。子宫先天畸形包括先天性子宫和/或阴道缺如(rokitansky-küster-Hauser综合征)、子宫纵隔(可分为完全性子宫纵隔与不完全子宫纵隔两种类型)、双子宫、双角子宫、单角子宫等。1988年美国生殖协会对先天性子宫畸形进行分类如图12-1-1所示。子宫纵隔、双子宫或双角子宫并不一定引起不孕,但与复发性流产有关,其中子宫不全纵隔的流产率最高,其次为双角子宫与完全纵隔子宫,最后为双子宫。单角子宫往往有晚期产科合并症如宫颈机能不全、早产等。

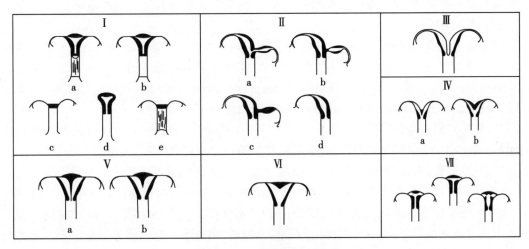

图 12-1-1 子宫畸形的分类

按照美国生殖协会(AFS)1988年的分类,将子宫畸形分为以下7种:Ⅰ:子宫发育不良/不发育(uterus hypoplasia/agenesis),a 阴道发育不全,b 宫颈发育不全,c 仅有宫底,d 双侧输卵管未发育,e 复合型;Ⅱ:单角子宫(unicornuate uterus)或合并残角子宫,a 单角与残角宫腔互通,b 单角与残角宫腔不相通,c 单角子宫合并残角子宫,残角部分无宫腔,d 单纯单角子宫;Ⅲ:双子宫(didelphys uterus);Ⅳ:双角子宫(bicornuate uterus),a 完全双角子宫,b 部分分叉双角子宫;Ⅴ:纵隔子宫(seperate uterus),a 完全纵隔子宫,b 不全纵隔子宫;Ⅵ:弓形子宫(arcuate uterus);Ⅶ:"T"形子宫,多数为孕期应用己烯雌酚(DES)导致的子宫畸形(diethylstilbestrol-related abnomaly)

获得性子宫因素包括:①宫腔粘连(Asherman 综合征):常见于反复流产刮宫史、宫腔手术史如子宫纵隔电切术或黏膜下肌瘤电切术等、结核性子宫内膜炎后遗症等。②子宫肌瘤:肌瘤对生殖的影响与肌瘤大小、部位等息息相关,黏膜下肌瘤位于宫腔内,对妊娠影响最大,

常引起不孕和流产,肌壁间子宫肌瘤凸向宫腔或 >5cm 可能影响妊娠,而浆膜下肌瘤对妊娠几乎没有影响。③子宫内膜息肉:当子宫内膜息肉 ≥ 1.5cm 时,可能占据宫腔,影响胚胎着床而致不孕,当息肉位于输卵管开口处时,无论大小,都可能影响精卵结合而导致不孕。

(三) 盆腔与输卵管疾病

输卵管要维持正常的功能有一些必要的条件,如输卵管管腔需保持通畅,输卵管管壁的平滑肌具有蠕动功能,输卵管管腔纤毛能够输送卵母细胞和受精卵,输卵管伞端粘膜上皮细胞能够完成拾卵,输卵管壶腹部能够提供精、卵结合受精的场所等,这些环节对于受孕是必不可少的。输卵管伞端病变如伞端粘连、闭锁积水、上举等都可能影响伞端拾卵,输卵管管腔的破坏、纤毛运动功能与输卵管管壁蠕动受损、输卵管周围的粘连都会影响精卵结合与受精卵的输送,从而导致不孕或异位妊娠。

盆腔疾病如子宫内膜异位症、盆腔炎性疾病(pelvic inflammation disease,PID)、或其他盆腔手术如阑尾炎、子宫肌瘤等都可能引起盆腔粘连,导致输卵管炎性粘连闭锁或影响输卵管蠕动,从而导致不孕或宫外孕。对 PID 妇女的研究发现,不管引起感染的微生物类型如何,盆腔炎急性发作后,至少有 10% 病例存在后续输卵管性不育。输卵管炎也是引起宫外孕的主要原因,而宫外孕通常需手术治疗,手术方式包括输卵管切除术或输卵管开窗取胚术,这都是导致继发不孕的常见原因。输卵管管腔膨大积水不仅影响自然受孕,对辅助生殖助孕治疗也有不利影响,明显的输卵管积水可能返流至宫腔,影响试管婴儿胚胎着床。

(四) 排卵障碍

卵巢是女性生殖系统重要器官,具有生殖和内分泌功能,是产生与排出卵子,分泌甾体激素的性腺器官。卵巢因素主要指排卵障碍,多见于多囊卵巢综合征(polycystic ovarian syndrome,PCOS)、高催乳素血症、卵巢早衰(premature ovarian failure,POF)、未破裂卵泡黄素化综合征(luteinized unruptured follicle syndrome,LUFS)等。

1. 多囊卵巢综合征(PCOS)　是无排卵性不孕的最常见原因,约 15.6% 的原发性不孕病因是 PCOS,PCOS 诱导排卵成功受孕后的早期流产率也较高。

2. 卵巢早衰(POF)　指女性 40 岁以前卵巢功能丧失,发病率估计为 1%。值得注意的是,虽然大多数 POF 妇女合并不孕,仍有极少数的 POF 妇女可能由于偶发的排卵而自发怀孕。

3. 未破裂卵泡黄素化综合征(LUFS)　是指有卵泡发育并成熟,但因卵母细胞不能顺利排出而导致不能受孕,是一种典型的卵子排出障碍,多见于子宫内膜异位症患者。此类患者检查性激素水平正常,基础体温也表现为双相,但通过阴道 B 超检查卵泡时可见卵泡黄素化不能顺利排卵。

(五) 子宫内膜异位症

子宫内膜异位症(EM)在原发不孕女性约为 12.5%,而继发不孕中约 11.1%。EM 导致不孕的因素是多方面的。轻度 EM 异位病灶导致的经血池与炎性因子的增加,可能通过改变盆腔内环境导致不孕;中、重度 EM 可能由于异位病灶形成的盆腔粘连,输卵管和卵巢解剖结构的破坏影响受孕;卵巢子宫内膜异位囊肿(又称卵巢巧克力囊肿)可能破坏正常卵巢的结构,影响卵泡的发育与排卵。关于子宫内膜异位症的发病机制目前尚未完全阐明,主要有以下 3 种学说:

(1)子宫内膜种植学说:①经血逆流学说:1921 年 Sampson 等首先提出妇女在经期时子宫内膜腺上皮和间质细胞可随经血倒流,经输卵管进入腹腔,种植于卵巢和盆腔腹膜,并在该处继续生长和蔓延,形成盆腔内膜异位病灶。经血逆流现已被公认为形成子宫内膜异位症的主要原因之一。②淋巴及静脉播散学说:有学者认为子宫内膜细胞可通过淋巴或静脉播散种植在远离盆腔部位的器官。③医源性种植:临床中可见剖宫产术后发生腹壁切口内异症或分娩后会阴切口内异症,可能是手术时将子宫内膜带至切口直接种植所致,此途径在类人猿实验中已得到证实,但大多数子宫内膜异位症患者无子宫手术史,故此项不是主要途径。

(2)体腔上皮化生学说:19世纪著名的病理学家Robert Meyer提出异位内膜细胞来源于盆腔腹膜的体腔上皮化生。这一理论的基础是副中肾管(米勒管)、生发上皮和盆腔腹膜具有相同的来源,均由具有高度化生潜能的体腔上皮分化而来,在受到卵巢激素、经血及慢性炎症刺激后,被激活转化成内膜组织,成为子宫内膜异位症发病的原因之一。

(3)诱导学说:认为种植的内膜释放某种未知物质诱导未分化的间充质形成子宫内膜异位组织。现已证实子宫内膜异位症患者腹腔巨噬细胞活性增强,伴有生长因子的产生,包括表皮样生长因子(epidermal growth factor,EGF)、血小板生长因子(platelet derived growth factor,PDGF)、转化生长因子-β(transforming growth factor,TGF-β)等,这些因子可在体外刺激子宫内膜间质细胞增生,并提高子宫内膜细胞的种植能力。

三、女性不孕症的治疗

(一)合并全身性疾病的治疗

临床上针对女性不孕首先应当给予基础治疗改善患者整体状况。对合并严重全身性疾病或其他类型基础疾病的女性不孕症患者,先治疗全身性疾病或基础疾病,改善身体状态后再进行助孕治疗,可以明显提高妊娠率,降低流产率。针对合并有发热和感染性疾病者,除给予基础营养支持、物理降温等干预外,还应当及时足量给予抗生素控制感染。合并甲状腺疾病、糖尿病、肝炎、心脏病等疾病的生育年龄妇女,也需针对原发疾病进行积极治疗,控制病情处于稳定期,改善患者一般状况,再针对不孕症的病因进行相应治疗,或进行助孕治疗。

(二)女性不孕症的病因治疗

根据女性不孕的具体原因,可从治疗生殖道器质性病变、诱发排卵和助孕治疗三方面着手。

1. 治疗生殖道器质性病变

(1)输卵管慢性炎症及阻塞的治疗:①一般疗法:对卵巢功能良好、生育要求不迫切的年轻患者先试行保守治疗,口服药物同时配合物理电针治疗等促进局部血液循环、消除炎症。②输卵管成形术:对输卵管阻塞或粘连的女性可行输卵管整形术、造口术等以达到输卵管再通目的。但对严重的输卵管积水,考虑输卵管功能完全丧失不能恢复,主张输卵管切除或结扎,阻断积水对子宫内膜环境造成的干扰,为助孕治疗胚胎移植创造条件。

(2)卵巢肿瘤:有内分泌功能的卵巢肿瘤可影响排卵。较大的卵巢肿瘤可造成输卵管扭曲导致不孕。对性质不明的或5cm以上的卵巢肿瘤临床上倾向于手术探查,明确性质后切除肿瘤再进行不孕治疗。

(3)子宫病变:子宫黏膜下肌瘤、内膜息肉、子宫纵隔、宫腔粘连等影响宫腔环境,干扰受精卵着床,可在宫腔镜下进行相应的手术治疗。较大子宫肌壁间和/或浆膜下肌瘤可能对妊娠造成不良影响,也应及时手术去除。

(4)子宫内膜异位症:初次确诊应进行腹腔镜手术,术后辅以药物治疗,重症、复发者或合并卵巢储备功能不良者应考虑辅助生殖技术助孕。

（5）其他：女性不孕症患者若存在阴道横隔、生殖器肿瘤等，临床治疗中应及时采用手术去除器质性病变，大部分患者术后可以自然妊娠。

2. 排卵障碍的药物治疗　排卵障碍性不孕症患者可通过促排卵治疗和加强黄体支持来纠正排卵障碍，获得成功妊娠。高 PRL 血症患者排除垂体疾病可使用溴隐亭降低血清 PRL 水平后，再行促排卵治疗。临床常用促排卵药物有克罗米芬（clomifene, CC）、芳香化酶抑制剂来曲唑（letrozol, LZ）、人绝经期促性腺激素（human menopausal gonadotropin, HMG）等，补充黄体功能药物主要包括人绒毛膜促性腺激素（human menopausal gonadotropin, hCG）、黄体酮等。

（1）克罗米芬：又称枸橼酸氯米芬片，为诱发排卵首选药物，适用于体内有一定雌激素水平和下丘脑 - 垂体轴反馈机制健全的患者。一般从月经周期第 5 天起，每天口服 50mg（最大剂量可达 150mg/d），连用 5 天，3 个周期为一疗程。CC 诱导排卵率达 80%，但临床妊娠率仅为 10%~15%，可能与 CC 对子宫内膜的不良影响有关。用药后应行超声监测卵泡发育，卵泡成熟后用绒促性素（hCG）5 000~10 000IU 一次肌注，36~40 小时后排卵。排卵后使用口服黄体酮 100~200mg/d，或黄体酮针剂 20~40mg/d，或 hCG 2 000IU，隔 3 天一次肌内注射，进行黄体功能支持，可显著提高妊娠率。

（2）来曲唑：是新一代芳香化酶抑制剂，通过抑制芳香化酶，使雌激素水平下降，从而通过负反馈促进垂体促性腺激素的分泌，诱导排卵。来曲唑通常诱导单个卵泡排卵，对克罗米芬抵抗的病人可以使用。一般于月经第 3~5 天起，每天口服 2.5~5.0mg，连用 5 天，再通过阴道超声监测卵泡发育。

（3）HMG：系从绝经后妇女尿中提取，又称尿促性素，75IU 制剂中含 FSH 和 LH 各 75IU，促使卵泡生长发育成熟。通常于周期第 3~5 天起，每天或隔天肌注 HMG 75~150IU，直至卵泡成熟。用药期间需 B 型超声监测卵泡发育情况，卵泡发育成熟后 hCG 5 000~10 000IU/ 次肌内注射，诱发排卵。排卵后建议给予黄体支持，以提高持续妊娠率。

（4）hCG：简称绒促性素，其化学结构与 LH 极相似，常在促排卵周期卵泡成熟后一次注射 5 000~10 000IU，模拟内源性 LH 峰值作用，诱导卵母细胞减数分裂和排卵，也可用于排卵后的黄体支持。

（5）溴隐亭：属多巴胺受体激动剂，能抑制垂体分泌催乳激素（PRL）。适用于高泌乳素血症导致排卵障碍者，但使用前需排除垂体器质性病变如垂体微腺瘤等。一般从 1.25mg/d 开始，酌情加量到 2.5mg/d，分两次口服，催乳激素降至正常水平后继续用药 1~2 年，每 3~6 个月复查血清 PRL 水平。单纯的高泌乳素血症患者 PRL 控制正常后恢复排卵率为 75%~80%，妊娠率为 40%。

3. 助孕治疗　手术与药物治疗失败的患者最终通过人类辅助生殖技术（assisted reproductive technology, ART）进行助孕治疗。ART 是指在体外对配子或胚胎采用显微操作技术帮助不孕夫妇受孕的方法，包括人工授精（artificial insemination, AI）、体外受精 - 胚胎移植（in vitro fertilization and embryo transfer, IVF-ET）及其他衍生技术等，是针对不孕不育夫妇的有效治疗方法。具体内容见本章第四节"人类辅助生殖技术"。

四、女性不孕症与其他疾病

（一）不孕与精神疾病

有研究发现，面临不孕不育困扰的妇女均存在不同程度的精神紧张、焦虑等，对不孕症治疗的恐惧和忧虑等负面情绪,特别是 PCOS 患者发生精神疾病的风险明显增加。Baldur-Felskov 等的调查发现,虽然不孕症人群因精神因素而住院治疗的比例无明显增高,但该人群中酒精中毒与药物滥用比率明显增加。了解不孕不育妇女在精神健康方面的困扰,及时疏导相应的负面情绪,对不孕症的治疗可以起到积极有效的作用。

(二) 不孕与妇科恶性肿瘤

(1) 乳腺癌:Oktay、Phillips 和 Wang 的三项独立研究均报道不孕症妇女 BRCA-1 基因突变上升,尤其是合并卵巢反应不良,抗米勒激素(Anti-mullerian hormone,AMH)水平较低的不孕妇女,*BRCA-1* 基因突变更高,而 BRCA-1 突变是乳腺癌发展的危险因素,因此认为不孕症妇女发生乳腺癌的风险较高。但 Lukeetal 对美国接受辅助生殖技术(ART)的 113 226 名妇女乳腺癌的发生率进行调查,结果发现辅助生殖技术治疗本身并不增加乳腺癌的发生风险。

(2) 卵巢癌:关于不孕症与卵巢癌是否存在相关性仍存在一定争议。Cirillo 等的研究发现月经不规律是卵巢癌发生的独立危险因素,很多 PCOS 与排卵障碍型不孕症患者都表现为月经不规律。而 Kvaskoff 等的 *Meta* 分析显示不孕症接受助孕治疗女性发生卵巢癌的风险无明显增加,因此认为卵巢癌与不孕症无相关性。但值得注意的是,对已经确诊的卵巢肿瘤患者行促排卵治疗应慎重。

(3) 子宫内膜癌:有研究证实,PCOS 与反复无排卵、月经失调是子宫内膜癌的高危因素,而此类病人多合并不孕。但 Luke 等(2015 年)进行的纵向队列研究发现,接受助孕治疗的不孕症妇女发生子宫内膜癌风险反而比未接受助孕治疗的不孕妇女有所降低,可能与助孕治疗妊娠对子宫内膜的保护有关。对存在高危因素的妇女均应考虑可能存在的子宫内膜癌风险,积极进行相应的筛查。

(三) 女性不孕与代谢功能障碍、心血管疾病

PCOS 是一类典型的排卵障碍性不孕症,与代谢相关疾病和心血管系统疾病有一定相关性,PCOS 女性患者多存在不同程度的代谢障碍,流行病学调查显示其发生心肌梗死、向心性肥胖、代谢综合征与脂肪肝的风险均明显增加,尤其是存在胰岛素抵抗和腰臀比增加的患者。子宫内膜异位症患者发生远期心血管疾病的风险较人群也增加,这些结果表明,我们应该关注不孕症人群的远期健康风险,给予及时有效的干预与治疗。

第二节　男性不育症

男性生殖的环节包括男性生殖系统的神经内分泌调节、精子在睾丸中生成、在附睾中成熟、精子排出并与精囊腺、前列腺分泌的精浆混合而成精液、男性完成性生活将精液射入女性生殖道内、精子在女性生殖道内上游并与卵子在输卵管壶腹部结合受精等,这些环节中任何部分受到疾病或者某些危险因素的干扰和影响,都可发生生育障碍。

近年来,随着人们生活节奏越来越快,工作压力、心理压力加大,加上不健康的生活方式、饮食结构的改变,接触有毒有害物质的机会增加等,男性不育的发生率明显增加,其病因也日趋复杂。

(一) 男性不育症的病因与分类

目前对男性不育的病因学分类尚无统一标准,有按照不同生殖环节进行分类的,也有按照精液异常状态分类,还有按照治疗结果进行分类。澳大利亚男科学专家 De Krester 和

Baker 提出一种逻辑分类法(表 12-2-1),认为男性因素包括生精功能障碍和精子运送障碍,分为睾丸前、睾丸和睾丸后因素,在学术界广受认可。

表 12-2-1　男性不育的逻辑分类法

睾丸前	睾丸	睾丸后
内分泌: 　低促性腺激素型性腺功能低下或减退	遗传性: 　Klinefelter 综合征 　Y 染色体微缺失 　纤毛制动综合征	梗阻型: 　附睾病变:先天 　　　　　感染 　输精管:遗传性(囊性纤维病) 　　　　　获得性(输精管结扎)
性交障碍: 　勃起功能紊乱 　心理性性功能障碍 　病理性(内分泌/神经/血管性)	先天性:隐睾症	附睾抵抗
射精失败: 　生殖泌尿系统手术后 　神经性 　与药物相关	感染	死精子症
	抗精子发生 　高温 　化疗 　药物 　放射 　血管性:睾丸扭转、精索静脉曲张 　免疫性 　特发性	副性腺感染 　免疫性 　特发性

随后,WHO 提出了以病因诊断为依据的分类方法,是目前世界上最为权威的男性不育症诊断分类方法,将男性不育症分为 16 类:性交和射精功能障碍、单纯性精浆异常、先天性异常、后天获得性睾丸损伤、精索静脉曲张、男性副性腺感染导致的输精管堵塞、全身性病因、医源性病因、内分泌病因、免疫学病因、原因不明性、特发性少精子症、特发性弱精子症、特发性畸形精子症、梗阻性无精子症、特发性无精子症。

1. **性交和射精功能障碍**　临床上射精功能障碍是指早泄、性交不射精、逆行射精或射精疼痛。正常的性交和射精是男性生育力的保障。引起射精障碍的原因很多,包括先天性因素、医源性因素和疾病因素等。性交和射精功能障碍包括生理和/或心理原因所致的勃起不足(疲惫、包皮过长)、性交频率低(恐惧疼痛、炎症),或虽能正常进行性交但因膀胱尿道炎症、输精管先天缺损、尿道异常(尿道下裂、膀胱外翻)、手术或外伤损伤神经导致不射精、逆行射精。

2. **精浆异常**　此类患者精子正常,但精浆的物理、生化或细菌学的成分异常,可表现为白细胞数量增多,精液液化时间过长或不液化。精液不液化常见的原因是精囊腺炎和前列腺炎所致前列腺分泌的纤维蛋白溶解酶不足,金属离子如镁、锌、铜等浓度异常,先天性前列腺缺如等。精液中离子浓度异常与男性不育有关,当精浆中锌离子浓度小于正常值时,可影响精子的生成与运动能力,导致少、弱精子症;而精液中铜离子浓度过高将会使精子能量代谢的主要途径——糖酵解途径受阻,导致精子活动力降低甚至完全丧失而不育。

3. 先天性异常 先天性发育异常是导致男性不育的重要原因。先天性发育异常包括阴茎、尿道、睾丸等先天性异常,如先天性无睾丸症、隐睾、睾丸发育不全症、Klinefelter综合征等。以隐睾为例,隐睾是指睾丸未下降至阴囊,临床上最常见为睾丸位于腹股沟区,此时睾丸所处的腹腔高温环境会对睾丸造成不可逆损伤,同时腹腔环境还可刺激同侧生殖股神经感觉末梢,继而在神经传导和神经血管调节机制下引起对侧睾丸血流的改变,损害精子存活率导致不育。

4. 后天获得性睾丸损伤 包括睾丸外伤、穿过紧内裤、频繁的热水浴及剧烈运动造成的睾丸扭转等。频繁的热水浴使睾丸长期处于高温情况下,精子生成受抑制。微波、超声波等物理因素也可对睾丸生精细胞和精子细胞造成不同程度的损伤。重金属、放射线等均可对睾丸生精细胞造成损伤,影响精子存活率,导致不育。

5. 精索静脉曲张 男性不育患者中约40%与精索静脉曲张有关,占男性不育病因的首位,具体机制尚未明确,可能的机制有睾丸局部升温机制、活性氧机制、毒素反流机制等。

6. 男性副性腺感染 近年来,支原体和衣原体引起男性生殖道感染的比例有所上升。当人体感染支原体和衣原体后,由于这些病原体有黏附精子的作用,可进入输精管内部大量繁殖造成精子膜和顶体的破坏,阻碍精子的运动,并产生神经氨酸样物质干扰精子与卵母细胞的结合,或随精子进入卵母细胞,造成胚胎死亡。支原体和衣原体具备与精子相同的抗原,还可以通过免疫机制产生自身抗体而影响受孕。此外,研究发现弓形虫及阴道加德纳菌感染也可能致不育。

7. 全身性病因 人类生殖需要机体各个系统协调参与,严重的全身性疾病必然也影响生殖。研究表明:①乙肝病毒感染可诱发男性精液中精子细胞核异常,增加男性不育概率。②腮腺炎可导致睾丸生精小管上皮细胞和间质细胞受到不可修复的损伤,严重时可造成睾丸萎缩,导致男性不育。③营养障碍可致精液异常,增加畸形精子比例。维生素C的抗氧化功能可保护精子中的遗传物质DNA;叶酸或维生素B_{12}缺乏将可能降低精子DNA合成,影响精子生成;多种动物模型研究均证实补充维生素E可以提高精液质量,不仅可以提高精子的活力,还可以提高精子对卵母细胞的穿透能力。

8. 医源性不育 指由于某些医源性原因导致的男性不育,主要包括生殖毒性药物和手术、放化疗等。

(1)药物:①激素类:大剂量糖皮质激素、雄激素、抗雄激素药物、孕激素、雌激素、促性腺激素释放激素(gonadotropin releasing hormone,GnRH)激动剂或拮抗剂、同化类固醇激素等,这些激素类药物可干扰下丘脑-垂体-睾丸轴系,导致促性腺激素释放减少、睾丸萎缩,这些损伤通常是可逆的,停药后可以恢复正常,但长期大剂量使用也可能造成睾丸不可逆损伤。有些运动员和年轻人希望通过服用同化类固醇激素类药物增加肌肉力量,但这类药物可能对男性生殖造成不利影响。②治疗高血压的药物容易引起勃起功能障碍,尤其是β-受体阻滞剂和噻嗪类药物,但大多数不影响生育功能;螺内酯可能通过拮抗雄激素作用而损害精液质量,钙通道阻滞剂也可引起精子功能损害,从而导致男性不育。③5α-还原酶抑制剂非那雄胺用于治疗前列腺增生时剂量相对较大(5mg/d),长期可引起精液量减少,但用于治疗脱发时剂量很小(1mg/d),未发现对精液的不良影响。④其他如秋水仙碱可能会对睾丸产生直接毒性作用影响精子的生成。免疫抑制剂环孢素A可损害啮齿类动物的生育力,但是否损伤人类的生育能力还缺乏相关研究。

(2)化疗:生育力的受损程度与化疗药物的剂型、剂量以及患者的年龄等密切相关。处于分裂活跃期的生殖细胞,如精原细胞和前细线期精母细胞最容易受到化疗的影响。环磷酰胺(cyclophosphamide,CTX)治疗后几周精子质量可明显下降,表现为精子活力下降和精子浓度明显降低,约 50% 的患者在停止治疗 3 年内可逐渐恢复。顺铂(cisplatin)对生精功能的影响与治疗的累积剂量有关,治疗期间,大多数患者出现无精子症,但多数患者在停止治疗 4 年内恢复生精。虽然目前未发现接受化疗患者后代生理缺陷风险的增加,但化疗期间精子可出现性染色体和常染色体的异常,因此建议对有生育要求的成年患者,接受化疗前进行精液冷冻保存。

(3)放疗:精子细胞对于放射线的耐受性较精原细胞和精母细胞好,放疗后一般血清睾酮水平正常。放射线剂量 >200mGy 即可损害生精细胞并引起 FSH 和 LH 的升高;>800mGy 可出现精子活力降低或精子浓度降低,更高剂量则使生精上皮消失。放射线剂量 <100cGy,一般需要 9~18 个月恢复;200~300cGy,一般需要 30 个月恢复;400~600cGy,一般需要 5 年以上。患者应在放疗后 6~24 个月才能考虑生育问题。

(4)手术:临床多为会阴部手术(包括鞘膜积液、精索静脉曲张、附睾手术及疝手术)时误扎输精管,或因为行会阴部手术或操作中污染造成医源性感染。

9. 内分泌病因 男性也是受下丘脑 - 垂体 - 睾丸 - 附属性腺协同调控来维持正常的生殖功能,内分泌激素水平紊乱对精子形成的影响已被公认。Blendy 通过动物模型研究证实了生殖激素 FSH、LH 对精子生成的影响,其研究发现 FSH、LH 对环腺苷酸(cAMP)信号通路具有介导作用,cAMP 又对反应元件调节因子(cREM)转录作用的表达产生影响,把小鼠cREM 因子去除后,细胞在减数分裂过程中基因表达能力降低,导致生精功能障碍。内分泌疾病如垂体功能减退,促性腺激素分泌不足可直接导致生精上皮细胞不发育或生精细胞成熟障碍。先天性肾上腺皮质增生可造成青春期性早熟,生精上皮功能异常,影响精子生成。睾丸发育不全、原发性或继发性性功能低下、甲状腺功能亢进或减退都可造成不育。

10. 免疫学病因 血清中抗精子抗体(antisperm antibody,AsAb)是机体产生的与精子表面抗原特异性结合的抗体,它具有凝集精子细胞,抑制精子通过宫颈黏液向宫腔内的迁移作用,进而降低生育能力。抗精子抗体导致男性免疫性不育的作用机制主要可概括为:①阻碍精子穿过宫颈黏液,干扰精子获能;②凝集和制动作用,影响精子的活力;③抑制精子顶体酶的释放或降低顶体酶的活性,影响精子受精能力;④影响精卵融合,干扰受精卵发育;⑤对精子细胞毒性作用,影响胚胎发育,甚至导致胚胎发育停止;⑥抗精子抗体在睾丸生精小管的基底膜沉积可影响生精微环境使精子数量下降,生成异常。

11. 其他 包括:原因不明性、特发性少精子症(idiopathic oligospermia)、特发性弱精子症(asthenospermia)、特发性畸形精子症(teratozoospermia)、特发性无精子症(azoospermia)。1996 年针对男性不育的病因学分析发现,特发性不育约占 25%。但随着男科检查的日益完善,更多男性不育的原因被发现,特发性不育的比例明显降低。

(二)男性生育力的影响因素

1. 射精频率对精子数量的影响 动物研究发现,射精频率对精子的数量几乎没有影响,如公羊、公牛、公猪和啮齿类动物,在连续数天内每天射精数次,其精子数量比较无差异,其原因在于这些雄性动物可以将精子储备在相对较高的、稳定的水平,而人类男性对精子无储备功能,因此高射精频率对精子数量有明显影响,禁欲 3~7 天后重复检查精液可以得出相对稳定的检查结果,所以我们进行常规精液分析会建议禁欲 3~7 天检查。

2. 季节对精子的影响 大多数哺乳动物是季节性种群,会在固定的季节生育繁衍,以确保下一代在有利于生存的年份出生。而人类被认为是非季节性哺乳动物,受季节影响比较小,但是这种"季节性"对生育的影响似乎仍然存在(图 12-2-1)。有研究证实,男性在夏季月份表现出比冬季或春季持续降低的精子数量,但部分学者认为其实这种现象是由于夏季较高温度对精子生成的不利影响造成的,而与季节本身无关。

3. 热暴露对男性精子数量的影响 睾丸所处的微环境温度过高对精子数量有不良影响。近年来随着人们生活水平的提高,越来越多的男性都习惯久坐的工作和休闲活动,这种久坐的生活方式可能会损害阴囊对温度调节的能力,从而会对精子的生成和质量产生不利影响。在人和大多数哺乳动物中,当阴囊温度

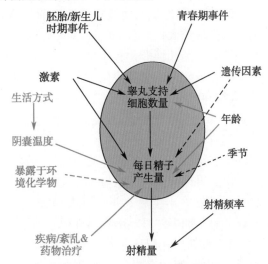

图 12-2-1 影响精子数量的因素

图示为主要的已知途径和因素,这些因素的相对重要性可以通过线条和箭头的大小来衡量,虚线表示指示的路径是否正确的不确定性

升高超过体温时会影响精子的发生。流行病学研究证实,长时间坐着的男性如出租车驾驶员、截瘫男性其精子数量明显降低,原因可能与久坐造成阴囊周围气流减少,局部温度较高有关。某些职业暴露于过高温度的男性,如面包师、焊工、炉窑工人和陶瓷工人精子质量也明显降低。具体内容详见第五章"物理因素对生殖的影响"。

4. 感染因素 泌尿生殖系统感染时,大量白细胞聚集在精浆中,产生的弹性蛋白酶会降低精液中的超氧化物歧化酶(superoxide dismutase,SOD)的活性,精液中 ROS 增多,诱导氧化应激反应,造成精子 DNA 的损伤和断裂,具体表现为精子活力降低,生育力低下。病原体感染造成睾丸实质病变也可能影响男性生精功能导致不育。例如解脲支原体感染患者精浆中细胞因子紊乱,精子活力较低。乙肝患者精液中 HBV 病毒载量对精子运动速度、精子核 DNA 损伤之间呈现一定的线性关系。具体内容详见第十章"生物因素与生殖"。

5. 农药暴露 目前,人类对农药存在的潜在健康风险的了解甚至比对很多药物潜在影响的了解还多,这是由于农药的广泛使用,前期出现的农药中毒事件导致生殖系统损伤引起普遍的关注。目前已经确定有 35 种以上的农药对动物和人体的生殖系统具有不良影响。已有大量的生物实验证实,农药对动物和人体的 DNA 产生损害,可干扰遗传信息的传递,引起精子细胞发生突变,降低男性生育力。具体内容详见第七章"有机污染物与生殖"。

6. 环境内分泌干扰物暴露 环境内分泌干扰物(endocrine disruptors,EDs)是存在于环境中干扰生物和人体正常内分泌机能的化学物质,其中以环境雌激素为主要代表。环境因素对男性生育力的影响,主要是通过两条途径:①作用于"下丘脑 - 垂体 - 睾丸"轴,抑制或增强类固醇激素的分泌或清除,从而影响精子的发生,导致性功能障碍和男性不育;②直接作用于睾丸及其周围的附属器官如前列腺、精囊腺等,与靶器官发生化学反应(烷基化,变

性,螯合),导致生殖细胞凋亡增加,影响睾丸支持细胞功能,造成可逆性或永久性生育障碍。具体内容详见第四章第二节"环境内分泌干扰物对男性生殖的影响"。

7. 成年男性生殖功能障碍的产前起源　现代医学中一个质的飞跃是认识到在成年期出现的一些重大疾病(例如糖尿病、肥胖和心血管疾病)很大程度受到胎儿期发生的事件的影响。由于胎儿性分化和生殖系统的形成主要发生在妊娠的前三个月,该期间发生的事件可能导致成年后的男性生殖障碍。例如睾丸生殖细胞癌,这是一种好发于中青年男性的疾病,大约90%的病例发生在15~45岁的中青年男性,有证据表明,这种肿瘤起源于胎儿期就存在于睾丸的异常细胞,正是这些异常细胞在成年后被激活后生长成肿瘤细胞。先天性生殖系统发育障碍(如隐睾和尿道下裂)、胎儿生长受限病史与新生儿出生时低体重等因素都也都是成年后发生睾丸癌的重要危险因素。

由于男性前列腺细胞与睾丸支持细胞的增殖期在出生后6~9个月内,因此不仅胚胎早期事件可能影响男性成年后的生育力,新生儿阶段某些事件也可能影响。例如,有学者提出喂养方式是否可能影响睾丸支持细胞增殖,从而影响男性成年后的精子数量和生育力? 因为在过去的一个世纪以来,人类的喂养方式发生了很大的变化,越来越多的妈妈放弃母乳喂养,而选择通过奶瓶人工喂养,而塑料奶瓶的双酚A(bisphenol,BPA)成分可能影响睾丸支持细胞数量,从而影响男童成年期精子数量(图12-2-2)。虽然现阶段对喂养方式是否影响精子数量尚没有明确的答案,但是我们仍然

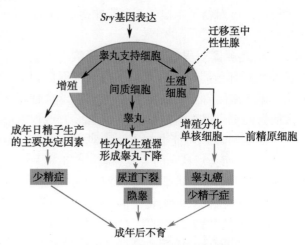

图 12-2-2　影响生殖的胚胎/新生儿事件

图示为胎儿/新生儿生殖器如睾丸等发育的调控途径,以及可能导致的男性成年期生殖系统的疾病

应该关注孕早期和婴儿期事件对男性成年后的生育力的影响。

此外,从遗传角度上看,染色体异常和基因缺失也是弱精子症的重要病因。研究发现精子线粒体 *MTCYB* 和 *MTATP6* 基因缺失、雄激素受体异常、*H19* 基因印迹丢失均可导致少弱精症的发生。温倜等人研究发现,回文序列介导的染色体突变与精子密度、活力相关。陈河涛等人研究发现,*TEKT3* 和 *SMCP* 作为鞭毛结构基因,其表达水平与精子活力呈正相关。李玉山等人研究发现 SEPT4 蛋白定位于精子环,其在弱精症患者精子中表达量显著低于正常男性,但具体机制尚未明确,可能与线粒体的异常或缺失有关。

(三) 男性不育的检查与诊断

对于男性不育需要完善的的检查,首先应重视患者的病史及体格检查,应通过临床问诊详细地了解性生活状态、生长发育情况与生育史等。与生育力相关的重点是男性生殖系统,包括睾丸发育,附睾是否存在疾病,以及是否存在精索静脉曲张等。

精液常规检查是评价男性生育力的基石,通过精液量、精子的浓度、活力及形态等指标来初步判断男性生育能力。其他的精子功能检测,如精子顶体功能检查、精浆生化指标检测、精子DNA损伤的检测等,则需根据具体情况来选择。对男性不育的患者,我们还可以选择

性地进行生殖激素、外周血染色体、Y 染色体微缺失以及生殖腺 B 超等检查(图 12-2-3)。具体内容参见本章第三节"不孕症的评估和诊断"。

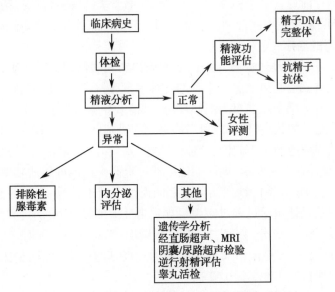

图 12-2-3　不育男性的评估、诊断

(四) 提高精子质量的方法

男性一次射精可以释放出约 2 亿个精子,最后只有 1 个精子"杀出重围"与卵细胞结合形成受精卵。高质量精子是生命发生的保证。如何产生高质量的精子? 我们为准备生育的男性提供以下建议:

1. 足量水果和蔬菜,尤其是富含抗氧化物质的食物可以提高精子质量。

2. 适当减压,压力不仅会影响与精子发生相关的生殖激素的产生和分泌,还可能降低性功能。

3. 适量的运动,适当体育锻炼有利于身体健康,但男性短期过量运动可导致睾丸温度过高,反而对精子质量有不利影响。

4. 健康的体重,体脂过量或缺乏都可使生殖相关激素水平紊乱,精子数量减少,畸形精子比例升高。

5. 避免环境中的毒素。某些工作场所可能对精子质量有影响,尤其是富含农药和化学品的工作场所,工人应使用防护服,适当使用面罩改善通气状态,减少吸收毒素的风险。

6. 戒烟。吸烟较不吸烟人群的精子数量减少,活动度降低,畸形率增高,同时烟中的尼古丁成分损害精子 DNA 完整性,进而影响胎儿生长发育。

7. 限制饮酒。酗酒影响精子的数量和质量。

8. 远离毒品。大麻可以降低精子的密度和活力,增加畸形精子的比例。可卡因和阿片类药物可导致勃起功能障碍。

9. 保持会阴部凉爽。阴囊局部高温环境可影响精子的产生。经常高温作业、穿紧身裤、久坐、长时间使用笔记本电脑都会升高阴囊温度。阴囊温度升高 2~3℃ 时,精子活力明显下降。在 40℃ 以上的热水中冲洗超过 30 分钟以上将降低精子数量,蒸桑拿也有相似的影响,因此男性应避免使用高温长时间淋浴和泡澡。

10. 避免激素破坏。长期服用合成代谢类固醇类制剂(兴奋剂)可以使睾丸缩小,生育能力降低。用于治疗前列腺增生和癌症的一些抗雄激素类药物也可干扰精子生成。

11. 性行为期间避免使用润滑油。某些润滑剂具有杀精作用,可以干扰精子活力。

(五) 男性不育的治疗

男性不育的成功治疗是建立在对病因的明确诊断和病情程度的正确评估基础之上的,首先我们要积极地寻找引起男性患者不育的各种因素,进行针对性的治疗,去除一些有害的病因,如戒除烟酒、避免桑拿及温泉等高热环境、对精索静脉曲张进行手术治疗等,同时适当补充药物治疗改善精子的状态,仍无效可考虑通过人类辅助生殖技术助孕治疗。

男性不育的治疗应遵循夫妻同治、个体化治疗、安全第一、循序渐进的原则。

1. 规律性生活 有研究发现,规律的性生活可提高夫妇的妊娠成功率。即使是接受助孕治疗的夫妻,保持一定频率的性生活可以刺激女性生殖道,增加局部的血供,从而增加助孕成功率。需警惕的是性生活过多过频也可导致男性前列腺充血,诱发无菌性前列腺炎,从而直接影响到精液的营养成分、数量、黏稠度、酸碱度,影响受孕。同时,频繁的性交使妻子反复地接触丈夫的精液,容易激活女性生殖道内免疫细胞产生抗精子抗体,导致免疫性不孕。通常建议一周保持规律性生活 1~2 次。

2. 药物治疗 一旦病因诊断明确,则针对病因的药物治疗可获得较为满意的治疗效果,如促进内源性促性腺激素分泌、脉冲式 GnRH 及其他内分泌治疗等。当病因引起不孕不育机制尚未阐明,治疗效果往往不够满意。

(1)非特异性治疗:针对缺乏明确病因的特发性男性不育症,往往采用经验性药物治疗。虽然目前尚无法证实经验性药物的确切疗效,但经验性药物在临床上依旧广泛使用,某些药物对部分患者确实有一定疗效。一般经验性药物用药时间 3~6 个月,以覆盖一个完整的生精周期。常用的临床经验性药物:①抗雌激素类药物:是治疗特发性少精子症的常用药物。此类药物通过阻断雌激素负反馈促进垂体分泌促性腺激素,从而提高 FSH 和 LH 水平,刺激睾丸间质细胞分泌睾酮,促进精子生成。临床上常用的抗雌激素药物有克罗米芬和他莫西芬。②雄激素治疗:临床研究发现,以往常用大剂量雄激素反跳治疗及小剂量雄激素持续给药的两种治疗方案,均无明显疗效。目前大量文献也证明,外源性雄激素治疗男性不育症并无疗效。欧洲泌尿外科学会的男性不育治疗指南明确表明:外源性雄激素补充治疗对特发性男性不育症并无益处。③抗氧化治疗:精浆中的抗氧化剂可以清除活性氧(reactive oxygen species,ROS),防止过多 ROS 通过氧化应激导致脂质过氧化而损伤精子。临床上常用口服维生素 E、维生素 C、辅酶 Q 以及半胱氨酸等抗氧化剂,以减轻精子氧化应激损伤,改善男性生育力,但疗效不确切。④胰激肽释放酶:胰激肽释放酶可刺激精子生成,提高精子活力,增加睾丸血供,刺激睾丸支持细胞功能,提高性腺输出管道功能等,但疗效不确切。⑤左旋肉碱:又称左卡尼汀,能够在附睾运送精子的过程中增加精子能量从而提高精子活力。左旋肉碱亦有一定抗氧化能力,防止精子氧化应激损伤。临床上常口服左旋肉碱用于改善男性生育力。⑥其他药物:己酮可可碱、重组人生长激素、氨基酸、锌、硒、维生素 A 等均有报道,可能有助于提高精液参数及受孕率,但均缺乏足够的证据及说服力。

(2)半特异性治疗:不育机制尚未完全阐明,缺乏正确诊断方法,疗效尚未被肯定。如抗生素治疗男性附属性腺感染、针对抗精子抗体(AsAb)的治疗。①男性附属性腺感染的治疗:

根据明显的临床症状和细菌学检查确诊,如淋病,可采用常规方法治疗。亚临床生殖道感染的,如支原体、衣原体,可使用阿奇霉素、多西环素治疗。慢性前列腺炎、慢性附睾炎等慢性且易复发的疾病,除抗炎治疗还应注意生活方式的调整。② AsAb 的治疗:单侧或双侧生殖道梗阻引起的 AsAb 应采用外科治疗;感染导致的 AsAb 应采用抗生素治疗;非感染或非梗阻的 AsAb 可用小剂量免疫抑制剂治疗,如倍他米松等;避免口交、肛交等性交行为。部分患者可选择夫精洗涤后人工授精,但疗效存在争议。

(3)特异性治疗:针对病因明确的患者,如内分泌功能紊乱引起的男性不育等,一般治疗效果比较满意。①促性腺激素低下的性腺功能减退症:可用人绒毛膜促性腺激素(hCG)和人绝经期促性腺激素(hMG)作为促性腺激素替代治疗,也可选用 GnRH,治疗前应常规排除高泌乳素血症。单独 LH 缺乏,hCG 可提高睾丸和血清的睾酮水平。单独 FSH 缺乏,可用hMG 或重组 FSH 治疗,也可选用克罗米芬治疗。②高泌乳素血症:排除垂体肿瘤后可采用溴隐亭治疗,治疗效果较好。也可选用卡麦角林,服药次数和不良反应较溴隐亭少,疗效相仿。③甲状腺功能减退症:用甲状腺素补充替代治疗可改善男性生育力。④糖皮质激素:先天性肾上腺皮质增生的男性不育症可用糖皮质激素治疗。

(4)合并性功能障碍的治疗:包括心理性或器质性引起的勃起障碍、性交频率不足、射精障碍、逆行射精等,在治疗前,应先明确病因,并尽可能安排夫妇双方共同参与治疗。①勃起功能障碍(ED):治疗 ED 前应明确其基础疾病、诱发因素、危险因素及潜在的病因,对患者进行全面的医学检查后确定适当的治疗方案。尤其应该区分出心理性 ED、药物因素或者不良生活方式引起的 ED,这些原因引起的 ED 有可能通过心理辅导或去除相关因素使之得到改善。器质性 ED 或混合型 ED 通常要借助药物等治疗方法。五型磷酸二酯酶(phosphodiesterase 5,PDE5)抑制剂口服是目前最常采用的方式,包括连续每日服用和按需服用,必要时可先行 ART 技术解决生育问题。②早泄(premature ejaculation,PE):目前几乎所有治疗 PE 的内科药物都属于非适应证治疗,只有选择性五羟色胺再摄取抑制剂(selective serotonin reuptake inhibitors,SSRIs)长期治疗和局部麻醉药物按需治疗两种方案能有效治疗,而 SSRIs 可影响精液参数,如精子浓度、精子活力等,也可先行 ART 技术解决生育问题。③逆行射精、不射精症:可通过提取尿液精子、睾丸穿刺等获得精子,再行 ART 技术解决生育问题。

3. 手术治疗

(1)精索静脉曲张的手术治疗:对于严重的精索静脉曲张患者可通过手术治疗改善精索静脉内严重充血水肿的状态。

(2)显微解剖睾丸精子提取(testicular sperm extraction,TESE)与睾丸精子抽吸(testicular sperm aspiration,TESA):对于梗阻性无精子症的男性,可进行诊断性附睾或睾丸穿刺活检,通过细针抽吸附睾液或睾丸生精小管,在显微镜下查找精子。这种手术属于微创手术,操作简单安全,可在门诊局麻下进行,但也有少数发生睾丸或附睾血肿导致严重并发症的病例报道。值得注意的是,这种从睾丸或附睾提取的精子都不具备自然受精能力,需要通过卵胞浆内单精子显微注射(ICSI)受精。

(3)梗阻性无精子症的其他手术:因结扎引起的梗阻可行显微外科吻合术,较 ICSI 经济且成功率高;附睾梗阻可行附睾管 - 输精管吻合术;近端或远端输精管梗阻可行输精管 - 输精管吻合术;射精口梗阻可试行射精管囊肿切开 / 切除术,此手术有逆行射精、尿液反流等并发症风险;对于生殖器畸形或发育异常,如隐睾、尿道狭窄、尿道下裂、尿道瘘、尿道上裂等,具体应参照泌尿外科相关诊疗进行手术治疗。

4. 传统医学治疗　传统医学治疗男性不育症在我国有着悠久的历史。传统医学讲究辨证论治,根据望闻问切辨别患者的气血阴阳、表里虚实的异常,从而选择温阳、补肾、滋阴、益气、疏肝、活血、清利、化痰等方法进行治疗。除了中医药治疗外,针灸、推拿等方法亦可供选择。一些不明原因不育症,可尝试中医药补肾疗法等。

5. 助孕治疗

(1)宫腔内人工授精:对轻度少、弱精子症与性功能障碍的男性,通过手淫取精后,实验室将精液做优化处理后,制备高密度的精子悬滴,经宫腔内人工授精,可以明显提高受孕率。

(2)卵胞浆内单精子显微注射(ICSI):是对严重男性不育症的革命性治疗,是指在 IVF 助孕治疗过程中,通过显微操作技术选择单个形态正常的精子注射到成熟的卵母细胞浆内以帮助受精的方法,适用于严重少、弱、畸精子症,以及常规 IVF 受精失败的男性患者。

第三节　不孕症的评估和诊断

生育年龄妇女 35 岁以下无明确病因可期待 6~12 个月,仍不能受孕再进行不孕症相关检查,而对于 35 岁以上妇女,考虑到高龄伴随的生育力下降,建议期待 3~6 个月不能受孕尽早开始进行检查。有明确病因的夫妻,如女方月经失调、子宫内膜异位症、盆腔炎性疾病史或已知的生殖道畸形,男方的性生活障碍,或生殖道感染病史等,建议尽早开始生育力检查与评估。值得重视的是,生育关系到男女双方的因素,因此夫妻双方都应进行相应的检查与评估,以发现可能的不孕不育病因。

对不孕症的评估应有计划而且全面。通常从简单无创的检查开始,如阴道超声、精液分析、血清性激素测定等,进一步延伸到复杂有创的检查,如子宫输卵管造影、宫腔镜、腹腔镜、精子功能检查等。

一、不孕夫妇中女性的检查与评估

(一) 病史

夫妇双方首次就诊时应尽量提供完整真实的病史,包括性生活情况、月经史、孕产史、既往病史和就诊经历、治疗过程和结局等。

1. 性生活情况　对于生育障碍夫妻应关注性生活能否顺利完成以及性生活频率等,男方阳痿、早泄、勃起功能障碍等都可能是导致不孕症的原因。过度情绪紧张与精神压力也可能导致性生活不能顺利完成。有些夫妻由于性交疼痛而拒绝性生活,此类患者应注意检查是否存在先天性生殖道发育异常、生殖道急慢性炎症和子宫内膜异位结节等器质性病变。非洲一些偏远部落仍存在切割生殖器官的陋习,女性因为外生殖器损伤导致性交疼痛,从而不愿性生活。性生活过频与性生活间隔时间过长都可能对生育造成不利影响,一般建议每周 1~2 次。

2. 月经史　女性患者应详细询问月经情况,包括初潮年龄、月经周期、经期、经量、是否有痛经与末次月经时间。对月经不规律合并多毛、痤疮、肥胖等可能与 PCOS 有关,潮热出汗、月经周期缩短为卵巢储备功能不良的表现,极度消瘦,营养不良的女性可出现闭经。

3. 孕产史　原发性不孕与继发性不孕的病因构成有很大差异,对继发不孕患者应详细询问既往妊娠情况,是自然妊娠、促排卵妊娠还是通过助孕治疗获得的妊娠;既往有流产史者应详细询问是人工流产还是自然流产,流产时的孕周与终止妊娠经过等;有宫外孕病史者,应了解宫外孕发生的部位,治疗方式是手术治疗还是保守治疗,手术术式是行输卵管切除还是保留输卵管手术,手术时的盆腔情况和对侧输卵管情况,保守治疗使用的药物情况等;既往有分娩史的要详细了解分娩方式、分娩孕周、有无合并症,胎儿体重、性别、有无畸形、是否健在等信息。

4. **既往史**　询问是否有性传播疾病史,有无烟酒嗜好,有无盆腔手术史及绝育手术史,有无其他系统疾病及用药治疗情况,有无药物过敏史等。一些涉及骨盆区域的手术和放疗、化疗等都可能影响生育。如儿童期白血病接受大剂量化疗者,虽然白血病已治愈,但很多成年后出现闭经与不孕,其原因在于化疗药物可能损伤生殖腺,导致卵巢功能衰竭。一些全身性疾病如自身免疫性疾病(类风湿病和系统性红斑狼疮等)、慢性肾衰竭、未能控制的糖尿病等也可能通过干扰下丘脑-垂体-卵巢轴降低生育能力。

某些常用药物可能对妊娠与胎儿产生不良影响,因此备孕期妇女应详细询问是否存在合并用药。例如吩噻嗪和甲氧氯普胺可增加血清催乳素(PRL)的水平,抑制排卵;非甾体类抗炎药(NSAID)可能诱发卵泡未破裂黄体化综合征;器官移植后长期服用的免疫抑制剂也可能影响受孕。

5. **其他不良生活方式**　吸烟会损害生育能力,怀孕时吸烟会增加流产、胎儿宫内生长受限、子代儿童期阅读障碍的风险。酗酒也会降低生育能力,不仅急性酒精中毒会导致流产,长期少量饮酒也可能导致胎儿酒精综合征。某些毒品与麻醉剂都对生育有不利影响,如大麻可抑制排卵,孕期服用可卡因也可能导致流产和胎儿畸形。虽然目前还没有足够的证据表明咖啡因与女性不孕症是否有关,但是考虑到咖啡因对神经系统的兴奋作用,仍建议孕期避免摄入大量的咖啡因。

(二) 体检

常规的体格检查包括一般情况、全身检查、腹部检查和专科检查。一般情况包括身高、体重并计算体重指数(BMI),注意毛发分布(尤其是面部是否存在多毛)、痤疮情况。全身检查包括甲状腺有无增大或结节,乳腺发育情况及有无溢乳,是否存在其他部位躯体疾病等。腹部检查包括观察腹部是否有膨隆,有无手术瘢痕,压痛、反跳痛与肌紧张等。对于腹部的包块应结合盆腔检查判断包块的来源。妇科双合诊检查包括外阴发育状态、阴道、宫颈、子宫与附件情况,体型肥胖或双合诊不满意患者,可进行三合诊检查。

(三) 生殖专项检查

1. **经阴道盆腔彩色超声**　阴道超声简便安全无创,可以全面了解女性生殖系统发育,发现器质性疾病如先天性子宫发育异常、子宫肌瘤、卵巢囊肿、输卵管积水等,尤其是近年来经阴道三维彩色多普勒超声明显提高超声的准确性,但是超声检查作为一种声像学检查方法,仍存在一定的假阳性与假阴性。超声检查的另一个局限在于除了明显的输卵管积水外,不能确定不孕症妇女输卵管的通畅性,有超声专家提出通过超声下行输卵管通液检查,缺点在于不易显影,图像不清晰。

2. **输卵管通畅性检查**　不孕症重要的检查之一即为输卵管通畅性检查,尤其是继发不孕和男方精液检查正常者。阴道超声只能发现明显的输卵管积水,输卵管通畅性的首选检查方法为子宫输卵管造影(hysterosalpingography,HSG),具有显像清晰,创伤小,敏感性高等特点,但仍有一定假阳性与假阴性存在。宫腹腔镜是诊断子宫输卵管通畅程度的金标准,探查同时可以进行相应的手术治疗,缺点是费用昂贵,有创。

3. 排卵的评估 有排卵妇女会有规律的月经周期,月经不规律和闭经的妇女通常为稀发排卵或者无排卵。通过基础体温测定、动态超声监测、血清或尿中激素测定、子宫内膜活检等都有助于判断患者是否存在排卵障碍。基础体温测定方法简便,但结果受情绪波动、性生活等多种因素影响,准确性低。阴道超声是排卵评估最常用也是最准确的方法,可动态观察卵泡生长状态,以及卵泡最终是否消失,月经后半期卵巢内出现典型黄体回声可以判断有排卵,优点是简便无创安全,缺点是在一个月经周期中需多次进行。尿黄体生成素(luteinizing hormone,LH)试纸测试有助于初略判断排卵期,但是可能存在一定的误差。血清性激素测定也有助于判断是否有排卵,如月经周期 18~23 天血清孕酮 >3ng/ml 则可认为该周期有排卵,但激素检测不能鉴别卵泡黄素化未破裂综合征(luteinized unruptured follicle syndrome,LUFS)。月经来潮前子宫内膜活检观察到内膜呈典型分泌期表现也有助于判断是否有排卵,但为侵入性检查,比较少用。

4. 卵巢储备功能评估 女性不孕症应进行卵巢储备的评估,尤其是 35 岁以上的高龄妇女和需要进行助孕治疗的妇女。卵巢储备评估尚没有理想的指标,常用的包括窦卵泡计数(antral follicle counting,AFC)、基础性激素测定如血清卵泡刺激素(basal follical stimulating hormone,bFSH)和雌二醇(basal estrogen,bE_2)、抗米勒激素(AMH)等。AFC 被认为是目前最有价值的独立预测卵巢反应性的因素,可以在月经出血第 2~4 天或经性激素确定的卵泡早期时行阴道超声测定窦卵泡数量。bFSH 高提示卵巢储备功能不良已被广泛认可,近年的研究认为 bE_2 水平也可作为卵巢储备和预测卵巢刺激反应性的评估指标之一,对助孕治疗妇女的前瞻性研究发现,血清 bE_2>80pg/ml 病例存在明显升高的周期取消率和较低的妊娠率,而 bE_2>100pg/ml 的临床妊娠率几乎为零。值得注意的是部分 bE_2 高的患者 bFSH 水平无明显增高,可能的原因是卵泡早期高 E_2 水平反馈性抑制垂体产生 FSH,导致这种卵巢储备不良易被漏诊。AMH 的优势在于检测时间与月经周期无关,可在周期任何时间测定,简便可靠,缺点是费用较性激素测定高。

可疑卵巢储备功能降低的妇女,可通过克罗米芬刺激实验(clomiphene citrate challenge test,CCT)进行评估。其具体方法为月经周期的第 3~5 天开始,每天给予克罗米芬 50~100mg,连用 5 天,测定用药前后血清 FSH 和 E_2 水平,卵巢储备正常的妇女用药后 FSH、E_2 水平反应性上升,而储备衰竭者用药后变化不明显。

近年来实验室提出血清抑制素(inhibinB)、基因检测等也可应用于卵巢储备功能评估,临床中应结合患者实际情况及实验室技术水平综合考虑,也可选择多种检测指标联合应用,更准确评估卵巢储备功能。

(四) 其他特殊检查

1. 感染性因素检查 生殖道支原体与衣原体感染可导致上行性感染,引发盆腔急慢性炎症,导致不孕症,因此常作为不孕妇女常规的检查项目之一。但值得注意的是,存在支原体和/或衣原体感染并不能作为输卵管炎症与堵塞的直接证据,对输卵管通畅性检查仍建议首选 HSG。

2. 免疫功能的检查 对不明原因性不孕和有不良妊娠史(如复发性流产、两次及以上生化妊娠)的妇女可进行免疫功能检查,如抗心磷脂抗体(anti cardiolipin antibody,ACA)、抗精子抗体(anti sperm antibody,ASAb)、抗核抗体(antinuclear antibody,ANA)和同型半胱氨酸(homocysteine,Hcy)等。

3. 遗传学检查 原发不孕症与有不良孕产史(自然流产、胎儿畸形等)妇女建议夫妻双方行外周血染色体核型分析,对卵巢早衰与有遗传性疾病的妇女可以进行更为精确的基因检测。

二、不孕夫妇中男性的检查与评估

(一) 病史采集

对于不孕夫妻中的男性也应进行详细的病史询问,获得可能影响生育力的病史资料,重点应关注的信息包括:①既往生育能力,尤其是再婚或有多个性伴者;②生殖系统过往病史,如病毒性睾丸炎和隐睾症;③手术史,特别是涉及盆腔和腹股沟区域和生殖器的手术;④生殖器创伤;⑤感染如睾丸炎和尿道炎;⑥身体和性发育;⑦性生活状态与性习惯;⑧是否有暴露于放射治疗或化学疗法,尤其是近期有发热或热暴露,接触性腺毒性药物史者;⑨目前或近期药物史;⑩家族史,包括出生缺陷、智力低下、生殖障碍或囊性纤维化等。表 12-3-1 介绍了评估不育男性时应考虑的因素。

表 12-3-1 临床男性不育症史

1)不育史
性伴侣年龄,夫妇备孕时间长短
避孕方法 / 持续时间
妊娠史(目前的性伴侣)
治疗史、性伴侣治疗史 / 生育力评估
2)性生活史
性能力,性欲,润滑剂使用,射精,性交频率,手淫频率
3)生长发育史
睾丸炎,疝气,睾丸创伤睾丸扭转,感染(如腮腺炎),性发育,青春期发病
4)既往史
系统性疾病(糖尿病,肝硬化,高血压),性传播疾病,结核病,病毒感染
5)手术史
睾丸,疝,睾丸切除术(睾丸癌,扭转),腹膜后和盆腔手术,其他腹股沟、阴囊和会阴手术,减肥手术,膀胱颈手术,经尿道前列腺切除术
6)药物及环境接触史
促性腺激素,农药,酒精,可卡因,大麻滥用,药物(化疗药,西咪替丁,柳氮磺吡啶,呋喃妥因,别嘌醇,秋水仙碱,噻嗪类,β-受体阻滞剂和α-受体阻滞剂,钙阻滞剂,非那雄胺),有机溶剂,重金属,合成代谢类固醇,烟草使用,高温,电磁能辐射(治疗,核电厂工人)等
7)家族史
囊性纤维化,内分泌疾病,家族不孕
8)一般健康状况
呼吸系统感染,厌食症,视力障碍,肥胖

(二) 外生殖器检查

男性生殖器检查,检查项目包括外生殖器发育,睾丸体积,阴茎长度、有无隐睾、精索静脉曲张以及先天性输精管缺如,分泌物情况等。睾丸是精子发生的性腺器官,正常成年男性睾丸长 4cm,宽 2.5cm,体积约 20ml。先天性无精子症男性通常睾丸发育不良,体积小,质地硬,但睾丸大小不能作为判断有无精子的直接指标,对睾丸体积小的无精子症男性仍需通过睾丸活检来确定是否有精子存在(图 12-3-1)。睾丸衰竭常常伴发双侧睾丸肌张力降低,判断这种睾丸衰竭是原发性还是继发性通常结合血清 FSH 与睾酮(T)水平,原发性睾丸衰竭

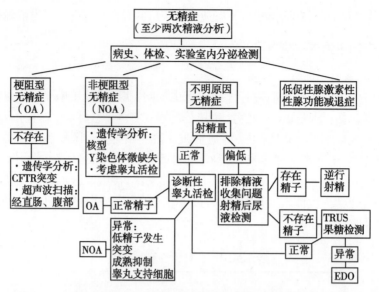

图 12-3-1 无精子症患者的诊断临床路径

患者血清 FSH 高,T 低。

附睾也应根据其大小和质地进行评估。健康的附睾质地较硬,阻塞的附睾体积增大,由于附睾液的浸润质地较软。附睾完全不存在或退化可能代表先天性双侧输精管及精囊腺缺如(CBAVD)。单侧或双侧先天性血管缺如可能导致少弱精子症或无精子症。附睾质地僵硬呈条索状多是由感染或创伤引起的后遗症。

体检是诊断精索静脉曲张的首选方法,具有 70% 的灵敏度和特异性,临床可以发现的精索静脉曲张可根据面积大小与程度进行分级。通过阴囊皮肤可观察到较大的可见静脉是Ⅲ级及以上精索静脉曲张的标志。

(三) 精液分析

常规精液分析包括:①精液的物理特性,如液化时间、黏稠度、pH、颜色和气味;②精液样本体积;③精子计数;④精子活力和运动能力;⑤精子形态;⑥白细胞定量;如果在精液样本中没有发现精子,应考虑取样错误的问题,特别是样品的总体积 <1ml 的情况下,应继续样本的果糖检测,以排除取出的样本为前列腺液,而不是精液。世界卫生组织(WHO)定义正常精液的标准随时代的变迁而更替,如表 12-3-2 所示。目前 WHO 对"正常精液"的定义(第 5 版)建议为:精子密度 $>15 \times 10^6$/ml,前向活动精子 >32%,正常形态精子 >4%。

精液分析前建议禁欲 3~7 天,时间过短与过长都可能影响检查结果的准确性,禁欲时间过短可能影响精子数量,而禁欲时间过长可能导致精子存活率有所降低。通过手淫收集样本时,应注意避免在容器外溢出,导致检测出精液量少。手淫取精时不能使用润滑剂和避孕套,以免影响检查结果。采集样本尽量在医院精液采集室内进行,如果在家里收集,样本应在保温条件下 30 分钟内送到实验室,样本运输过程中应尽量保持接近人体正常的生理温度。在分析前必须让样品液化 30~60 分钟。

精液分析虽然不能提供全面的精子功能方面的信息,不能笼统的以一次精液分析的结果武断的判定男性是否有生育力,但它作为男性生育力的初筛检查,可以提供精子生成功能、生殖道通畅状态,以及是否存在生殖道感染等信息。

常规精液分析也有一定的局限性,如不能反映精子核 DNA 完整性与精子功能,而且精液分析结果波动性很大,仅凭单次精液分析结果进行诊断是不恰当的,至少应间隔 1 周以上进行两次或两次以上精液分析,如果结果一致,可诊断;如果结果不一致性超过 25%,则需间隔一段时间后再行精液分析。精液分析应由受过专门实验室培训,掌握严格的男科实验室质量控制标准的专业技术人员进行操作,以提高检查结果的准确性。

两次以上常规精液分析发现的无精子症患者,除了常规生殖器检查排除各种发育异常外,还可以进行与生精功能相关的血清激素 FSH、LH、睾酮(T)测定,以及附睾和 / 或睾丸穿刺确定有无精子。严重少、弱精子症与非梗阻性无精子症者建议行外周血染色体核型分析与 Y 染色体微缺失检查。

表 12-3-2   世界卫生组织 WHO 定义正常精液的标准参数

精液参数	WHO 1992 年	WHO 1999 年	WHO 2010 年
容积	$\geqslant 2ml$	$\geqslant 2ml$	1.5ml
精液浓度	$\geqslant 20 \times 10^6/ml$	$\geqslant 20 \times 10^6/ml$	$15 \times 10^6/ml$
总精液浓度	40×10^6	40×10^6	39×10^6
总动力(% 活动)	$\geqslant 50\%$	$\geqslant 50\%$	40%
前进动力	$\geqslant 25\%$(A 级)	$\geqslant 25\%$(A 级)	32%(A+B)
活力(% 活性)	$\geqslant 75\%$	$\geqslant 75\%$	58%
形态	$\geqslant 30\%$(3)	14%(4)	4%(5)
白细胞数	$<1 \times 10^6/ml$	$<1 \times 10^6/ml$	$<1 \times 10^6/ml$

精子形态学检查是重要的监测指标之一,按照 WHO 第五版的标准,精子正常形态在 4% 以下才能诊断为畸形精子症。精液检查结果需结合患者的临床信息一起分析评估。白细胞计数异常在男性不育症中比较常见,其发生率在 3%~23% 之间,与生殖器感染有关。精液中白细胞增高,精浆中活性氧水平升高,往往合并抗精子抗体水平升高和精子功能缺陷。精子细胞涂片诊断为无精子症的患者,应将精液离心后置入高倍镜下检查 5~8 个视野,仍未发现精子者间隔 1 周以上,再次待精液液化后离心沉淀进行确诊。梗阻性无精子症最常见的类型为射精管堵塞(EDO),可疑 EDO 的患者可检测精液 pH 和精浆果糖含量,正常精液为碱性并含有果糖。

（四）其他辅助检查

1. **内分泌评估**   可疑男性因素不育者,尤其是当存在以下情况时,建议进行男性内分泌激素评估:①精子浓度 $\leqslant 10 \times 10^6/ml$;②勃起功能障碍;③精液量 $\leqslant 1ml$;④内分泌病或性腺功能减退的体征和症状。最基本的评估包括血清 FSH 和睾酮(T)水平,FSH 可以反映生殖细胞上皮和 Leydig 细胞状态,而血清 T 水平与男性性功能密切相关。与生精功能相关的激素还包括 LH 和泌乳素(PRL)。单纯的 FSH 升高,通常表示严重的生殖上皮细胞损伤。血清 FSH 和 LH 水平升高,同时 T 水平偏低或明显降低时,表明弥漫性睾丸衰竭,可能为先天性(如 Klinefelter 综合征)或其他获得性原因。FSH、LH 和 T 均处于低水平,可能为低促性腺激素性性腺功能减退。睾丸体积正常的无精子症男性,如果血清 FSH 水平大于正常范围上限的 2 倍以上往往提示精子发生障碍。

2. **遗传评估**   男性不育可能与各种遗传因素相关,包括染色体畸变、遗传改变和 Y 染色体微缺失。染色体畸变通过取外周血进行 G 带染色体核型分析来检查。遗传突变和

Y 染色体微缺失也可以通过聚合酶链反应（PCR）扩增外周血中的 DNA 进行基因诊断。表 12-3-3 总结了遗传评估的适应证和推荐检查。

表 12-3-3　男性不育症基因检测指征

临床现象	推荐检查
男性不明原因不育、精子浓度 <10×10⁶/ml（ART 患者）	Y 染色体微缺失和 G 带核型分析
男性无梗阻性无精症患者考虑 ART 睾丸取精	Y 染色体微缺失和 G 带核型分析
无精症或低精子症男性身体检查时至少有一侧输精管缺失	*CFTR* 基因突变分析
具有正常精子发生的无精子症男性（例如来源不明的阻塞性无精子症）	*CFTR* 基因突变分析
复发性流产史或个人/遗传综合征史	G 带核型分析

约 6% 的不育男性存在染色体异常，其发病率与精子数量呈负相关，精子数量越低染色体异常发生率越高，无精子症者染色体异常发生率高达 16%。Klinefelter 综合征简称克氏征，患者染色体核型为 47,XXY，睾丸常呈萎缩状，血清 FSH 水平明显升高，是不育男性中最常见的染色体异常类型。*CFTR* 基因又称囊性纤维化基因，位于 7 号染色体长臂，该基因突变也是相对比较常见的导致男性不育的遗传类型，在不育男性中发病率约 1.3%，根据突变区域长度不同，患者囊性纤维化程度不同。最近的数据表明，由慢性鼻窦炎、支气管扩张和阻塞性无精症（Young syndrome）组成的三联症患者也具有升高的 *CFTR* 突变风险。

Y 染色体的长臂和短臂分别与精子发生和睾丸发育有关。无精症因子（azoospermia factor，AZF）定位于 Y 染色体长臂远端第 5、6 区域，该区域缺失或表达异常可导致以无精子和精子生成障碍为表现的一种疾病。该基因区域又可以分为 AZFa、AZFb、AZFc 和 AZFd 四个非重叠子亚区，包含控制精子发生不同步骤的多个基因，这些亚区完全缺失或部分缺失可对男性生殖力造成不同程度的影响。通过基因检测可以发现这种 Y 染色体微缺失。最常见的类型是 AZFc 区域的 *DAZ* 基因缺失，通常导致无精子症。在无精子症男性中 15% 发现存在 Y 染色体微缺失，严重的少弱精子症（活动精子数 ≤ 10 000/ml）Y 染色体微缺失检出率为 6%，而在轻度少弱精子症（10 000/ml ≤ 活动精子数 ≤ 5 000 000/ml）患者中检出率为 1.7%。AZFa 和 AZFb 微缺失分别与生殖细胞发育不全和成熟停滞相关。检测出存在 Y 染色体微缺失的男性不育患者，考虑到存在的遗传缺陷对精子功能的影响，助孕治疗时应适当放宽行卵胞浆内单精子显微注射（intracytoplasmic sperm injection，ICSI）受精的指征。

3. 经直肠、阴囊和肾超声检查　对精液量低于 1.5ml，直肠指诊发现异常，射精障碍，性交痛和精液检查提示为无精子症的男性，建议行经直肠超声检查（TRUS）。TRUS 可以评估男性生殖形态，包括附属的精囊腺和射精管。先天性双侧输精管缺如（congenital absense of vas deferens，CBAVD）可以通过 TRUS 得出诊断。TRUS 结合阴囊超声可以准确探查睾丸的大小质地，与附睾、精囊腺等情况，有助于鉴别梗阻性（obstructive azoospermia，OA）和非梗阻性无精子症（non-obstructive azoospermia，NOA），对于阻塞性无精子症还有助于诊断梗阻的部位。

常规体检可检出 70% 的精索静脉曲张，彩色多普勒超声可以明显提高精索静脉的检出率和诊断的准确性，敏感性和特异性高达 90% 以上。最近研发的铅笔探头式多普勒（9MHz）听诊器比较小巧轻便，有助于诊断精索静脉曲张，但是不能精确地区分临床和亚临床精索静脉曲张，因此不能完全替代常规体检，只能作为辅助检查手段之一。

4. 核磁共振成像　近年来核磁共振成像（MRI）在男性不育的检查中应用越来越多，不仅盆腔 MRI 有助于诊断精索静脉曲张、精囊腺发育不全和隐睾等疾病，对于泌乳素异常增高和 / 或出现颅内异常症状（如头痛、视力障碍或弥漫性代谢紊乱等）的不育男性需通过垂体 MRI 检查垂体疾病。在性腺功能减退的男性中 25% 存在垂体异常。最近研发的核磁共振光谱分析不仅能从形态学诊断发育异常的疾病，还可以通过对组织器官进行代谢特征分析进行疾病分析。如 NOA 睾丸活检的睾丸组织标本进行光谱分析，根据支持细胞与生精细胞的代谢特征不同，可以诊断为支持细胞综合征（SCO）。不过这些检查尚处于研究阶段，最终确诊 NOA 的病理类型仍需要通过睾丸组织病理检查。

5. 精子功能的实验室检查　有 10%~20% 的不育夫妻常规检查未发现明确的病因，称为特发性不育症，对此类患者应进行精子功能相关检查。精子 DNA 碎片指数（sperm DNA fragmentation index，DFI）是判断精子核 DNA 完整性的检查，也是精子功能的重要检查指标，与生育力低与不良妊娠如流产有关。精子碎片形成可能是内部因素如细胞凋亡增加与氧化应激造成，也可能与外部因素如生殖道感染导致的白细胞增加有关。男方高龄、营养不良、药物滥用、环境农药暴露、烟草使用、精索静脉曲张、全身性疾病、高热、空气污染、生殖器炎症等都可能导致精子核 DNA 完整性降低，精子 DFI 升高。

以下情况建议对精子 DNA 完整性进行评估：①通过常规方法测定精液分析结果正常的不育男性；②配偶出现复发性自然流产者；③拟确定辅助生殖技术方案的患者。用于测定精子 DNA 碎片率的常见方法包括转移酶介导的 dTUP 缺口标记（TUNEL）、彗星法、吖啶橙实验和 SCSA（精子染色质结构测定）等。其中 TUNEL 技术是最常用的检测方法，对 DNA 碎片的检出率最高，因为它结合酶化学和免疫组织化学技术，使用荧光显微镜或流式细胞术直接观察 DNA 片段化，能够准确识别精子 DNA 中的所有内源性断裂。

抗精子抗体（AsAb）形成的危险因素包括生殖器感染、各种睾丸创伤或手术活检、隐睾、热激反应和各种原因导致的睾丸外导管系统阻塞等。AsAb 不仅可以通过影响精子质膜引起精子凝聚，降低精子的运动性，还可能通过与精子结合形成复合物，影响精卵的相互作用与受精，导致精子功能障碍，从而造成不孕。

6. 睾丸活检　对无精子症或重度少精子症的患者建议行睾丸活检，以通过睾丸的组织病理学检查判断精子异常是由于阻塞性原因，还是生精功能异常所导致的。无精子症的常见病理类型分为具有正常精子发生的阻塞性无精子症，精子生成障碍，生殖细胞成熟阻滞，生殖细胞发育不全（又称唯支持细胞综合征）。睾丸活检的方法包括细针穿刺抽吸与睾丸切开显微外科取精等。对于诊断性睾丸活检一般通过细针穿刺，抽吸的睾丸组织样本置入固定液，如 Bouin、Zenker 或戊二醛中用于镜下观察，固定液应避免使用甲醛以避免其对细胞组织结构的破坏影响诊断结果。值得注意的是，睾丸穿刺活检为有创性检查，可能发生严重的出血损伤，甚至发生睾丸血肿，穿刺后需加压包扎，避免重体力劳动与剧烈运动，同时禁性生活 2 周以上。

男性不育症可能造成 40% 以上的夫妻无法怀孕,不应被低估。完整详细的病史、全面的体格检查、准确的精液分析和补充精子功能检查等,是获得正确诊断和确定最佳治疗策略的关键。但是,精液参数在正常参考区间不能说明男性一定具有生育能力,不在正常参考区间也不能武断的诊断患者不具有生育能力,精液分析的结果需结合患者的临床资料进行分析。对不明原因的男性不育可结合 DFI、AsAb 和精子顶体酶活性等精子功能检查。有研究提出应用蛋白组学、转录组学和代谢组学的方法更加全面系统的评价精子的生化功能。严重的少弱精子症和无精子症男性还应结合生精功能检查与遗传学检查,必要时进行基因检测,以便对不育夫妇进行遗传评估与咨询,分析对后代的影响并选择适当的助孕治疗方案。

第四节　人类辅助生殖技术

辅助生殖技术(assisted reproductive technology,ART)是指运用医学技术和方法对配子、合子、胚胎进行人工操作,帮助精子和卵子相互结合受精,以达到受孕目的的技术。这种技术不仅可以用来解决不孕不育或者低生育能力夫妇的生育问题,还可以用于防止携带遗传性疾病的患儿出生。1978 年 7 月 25 日,随着世界首例试管婴儿 Louise Brown 的诞生,揭开了人类辅助生殖技术(ART)研究的序幕;1984 年,第 1 例冰冻后复苏的胚胎移植婴儿诞生;1990 年,首例卵裂球活检后胚胎移植婴儿诞生;1992 年,首例卵胞浆内单精子显微注射(ICSI)受精后胚胎移植婴儿出生。此后,伴随着相关技术方法的发展和进步,ART 已获得了长足的进步,目前世界上已有超过 400 万的孩子通过该技术出生,技术发明人 Robert Edwards 博士也因此获得了 2010 年度诺贝尔生理学与医学奖,ART 对于人类的重要意义得到了充分的肯定。在我国生殖医学工作者的共同努力下,我们的 ART 技术在近 30 年里也得到了飞速的发展。

一、辅助生殖技术的发展史

早在 200 多年前,英国医师 John Hunter 把一名尿道下裂畸形男性的精液收集后再注入其夫人的阴道内,获得成功妊娠,开启了人类辅助生殖技术的序幕。此后有一个漫长的阶段,ART 一直停滞不前,直到 1860 年,美国纽约州医院宫腔内人工授精获得成功。1953 年,Bunge 和 Sherman 首次报道使用冷冻精液解冻后人工授精成功妊娠。20 世纪 70 年代 ART 技术的研究和临床应用发生了质的飞跃,英国的胚胎学家罗伯特·爱德华兹(Robert Edwards)和妇科医师帕特里克·斯特普托(Patrick Steptoe)密切合作,经过近二十年的不懈努力,终于使体外受精 - 胚胎移植(in vitro fertilization and embryo transfer,IVF-ET)技术在临床获得成功。1978 年 7 月 25 日,世界上第一例试管婴儿诞生在英国曼彻斯特市郊奥德姆总医院里,成为人类辅助生殖技术的里程碑。此后 IVF-ET 技术在各国蓬勃展开,1980 年澳大利亚、1981 年美国试管婴儿也陆续诞生。1985 年 4 月 16 日,我国台湾省出生第 1 名试管婴儿,1988 年 3 月 10 日在北京大学附属第三医院,大陆首个试管婴儿诞生。随后首例赠胚试管婴儿于 1988 年 6 月在原湖南医科大学诞生。

随着医学的进步,IVF-ET 技术不断得到衍生和发展。冷冻技术在中国生殖医学的应用发展始于 20 世纪 80 年代。1981 年,中国首个人类精子库在原湖南医科大学创立,并于 2004 年向社会公开开放自存精子服务。1995 年 2 月,中国首例冷冻复苏胚胎的试管婴儿诞生。随着女性生育年龄的推迟、癌症患者的增加与年轻化,女性生育能力保存的需求也日益增加。卵子和卵巢组织冷冻等技术逐步应用于临床。2006 年 1 月,我国首例、国际上第 2 例"三冻(冻卵、冻精、冻胚胎,再解冻移植入母体子宫内)"试管婴儿在北京大学第三医院诞生。

1992 年,比利时 Palermo 等通过单精子卵母细胞浆内显微注射(intracytoplasmic sperm injection,ICSI)技术使严重的少弱精子症男性精子成功受精,并诞生了人类首例 ICSI 婴儿。1996 年 10 月 3 日,我国首例 ICSI 试管婴儿在中山大学附属第一医院生殖医学中心诞生。ICSI 成为治疗男性不育症的一大突破,是首个未经动物试验用于临床的实验技术。

1989 年,英国的 Handyside 首先将植入前遗传学诊断(preimplantation genetic diagnosis,PGD)技术应用于临床,并于 1990 年获得健康婴儿。中国首例 PGD 试管婴儿于 1999 年在中山大学附属第一医院完成。随着荧光原位杂交(FISH)技术在植入前诊断染色体非整倍体及胚胎性别检测中获得成功后,多重 PCR、荧光 PCR 和多色 FISH 等技术,特别是 1999 年以来开展的间期核转换(interphase nuclear conversion)、全基因组扩增(whole genome amplification,WGA)、比较基因组杂交(comparative genomic hybridization,CGH)和新一代高通量测序技术(next generation sequencing,NGS)技术相继用于 PGD,促进了该技术的应用和发展。目前中国有 20 余家 PGD 中心能够进行相应的研究和临床应用,技术水平达到国际先进水平。

目前,全国已经有百余个生殖医学中心能够开展常规 IVF-ET 技术,且能保持稳定的成功率。中国 ART 衍生技术的应用范围和技术水平已接近国际先进水平。人类对生殖干细胞的深入研究使 ART 技术得到进一步的发展。但是,辅助生殖技术面临大量伦理、社会和法律问题的约束与挑战,故而需要严格管理和规范。

二、常见辅助生殖技术

目前,国际上对于辅助生殖技术(ART)有不同的解释,但根据我国原卫生部的相关定义,人类 ART 包括人工授精(artificial insemination,AI)和体外受精-胚胎移植(in vitro fertilization and embryo transfer,IVF-ET)及其衍生技术两大类(图 12-4-1)。IVF-ET 衍生技术包括卵胞浆内单精子显微注射(ICSI)、胚胎冷冻与复苏、植入前胚胎遗传学诊断(PGD)等。

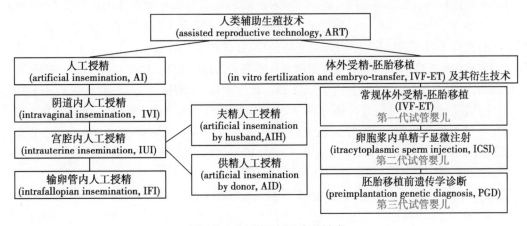

图 12-4-1 常见辅助生殖技术

1. 人工授精 人工授精（AI）即使用人工的方式将精液注入女性体内以取代性交途径使其妊娠的方法，发展至今已有 200 多年历史，中国是在 20 世纪 90 年代才开始应用。按照不同授精部位，分别称为阴道内人工授精（IVI）、宫颈管内人工授精（ICI）、宫腔内人工授精（IUI）和输卵管内人工授精（IFI）。根据精子来源分为夫精人工授精（AIH）和使用自愿献精者精液的供精人工授精（AID）。

AI 对于女方的身体状况要求较高，需要女性生殖道通畅及内分泌功能正常。AIH 适用于夫妻性功能障碍，或者至少一方生殖器异常不能完成性生活，或丈夫精液中精子数量少、运动能力差、精液液化异常时，或女方宫颈黏液异常造成精子无法通过，排卵障碍，免疫性不孕等。AID 适用于男方无精子症和 / 或严重的少弱畸精子症，男方存在可能遗传的常染色体显性遗传病，和 / 或男女双方存在同一常染色体隐性杂合体，可能遗传后代的情况，AID 精液必须来源于获国家批准的正规人类精子库。

目前最常用且较安全、经济的是使用丈夫射出精液行宫腔内人工授精（IUI）。接受 IUI 的女方基本条件是至少要有一侧输卵管通畅，有排卵或经药物诱导有排卵，而男方精液也需达到一定的质量。IUI 的成功率与许多因素有关，如不孕年限、不孕的病因，以及授精的时机等，通常临床上通过阴道 B 超卵泡监测结合血或尿激素测定确定排卵和行 IUI 的时机。由于自然周期排卵时机不易把握，有学者提出采用促排卵药物联合 IUI 提高妊娠率，但促排卵对女性的卵巢、乳房、子宫内膜可能存在潜在的不利影响，并可能增加多胎等风险，对月经规律有排卵的女性建议慎用。

2. 体外受精 - 胚胎移植 体外受精 - 胚胎移植（IVF-ET）是指将人类的精子和卵子在体外培养环境中结合受精，形成早期胚胎再移植回女方子宫内以获得妊娠的技术，也称试管婴儿技术。此项技术适用于女方盆腔和 / 或输卵管病变导致的精卵结合障碍，子宫内膜异位症，药物治疗失败的排卵障碍，男性少、弱精子症，不明原因性不孕等。

IVF-ET 包括控制性超促排卵（controlled ovarian hyperstimulation，COH）、取卵、体外受精和培养、胚胎移植 4 个阶段。自然情况下女性每月仅有一个卵母细胞发育成熟并排卵，排卵时机也不易掌握，为提高助孕治疗成功率并更好地把握时间，现多采用控制性超促排卵方案，药物诱导多个卵泡同步发育，以一次获得多个成熟的卵母细胞。取卵通常在阴道超声引导下经阴道穹窿穿刺进行，通过细针抽吸卵母细胞，移入胚胎实验室。体外共培养是将穿刺获得的卵母细胞与处理后的精子悬滴结合受精，体外模拟早期胚胎在体内生长发育的环境，进行细胞培养，以获得具有生长潜能的胚胎的方法。一般体外培养 3~5 天后选择优质的胚胎移植回女方子宫腔内，同时使用黄体支持药物，以获得成功妊娠。

临床常用的 COH 方案包括促性腺激素释放激素激动剂（GnRHa）方案、GnRH 拮抗剂方案与微刺激方案等，目前国内应用最广泛的是黄体中期 GnRHa 长方案，通常包括 3 个基本步骤：①在前一个月经周期的黄体中期开始使用 GnRHa 进行垂体降调节，目的是为了防止卵泡发育时内源性 LH 上升所导致的提前排卵，完全垂体降调节一般需要 10~14 天；②降调节完全后给予促性腺激素（gonadotropin，Gn）促排卵治疗，常用药物包括基因重组人卵泡刺激素（recombinant FSH，r-FSH）和尿源性促排卵素 HMG 等，通常用药 9~12 天，药物剂量和类型根据卵巢反应性、超声监测的卵泡发育和血清性激素水平进行调整；③当出现 3 个直径为 18~20mm 的优势卵泡或 14mm 以上的卵泡数超过一半以上时给予 hCG，诱导卵泡最后成熟，34~36 小时后取卵。

3. **卵胞浆内单精子显微注射** 卵胞浆内单精子显微注射（ICSI）是通过显微操作将单个精子注射入卵母细胞胞浆内，从而使精子和卵子被动结合受精的技术。该技术使精卵细胞越过自然结合受精过程，而通过实验室人员人为操作促进精子与卵子相互融合受精，目前已经广泛应用于临床。

ICSI 的适应证有：①严重的少、弱、畸精子症：精液中有一定数量活力及形态正常的精子是保证精卵自然结合受精的前提，严重的少弱畸精子症精子不具备穿透卵母细胞透明带使卵子受精的能力时，选择 ICSI 是最佳治疗方案；②不明原因的常规体外受精失败史：对于既往 IVF 存在常规受精失败或受精率低于 30% 的患者，再次进行 IVF 治疗时通过 ICSI 受精，可显著提高卵子利用率与助孕成功率；③睾丸或附睾精子：梗阻性无精子症患者可通过睾丸或附睾穿刺获取精子细胞，但往往数量极少，不具备自然受精的能力，通过 ICSI 技术能帮助这些男性获得自己的后代；④需要用 PCR 技术诊断的 PGD 周期：由于单细胞 PCR 技术难度大，准确性要求高，为了避免 PCR 扩增时颗粒细胞或精子细胞导致的污染，建议采用 ICSI 选择单个精子受精。

相比常规的 IVF-ET，ICSI 极大地降低了对精子数量、活力及受精能力的要求，使长期以来一直困扰临床的重度少精、弱精、畸精、阻塞性无精等男性因素不育，以及不明原因的 IVF 受精失败获得了有效的治疗手段。但是，ICSI 是一种侵入性治疗，对子代存在着一定的风险，因为 ICSI 所使用的精子越过了自然受精的屏障，并且在操作中可能损伤到卵母细胞骨架结构或减数分裂中的纺锤体，其安全性仍受到普遍关注。ICSI 技术使既往不能生育的男性获得生育自己后代的机会，也相应增加了将男性 Y 染色体微缺失等遗传风险传递给子代的机会，因此临床上对 ICSI 技术仍应严格把握适应证。

4. **胚胎植入前遗传学诊断和胚胎着床前遗传学筛查** 胚胎植入前遗传学诊断（PGD）是指在 IVF 体外培养时，对具有遗传风险患者的胚胎进行植入前活检和遗传学分析，以选择正常的胚胎植入宫腔，从而获得健康后代的方法。PGD 检测物质主要是桑葚胚期的 1~2 个全能胚胎干细胞或者囊胚期的 3~5 个胚胎滋养层细胞，常用检查方法包括聚合酶链反应（PCR）和荧光原位杂交（fluorescence in situ hybridization，FISH），PCR 可以检测胚胎性别和单基因遗传病，FISH 常用于染色体疾病。

PGD 的适应证包括：①性染色体遗传病如甲型血友病、肌营养不良、脆性 X 综合征等；②常染色体病如相互易位、罗氏易位等；③单基因相关遗传病，如囊性纤维病、遗传学耳聋、地中海贫血等。

胚胎着床前遗传学筛查（preimplantation genetic screening，PGS）是针对高龄（女方年龄大于 38 周岁）、复发性流产（不明原因孕早期自然流产次数 >2 次）、反复胚胎植入失败（3 次及以上移植高质量胚胎而反复出现着床失败）的患者，在胚胎移植前进行遗传学筛查，去除染色体异常的胚胎，选择染色体正常的胚胎进行移植以获得成功妊娠的方法。

用于 PGD 和 PGS 的胚胎活检：①极体活检：即收集卵母细胞排出的极体进行 DNA 监测，优点是不会影响卵子的正常发育与受精；其缺点是不能对父源性的染色体异常进行分析。②卵裂球期活检：该方法的缺点是胚胎在卵裂阶段发生嵌合体可能性很高，单个卵裂球的检测分析结果并不能代表整个胚胎的情况，误诊或漏诊比例高，目前较少用。③囊胚期活检：目前最为常用的方法，优点是此时期细胞数较多，可获得较多细胞样本，检出率高，其不足之处在于能发育到囊胚阶段的胚胎数量相对较少，而且被活检的滋养外胚层细胞不来源于以后组成胚胎的内细胞团。

PGS 的使用也是一把双刃剑：一方面对于高龄、反复自然流产和着床失败的患者，通过 PGS 选择染色体正常的胚胎进行移植，可使 IVF 后自然流产率从 23% 下降到 9%，着床率从 10.2% 增加到 22.5%；但另一方面，PGS 前囊胚培养减少了可利用胚胎个数，胚胎活检技术存在对胚胎内细胞团损伤和远期健康的风险，因此临床仍应根据个体情况进行综合考虑。由于 PGD 可以明确胚胎性别与其他由特定基因调控的特征信息如肤色、长相等，PGD 的临床应用还面临很大的伦理挑战。

5. 配子、胚胎及性腺组织冻融技术　冷冻技术不仅使长期保存生殖细胞或性腺组织成为可能，还能为肿瘤患者手术、放化疗前，特殊工作环境就业人群以及目前不想生育却担心将来可能遭遇生育能力下降的人群储存生育力。胚胎、配子的冷冻保存是人类 ART 中的重要环节，包括胚胎冻存、精子冷冻、卵母细胞冻存及卵巢、睾丸组织冻存等，其中胚胎的冷冻与复苏是明确要求每个生殖中心必须掌握的技术。具体内容参见本章第五节"人类生育力保存现状及意义"。

6. 囊胚培养及移植　传统的 IVF-ET 通常选择卵裂期（体外培养 3 天）胚胎进行移植，然而，其着床率低以及多胚胎移植导致的多胎率高的问题始终困扰着生殖医学界；而囊胚期（体外培养 5~7 天）的胚胎是经过了人类胚胎发育瓶颈阶段的自然筛选后的胚胎。囊胚包括内层和外层两层细胞，内层细胞又被称为内细胞团，植入后会继续发育成胎儿部分，外层细胞被称为滋养外胚层，将进一步发育成胎盘。

囊胚移植较传统卵裂期胚胎移植有以下优势：①囊胚期胚胎与子宫内膜发育更同步。在孕激素的作用下，子宫内膜的同步发育形成种植窗是胚胎着床的先决条件。囊胚在体外培养 5~7 天，胚胎发育与子宫内膜"种植窗"同步，胚胎种植率高，同时异位妊娠发生率明显降低。②因囊胚着床率高可选择单囊胚移植，降低多胎发生率，有利于降低妊娠期并发症的发生率。③囊胚培养可以筛选更具"活力"的胚胎，淘汰没有发育潜能的胚胎，最终选择更优质的胚胎进行移植。④对需要进行 PGD 或 PGS 的病例，可直接对囊胚的滋养层细胞进行活检，此时细胞数较多，为活检提供了较多的细胞来源，进而提高了诊断的准确性。⑤囊胚的抗冻性强：囊胚细胞数目多（可达 100 个以上），尤其是滋养外胚层细胞，冷冻复苏后损伤的修复能力强，对胚胎的发育潜能影响小。

但临床研究显示，对于高龄、反复 IVF 失败、卵巢储备功能不良的患者，常常出现囊胚培养失败，无可移植胚胎的尴尬局面。此外，有研究报道囊胚移植后单卵双胎发生率较自然妊娠明显升高。因此是否进行囊胚培养仍需综合临床实际情况全面权衡后再行选择。

7. 其他

（1）卵母细胞体外成熟（in vitro maturation，IVM）：IVM 是指在不经过超促排卵或应用少量促性腺激素后从卵巢中获取未成熟的卵母细胞，在适宜的条件下进行体外培养，使卵母细胞成熟并具有受精能力的技术。既往 IVM 技术主要针对的是一些顽固的多囊卵巢综合征、卵泡发育迟缓和卵子成熟障碍的患者，近年来，部分生殖医学家提出通过 IVM 解决卵巢组织和未成熟卵的冷冻保存后的应用问题，对恶性肿瘤患者解决生育问题和对高龄妇女建立卵母细胞库有重大意义，但现在仍处于研究阶段，未能广泛应用于临床。

（2）人类卵母细胞的胞质置换与核移植：随着年龄的增长，女性的生育能力逐渐下降，尤其到了 35 岁后，不仅卵母细胞数量急剧减少，质量也明显下降，同时染色体非整倍体率显著增加，营养卵母细胞的细胞器能量不足，受精卵生长潜能低下。有研究提出将携带遗传物质的细胞核从高龄妇女的卵母细胞中分离出来，与去除细胞核的年轻女性卵细胞胞质进行融合，重建后的卵母细胞经过体外培养使其成熟，然后通过 ICSI 辅助受精发育成胚胎，再移植回高龄妇女的子宫腔，这就是卵浆置换技术（germinal vesicle transfer, GVT）。该技术可能改善卵巢反应不良患者、尤其是高龄患者的卵母细胞生长潜能，改善胚胎质量从而提高妊娠率，但由于胞质对胚胎发育的作用机制尚未完全阐明，以及提供胞质的供者线粒体 DNA 可能带入受者基因组的伦理问题，其临床应用有待于进一步研究。

（3）辅助孵化（assisted hatching, AH）：透明带是包绕卵母细胞外层的无细胞结构，在卵泡早期发展阶段产生，由糖蛋白、糖类、透明带特异蛋白组成。精卵结合受精形成受精卵后，从透明带中孵出才能植入子宫内膜，而部分受精卵透明带较厚，或冷冻后透明带增厚，均可能影响胚胎着床，因此胚胎学家在移植前通常进行辅助孵化。AH 是指利用物理或化学的方法，人为地在胚胎的透明带上制造一处缺损或裂隙，有利于胚胎从透明带内"破壳"而出，或使透明带溶解消失，以达到帮助胚胎孵化，提高胚胎着床率和妊娠率的目的。目前实验室常用的 AH 方法大体分为透明带打孔、透明带薄化、透明带去除等。在决定某个胚胎是否需要进行 AH 时，通常考虑的因素包括：母体的年龄、bFSH 水平、IVF 治疗史、胚胎自身质量、胚胎自身发育速度、透明带的厚度、均匀度以及形状等。

三、辅助生殖技术的意义及风险

据世界卫生组织（WHO）评估，每 7 对夫妇中约有 1 对夫妇存在生育障碍。在我国，2010 年流行病学调查表明不孕症者占已婚夫妇人数的 10%，比 1984 年调查的 4.8% 增加一倍多，因此 ART 技术的发展与应用具有重大的社会意义。

首先，受中国传统的传宗接代观念影响，多数家庭盼子心切，使不育夫妇承受着极大的心理压力，甚至引发离异、婚外恋之类家庭乃至社会的问题。ART 的直接效应是使不育夫妇实现生育的愿望。其次，对于某些要求保留生育力的特殊人群，可以通过 ART 技术进行精子、卵子和胚胎，甚至卵巢组织或睾丸组织的冻存来进行生育力的保存。如从事高危职业、长期接触放射线或有毒物质的男性及需要进行睾丸、附睾手术或放疗、化疗的患者，可事先将他们的精子冷冻存储。第三，ART 有助于实现优生优育，保证国家人口素质。目前已发现人类遗传病约 4 000 种，人群中约 1/3 的人存在遗传缺陷。有遗传缺陷的育龄夫妇，可以通过 PGD 等方法，切断导致遗传病发生的缺陷基因或异常染色体在后代的传递，生育健康婴儿。此外，ART 还是人类生殖过程、遗传病机制、干细胞定向分化等研究课题的基础，ART 的临床应用，会为这些课题的深入研究积累经验，创造发展条件，推动医学及生命科学的不断发展进步。

1978 年世界上第一例试管婴儿诞生至今，全世界已有超过百万的婴儿通过辅助生殖技术（ART）诞生。总体而言，ART 过程是安全有效的，然而作为一项医疗技术，辅助生殖技术仍存在一定的风险。ART 的近期风险有多胎妊娠、卵巢过度刺激综合征（ovarian hyperstimulation syndrome, OHSS）、采卵后发生的出血、盆腔感染等。有资料报道，自然妊娠双胎发生率为 1/90,三胎妊娠发生率为 1/8 100;而 ART 的多胎妊娠(双胎及以上)发生率高达 20%~35%,由此导致了一系列妊娠相关并发症的增加,包括多胎妊娠孕妇合并妊娠期高血压疾病、妊娠糖尿病、产后出血等风险明显增加,多胎妊娠引发的流产、胎儿生长受限、早产及新生儿病死率明显高于单胎妊娠。

OHSS 是 ART 进行卵巢刺激时所发生的一种医源性疾病,是 ART 最常见且最具潜在危险的并发症。OHSS 常常出现卵巢增大、腹痛、腹胀、呼吸困难等,严重者可能出现卵巢的扭转或破裂、血液浓缩、血液的高凝状态导致血栓形成、肝肾功能损害,极重者可能因为呼吸循环衰竭危及生命。

辅助生殖技术的近期并发症是比较容易发现的,但其对母体和子代的身体发育、健康可能存在的远期风险仍需要长期密切关注。

四、生殖生物学研究的未来

生殖生物学和医学领域的发展几乎是革命性的,不仅发现了调控男性和女性生殖功能的新途径,确定了以前未被认识的不孕不育遗传因素,还揭示了性腺干细胞在再生医学与基因治疗领域的惊人潜力。

第一个创造性的研究是关于有效安全且可逆的男性避孕药相关的研究。相对于女性避孕药的广泛应用,男性避孕药仍处于研究阶段。女性口服避孕药为甾体激素类,用于男性避孕可能导致肥胖、影响性功能,极大地限制了激素类避孕药在男性的应用。有研究提出将调控精子运动与精卵结合受精过程的关键蛋白与酶类作为靶向目标,研发相应的男性避孕药;也有研究提出针对睾丸支持细胞和影响生殖细胞黏附的药物,可能为男性避孕提供新的方法和途径。

男性不育的遗传学研究也取得了一定进展。有研究报道在部分严重少弱精子症男性中,存在生殖细胞特异性基因 KLHL10 的错误表达和剪接突变,提示该基因表达异常可能与严重少弱精子症有关;对畸形精子症患者的研究发现泛素 - 蛋白酶体和凋亡相关基因表达异常。对精子发生过程中参与减数分裂的关键基因进行遗传学检测与分析,开发针对精子遗传缺陷病因诊断的无创非侵入性检查,也具有非常好的应用前景。

生殖干细胞研究也是近年来的研究热点之一,如精原干细胞的研究为某些恶性肿瘤患者提供生育的希望。成年男性发生恶性肿瘤,可以在放化疗前取出精子进行冷冻保存以保存生育力,而儿童肿瘤(如白血病)需化疗时,由于儿童不能通过射精获取可低温保存的成熟精子以保存生育力,对这类患者,在毒性暴露前通过睾丸活检获取精原干细胞,肿瘤治疗结束后进行干细胞移植可能为保存生育力提供最后的希望。值得警惕的是,有些恶性肿瘤细胞存在于生殖干细胞内,体内移植可能导致已治愈的恶性肿瘤复发。而且人类生殖干细胞缺乏确定标记,纯化和移植还存在很多技术性困难。希望在不久的将来进一步的研究和努力可以克服技术上的限制,将生殖干细胞移植更安全有效的应用于人类,让这些特殊人群也能有生育的希望。

干细胞研究还可以用于纠正各种衰老疾病,有助于很多疾病开发新的基于干细胞的疗法,并推进遗传疾病的基因治疗。

第五节　人类生育力保存现状及意义

一、人类生育力保存的现状

当今社会,随着经济飞速发展、生存环境的恶化及社会竞争愈发激烈,人类生育力整体呈下降趋势。越来越多的女性出于学业、工作和生活压力选择晚婚、晚育,在高收入、高学历、高职位的城市职业女性中这种生育延迟现象尤为明显。2010年美国的流行病调查显示20%的妇女在33岁后初次生育,比20年前的比例增高将近2倍。我国第六次人口普查数据显示,2010年女性平均生育年龄为29.13岁,这个数据比2000年推迟了2.82岁。女性的生育力与年龄直接相关,22~30岁生育力最高,30岁以后开始下降,35岁以后生育力降低更明显,仅为25岁时的一半,大于40岁后生育力剧减,各种生育障碍如不孕症、流产、胎儿畸形和妊娠期母婴并发症的发生率均明显增加。因此,对于欲延迟生育或卵巢储备功能减退的女性,如何有效呵护生殖健康和保存生育力具有重要意义。

对于男性而言,尽管年龄与生殖功能的关系不像女性那么明显,但也存在年龄相关的睾丸功能、精液质量的下降和生育力降低。Kidd等研究显示,当男方年龄增长至50岁时,精液体积可能较30岁时减少3%~22%,精子活力下降3%~37%,正常形态精子比例减少4%~18%,妊娠率相对下降23%~38%。在矫正女性年龄对生育的影响后,男性高龄(>40岁)是发生自然流产和子代自闭症的独立危险因素。高龄男性对生育和子代的影响需要进一步关注和重视。

此外,肿瘤患者的生育力保存也是近年来广泛关注的热点问题。由于医疗水平的不断进步,肿瘤手术及放化疗方法的不断完善,现今恶性肿瘤患者的预后得到了明显改善,然而手术及放化疗就像一把双刃剑,在治疗肿瘤,特别是生殖道恶性肿瘤的同时,也可能导致患者生殖内分泌功能受损、生育力的丧失。越来越多的年轻患者仍有保留生育的迫切愿望。2006年,美国临床肿瘤协会发表了第一个肿瘤患者保留生育力诊治指南,明确提出:医师在为生育年龄的肿瘤患者制订治疗肿瘤方案前,应当明确告知其存在不孕不育的可能。对于年轻有生育要求的肿瘤患者,如何力求最大限度地保留生育力,是肿瘤医师、生殖医师和妇产科医师共同关注的问题。近年提出的肿瘤生殖学(oncofertility)得到了越来越多学科医师和患者的关注,其核心是在保证疾病治疗的前提下更加有效地保护患者的生育力,实现延迟生命和保存生育力的最大平衡。

二、生育力保存的概念及适宜人群

生育力保护(fertility preservation)是指使用手术、药物或辅助生殖技术等对存在不孕不育风险的人群提供帮助,保护其生殖内分泌功能与生育力。

生育力保存主要适用于以下人群:

1. 生殖道恶性肿瘤患者　生殖道恶性肿瘤发病部位均为生殖器官,这类患者治疗后不可避免地出现生殖功能受损或丧失。如卵巢癌术后切除卵巢直接导致生育细胞的减少与缺失;输卵管癌术后缺失输卵管无法完成精卵的配送和受精;子宫内膜癌术后大剂量孕激素治疗影响胚胎着床;阴茎癌或睾丸恶性肿瘤需切除睾丸,直接导致生育力的丧失。这部分患者可选择在治疗前进行生育力保存,特对是对于渴望生育的年轻肿瘤患者,应综合考虑患者年龄、婚姻状况、孕产史、治疗前卵巢储备功能、肿瘤的组织学诊断和治疗方法等多方面的情况,根据患者的意愿制订出个体化的治疗方案。

2. 恶性肿瘤接受放、化疗患者 大量数据证明化疗及放疗对女性卵巢的结构、功能均可造成严重甚至不可逆的损害。研究显示,约 1/3 女性患者在放化疗后出现不同程度的卵巢功能减退。化疗药物可以破坏卵巢血管、使卵巢间质出现纤维化,卵巢萎缩甚至功能衰竭。对男性患者化疗药物可部分或全部杀死睾丸各级生精细胞,造成精子数量减少和(或)活力降低。放疗对性腺的损伤主要取决于接受放射线量及时间长短。如因工作或治疗需要接受大剂量或长期低剂量的放射线辐射,可破坏性腺,导致纤维化样改变,使得生殖功能下降。因此,在接受放、化疗前,如患者有强烈生育愿望,可考虑行生育力保存。

3. 自体免疫性或血液系统疾病的患者 某些自身免疫性或血液系统疾病,如白血病、淋巴瘤、恶性组织细胞病等,患者在接受大剂量化疗 / 放疗后,有生殖功能丧失的风险,可考虑治疗前行生育力保存。

4. 妇科手术患者 传统的妇科根治性手术切除女性子宫和双侧附件,直接导致生育功能的丧失。即使在良性妇科疾病的治疗中,卵巢部位手术如卵巢囊肿剥离术也可导致卵巢皮质受损,术中双极电凝的不当使用影响卵巢动脉及侧支循环血管的血供,并造成卵巢皮髓质的热损伤等,造成卵巢储备功能下降。看似简单的输卵管切除术可因术中未注意对输卵管卵巢分支血管的保护而减少卵巢血供,使得手术侧卵巢储备功能受损。卵巢打孔术是既往治疗多囊卵巢综合征的一种常用手术方式,但术中应注意调整打孔的电刀频率、打孔个数、打孔深度及位置,临床上亦不乏见到因打孔不当出现卵巢功能减退的病例。此外,有研究报道行子宫动脉栓塞患者术后发生卵巢动脉栓塞进而影响卵巢功能。故对有生育要求者,妇科手术医师应注意从各个环节最大可能地保存女性生育力。

5. 要求推迟生育的患者 因个人、工作或经济等因素延迟生育计划的女性越来越多,而高龄生育面临生育力下降,卵子非整倍体率、胚胎染色体异常率及流产率均增加等一系列风险,且高龄妇女孕产期母婴并发症的风险显著升高,因此,基于目前的法律法规,对于需推迟生育的已婚女性,可建议在 30~35 岁前冻存卵子、胚胎或卵巢组织。

6. 不孕症患者 因不孕症行体外受精 - 胚胎移植治疗的患者在移植新鲜胚胎后剩余胚胎可以冻存,以备需要时再次移植。

7. 从事特殊职业者 部分从事特殊职业的人员,例如:航空航天、高辐射行业等,可以在实施有害生殖健康的作业前进行生育力保存。

三、生育力保存的方法

生育力保存的方法主要可分为:药物干预、临床手术、细胞 / 组织冷冻技术,细胞 / 组织冷冻技术主要通过施行辅助生殖技术来实现。

(一) 药物干预

药物干预主要是指化疗前的激素治疗,包括促性腺激素释放激素类似物(GnRHa)、孕激素、抗雌激素制剂、口服避孕药和芳香化酶抑制剂等,以前两者更为常见。

GnRH-a 能够与促性腺激素释放激素(GnRH)竞争性结合垂体中的 GnRH 受体,从而使垂体 GnRH 受体耗尽,抑制卵巢中卵子的发育和成熟,使卵巢内卵泡处于相对静息状态,减少化疗药物对生长期卵泡的损伤,一定程度上保护了卵巢的储备功能。一项前瞻性的多中心研究显示,化疗前使用 GnRHa 的年轻乳腺癌患者手术一年后卵巢早衰的发生率明显低于未使用组。但有些研究显示使用 GnRHa 无保护卵巢功能的效果,这种结果差异可能与不同研究药物使用时间与治疗后评估卵巢功能的时间不一致有关。也有研究认为 GnRHa 对卵巢的保护作用与患者的年龄有关,越年轻的患者保护作用的效果越好。美国临床肿瘤学会(ASCO)在 2013 年的指南中建议,肿瘤患者治疗前使用 GnRH-a 保护生育力的证据尚不足。

目前临床上使用的口服避孕药的主要成分是人工合成的雌激素和孕激素,主要作用机制包括抑制排卵、改变子宫内膜的环境和抑制受精,因此也可能对卵巢功能发挥一定的保护作用。

(二) 临床手术

1. **卵巢移位**　卵巢移位可分为原位移植和异位移植两种方式,主要适用于需盆腔放疗的患者,而对化疗患者的卵巢保护作用非常有限。卵巢原位移植是指将卵巢固定到尽量远离躯体中轴线的位置,不改变卵巢血供和其与输卵管间的解剖关系。卵巢异位移植是指将卵巢尽量远离盆腔固定至前腹壁,其卵巢血供及其原有盆腔解剖位置将被破坏。

2014 年第 50 届 ASCO 年会指出:由于放疗散射和移位卵巢血供的减少,卵巢移位并非一定有效,有 10%~14% 患者卵巢功能未得到保护。另外,卵巢移位后还可能会发生位置的重新移动,故该项技术应尽可能选在临近放疗开始的时候进行。卵巢移位后需定期检查卵巢的内分泌功能。

2. **保留生育力手术**　保留生育力的手术体现在对早期生殖器官恶性肿瘤患者在疾病治疗的前提下最大可能性保存生殖器官功能,男性患者应注意对术后性功能和生精功能的保护。早期宫颈癌患者盆腔放疗前行卵巢悬吊术尽量避免辐射损伤;卵巢上皮性早期浸润癌或卵巢交界性肿瘤患者根据病理分型与生育愿望,评估进行保守手术的可能性,女性生殖道恶性肿瘤的保存生育力策略部分详见第十一章第三节"恶性肿瘤的治疗与生殖"。

3. **辅助生殖技术**　对于延迟生育要求保留生育力的已婚女性,胚胎冻存是优先选择的方法;对于未婚无配偶的成年女性,可选择卵母细胞冷冻;未成年女性可选择卵巢组织冷冻。男性保存生育力的方法比较简单,且保存效率也较高,成年男性一般可以直接将精液冻存,未成年男性则需要考虑行睾丸组织冷冻。对于恶性肿瘤患者治疗前生育力保存方法的选择主要取决于患者基础疾病的治疗是否可以延迟。如治疗刻不容缓,则可在治疗前行紧急手术获取卵巢皮质组织冷冻或术中抽取未成熟卵进行体外培养及冻存。如果距离放 / 化疗尚有 2 周以上的等待期,则可以实施超促排卵的方式获取成熟卵母细胞或胚胎进行冻存。女性生育力保存方式的比较见表 12-5-1。

卵母细胞和胚胎冷冻主要采用慢速程序化冷冻和玻璃化冷冻 2 种方法,目前多采用后者;而卵巢组织冻存多选择慢速程序化冷冻法。此外,多学科、多种生育力保存途径的联合使用,为保存生育力提供了更灵活、可行的方案,是将来的发展趋势。

表 12-5-1 女性生育力保存方式的比较

方案	卵子冷冻	胚胎冷冻	卵巢组织冷冻	GnRH 保护
适用人群	青春期后女性、未婚	青春期后女性、已婚	青春期前、后女性均可	青春期后女性
实施距肿瘤治疗时间间隔	治疗开始前 2~3 周	治疗开始前 2~3 周	治疗开始前 3~7 天	治疗开始前 1 周至整个治疗期间
技术应用程度	技术成熟	技术最成熟	技术有待进一步改进	实施简便、易行
作用	有效保存生育力	有效保存生育力	有可能恢复患者生殖内分泌	可能有一定保护作用(尚需更多证据)

(1)胚胎冷冻技术:胚胎冷冻技术是目前各种生育力保存方法中最为成熟、成功率最高的首选方法,主要适用于已婚的育龄妇女。随着胚胎冷冻技术的发展,冷冻与复苏对胚胎的损伤小,目前临床上胚胎的冷冻复苏率在 95% 以上,冷冻的胚胎复苏后,能够获得与新鲜胚胎相似的妊娠,是生育力保存的重要手段。ART 患者常规将控制性超促排卵获得的多余胚胎冻存,可以有效避免多次卵巢刺激带来的可能风险,在需要时进行冻融胚胎移植。

对于需进行生育力保存的已婚肿瘤患者,胚胎冷冻技术是 2012 年以前唯一被美国生殖医学协会(ASRM)推荐的生育力保存方式。患者可在放 / 化疗或手术前根据病情选择合适的促排卵方案,获取适当数量的卵子,通过体外受精和培养,将发育良好的胚胎冷冻保存,待肿瘤治疗结束,患者全身状态允许妊娠时再解冻胚胎移植。这种方法一般适用于全身情况良好且尚有等待时机,并有可用精子和卵子的肿瘤患者,但不适用于已经开始放 / 化疗或恶性度高的肿瘤患者以及对激素敏感的肿瘤患者。

胚胎冷冻也涉及很多的伦理问题。例如在中国,只有已婚女性才可以进行超促排卵和体外受精治疗;而在欧洲一些国家,由于认为胚胎是生命的起源,因此不允许进行胚胎冷冻。这些因素在一定程度上限制了胚胎冷冻在肿瘤患者中的应用。

(2)卵母细胞冷冻:自 1986 年澳大利亚 Chen 首次报道冻融卵子复苏获得妊娠后,冷冻卵子成为保存女性生育力的有效储备方式之一。与冷冻胚胎相比,卵子冷冻除了可以储存女性的健康卵子以实现其日后做母亲的愿望,还可以避免冻胚所涉及的伦理、道德、法律等问题。特别是对于青春期、无性伴侣,或者因个人、宗教、道德伦理等因素无法选择胚胎冻存方法的女性,卵母细胞冷冻是目前唯一可行的方法。

与胚胎冷冻相比,卵母细胞冷冻的临床妊娠率偏低,其原因可能与卵母细胞体积大、细胞质复杂、特殊的细胞膜结构等有关。卵母细胞是所有细胞系中最难成功冷冻和解冻的细胞。近 10 年来,随着玻璃化冷冻和 ICSI 技术的不断成熟,冷冻卵子的复苏率和受精率明显提高。2013 年,美国生殖医学学会(ASRM)发布了一份关于成熟卵母细胞冷冻的指南,详细说明人类卵子冷冻技术的发展历程和近年来利用冷冻卵子进行辅助生育的妊娠情况,数据表明,玻璃化冷冻保存的卵母细胞,复苏后在受精率、临床妊娠率及新生儿先天异常率方面,与新鲜周期差异均无统计学意义。这些数据充分说明,卵母细胞冷冻不再处于实验阶段,为卵子冷冻提供了有利支持,但低温损伤及冷冻保护剂的毒性对卵母细胞的作用仍需进一步研究。

胚胎冷冻要求患者有一个男性伴侣或愿意使用捐赠精子,对于未婚女性和不希望冷冻胚胎的女性,冷冻成熟的卵母细胞是一种合理的保留生育的替代技术。

卵母细胞冷冻主要适用于:接受肿瘤放、化疗而损伤卵巢功能患者;遗传性疾病(如BRCA 突变)需要预防性切除输卵管、卵巢者;体外受精取卵日男方取精失败者;因某些原因不能冻存胚胎者;未婚希望延迟生育年龄者;建立卵子库等。冷冻卵母细胞的临床妊娠结局与患者卵子冷冻时的年龄有关,年纪越小,卵子质量更好,解冻后的助孕结局也更好。

卵母细胞冷冻可分为成熟卵母细胞冷冻和未成熟卵母细胞冷冻。成熟卵母细胞冷冻保存技术是通过各种药物进行控制性超促排卵,待卵泡发育成熟,再通过阴道 B 超引导行经阴道下穿刺取卵,获取成熟卵母细胞冻存。既往卵巢刺激方案对月经周期有严格的要求,随着人们对卵泡募集波的不断认识加深,卵巢刺激时间已经不再依赖月经周期,而是根据卵泡情况随时开始刺激,这样可最大限度缩短肿瘤治疗的等待时间。但是促排卵过程仍需耗费至少半个月的时间,而且超促排卵药物对肿瘤患者的影响也是不明确的,恶性肿瘤患者往往合并卵巢反应不良,影响获卵数,因此在对恶性肿瘤患者进行超促排卵治疗时,要慎重考虑患者的实际情况,权衡利弊,并做到充分的知情同意。

对于无法等待或不愿接受卵巢刺激的患者,未成熟卵母细胞体外培养技术不失为一种备选方法。未成熟卵的获取不受月经周期限制,可于周期的任何一天穿刺获取,或者在卵巢组织冻存同时寻找未成熟卵母细胞冷冻保存。但是现阶段人成熟卵母细胞的冻存效果要明显优于未成熟卵母细胞。

(3)精子冷冻:冻存精子是男性生育能力保存的主要方法,效果确切稳定。精子可来源于手淫射精或外科手术(附睾精子抽吸或睾丸活检术)。常规附睾抽吸或睾丸穿刺活检无法获得精子时,显微外科下睾丸多点活检取精可相对提高精子的获得率。随着 ICSI 技术和微量精子冷冻技术的发展和成熟,在恶性肿瘤治疗前,即使仅冷冻一条或数条精子,也为患者拥有生物学上的孩子提供了可能。此外,精子库的建立也为无数无精子症的患者提供了宝贵的生育机会。

(4)卵巢组织冷冻:近年来卵巢组织的冷冻保存得到了广泛关注,尤其是对于儿童肿瘤和血液系统肿瘤患者。2011 年的调查数据显示,全球范围内一共有 12 名女性肿瘤患者(其中包含有淋巴瘤、多发性血管炎等)在肿瘤治疗结束后,进行了自身的卵巢组织解冻移植,这些患者在卵巢移植术后的 3~5 个月之间逐渐恢复了正常的月经,并且有病例报道自体卵巢移植患者自然怀孕并分娩。这些都说明卵巢皮质冷冻保存的可行性与安全性。

对于青春期前或恶性肿瘤治疗时间紧迫,无法行超促排卵获取卵母细胞或胚胎者,可考虑选择留取富含卵母细胞的卵巢皮质组织或整个卵巢进行冻存的方法保存生育力,以期日后移植恢复其内分泌和(或)排卵功能。卵巢组织在冷冻保存后,其功能的保存和维持因人而异。由于年龄与卵巢储备功能及冻存效果呈明显负相关,目前全球大多中心建议将冷冻保存年龄的上限设在 35 岁。

卵巢组织的冷冻方法主要有玻璃化冷冻和慢速程序化冷冻两种。慢速程序化冷冻方法成熟、效果稳定,但较为费时费力,效率不高;玻璃化冷冻的方法具有简单、高效、快速、无冰晶形成等特点。研究表明,在卵巢各级卵泡中,始基卵泡对冷冻、解冻及移植后缺血再灌注损伤的耐受性最好,是卵巢组织冷冻保存的主要目标。由于始基卵泡几乎聚集在皮质表面0.75mm 以内,多主张将卵巢组织切成厚约 1mm,不超过 2mm 的薄皮质块,这样有利于最大程度度获取始基卵泡并获得最佳的冷冻效果。如卵巢体积较小(平均直径 <15mm),则可考虑行整个卵巢切除后直接冻存。

卵巢组织冷冻的两大难题包括冷冻损伤和缺血损伤。冷冻损伤主要是因为冷冻保护剂、冷冻载体及方法的差异,可造成 7%~22% 的卵子冷冻损伤率;缺血损伤是指冻存的卵巢组织在冷冻复苏和移植后血供重建过程中,会有 3~5 天的缺血缺氧期,移植早期的缺血再灌注损伤及氧化应激反应可导致冻存卵巢组织移植后卵巢功能的部分丢失,故移植后可能存在低储备、低反应的风险。

卵巢组织复苏后移植的方式主要有自体原位移植和异位移植两种。若子宫和输卵管功能正常,原位移植不改变卵巢周围环境,可恢复内分泌功能和生育能力。2004 年Donnez 等通过卵巢皮质组织冷冻 / 解冻 - 原位移植成功分娩第一例婴儿。冷冻的卵巢组织在进行移植时,并不需要全部进行移植,每次只需要复苏患者的一小部分卵巢组织。在患者接受卵巢组织移植后,可进行卵巢功能的测定,如果发现卵巢组织的功能处于耗竭状态,可将剩余的卵巢组织进行再次复苏和移植,这样可明显提高冷冻卵巢组织的利用率和成功率。

异位移植包括前臂、腹部皮下、网膜,但异位移植目前缺乏临床妊娠的报道,临床应用尚存在争议。此外,该技术有携带肿瘤细胞致肿瘤复发的潜在危险性,因此,术前应充分告知肿瘤的微残留风险。

四、恶性肿瘤患者生育力保存后的妊娠策略

1. 妊娠时间的选择 由于生育力保存的方式和恶性肿瘤的类型、分期等都存在很大的个体差异,对于保存生育力后何时恢复妊娠,也应根据患者情况进行个体化的分析。对于单纯使用 GnRHa 或其他口服药物的患者,理论上来讲停药后 2~3 个月经周期可以进行接受生育力评估,开始试孕。手术与妊娠的间隔时间目前尚未见人样本的循证医学证据,过早妊娠可能导致肿瘤的复发甚至恶化,过迟妊娠可能会因患者生育力下降而无法妊娠,而且大多数病例面临生育力下降,可能需要通过人类辅助生殖技术助孕治疗。放疗的放射性电离辐射和化疗药物的毒性作用,一般建议停止肿瘤治疗后 12 个月再考虑妊娠。

接受卵巢组织冷冻的患者应根据患者的情况,结合卵巢组织回移相关指南,选择合适的回移时机。卵巢组织原位移植者,可以先尝试自然妊娠。卵巢组织回移后恢复和维持卵巢功能的时间存在很大的个体差异,文献报道恢复内分泌功能的时间在 6 周至 9 个月不等,而卵巢功能维持时间平均在 4~5 年。因此,卵巢组织冷冻后原位移植的患者若试孕 3~6 个月未能自然妊娠,应及时考虑人类辅助生殖技术助孕。

2. 肿瘤类型对妊娠方案的影响 目前临床上比较成熟的是乳腺癌患者的生育方案。根据最新的文献和指南,乳腺癌患者的生育方案建议如下:①乳腺原位癌患者手术和放疗结束后 1 年;②淋巴结阴性的乳腺浸润性癌患者手术后 2 年;③淋巴结阳性的乳腺浸润性癌患者手术后 5 年;④需要辅助内分泌治疗的患者,在受孕前 3 个月停用内分泌治疗药物如

GnRHa、三苯氧胺或其他雌激素受体调节剂(selective estrogen receptor modulators,SERM),直至生育后哺乳结束,再继续内分泌治疗。

关于子宫内膜癌的生育时机问题尚存在很大的争议,大多数学者建议手术去除病灶后开始高效孕激素治疗,间隔 3 个月进行两次内膜活检,病理检查证明肿瘤病变消退后再停用孕激素,开始试孕。

3. 恶性肿瘤治疗后的辅助生殖问题 恶性肿瘤治疗后的患者行人类辅助生育技术助孕治疗中常见的问题:

(1)卵巢储备功能减退:恶性肿瘤的手术、化疗或放疗都可以引起卵巢功能的下降或丧失,对这些患者应在肿瘤治疗后及时进行卵巢功能的评估,并放宽助孕治疗的指征,帮助尽快妊娠。值得注意的是,这些患者在试管婴儿超促排卵治疗中也常常出现卵巢低反应,使周期取消率增加,妊娠率显著下降。因此促排卵时应注意用药方案的个体化,对卵巢储备功能减退者必要时选择微刺激或拮抗剂方案。

(2)胚胎着床率低:子宫内膜癌和妊娠滋养细胞肿瘤患者需手术去除病灶,术后仍需数次内膜活检来了解疾病进展情况与治疗效果,反复的子宫内膜手术可能造成子宫内膜的损伤,降低胚胎着床率。另外,肿瘤手术、放化疗都可以减少子宫的血供、子宫容积和内膜厚度,影响胚胎着床。

(3)临床妊娠率与活产率有待进一步提高:根据现有数据,35 岁以下的妇女解冻胚胎的活产率为 38.7%,卵母细胞冷冻复苏后活产率约 34%,胚胎冷冻时间不影响活产率。卵巢组织移位后复位的妊娠率波动于 30% 左右,活产率约 25%。因此,生殖医学领域的研究者一直致力于提高生育力保存后的临床妊娠率与活产率。

(4)辅助生育治疗对妇科恶性肿瘤的影响:辅助生殖促排卵过程中可导致高水平的雌激素,可能对雌激素依赖性肿瘤如乳腺癌、子宫内膜癌等不利,但现有的文献综述显示,助孕治疗并没有明显增加这类患者肿瘤复发的风险,极少数病例的复发也局限在肿瘤较早期,但是这类患者仍必须加强孕期和分娩后的远期随访。文献报道卵巢交界性肿瘤患者在术后的促排卵治疗过程中,约有 20% 病例会复发,因此,对卵巢肿瘤患者促排卵治疗应慎重,必要时减少促排卵药物剂量,采取温和的促排卵方案,并充分告知患者与家属肿瘤复发的风险。

(5)恶性肿瘤患者妊娠期母儿安全性:接受过放疗盆腔内照射的女性,怀孕后流产和发生妊娠并发症如胎儿生长受限、早产、低体重出生儿等明显增多。目前临床研究表明,滋养细胞肿瘤化疗引起的流产、胎儿畸形及产科并发症的发生率与正常人群相比并无明显增高,但仍需大样本的调查研究。

早期宫颈癌病例行宫颈根治术可以导致宫颈功能不全,不仅降低胚胎着床率,妊娠后流产和早产的风险也显著增加,尤其是出现多胎妊娠的情况下,因此这类患者试管婴儿助孕时强烈建议单胚胎移植,坚决杜绝多胎妊娠。孕前或孕期行宫颈环扎术理论上可降低这种风险,但由于这类患者术后宫颈结构破坏严重,宫颈环扎手术非常困难。而且宫颈功能不全患者胎膜早破发生率明显增加,宫颈的弹性异常经阴道分娩时有宫颈撕裂的风险,需综合考虑。

总的来讲,根据 2013 年美国生殖医学协会关于肿瘤患者生育力保护问题共识,推荐生殖医学专家与肿瘤专科医师一道,综合考虑患者年龄、卵巢功能、配偶情况、肿瘤类型、治疗方法及辅助生育过程中肿瘤复发风险等因素,制订个体化最优的诊疗方案。近年来,虽然恶性肿瘤患者治疗后成功妊娠的病例逐渐增加,但相关病例仍属少数,需继续积累这方面的经验,尤其要关注母儿的安全性。

对有生育要求的肿瘤患者,生育力保存的问题在进行肿瘤治疗前即应综合考虑。一方面,我们可以通过深入分析肿瘤类型、分期、恶性程度等,选择最适当的肿瘤治疗方案。另一方面我们应根据患者年龄、婚姻状况等不同情况,实行个体化生育力保存方案,在保证疾病治疗效果和充分知情同意的前提下,更有效地保护患者生育力,达到延长生命和保存生育能力的最终愿望。

参考文献

[1] 谢幸,孔北华,段涛.妇产科学.9版.北京:人民卫生出版社,2018:361-364.

[2] Phillips K,Collins IM,Milne RL,et al.Anti-Mullerian hormone serum concentrations of women with germline BRCA1 or BRCA2 mutations.Human Reproduction,2016,31(5):1126-1132.

[3] Zahiri Z,Sharami SH,Milani F,et al.Metabolic Syndrome in Patients with Polycystic Ovary Syndrome in Iran.Int J Fertil Steril,2016,9(4):490-496.

[4] 周梦芝,王华锋,郑月慧,等.常见重金属污染与男(雄)性不育.中国公共卫生,2013,29(05):769-772.

[5] Zhang K,Wang Z,Wang H,et al.Hypoxia-induced apoptosis and mechanism of epididymal dysfunction in rats with left-side varicocele.Andrologia,2016,48(3):318-324.

[6] Du Plessis S S,Agarwal A,Halabi J,et al.Contemporary evidence on the physiological role of reactive oxygen species in human sperm function.J Assist Reprod Genet,2015,32(4):509-520.

[7] Nematollahi-Mahani SN,Azizollahi GH,Baneshi MR,et al.Effect of folic acid and zinc sulphate on endocrine parameters and seminal antioxidant level after varicocelectomy.Andrologia,2014,46(3):240-245.

[8] 苏先芝,史云.卵巢储备功能评估的研究进展.国际生殖健康/计划生育杂志,2017,36(03):260-264.

[9] 乔杰.辅助生殖技术现状与展望.中华妇产科杂志,2013,48(4):284-286.

[10] 曹云霞.高龄女性生育力的变化与评估.中国计划生育和妇产科,2014,8:8-12,23.

[11] 包日强,王静,张春平.糖尿病对卵巢卵泡发育的影响.生殖与避孕,2016,36(11):923-930.

[12] 李萌,夏天,王宝娟.不同治疗方案对子宫内膜异位症合并不孕患者生育影响的研究进展.生殖与避孕,2015,35(7):478-483,488.

[13] Direkvand-Moghadam A,Delpisheh A,Khosravi A.Epidemiology of Female Infertility;A Review of Literature.Biosciences Biotechnology Research Asia,2013,10(2):559-567.

[14] Liu B,Donovan B,Parker J,et al.Increasing chlamydia diagnoses but little change in hospitalisations for ectopic pregnancy and infertility among women in New South Wales from 2001 to 2008.Sex Health,2012,9(4):355-359.

[15] Sloboda DM,Hickey M,Hart R.Reproduction in females:the role of the early life environment.Hum Reprod Update,2011,17(2):210-227.

[16] 郝琦蓉,赵卫红,王志莲,等.输卵管性不孕的腹腔镜诊治.腹腔镜外科杂志,2016,21(06):409-412.

[17] Cipolla V,Guerrieri D,Pietrangeli D,et al.Role of 3.0 Tesla magnetic resonance hysterosalpingography in

the diagnostic work-up of female infertility.Acta Radiol,2016,57(9):1132-1139.

［18］Valoriani V,Lotti F,Lari D,et al.Differences in psychophysical well-being and signs of depression in couples undergoing their first consultation for assisted reproduction technology(ART):an Italian pilot study.European Journal Of Obstetrics & Gynecology And Reproductive Biology,2016,197:179-185.

［19］Baldur-Felskov B,Kjaer SK,Albieri V,et al.Psychiatric disorders in women with fertility problems:results from a large Danish register-based cohort study.Hum Reprod,2013,28(3):683-690.

［20］Luke B,Brown MB,Spector LG,et al.Cancer in women after assisted reproductive technology.Fertil Steril,2015,104(5):1218-1226.

［21］Reigstad MM,Larsen IK,Myklebust TA,et al.Risk of breast cancer following fertility treatment--a registry based cohort study of parous women in Norway.Int J Cancer,2015,136(5):1140-1148.

［22］Cirillo PM,Wang ET,Cedars MI,et al.Irregular menses predicts ovarian cancer:Prospective evidence from the Child Health and Development Studies.International Journal Of Cancer,2016,139(5):1009-1017.

［23］Kvaskoff M,Mu F,Terry KL,et al.Endometriosis:a high-risk population for major chronic diseases？.Hum Reprod Update,2015,21(4):500-516.

［24］Barry JA,Azizia MM,Hardiman PJ.Risk of endometrial,ovarian and breast cancer in women with polycystic ovary syndrome:a systematic review and meta-analysis.Human Reproduction Update,2014,20(5):748-758.

［25］Brinton LA,Westhoff CL,Scoccia B,et al.Fertility drugs and endometrial cancer risk:results from an extended follow-up of a large infertility cohort.Human Reproduction,2013,28(10):2813-2821.

［26］Luke B,Brown M B,Spector L G,et al.Cancer in women after assisted reproductive technology.Fertility and Sterility,2015,104(5):1218-1226.

［27］Ghaffarzad A,Amani R,Sadaghiani MM,et al.Correlation of Serum Lipoprotein Ratios with Insulin Resistance in Infertile Women with Polycystic Ovarian Syndrome:A Case Control Study.International Journal Of Fertility & Sterility,2016,10(1):29-35.

［28］Polat SB,Oguz O,Sacikara M,et al.Thyroid Disorders in Young Females with Polycystic Ovary Syndrome and Correlation of Thyroid Volume with Certain Hormonal Parameters.J Reprod Med,2016,61(1-2):27-32.

［29］Hart R,Doherty DA.The potential implications of a PCOS diagnosis on a woman′s long-term health using data linkage.J Clin Endocrinol Metab,2015,100(3):911-919.

［30］Chene G,Penault-Llorca F,Tardieu A,et al.Is There a Relationship between Ovarian Epithelial Dysplasia and Infertility？.Obstetrics and gynecology international,2012,2012:429085.

［31］De Munck N,Vajta G.Safety and efficiency of oocyte vitrification.Cryobiology,2017,78:119-127.

［32］Guzy L,Demeestere I.Assessment of ovarian reserve and fertility preservation strategies in children treated for cancer.Minerva Ginecol,2017,69(1):57-67.

［33］徐清华,李冬秀,张敏,等.女性生育力保存冷冻技术研究进展.解放军医药杂志,2015,5:17-20.

［34］刘安娜,王厚照.高温工作环境对男性精液质量的影响分析.中国优生与遗传杂志,2015,23(2):116,124.

［35］Martinez M,Rabadan S,Domingo J,et al.Obstetric outcome after oocyte vitrification and warming for fertility preservation in women with cancer.Reprod Biomed Online,2014,29(6):722-728.

［36］中华医学会妇科肿瘤学分会.妇科恶性肿瘤保留生育功能临床诊治指南.中华妇产科杂志,2014(4):243-248.

［37］王碧君,郭艺红.妇科肿瘤患者卵巢生育功能的维持和激发.国际生殖健康/计划生育杂志,2015(5):

437-440.

[38] 王朝华,崔恒.青少年妇科恶性肿瘤患者治疗后生理、生育功能保护及预后.中国实用妇科与产科杂志,2013,29(5):339-342.

[39] 邹宇洁,杨菁.辅助生殖技术在妇科肿瘤生育力保存中的应用.中华临床医师杂志(电子版),2015(1):8-11.

（尹太郎 周 琪 王雅琴 张四林 徐 汉）

第十三章

环境优生咨询服务

随着现代社会快速发展和经济水平不断提高,一方面,环境污染加重,不孕不育的发生率越来越高,另一方面人们的环境优生意识逐渐增强,对于自身科学受孕和孕育健康优质的后代越来越重视。科学合理地调整饮食以保证营养与健康,孕育健康的宝宝是每一个家庭迫切的愿望。部分女性在妊娠前后罹患疾病,需要接受各种治疗;或曾接触有毒有害物质,担心影响子代发育与健康;或既往有过不良孕产史,迫切希望了解如何科学备孕,避免再次妊娠发生流产、胎儿畸形和出生缺陷;还有部分人群长期面对高压的工作环境,长时间接触电脑与电磁辐射不良环境等,均需要给予优生指导。因此,开展有关环境优生的咨询服务具有极大的必要性和重要性。

环境因素对于人类生殖健康具有相互影响和动态变化的特点,总的来说,如同"近朱者赤,近墨者黑",健康良好的环境有利于人类生殖健康,反之,受到污染的恶劣外界环境对人类的生殖健康有着潜在不利,有时甚至是明显有害的严重威胁。研究环境因素对生殖健康的影响,不仅关系到每个小家庭的幸福稳定,还和整个中华民族大家庭的前途密切相关,对贯彻落实我国提高人口素质的基本国策和实行我国 21 世纪提出的"可持续发展的道路"有重大意义。

第一节　环境优生咨询服务的定义及意义

一、环境优生咨询的定义

1991 年,世界卫生组织(WHO)在哥本哈根举办"人类生殖的发展和研究培训国际讨论会",议题着眼于环境对人类生殖健康的影响。大会上提出,"生殖健康"的研究主要集中在以下四点:①环境因素对生殖健康影响的程度,取决于环境因素的理化和生物学特性、强度(剂量)、作用持续时间,生殖过程的阶段(如生殖细胞期、排卵期、胚胎/胎儿期);母体遗传类型及病理特点等因素。②孕期接触某些环境因素可使子代发生恶性肿瘤。③环境污染可使妊娠并发症的患病率升高。④不利的环境因素可能诱发生殖细胞的遗传物质突变,影响妊娠结局和质量。

我国著名环境优生学专家符绍莲教授介绍,优生学是研究如何防止及减少遗传病、先天缺陷性疾病胎儿的孕育和出生的一门学科。现代优生学可分为社会优生学、临床优生学、基础优生学和环境优生学,其中,环境优生学侧重于后天环境因素对人的智力和体力双重发育的影响,包括研究环境中的理化因素、生物因素对生殖健康和胚胎发育的表观遗传学影响,探讨各种环境因素在先天缺陷性疾病发病的致病原因、致病机制,研究生殖发育毒性危险性的评价方法及预防保健的策略,以期达到减少先天缺陷儿的孕育和出生,保护子代健康,提高出生人口素质的目的。

环境优生学的研究宗旨为应用有利的环境因素,使人体的遗传素质得到充分的发育;利用环境因素改变不良遗传素质的影响,使先天性或遗传性疾病患者的表现尽可能接近正常;消除环境对人体细胞以及母体和胎儿的先天性或遗传性伤害,减少不良妊娠结局。研究资料表明,胎儿畸形不完全是由先天遗传造成的,消除后天环境中不利影响应为目前优生工作的重点。

二、环境优生咨询的意义

国家人口和卫生计划生育委员会(2010年)31号文件——《国家人口计生委关于印发国家免费孕前优生健康检查项目试点工作技术服务规范(试行)的通知》中提出,环境优生咨询的意义在于:①增加计划妊娠的比例;②帮助计划怀孕的夫妇了解优生优育科学知识,提高孕前风险的防范意识;③优化计划怀孕夫妇的身体素质状况,降低或消除导致出生缺陷等不良妊娠结局的风险因素,预防出生缺陷发生,提高出生人口素质。

根据相关报道证实,我国每年出生的先天缺陷儿数量为120万左右(包括出生时明显可见的缺陷和出生后表现出来的缺陷),可达当年出生人口总数的4%~6%。每一个先天缺陷儿的出生,不仅影响每个小家庭的生活质量,而且降低国家这个大家庭的整体人口素质,最终给家庭和社会都会带来巨大的精神压力和沉重的经济负担。所以,生育一个健康聪明的孩子,是每个小家庭和全社会共同的期盼和要求。

为有效预防新生儿的出生缺陷,世界卫生组织(WHO)提出出生缺陷的"三级预防"策略。一级预防,即在孕前和孕早期进行健康教育和指导,具体内容包括婚前检查、遗传咨询、选择最佳的生育年龄、孕早期保健等,以及合理营养、预防感染、谨慎用药、戒烟戒酒、避免接触放射线和有毒有害物质、避免接触高温环境等不良环境因素;二级预防,即孕期进行产前筛查和产前诊断,尽可能减少出生缺陷儿的出生,主要是在孕期实现"三早",也就是早发现、早诊断和早处理;三级预防,即指对出生缺陷儿进行治疗和康复,提高生活质量。其中尤其强调孕前优生健康检查,环境优生咨询和保健是预防出生缺陷的关键环节之一。

基于此,环境优生咨询具有如下重要意义:

1. 有利于出生人口素质的提高　开展孕前环境优生咨询,降低导致出生缺陷等不良妊娠结局的风险因素,提升夫妇对于生殖健康知识的认识,将预防提前到怀孕之前,为小家庭创造幸福的生活环境,为社会大家庭提高人口素质,提高整个民族素质。

2. 有利于控制传染病的蔓延　随着经济社会的高速发展,婚前保健中的疾病谱类型和排名也在逐渐变化,内科疾病呈下降趋势,疾病谱中传染性和遗传性疾病却在增加。有研究数据证实,乙型肝炎检出率占婚前检查中的传染病首位。随着现代人群性观念的开放,性传播疾病如艾滋病、梅毒等的检出人数也逐渐增多。婚配双方因性接触途径发生相互感染,这些疾病还可能通过生活密切接触和(或)母婴垂直传播影响下一代。举例说明,患有乙型肝炎的女性,妊娠期通过母婴垂直传播概率高达 50%,而女方 HBs-Ag 和 HBe-Ag 双阳性其垂直传播概率更高,为 90%~100%。武汉大学抗艾滋病专家桂希恩教授团队研究发现:孕产妇乙肝、艾滋病及梅毒的人均防治成本是未孕妇女的 1.9 倍。通过婚前健康检查,可以有效发现不利于优生优育的传染病和性传播疾病,及时进行针对性的治疗指导,防患于未然,从而及时有效地阻止传染病的蔓延,减少后代的发病概率。

3. 有利于男女双方的身体健康　2009 年《福建卫生年鉴》结果表明,接受婚前检查的人群总数为 542 397 人,15.74% 人群存在不利于婚育的因素,其中内科疾病患者 26 475 人,占 30.07%;生殖系统疾病患者 37 453 人,占 43.88%;精神疾病患者 84 人,占 0.10%。由此可见婚前医学检查非常重要,可以早期发现不利于婚育的疾病并及时治疗。对婚育双方通过正规医疗机构进行必要的身体检查和针对性的检查,可以发现明显的器质性疾病,也能有效提高夫妻间共同生活的和谐程度。此外,婚前保健机构医务人员还会向服务对象进行必要的性教育,讲授健康备孕的知识,变被动保健为主动保健。新婚人群增强婚前生理和心理知识储备,可以为建立健康的生活做好准备。

三、国内环境优生咨询现状

我国地大物博,环境情况复杂多变,地区经济与社会发展差异大,环境优生咨询现状各不相同,各有特点,也各自有需要加强和改进之处。

1. 在农村或者偏远山区,环境优生咨询还未完全普及,咨询服务体系建设尚不完全,这种状况与多方面因素有关。首先,山区经济不发达,发展长期滞后,山多地少,可耕地面积较少,当地人民依靠有限的耕地不能解决自身生存问题,处于生育年龄的农村青壮年基本外出打工谋生,留守人群以老人和儿童为主,夫妻分居两地,或居住地不固定,流动性大,都增加了进行生殖健康教育和随访的难度。

其次,文化不发达地区及少数民族聚居的地区,生活习俗和信仰不同,还存在很多目前不能彻底根除的生活陋习,以及不健康的婚育观念。如农村早婚早育现象严重,法律意识淡薄,很多同居男女并不进行婚姻登记,女性受教育程度低下。由于文化素质较低,落后地区的群众对于孕前优生健康检查的重要性认识不足,开展宣传教育工作的困难程度较大。

再次,贫困落后山区交通不发达,检查对象从居住地到医疗单位检查与就诊存在很多地理因素带来的困难,很多需要检查的对象对优生优育检查不重视,进一步增加生殖健康保健工作的难度。

2. 城市人群整体优生咨询环境较好,生殖健康服务资源也相对充分,但城市人群中不同学历、职业和生活水平的人群对优生咨询的需求不尽相同,总结如下。

(1)学历因素:主动前来医院要求行孕前健康检查及进行孕前咨询的城市人群中,不乏高学历人群比如大学本科学历及以上者,这类人群面临较大的生存压力,也更加关注自己的身体健康,部分人长期处于焦虑、抑郁、烦躁等亚健康状况,不孕不育发生率较高。

(2)职业环境:目前社会发展迅速,大量白领阶层的工作环境封闭,过度装修,很容易出现甲醛超标,室内空气质量差;同时长期面临电脑辐射,加上不健康的坐姿,缺乏体育锻炼,出现压力性肥胖等都可能对生殖健康造成不良影响。虽然尚无明确的电脑辐射与不良孕产结局相关性的研究报道,但在孕前指导时,仍建议减少持续性久坐时间,增强运动量,改善办公室工作环境,促进生殖健康。

(3)生活环境:日常生活中吸烟、酗酒以及室内装修含甲醛材料等造成的污染,都存在对人类精子和卵子的潜在威胁。一项对孕前咨询人群进行的样本量为650例的研究结果表明,吸烟人数比例大约为34%,其中每天大量吸烟者约占9.5%,这其中尚不包括被动吸烟,吸烟人群存在生育障碍的比例明显更高。此外,主动到医院寻求孕前咨询的人群多具有高等教育学历背景,自我健康意识相对强,不能真实反映出我国人群中的真正吸烟者比例,实际情况可能更为严峻。

四、影响出生人口素质的主要环境因素

1. 原生环境因素 原生环境中某种物质或者营养因子缺乏可能导致该区域某些疾病高发,如缺碘地区人口易发生地方性甲状腺肿和克汀病;高氟地区人口容易出现先天氟中毒,表现为氟斑牙、氟骨症等。

2. 营养 孕期营养不良及长期慢性贫血与胎儿发生唇裂、腭裂有关,并可导致胎儿生长受限、流产、早产等。

3. 生活习惯 有研究纳入了1 171名育龄期女性,通过对她们饮食习惯的调查发现,23.64%女性日常饮食欠规律,23.97%女性只吃素食,11.06%偏食、挑食,1.79%使用过减肥性药物,1.79%曾食用生鱼类、虾类,4.83%对奶制品等过敏,7.03%的受访育龄妇女有饮酒习惯,其配偶中饮酒者52.19%;受访妇女中抽烟者1.26%,而配偶中抽烟者59.34%。这些不良生活习惯很大程度上影响生活健康和后代质量。已有研究报道,吸烟孕妇分娩患先天性心脏病胎儿概率比不吸烟者高出2倍。

营养缺乏与出生缺陷关系密切,通过纠正营养状态可以积极干预,预防部分出生缺陷。孕1~3个月是胎儿快速生长发育的时期,此时母体对蛋白质和核酸的需求量大,叶酸是核酸合成的重要成分,如果体内叶酸缺乏,最大的危害是会出现神经管闭合不良,胎儿神经管发育畸形。因此营养学专家建议备孕期和孕早期妇女多食用富含叶酸的食物,并针对性给予叶酸片口服补充,以有效降低胎儿神经管畸形发生概率。

子代出生缺陷发生率与夫妻双方饮酒量和频次相关,尤其胎儿的呼吸系统、生殖系统以及骨骼系统的畸形与母亲酒精滥用显著相关。一项来自福建的调查研究表明,生育前夫妇双方或一方大量饮用高度白酒(即每餐饮酒1斤及以上)的9人中,后代发生染色体畸变的有5例;而在未饮酒或少量饮用红酒(2~3两/餐)的384人中,后代仅1例为染色体核型异常。酗酒后代发生的染色体异常最多见的类型为Down综合征。因此,养成良好生活习惯,戒烟戒酒,对于优生优育非常重要。

4. 化学物质 孕期接触某些化学物质(包括工业废水、废气和废物)及妊娠期禁用的药物,也可能引起胎儿畸形。比如,前述介绍的轰动世界的"反应停事件",即为典型的药物致畸案例。孕妇使用甲丙氨酯或氯氮平等药物也可导致新生儿唇裂、腭裂等先天畸形及胎儿生长受限。

环境化学污染物种类繁多,例如空气中的二氧化硫(SO_2)、一氧化碳(CO)、氮氧化物(NO)、可吸入颗粒物等均可以通过血液循环进入胎儿体内,干扰胎儿的正常发育;空气中

的氯化物、香烟排出的焦油、苯类也可通过母体进入胎儿体内；还有家具、房屋甲醛等气体污染，亦可引起不良结局。孕期通过生活环境接触过量的汞、铅、砷等重金属毒物，可导致流产或新生儿脊柱裂、小眼球等畸形。母源性小儿铅中毒可致儿童智力低下；汞污染水体和食物引起的水俣病和先天性疾病，可使胎儿大脑出现不可逆的损伤，表现为中枢神经系统损伤和终生残疾。因此，备孕期妇女应尽量避免有毒有害环境，怀孕后更应注意避开环境中的有毒有害因素，一旦发现有接触应定期进行生育咨询，必要时作产前诊断。

5. **感染因素** 很多可能导致感染的微生物，如风疹病毒、巨细胞病毒、弓形虫、单纯疱疹病毒与一些性传播疾病（sex transferred disease，STD）的病原体，如梅毒螺旋体、淋病奈瑟菌等都可通过母体感染影响胎儿，导致流产、早产、胎儿畸形等。例如有些孕妇因家中养猫、狗等宠物而感染弓形虫病，可导致流产、早产、死产及畸胎的风险明显增加。有研究发现，病原微生物感染对胎儿器官发育的影响程度与妊娠周数有关。比如风疹病毒感染发生在妊娠第一个月，胎儿畸形的发生率为50%，第二个月降低为30%，第三个月降低为20%，第四个月则为5%，以后逐月递减。19%~50%的孕妇感染这些病原体后并没有典型的临床症状，易被忽视。因此在优生咨询中应仔细询问以上病原体接触史和现患病史，根据感染发生的孕期估计发病风险。具体内容详见第十章"生物因素与生殖"。

6. **物理因素** 物理因素如放射线、电离辐射、噪声、高温以及微波等都可影响胎儿生长与发育。妊娠早期胎儿容易受到外界不良影响，小剂量放射性物质即可致基因突变，导致流产或胎儿畸形。有致畸风险的放射线主要是X线，也是人们生活中最易接触的一类放射线，受孕后3~8周对其最为敏感。研究资料表明，在敏感期内照射<100mg Gy剂量X线，畸形的发生率无明显提高，但照射剂量>100mg Gy极易发生胎儿畸形，因此在孕12周内接受大剂量X线照射的妇女建议做人工流产终止妊娠。实际上，单次诊断性X线照射剂量大约为5×10^{-4}mgGy，远远低于造成伤害的剂量阈值，因此单次接受X线照射后并不会对子代造成不利影响。

电离辐射是职业物理因素暴露中已被肯定的致畸原。有研究证实，妇女在孕前长期接受小剂量放射线，多次累积可使卵子发生染色体畸变或基因突变，受精后胎儿发生畸形。高温也是常见的物理致畸因素之一，在怀孕的头3个月，胚胎易受高温环境的影响，导致出生缺陷的发生。

7. **药物的致畸作用** 妊娠期药物使用及其安全性一直是医师和孕妇共同关心的问题。美国食品和药物监督管理局（Food and Drug Administration，FDA）根据动物实验和临床用药经验对胎儿致畸相关的影响，将药物分为A、B、C、D、X五类，临床用药原则上而言，A类和B类药物使用是安全的，C类药物使用时需谨慎且权衡利弊，同时向患者及家属解释说明，而D类和X类药物禁用。详见第十一章第一节"药物治疗对生殖的影响"。

除了药物FDA孕期安全性分级外，使用药物时还需要考虑药物的种类、服用剂量、服用时间和妊娠期胎龄等，以综合考虑对于胎儿的影响。在早孕阶段（孕3个月内），细胞快速生长并高度分化，对外界致畸因子非常敏感，容易受影响，致畸作用多发生在这段时间。孕3个月后胎儿大脑皮层、小脑及泌尿生殖系统继续分化，这些结构对致畸因子仍敏感，因此孕期内尽可能减少服用药物，如若必须使用的药物，必须遵医嘱使用，严格掌握剂量和持续时间，尽可能使用FDA分级A和B级药物，避免应用致畸药物。比如，孕3个月内使用抗抑郁症的药物,由于其对于神经递质抑制作用,可能增加胎儿发生心血管畸形的风险;胎儿尿道下裂可与孕期母体使用抗惊厥药物有关。对需长期服药的计划怀孕妇女应到医疗机构进行咨询,在医师的指导下科学调整用药;服药期间意外妊娠的妇女需综合用药类型、剂量与妊娠时间综合评估能否继续妊娠。

8. 环境激素

(1)多氯联苯化合物(polychlorinated biphenyls,PCB):由于其良好的绝缘性,被广泛用在各行各业,如开关、塑料外包装等。PCB 在一般环境中很稳定,能通过食物链富集。PCB 及其有毒降解产物不仅对母体产生损害,还可通过胎盘和乳汁对胎儿和婴儿产生毒害作用。

(2)邻苯二甲基酸酯类(phthalate esters,PAEs):被大量用为化工产业中塑料,尤其是聚氯乙烯塑料的增塑剂和软化剂,约占增塑剂消耗量的 80%,在化工产业中常用于驱虫、杀虫剂的制造和橡胶合成、润滑油、化妆品生产中。当前 PAEs 已成为全球性的有机污染物,它们造成大气、土壤、水体的污染,可导致不良孕产结局。

(3)二噁英(dioxin):是一类有机氯化合物的俗称,不仅仅来源于驱虫、杀虫剂,还广泛存在于其他渠道,如用氯漂白的纸张、女性卫生巾、婴儿纸尿布以及塑料等含有氯的物质。二噁英还可通过食物链进入人体内,食用被污染的食物如鱼、肉、蛋白及奶制品等后,二噁英可进入人体体液、血液以及母乳中,从而危害人体健康。妊娠期二噁英可通过胎盘从母体到胎儿,新生儿可通过吸吮母乳继续吸收污染物,其潜在的危害不可小觑。

9. 环境因素对男性生殖的影响　影响男性生殖的因素中,最常见的是酗酒,即乙醇对男性生殖系统的损伤。据统计,男性酗酒并发男科问题如睾丸萎缩、发育异常、男性不育、性欲下降、性生活障碍(如阳痿等)占 70%~80%。还有长期吸烟者烟草中所含尼古丁也可影响精子发生,吸毒者使用的各种毒品均可导致男性生育障碍。一些铅汞类重金属、苯类化合物及其代谢物,衍生物、抗肿瘤药物(如甲氨蝶呤)等均对精子的生成有不利影响。

第二节　环境优生咨询服务内容与措施

随着人类社会的发展与进步,人们已不满足于单纯的繁衍后代,生育出健康、优秀的子代已经逐渐成为家庭和社会共同的目标。孕前保健的宗旨在于提高出生人口素质、降低出生缺陷和先天缺陷的发生概率,为备孕夫妻提供生殖健康咨询、生殖健康状况评估及个性化诊疗服务。孕前保健直接关联到优生质量,做好充分的孕前保健工作、有计划有准备的怀孕,是保证优生的条件之一,目前,孕前保健已成为国内外生殖健康重视的项目。

优生咨询通过对有优生优育要求的咨询者日常生活工作环境中不利因素的调查,一方面做到一对一的个体化咨询和指导,同时也可对广大人群做好生殖健康知识的宣传和教育工作,尽可能减少或者去除其生活工作环境中不良因素,改善夫妻双方的备孕条件。通常进行优生咨询的一般程序是:①通过临床症状问诊、分析实验室检查结果等确诊;②填写量表、评分;③提出意见及改进策略。对于已经确切的不良生活因素,应当尽可能去除,对于可能的不良生活因素,应当尽可能远离,为生育一个健康聪慧的宝宝创造良好的环境。

孕前保健旨在提高出生人口素质、减少新生儿的先天缺陷发生风险,备孕夫妇双方应该共同进行优生咨询和相关检查,尽早发现不利于生殖健康的因素并及时进行纠正。虽然孕期保健与优生已在一定程度上引起社会和家庭的广泛关注,但目前研究证据表明,人群中仍存在对孕前保健的了解程度不够,认识水平参差不齐等问题,通过有针对性地进行孕前保健,可明显降低不良妊娠结局和出生缺陷的发生率。

孕前保健相关内容主要包括:健康宣教、病史咨询、体格检查、辅助检查、评估风险、个性化指导等(图 13-2-1)。

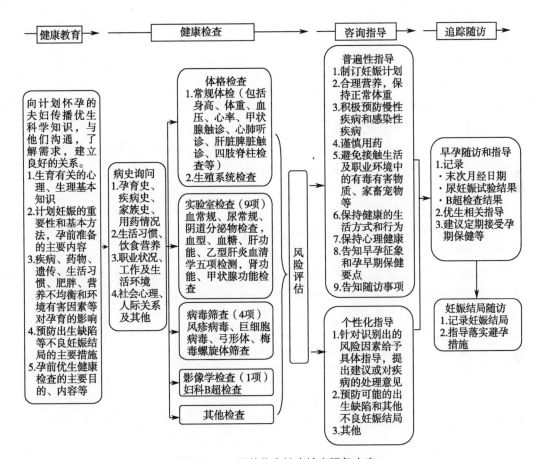

图 13-2-1 孕前优生健康检查服务内容

［摘自:国家人口和卫生计划生育委员会.国家人口计生委关于印发国家免费孕前优生健康检查项目试点工作技术服务规范(试行)的通知,2010］

(一)优生健康教育

通过不同的宣教途径,向备孕夫妻双方宣传生殖健康的科学知识,提高备孕夫妻对出生缺陷的预防理念,积极引导其理念认知转变、态度和行为转变,真正下决心共同接受相关检查,做好优生优育上的身心准备。

1. 优生健康教育主要内容

(1)与妊娠生理有关的基本知识,如女性排卵周期等。

（2）实行计划妊娠的必要性和途径，以及正式备孕时各方面的准备。

（3）认识到平时很可能疏忽的各类疾病对生殖健康的影响，如肥胖等。

（4）不良生活习惯、服用的药物中不利于生殖健康的因素。

（5）关于减少出生缺陷的预防措施。

（6）关于开展孕前优生健康检查的意义和项目等。

2. 优生健康教育主要形式和要求

（1）设置优生健康教育宣传栏。在小区的户外及室内明显处设置生殖健康知识的宣传栏。

（2）提供优生健康教育资料。在医疗机构或生殖中心的咨询台、候诊室、接诊室等场所，放置优生优育健康教育手册等。

（3）播放优生健康教育音像制品。在医疗机构或生殖中心的候诊大厅等场所播放优生音像制品，普及相关知识。

（4）举办优生知识讲座。定期在小区或医疗机构内举办生殖健康知识讲座，与备孕夫妇双方交流，更好地促进其对优生知识的了解。

（5）组织优生知识问答。可制作优生知识问卷，结合相关讲座活动，组织备孕夫妻填写，一方面进一步普及生殖健康理念，另一方面可以反馈了解人群需求和健康教育效果。

（6）开展公众咨询活动。

（二）孕前相关医学检查

通过孕前相关医学检查，全面且有侧重地了解男女双方的身体状态是否健康。临床医师根据男女双方接受检查的具体情况，针对性地为其制订相应所需的检查项目，在取得患者知情理解并同意的基础上，尽可能全面且针对性地分析病史资料和化验结果，对异常的指标结合病情、病史给予诊断处理，为接受检查的夫妻双方提供科学化和个性化的咨询服务（表 13-2-1）。

表 13-2-1　孕前优生健康检查基本服务内容

序号	项目		女性	男性	目的	意义
1*	优生健康教育		√	√	建立健康生活方式，提高风险防范意识和参与自觉性	规避风险因素
2*	病史询问（了解孕育史、疾病史、家族史、用药情况、生活习惯、饮食营养、环境危险因素等）		√	√	评估是否存在相关风险	降低不良生育结局风险
3*	体格检查	常规检查（包括身高、体重、血压、心率、甲状腺触诊、心肺听诊、肝脏脾脏触诊、四肢脊柱检查等）	√	√	评估健康状况，发现影响优生的相关因素	减少影响受孕及导致不良妊娠结局的发生风险
		女性生殖系统检查	√		检查双方有无生殖系统疾病	
		男性生殖系统检查		√		

序号	项目			女性	男性	目的	意义
4	实验室检查9项	阴道分泌物	白带常规检查	√		筛查有无阴道炎症	减少宫内感染
			淋球菌检测	√		筛查有无感染	减少流产、早产、死胎、胎儿生长受限等
			沙眼衣原体检测	√			
5		血液常规检查(血红蛋白、红细胞、白细胞及分类、血小板)		√		筛查贫血、血小板减少等	减少因重症贫血造成的胎儿生长受限;减少因血小板减少造成的新生儿出血性疾病
6		尿液常规检验		√	√	筛查泌尿系统及代谢性疾患	减少生殖道感染,宫内感染,胎儿死亡和胎儿生长受限
7		血型(包括ABO血型和RH阳/阴性)		√	√	预防血型不合溶血	减少胎儿溶血导致的流产、死胎死产、新生儿黄疸等
8		血清葡萄糖测定		√		糖尿病筛查	减少流产、早产、胎儿畸形等风险
9		肝功能检测(谷丙转氨酶)		√	√	评估是否感染及肝脏损伤情况	指导生育时机选择;减少母婴传播
10		乙型肝炎血清学五项检测		√	√		
11		肾功能检测(肌酐)		√	√	评价肾脏功能	指导生育时机选择;减少胎儿生长受限
12		甲状腺功能检测(促甲状腺激素)		√		评价甲状腺功能	指导生育时机选择;减少流产、早产、胎儿生长受限、死胎死产、子代内分泌及神经系统发育不全、智力低下等
13	病毒筛查4项	梅毒螺旋体筛查		√	√	筛查有无梅毒感染	减少流产、死胎死产、母婴传播
14		风疹病毒IgM和IgG抗体测定		√		发现风疹病毒易感个体	减少子代先天性风疹综合征;先天性心脏病、耳聋、白内障、先天性脑积水等
15		巨细胞病毒IgM抗体和IgG抗体测定		√		筛查巨细胞病毒感染状况	减少新生儿耳聋、智力低下、视力损害、小头畸形等
16		弓形虫IgM和IgG抗体测定		√		筛查弓形体感染状况	减少流产、死胎、胎儿生长受限等

续表

序号	项目		女性	男性	目的	意义
17	影像1项	妇科超声常规检查	√		筛查子宫,卵巢异常	减少不孕、流产及早产等不良妊娠结局
18*	风险评估和咨询指导		√	√	评估风险因素,健康促进,指导落实预防措施,降低风险	减少出生缺陷发生,提高出生人口素质
19*	早孕和妊娠结局跟踪随访		√		了解早孕及妊娠结局相关信息,做好相关指导和服务	降低出生缺陷发生风险

［摘自:国家人口和卫生计划生育委员会文件.国家人口计生委关于印发国家免费孕前优生健康检查项目试点工作技术服务规范(试行)的通知,2010］

1. 询问病史,确定不良环境因素　优生咨询的意义是筛查出有可能导致出生缺陷的不利因素,为高危人群降低出生缺陷的妊娠风险提供帮助。首先询问夫妻双方的基本信息,包括年龄、民族、学历、居住环境等。其次需要详细询问的内容还包括日常饮食营养和烟酒习惯、职业及工作环境、社会心理状态等。询问过程中,医师应当注意为咨询对象的隐私和信息保密。

询问病史过程中,重要的是了解备孕夫妇及其家庭成员的疾病史,判断是否存在不利于生殖健康的先天或者后天疾病,以及与生殖直接相关的月经婚育史等。询问的病史具体内容包括:①夫妇双方以往尤其是备孕前期的健康状况、家族史和遗传病史等,重点了解与生育密切相关的性传播疾病、精神病、传染病、遗传病病史,有无近亲婚配史等;②双方个人史:询问夫妻双方可能会影响生育功能的日常工作生活环境、烟酒习惯、饮食营养等;③女方的月经史与既往妊娠情况:女方初潮年龄、月经经期、周期、经量、颜色、伴随症状及既往是否妊娠,是否避孕等;④若为再婚,应询问以往婚育史;⑤对有不明原因2次及2次以上的流产、胚胎停育,或既往有过胎儿畸形及胎儿宫内窘迫、死胎死产等不良孕产史,或35岁以上高龄女性,必须在备孕前进行孕前检查与遗传咨询。

优生咨询门诊就诊的夫妇常规体检包括对孕前一般生活工作状况与环境因素的调查,通常通过填写调查表的方式了解夫妻生活及工作环境中是否存在不利因素。填写项目内容包括:夫妻双方生日、工作、学历以及生活习惯如有无吸烟、饮酒嗜好、工作环境等,通过将相关指标量化并统计分析,根据不同人群关联的高危因素,由专业的医师针对性进行宣传教育和优生优育指导。

2012年一项研究就重庆市内3个不同区域的育龄夫妇的生殖健康高危因素进行了问卷调查和统计,问卷中既设计了关于夫妻双方疾病史、工作生活环境和日常饮食习惯的因素,也注重了受调查对象的心理状态,关注其情绪及社会心理健康程度。被调查的工作暴露因素共8种,包括高温、化工产品、放射线等,结果表明,育龄妇女不良工作环境暴露比例为19.87%,男性不良工作环境暴露比例为41.13%,夫妻双方均面临不良工作环境暴露者比例为10.01%。调查中大约有18.01%调查对象认为需要负担较大的经济压力,大约2.85%调查对象中感受到家庭气氛不够和睦协调,家庭成员相处不顺心,大约9.54%调查对象认为工作压力大,大约1.06%的调查对象评价自身与邻里和同事相处关系紧张。可见,通过量化调查,备孕夫妻双方都可能存在不同程度的不利于生殖健康的因素,这些不利因素中大部分是可以通过专业指导和自身努力去降低甚至是消除的。孕前检查关系到每个小家庭的幸福,一个聪明、健康的宝宝是每个小家庭的梦想,也更关系到整个国家和民族一代人口的质量,是提高人口素质的重中之重,应当引起社会和家庭足够的重视。通过医学咨询和优生优育检查,对计划备孕夫妻双方的健康状况做出评估,继而能够针对其存在的不利因素给予建议,进行纠正,有效提高人口素质(表13-2-2~表13-2-4)。

表13-2-2　育龄妇女日常饮食情况明细表

食品	每天吃	每周4~6次	每周1~3次	每月1~3次	很少吃
新鲜肉类					
豆类或豆制品					
禽蛋类					
牛奶或奶制品					
鱼虾类					
新鲜蔬菜					
水果					

表13-2-3　夫妻双方工作环境暴露表

工作暴露情况	女方	男方
高温		
噪声		
粉尘		
重金属		
放射线		
农药		
化工物质		
动物饲养		
种植植物		

表 13-2-4 育龄夫妻社会心理健康状况调查表

近 1 周心理状态	无或小于 1 天		1~2 天	
	男	女	男	女
难以入睡				
感觉不能融入环境				
哭泣或悲伤				
焦躁				
愉快				

2. 体格检查 相关体格检查包括：①全身检查：身高、体重、发育、营养、血压、精神、五官、甲状腺触诊、心肺听诊、肝脏及脾脏触诊、四肢及脊柱检查等操作。对体形特殊者尤其不可忽略测量身高体重，有利于特定遗传病和内分泌病的诊治。②生殖器官及第二性征检查：男、女生殖系统专科针对性检查。

3. 辅助检查 医学发展迅速，目前针对人类生殖健康已经有各类针对性的辅助检查手段，可帮助医师了解咨询者的身体健康状况，并对咨询者的生育能力进行初步的评估。相关辅助检查内容包括：

（1）女方常规检查：女方孕前进行血型检查（包括 ABO 和 Rh 血型）、血常规、尿常规、肝功能（如谷丙转氨酶，谷草转氨酶）、肾功能（如肌酐，尿素氮）、甲状腺功能、阴道分泌物检查（含白带常规、真菌、滴虫和沙眼衣原体检测等），以及盆腔 B 超；感染性病原体筛查包括巨细胞病毒、风疹病毒、弓形虫、梅毒螺旋体感染等检查，因为这些感染可引起胎儿宫内感染，造成新生儿出生缺陷，严重危害新生儿健康。

（2）男方检查：男方也需要进行血型、血常规、尿常规、精液分析等常规检查，当男性生活或工作中接触放射线、化工产品、农药或高温作业等时，可能对睾丸中精子细胞生成、代谢和凋亡造成危害，还应该进一步完善精子功能相关的检查。

（3）遗传病筛查：应用遗传学的基本原理和分子生物学实验技术，分析具有家族遗传病史（如常染色体疾病，性染色体疾病，单基因疾病，多基因遗传病等），或曾有不良孕产史（如自然流产、胎儿畸形或曾分娩先天缺陷儿的病例），应继续相关的遗传学检查，如夫妻双方染色体核型分析和基因病的筛查等。

（4）传染病检查：在育龄男女婚前或备孕期检测梅毒、乙型肝炎和艾滋病等性传播性疾病，以做到早发现早处理，可有效预防母婴间垂直传播。

（5）影像学检查：妇科超声常规检查主要是了解子宫和卵巢大小、形态有无异常，有无输卵管积水等。男性生殖道超声检查可有助于了解睾丸大小，有无精索静脉曲张等。

（6）产前筛查和产前诊断：为了确定致畸因子对胎儿的影响以决定胎儿去留，相应孕期进行产前筛查和产前诊断是一项极为重要的手段。目前常用的产前筛查和产前诊断方法主要有早孕和中孕期胎儿唐氏筛查、胎儿无创染色体非整倍体筛查、绒毛穿刺活检、羊膜腔穿刺抽羊水进行遗传学检查、四维 B 超做胎儿结构检查等。采用上述方法可对胎儿染色体核型和基因有无异常进行分析；或通过 B 超直接观察胎儿有无畸形，也可测定母血中有关酶的含量间接判断胎儿有无异常。

4. **风险评估** 对备孕夫妇双方的疾病史、体格检查、辅助检查结果进行综合分析,评估备孕夫妇存在的不利于生殖健康或者可能导致不良妊娠结局的遗传、环境、精神和社会等方面的风险因素,提出评估建议帮助其自身改善。

依据评估结果,将接受检查的咨询者区分为一般人群和高风险人群两类。一般人群是指经评估未发现明显不利于生殖健康,或发生不良妊娠结局的风险相对较低的咨询者人群。高风险人群是指经评估发现存在一个或多个指标异常的咨询者,有较高风险发生不良妊娠结局的人群。对于未发现高危风险因素的一般人群夫妇,临床医师建议定期接受健康宣教和常规检查;对于仅男方或女方中一方接受风险评估的计划怀孕夫妇,建议另一方尽快前来医疗机构进行孕前优生健康检查;对于存在高危风险因素的备孕夫妇,建议接受进一步的检查和评估,必要时建议暂缓怀孕,尽可能待危险因素消除后再开始备孕。

5. **咨询指导** 临床医师将检查结果和风险评估情况及时告知咨询者夫妇,并为其解释结果和提出优生优育指导意见。临床医师应遵循普遍性指导和个性化建议相结合的原则,为咨询者给予科学有效的医学专业帮助。

(1)普遍性指导:对于未发现高危风险因素的一般人群,告知可以着手准备怀孕,并给予普遍性健康指导。指导内容主要包括:①制订妊娠计划:建议夫妻双方在有准备的前提下开始怀孕,告知科学合适的避孕措施和受孕方法,避免高龄生育或者意外妊娠,保证自身在最佳条件下受孕。②合理营养:平衡膳食,适当增加日常饮食中优质蛋白和新鲜蔬菜水果的摄入,保证营养平衡,远离"垃圾食品",根据自身情况选择性补充微量元素。③加强身体锻炼,增强身体素质,积极预防慢性疾病,避免感染性疾病。④谨慎用药,计划受孕期间尽量避免使用药物。⑤避免接触生活及工作环境中的具有危害性或者毒性的物质(如放射线、高温、化工产品及农药等),避免密切接触家畜,不养宠物。⑥保持健康的生活方式。⑦保持心理健康。⑧了解自身早孕后身体的变化和表现,以及自己在家如何通过早孕试纸初步判断怀孕。⑨告知妇女妊娠12周内,主动及时到医疗机构建立围产手册,并接受随访和指导;妇女分娩后6周内或流产或其他妊娠结局后2周内,应主动于医疗机构就诊以便随访,了解自身身体恢复情况,医师可相应做出指导,减少产后并发症。⑩告知夫妇如若试孕一年以上仍未怀孕,夫妇双方应共同接受进一步咨询、检查和治疗。

(2)个性化咨询指导:对于发现高危风险因素的咨询者,建议接受进一步检查和治疗,必要时建议暂缓怀孕,待风险因素解除后或者医师判断机体适合受孕后再着手怀孕准备。指导内容主要包括:①对于已经存在的慢性疾病或者感染性疾病,建议于医疗机构专科就诊,及时治疗和控制。②对于因自身基础性疾病有长期服药史的,建议在医师的指导下,合理调整药物剂量频次,尽量在需要时使用,避免使用可能影响胎儿正常发育的药物,特别是在孕期头3个月内。③改变不良生活习惯,增强运动,提高身体素质,戒烟戒酒,对于吸毒史等更是要严厉戒除毒、麻药品,受孕前需要咨询专科医师进行自身评价。④对于工作或生活环境中存在理化不良因素的,诸如放射线、高温、铅、汞重金属元素等,应尽量远离,减少对于身体的损害,而对于有饲养宠物猫狗习惯者,应当在备孕期远离家畜、宠物,减少感染弓形虫的机会。⑤对于自身存在较大的精神心理压力或社会人际关系紧张者,可接受专业的心理咨询和辅导,对于缓解精神压力,疏导紧张情绪有帮助。⑥对于特定病毒易感人群,指导接种风疹、乙肝等疫苗。⑦对于有遗传性疾病或存在高遗传风险的夫妇,建议到专业遗传咨询机构进行遗传咨询、产前筛查和产前诊断。

6. 环境优生保健的内容

(1)最佳的受孕时机:医学实践证明,女性最佳生育年龄在 24~30 岁,男性最佳生育年龄在 25~35 岁。此时期机体骨骼发育成熟,生殖系统发育完全,身强体壮,男方精子和女方卵子的质量最佳,有利于优生。受孕的最佳时期在每年的夏末秋初,也就是每年的八九月份,此时气候适宜,水果蔬菜种类丰富,能够满足妊娠期间营养所需。

备孕的夫妇,在怀孕前 6 个月内,应充分做好生理和心理准备,保持性生活和谐,并在思想上充分做好承担父母责任的准备,同时因为孕期营养和产前检查、分娩和新生儿养育都需要一定的经济支出,还应该积极做好相应的经济准备。有研究表明,女方年龄过低(<20 岁)或过高(>35 岁)发生不良妊娠结局的概率明显增加,妊娠高血压疾病、妊娠期糖尿病等妊娠合并症的发生率也偏高,其所生育的子代中出现先天畸形儿及低体重儿的概率偏高。

(2)准确掌握排卵期,提高受孕率:育龄女性在排卵前后身体会发生一些特殊的变化,有一定的规律,如果女性能够了解这些生理知识,掌握自己的排卵期,则可以有计划地安排受孕时间,提高受孕率。月经规律的女性其排卵一般发生在下次月经来潮前 14 天左右,通常女性在排卵前 5~6 天宫颈黏液分泌增加,有时女性可察觉到阴道分泌物增多,当宫颈黏液像蛋清样,变得更加稀薄、顺滑时,意味着排卵即将发生。同时此时女性的外阴部位变得饱满、柔软,性冲动增加。女性排卵 6~18 小时卵细胞受精能力最强。

基础体温测定有有助于推算排卵期,但因为方法比较繁琐,体温影响因素较多,现已少用。有条件的女性可到医疗机构,通过阴道 B 超监测卵泡的生长发育以及是否排卵,同时配合尿 / 血 LH 水平监测,可以更准确监测排卵。

(3)健康的生活方式:建议夫妻双方在准备怀孕前 3~6 个月开始,做好孕前准备,积极调整生活方式,养成健康生活习惯,尽量戒除烟酒等不良嗜好,更应该拒绝毒品、洁身自爱、预防性传播疾病对母婴的危害;同时备孕期注意合理营养,控制饮食,尽量减少刺激性饮品如可乐和咖啡等;建议科学合理地安排体育运动,增强自身体质,提高身体素质,改善生殖细胞质量。女性可以选择跑步、游泳、瑜伽等活动增强身体体质,同时保证充足的睡眠。

(4)排除不利的环境:夫妇双方在工作或生活环境中,都应注意尽量避免接触有毒、有害物质,并远离家禽和宠物。

(5)积极做好心理准备:计划怀孕之前,夫妇双方应做好充分心理准备,保持性生活协调,状态良好,也要做好承担为人父母的准备。如果男方或女方工作或学习过于紧张疲劳,或刚刚受到重大精神打击刺激等时不宜受孕,建议调节好自身状态后再着手受孕。胎儿生长于母体子宫内环境中,母体的精神状态和情绪可通过体内神经递质的分泌将信息传递给胎儿,所以母体保持良好的精神情绪状态有助于胎儿健康生长。

(6)合理的孕前营养:人们往往认为孕期营养重要,却恰恰容易忽视孕前营养。其实孕前营养做到科学优质,有益于形成优质的生殖细胞,对于优生也很重要。备孕期均衡饮食,适量增补锌、铁、钙等微量元素,有助于提高受孕胎儿体格和大脑的发育。另外,孕前饮食要丰富多样,以谷类为主,多摄入大豆、牛奶优质蛋白,补充新鲜蔬菜水果,同时适量配比鱼、禽、蛋、肉,热量与体力活动保持平衡,保持适宜体重。孕头 3 个月补充叶酸可以预防胎儿神经管缺陷的发生,妊娠中晚期适当补充铁剂和钙剂,纠正贫血状态,以适应妊娠后的机体需求。具体措施如下:

1)增加蛋白质摄入量:蛋白质是人体骨骼、大脑、肌肉等最基本的营养素,每千克体重需要蛋白质1.5~2.0g,对有计划妊娠的夫妇,建议日常饮食中蛋白质的摄入量适当增加,以适应机体需要。备孕期间及孕期应多进食鱼、蛋、奶、豆制品等高蛋白食物。

2)多吃含钙丰富的食物:人体的骨骼与牙齿主要成分为钙元素,孕期对钙的需要量比平时增加一倍。研究表明,如果日常钙元素摄入量低于正常水平,胎儿出生后易患佝偻病、缺钙性抽搐等疾病。而孕妇存在生理性的钙丢失增加,缺钙容易发生骨质软化症,孕期可出现抽搐,骨质疏松的孕妇容易骨折。孕前开始科学补钙,更加有助于维持妊娠期健康,所以日常饮食中更应多进食鱼类、肉类、牛奶、绿色蔬菜等含钙丰富的食物。

3)多吃含铁丰富的食物:铁是血液中血红蛋白必不可缺的成分。体内铁缺乏会导致贫血的症状出现,机体出现气虚乏力、抵抗力低下等症状。孕期胎儿生长发育快,平均需吸收5mg/d的铁质,且孕中晚期孕妇血容量可增加30%,意味着平均增加1 500ml血液,这同样需要补充大量的铁剂,如果铁补充不足,易致孕妇中晚期贫血。同时,从代谢角度而言,铁在体内稳定存在最长达4个月,所以孕前3个月即开始补铁有利于之后吸收。含铁多的食物包括菠菜、猪血、牛奶、大豆等,孕妇可选择性补充。

4)补充维生素:维生素不仅是人体正常生长发育所必需的,在怀孕期间对于正常妊娠的维持也非常重要。已有动物实验表明,缺乏相关重要维生素可引起小鼠不孕或者不良妊娠结局如畸形、胎儿生长受限、死胎、死产等。同样的道理,人体缺乏维生素也有相似的情况,一方面可能出现不孕不育,另一方面怀孕后容易出现一些合并症,如抵抗力低下、神经性皮炎症、流产等,或分娩过程中出现产妇子宫收缩乏力,导致难产。故在怀孕前3个月就应有意识地补充维生素,多进食维生素含量丰富的食物,如牛奶、蛋、蔬菜、水果等。

5)补充叶酸:体内叶酸不足可引起孕妇出现巨细胞性贫血,胎儿发生神经管缺陷,甚至葡萄胎等。在胎儿快速生长发育的孕3个月内,母体需要大量合成蛋白质和核酸,而叶酸是核酸合成的重要来源,需求量很大,如果体内叶酸补充不能适应合成的速度,会造成叶酸缺乏,最大的危害是会出现胎儿神经管闭合不良,发育畸形。而育龄期妇女的饮食习惯的调查发现,高达23.64%女性饮食不规律,存在叶酸缺乏,因此建议备孕妇女纠正不良饮食习惯,食用富含叶酸的食物,并针对性给予叶酸片口服补充,有效降低胎儿神经管畸形发生概率。根据研究表明,每天口服400μg叶酸可预防神经管畸形,但世界卫生组织(WHO)不推荐更大剂量,因大剂量的叶酸补充有可能掩盖维生素B_{12}缺乏引起的巨细胞性贫血,掩盖已经出现的神经系统损害。

6)补充锌:锌在人体新陈代谢中起到不可或缺的作用,锌是多种酶的合成所必需的微量元素,催化了多个生理过程。锌缺乏可影响个体的生长发育,导致身材矮小;也可通过抑制生殖系统的正常功能,导致女性出现闭经或月经稀发,男性出现少、弱精子症或无精子症。富含锌的食物包括鱼、米、白肉类等,备孕男女双方建议适当摄入。

因此,备孕前夫妻双方均需要重视合理营养,均衡饮食,平衡淀粉、蛋白质和脂肪三大营养物质、矿物质和维生素的摄入,为生成良好的生殖细胞创造有利的物质条件。

(7)孕前避孕药物使用及孕期预防接种的注意事项:服用长效避孕药建议在停药3~6个月以后再怀孕,短效避孕药如去氧孕烯炔雌醇等代谢快,在停药后第二个月可准备怀孕,使用避孕药期间意外怀孕者建议终止妊娠。孕期禁止接种的疫苗包括风疹、水痘、麻疹、乙脑、流脑等减毒性疫苗,但是类毒素疫苗包括破伤风疫苗,灭活疫苗包括乙肝疫苗、狂犬疫苗等在孕期接种是比较安全的。

(8)男性生殖健康改善策略：男性生殖健康与先天因素和后天因素都密切相关，其中后天造成的因素可以努力通过消除原因达到治疗目的。如对于环境因素，可通过改善自身工作环境、避免接触有毒有害的物质来改善；对于精神因素，可以通过专业机构心理治疗和疏导得以改善；然而还有很多不孕不育的原因不明确，如原发性生精障碍的致病原因尚不清楚，也无有效的治疗方法。值得欣慰的是，辅助生殖技术发展日新月异，如睾丸显微穿刺取精、微量精子冻存等技术给不育症患者带来了福音。

对于育龄期夫妇，男女双方的身体健康状况，日常生活工作环境等都与子代的健康密切相关。因此，相关机构应当广泛开展优生优育健康宣教，倡导夫妻双方及时婚前健康检查，针对性消除孕期环境不利因素的影响，以提高育龄夫妇的整体健康水平，降低或消除导致出生缺陷等不良妊娠结局的风险因素，将预防出生缺陷的关口有效前移。通过积极倡导、宣传，引导育龄期有生育要求的人群主动寻求孕前优生检查，为生育高质量的子代做好准备。而对于在孕前优生检查中筛查出的高发风险人群，应及时有效的干预，或到专科医疗机构进行进一步治疗，做到早期诊断，早期治疗干预，以降低出生缺陷的发生。

环境优生优育与孕前保健关系到每一个家庭的生活质量，关系到后代的聪明智慧和体格素质，是提高我国人口素质的一项重要工作。随着社会的快速进步和发展，人们的卫生保健意识也不断提高，环境优生优育已逐渐被孕妇及其家庭成员重视起来，但未来还需要进一步落实和加强。通过开展孕前指导和咨询，改善或者消除环境中不利于生殖健康的因素，使夫妻双方在身体状态最佳、环境条件最适宜的情况下怀孕，了解不利于妊娠的可能风险并为之做出适当的措施和改变，避免不适宜的妊娠，将为提高社会出生人口素质和维护生殖健康提供有力保障。

参考文献

［1］ 杨翠玥,阮诗玮,谢立,等.婚前保健服务的发展模式与研究进展综述.中国卫生政策研究,2011,7(4):39-45.

［2］ 匡永军,彭杰辉.我国人口出生缺陷的相关因素研究进展.实用预防医学,2011,18(5):970-972.

［3］ 林树勋.孕前太阳环境与智力优生.中国优生与遗传杂志,2004,12(1):10-12.

［4］ 孙海荣.赵君凤.少数民族农村地区孕前健康检查中存在的影响因素.中国社区医师(医学专业),2013,15(10):367.

［5］ 杨柳,李红,黄静,等.重庆地区育龄夫妇孕前危险因素暴露情况分析.重庆医科大学学报,2012,37(10):907-910.

［6］ 汪延希,陈少珍.孕前优生规范化咨询模式建设的实证研究.国际检验医学杂志,2016,37(10):1423-1424.

［7］ 官燮,殷雨天,刘俊,等.重庆市孕前优生健康检查人群出生缺陷与优生知识现状分析.中国计划生育和妇产科,2015,7(1):58-62.

［8］ 张文秀,廖红林,李春燕.2378对农村计划怀孕夫妇孕前优生健康检查高风险因素分布情况分析.安徽医学,2015,36(2):233-236.

［9］ 余灵辉,李海燕,曹登成.围产儿出生缺陷及相关危险因素分析.医学临床研究,2016,33(7):1307-1309.

［10］ 修新红,袁丽,王晓明,等.出生缺陷影响因素的病例对照研究.中华妇产科杂志,2011,46(7):481-

486.

［11］ 欧阳宁,许金莲.孕前进行优生遗传咨询与检查的意义分析.中国医药指南,2013,11(1):580-581.

［12］ Mohsen Magda M,El-Abbassy Amal A,Khalifa Asmaa M.Effect of Application of Health Belief Model on females'Knowledge and Practice regarding the premarital counseling,2017,6(1):5-15.

［13］ Al SH,Khan S,Hamadna A,et al.Factors associated with continuing emergence of β-thalassemia major despite prenatal testing:a cross-sectional survey.Int J Womens Health.2017,25(9):673-679.

［14］ Alswaidi FM,O'Brien SJ. Premarital screening programmes for haemoglobinopathies,HIV and hepatitis viruses:review and factors affecting their success.Journal of Medical Screening,2009,16(1):22-28.

［15］ Sihn KH.Eugenics discourse and racial improvement in Republican China(1911-1949).Uisahak,2010,19 (2):459-485.

［16］ Zhang D,Ng VH,Wang Z,et al.Eugenics and Mandatory Informed Prenatal Genetic Testing:A Unique Perspective from China.Dev World Bioeth,2016,16(2):107-115.

［17］ David M.Female Gynecologists and Their Birth Control Clinics:Eugenics in Practice in 1920s-1930s China.Can Bull Med Hist,2018,35(1):32-62.

［18］ Chung YJ.Better science and better race？Social Darwinism and Chinese eugenics.Isis,2014,105(4):793-802.

［19］ Labonte V,Alsaid D,Lang B,et al.Psychological and social consequences of non-invasive prenatal testing (NIPT):a scoping review.BMC Pregnancy Childbirth,2019,19(1):385.

［20］ Albu CC,Stancu IG,Grigore LG,et al.Impact of genetic testing and family health history of cystic fibrosis in the early prenatal diagnosis and prevention of a new case of genetic disorder.Rom J Morphol Embryol, 2019,60(2):667-671.

［21］ Harraway J.Non-invasive prenatal testing.Aust Fam Physician,2017,46(10):735-739.

（明 蕾 邹宇洁 罗 金 李 星）

附　录

附录1

中华人民共和国环境保护法

《中华人民共和国环境保护法》已由中华人民共和国第十二届全国人民代表大会常务委员会第八次会议于2014年4月24日修订通过,现将修订后的《中华人民共和国环境保护法》公布,自2015年1月1日起施行。

（1989年12月26日第七届全国人民代表大会常务委员会第十一次会议通过 2014年4月24日第十二届全国人民代表大会常务委员会第八次会议修订）

第一章　总　　则

第一条　为保护和改善环境,防治污染和其他公害,保障公众健康,推进生态文明建设,促进经济社会可持续发展,制定本法。

第二条　本法所称环境,是指影响人类生存和发展的各种天然的和经过人工改造的自然因素的总体,包括大气、水、海洋、土地、矿藏、森林、草原、湿地、野生生物、自然遗迹、人文遗迹、自然保护区、风景名胜区、城市和乡村等。

第三条　本法适用于中华人民共和国领域和中华人民共和国管辖的其他海域。

第四条　保护环境是国家的基本国策。

国家采取有利于节约和循环利用资源、保护和改善环境、促进人与自然和谐的经济、技术政策和措施,使经济社会发展与环境保护相协调。

第五条　环境保护坚持保护优先、预防为主、综合治理、公众参与、损害担责的原则。

第六条　一切单位和个人都有保护环境的义务。

地方各级人民政府应当对本行政区域的环境质量负责。

企业事业单位和其他生产经营者应当防止、减少环境污染和生态破坏,对所造成的损害依法承担责任。

公民应当增强环境保护意识,采取低碳、节俭的生活方式,自觉履行环境保护义务。

第七条　国家支持环境保护科学技术研究、开发和应用,鼓励环境保护产业发展,促进环境保护信息化建设,提高环境保护科学技术水平。

第八条　各级人民政府应当加大保护和改善环境、防治污染和其他公害的财政投入,提高财政资金的使用效益。

第九条　各级人民政府应当加强环境保护宣传和普及工作,鼓励基层群众性自治组织、社会组织、环境保护志愿者开展环境保护法律法规和环境保护知识的宣传,营造保护环境的良好风气。

教育行政部门、学校应当将环境保护知识纳入学校教育内容,培养学生的环境保护意识。

新闻媒体应当开展环境保护法律法规和环境保护知识的宣传,对环境违法行为进行舆论监督。

第十条　国务院环境保护主管部门,对全国环境保护工作实施统一监督管理;县级以上地方人民政府环境保护主管部门,对本行政区域环境保护工作实施统一监督管理。

县级以上人民政府有关部门和军队环境保护部门,依照有关法律的规定对资源保护和污染防治等环境保护工作实施监督管理。

第十一条　对保护和改善环境有显著成绩的单位和个人,由人民政府给予奖励。

第十二条　每年6月5日为环境日。

第二章　监　督　管　理

第十三条　县级以上人民政府应当将环境保护工作纳入国民经济和社会发展规划。

国务院环境保护主管部门会同有关部门,根据国民经济和社会发展规划编制国家环境保护规划,报国务院批准并公布实施。

县级以上地方人民政府环境保护主管部门会同有关部门,根据国家环境保护规划的要求,编制本行政区域的环境保护规划,报同级人民政府批准并公布实施。

环境保护规划的内容应当包括生态保护和污染防治的目标、任务、保障措施等,并与主体功能区规划、土地利用总体规划和城乡规划等相衔接。

第十四条　国务院有关部门和省、自治区、直辖市人民政府组织制定经济、技术政策,应当充分考虑对环境的影响,听取有关方面和专家的意见。

第十五条　国务院环境保护主管部门制定国家环境质量标准。

省、自治区、直辖市人民政府对国家环境质量标准中未作规定的项目,可以制定地方环境质量标准;对国家环境质量标准中已作规定的项目,可以制定严于国家环境质量标准的地方环境质量标准。地方环境质量标准应当报国务院环境保护主管部门备案。

国家鼓励开展环境基准研究。

第十六条　国务院环境保护主管部门根据国家环境质量标准和国家经济、技术条件,制定国家污染物排放标准。

省、自治区、直辖市人民政府对国家污染物排放标准中未作规定的项目,可以制定地方污染物排放标准;对国家污染物排放标准中已作规定的项目,可以制定严于国家污染物排放标准的地方污染物排放标准。地方污染物排放标准应当报国务院环境保护主管部门备案。

第十七条　国家建立、健全环境监测制度。国务院环境保护主管部门制定监测规范,会同有关部门组织监测网络,统一规划国家环境质量监测站(点)的设置,建立监测数据共享机制,加强对环境监测的管理。

有关行业、专业等各类环境质量监测站(点)的设置应当符合法律法规规定和监测规范的要求。

监测机构应当使用符合国家标准的监测设备,遵守监测规范。监测机构及其负责人对监测数据的真实性和准确性负责。

第十八条　省级以上人民政府应当组织有关部门或者委托专业机构,对环境状况进行调查、评价,建立环境资源承载能力监测预警机制。

第十九条　编制有关开发利用规划,建设对环境有影响的项目,应当依法进行环境影响评价。

未依法进行环境影响评价的开发利用规划,不得组织实施;未依法进行环境影响评价的建设项目,不得开工建设。

第二十条　国家建立跨行政区域的重点区域、流域环境污染和生态破坏联合防治协调机制,实行统一规划、统一标准、统一监测、统一的防治措施。

前款规定以外的跨行政区域的环境污染和生态破坏的防治,由上级人民政府协调解决,或者由有关地方人民政府协商解决。

第二十一条　国家采取财政、税收、价格、政府采购等方面的政策和措施,鼓励和支持环境保护技术装备、资源综合利用和环境服务等环境保护产业的发展。

第二十二条　企业事业单位和其他生产经营者,在污染物排放符合法定要求的基础上,进一步减少污染物排放的,人民政府应当依法采取财政、税收、价格、政府采购等方面的政策和措施予以鼓励和支持。

第二十三条　企业事业单位和其他生产经营者,为改善环境,依照有关规定转产、搬迁、关闭的,人民政府应当予以支持。

第二十四条　县级以上人民政府环境保护主管部门及其委托的环境监察机构和其他负有环境保护监督管理职责的部门,有权对排放污染物的企业事业单位和其他生产经营者进行现场检查。被检查者应当如实反映情况,提供必要的资料。实施现场检查的部门、机构及其工作人员应当为被检查者保守商业秘密。

第二十五条　企业事业单位和其他生产经营者违反法律法规规定排放污染物,造成或者可能造成严重污染的,县级以上人民政府环境保护主管部门和其他负有环境保护监督管理职责的部门,可以查封、扣押造成污染物排放的设施、设备。

第二十六条　国家实行环境保护目标责任制和考核评价制度。县级以上人民政府应当将环境保护目标完成情况纳入对本级人民政府负有环境保护监督管理职责的部门及其负责人和下级人民政府及其负责人的考核内容,作为对其考核评价的重要依据。考核结果应当向社会公开。

第二十七条　县级以上人民政府应当每年向本级人民代表大会或者人民代表大会常务委员会报告环境状况和环境保护目标完成情况,对发生的重大环境事件应当及时向本级人民代表大会常务委员会报告,依法接受监督。

第三章　保护和改善环境

第二十八条　地方各级人民政府应当根据环境保护目标和治理任务,采取有效措施,改善环境质量。

未达到国家环境质量标准的重点区域、流域的有关地方人民政府,应当制定限期达标规划,并采取措施按期达标。

第二十九条　国家在重点生态功能区、生态环境敏感区和脆弱区等区域划定生态保护红线,实行严格保护。

各级人民政府对具有代表性的各种类型的自然生态系统区域,珍稀、濒危的野生动植物自然分布区域,重要的水源涵养区域,具有重大科学文化价值的地质构造、著名溶洞和化石分布区、冰川、火山、温泉等自然遗迹,以及人文遗迹、古树名木,应当采取措施予以保护,严禁破坏。

第三十条　开发利用自然资源,应当合理开发,保护生物多样性,保障生态安全,依法制定有关生态保护和恢复治理方案并予以实施。

引进外来物种以及研究、开发和利用生物技术,应当采取措施,防止对生物多样性的破坏。

第三十一条　国家建立、健全生态保护补偿制度。

国家加大对生态保护地区的财政转移支付力度。有关地方人民政府应当落实生态保护补偿资金,确保其用于生态保护补偿。

国家指导受益地区和生态保护地区人民政府通过协商或者按照市场规则进行生态保护补偿。

第三十二条　国家加强对大气、水、土壤等的保护,建立和完善相应的调查、监测、评估和修复制度。

第三十三条　各级人民政府应当加强对农业环境的保护,促进农业环境保护新技术的使用,加强对农业污染源的监测预警,统筹有关部门采取措施,防治土壤污染和土地沙化、盐渍化、贫瘠化、石漠化、地面沉降以及防治植被破坏、水土流失、水体富营养化、水源枯竭、种源灭绝等生态失调现象,推广植物病虫害的综合防治。

县级、乡级人民政府应当提高农村环境保护公共服务水平,推动农村环境综合整治。

第三十四条　国务院和沿海地方各级人民政府应当加强对海洋环境的保护。向海洋排放污染物、倾倒废弃物,进行海岸工程和海洋工程建设,应当符合法律法规规定和有关标准,防止和减少对海洋环境的污染损害。

第三十五条　城乡建设应当结合当地自然环境的特点,保护植被、水域和自然景观,加强城市园林、绿地和风景名胜区的建设与管理。

第三十六条　国家鼓励和引导公民、法人和其他组织使用有利于保护环境的产品和再生产品,减少废弃物的产生。

国家机关和使用财政资金的其他组织应当优先采购和使用节能、节水、节材等有利于保护环境的产品、设备和设施。

第三十七条　地方各级人民政府应当采取措施,组织对生活废弃物的分类处置、回收利用。

第三十八条　公民应当遵守环境保护法律法规,配合实施环境保护措施,按照规定对生活废弃物进行分类放置,减少日常生活对环境造成的损害。

第三十九条　国家建立、健全环境与健康监测、调查和风险评估制度;鼓励和组织开展环境质量对公众健康影响的研究,采取措施预防和控制与环境污染有关的疾病。

第四章　防治污染和其他公害

第四十条　国家促进清洁生产和资源循环利用。

国务院有关部门和地方各级人民政府应当采取措施,推广清洁能源的生产和使用。

企业应当优先使用清洁能源,采用资源利用率高、污染物排放量少的工艺、设备以及废弃物综合利用技术和污染物无害化处理技术,减少污染物的产生。

第四十一条　建设项目中防治污染的设施,应当与主体工程同时设计、同时施工、同时投产使用。防治污染的设施应当符合经批准的环境影响评价文件的要求,不得擅自拆除或者闲置。

第四十二条　排放污染物的企业事业单位和其他生产经营者,应当采取措施,防治在生产建设或者其他活动中产生的废气、废水、废渣、医疗废物、粉尘、恶臭气体、放射性物质以及噪声、振动、光辐射、电磁辐射等对环境的污染和危害。

排放污染物的企业事业单位,应当建立环境保护责任制度,明确单位负责人和相关人员的责任。

重点排污单位应当按照国家有关规定和监测规范安装使用监测设备,保证监测设备正常运行,保存原始监测记录。

严禁通过暗管、渗井、渗坑、灌注或者篡改、伪造监测数据,或者不正常运行防治污染设施等逃避监管的方式违法排放污染物。

第四十三条　排放污染物的企业事业单位和其他生产经营者,应当按照国家有关规定缴纳排污费。排污费应当全部专项用于环境污染防治,任何单位和个人不得截留、挤占或者挪作他用。

依照法律规定征收环境保护税的,不再征收排污费。

第四十四条　国家实行重点污染物排放总量控制制度。重点污染物排放总量控制指标由国务院下达,省、自治区、直辖市人民政府分解落实。企业事业单位在执行国家和地方污染物排放标准的同时,应当遵守分解落实到本单位的重点污染物排放总量控制指标。

对超过国家重点污染物排放总量控制指标或者未完成国家确定的环境质量目标的地区,省级以上人民政府环境保护主管部门应当暂停审批其新增重点污染物排放总量的建设项目环境影响评价文件。

第四十五条　国家依照法律规定实行排污许可管理制度。

实行排污许可管理的企业事业单位和其他生产经营者应当按照排污许可证的要求排放污染物;未取得排污许可证的,不得排放污染物。

第四十六条　国家对严重污染环境的工艺、设备和产品实行淘汰制度。任何单位和个人不得生产、销售或者转移、使用严重污染环境的工艺、设备和产品。

禁止引进不符合我国环境保护规定的技术、设备、材料和产品。

第四十七条　各级人民政府及其有关部门和企业事业单位,应当依照《中华人民共和国突发事件应对法》的规定,做好突发环境事件的风险控制、应急准备、应急处置和事后恢复等工作。

县级以上人民政府应当建立环境污染公共监测预警机制,组织制定预警方案;环境受到污染,可能影响公众健康和环境安全时,依法及时公布预警信息,启动应急措施。

企业事业单位应当按照国家有关规定制定突发环境事件应急预案,报环境保护主管部门和有关部门备案。在发生或者可能发生突发环境事件时,企业事业单位应当立即采取措施处理,及时通报可能受到危害的单位和居民,并向环境保护主管部门和有关部门报告。

突发环境事件应急处置工作结束后,有关人民政府应当立即组织评估事件造成的环境影响和损失,并及时将评估结果向社会公布。

第四十八条　生产、储存、运输、销售、使用、处置化学物品和含有放射性物质的物品,应当遵守国家有关规定,防止污染环境。

第四十九条　各级人民政府及其农业等有关部门和机构应当指导农业生产经营者科学种植和养殖,科学合理施用农药、化肥等农业投入品,科学处置农用薄膜、农作物秸秆等农业废弃物,防止农业面源污染。

禁止将不符合农用标准和环境保护标准的固体废物、废水施入农田。施用农药、化肥等农业投入品及进行灌溉,应当采取措施,防止重金属和其他有毒有害物质污染环境。

畜禽养殖场、养殖小区、定点屠宰企业等的选址、建设和管理应当符合有关法律法规规定。从事畜禽养殖和屠宰的单位和个人应当采取措施,对畜禽粪便、尸体和污水等废弃物进行科学处置,防止污染环境。

县级人民政府负责组织农村生活废弃物的处置工作。

第五十条　各级人民政府应当在财政预算中安排资金,支持农村饮用水水源地保护、生活污水和其他废弃物处理、畜禽养殖和屠宰污染防治、土壤污染防治和农村工矿污染治理等环境保护工作。

第五十一条　各级人民政府应当统筹城乡建设污水处理设施及配套管网,固体废物的收集、运输和处置等环境卫生设施,危险废物集中处置设施、场所以及其他环境保护公共设施,并保障其正常运行。

第五十二条　国家鼓励投保环境污染责任保险。

第五章　信息公开和公众参与

第五十三条　公民、法人和其他组织依法享有获取环境信息、参与和监督环境保护的权利。

各级人民政府环境保护主管部门和其他负有环境保护监督管理职责的部门,应当依法公开环境信息、完善公众参与程序,为公民、法人和其他组织参与和监督环境保护提供便利。

第五十四条　国务院环境保护主管部门统一发布国家环境质量、重点污染源监测信息及其他重大环境信息。省级以上人民政府环境保护主管部门定期发布环境状况公报。

县级以上人民政府环境保护主管部门和其他负有环境保护监督管理职责的部门,应当依法公开环境质量、环境监测、突发环境事件以及环境行政许可、行政处罚、排污费的征收和使用情况等信息。

县级以上地方人民政府环境保护主管部门和其他负有环境保护监督管理职责的部门,应当将企业事业单位和其他生产经营者的环境违法信息记入社会诚信档案,及时向社会公布违法者名单。

第五十五条　重点排污单位应当如实向社会公开其主要污染物的名称、排放方式、排放浓度和总量、超标排放情况，以及防治污染设施的建设和运行情况，接受社会监督。

第五十六条　对依法应当编制环境影响报告书的建设项目，建设单位应当在编制时向可能受影响的公众说明情况，充分征求意见。

负责审批建设项目环境影响评价文件的部门在收到建设项目环境影响报告书后，除涉及国家秘密和商业秘密的事项外，应当全文公开；发现建设项目未充分征求公众意见的，应当责成建设单位征求公众意见。

第五十七条　公民、法人和其他组织发现任何单位和个人有污染环境和破坏生态行为的，有权向环境保护主管部门或者其他负有环境保护监督管理职责的部门举报。

公民、法人和其他组织发现地方各级人民政府、县级以上人民政府环境保护主管部门和其他负有环境保护监督管理职责的部门不依法履行职责的，有权向其上级机关或者监察机关举报。

接受举报的机关应当对举报人的相关信息予以保密，保护举报人的合法权益。

第五十八条　对污染环境、破坏生态，损害社会公共利益的行为，符合下列条件的社会组织可以向人民法院提起诉讼：

（一）依法在设区的市级以上人民政府民政部门登记；

（二）专门从事环境保护公益活动连续五年以上且无违法记录。

符合前款规定的社会组织向人民法院提起诉讼，人民法院应当依法受理。

提起诉讼的社会组织不得通过诉讼牟取经济利益。

第六章　法律责任

第五十九条　企业事业单位和其他生产经营者违法排放污染物，受到罚款处罚，被责令改正，拒不改正的，依法作出处罚决定的行政机关可以自责令改正之日的次日起，按照原处罚数额按日连续处罚。

前款规定的罚款处罚，依照有关法律法规按照防治污染设施的运行成本、违法行为造成的直接损失或者违法所得等因素确定的规定执行。

地方性法规可以根据环境保护的实际需要，增加第一款规定的按日连续处罚的违法行为的种类。

第六十条　企业事业单位和其他生产经营者超过污染物排放标准或者超过重点污染物排放总量控制指标排放污染物的，县级以上人民政府环境保护主管部门可以责令其采取限制生产、停产整治等措施；情节严重的，报经有批准权的人民政府批准，责令停业、关闭。

第六十一条　建设单位未依法提交建设项目环境影响评价文件或者环境影响评价文件未经批准，擅自开工建设的，由负有环境保护监督管理职责的部门责令停止建设，处以罚款，并可以责令恢复原状。

第六十二条　违反本法规定，重点排污单位不公开或者不如实公开环境信息的，由县级以上地方人民政府环境保护主管部门责令公开，处以罚款，并予以公告。

第六十三条　企业事业单位和其他生产经营者有下列行为之一，尚不构成犯罪的，除依照有关法律法规规定予以处罚外，由县级以上人民政府环境保护主管部门或者其他有关部门将案件移送公安机关,对其直接负责的主管人员和其他直接责任人员,处十日以上十五日以下拘留;情节较轻的,处五日以上十日以下拘留:

（一）建设项目未依法进行环境影响评价,被责令停止建设,拒不执行的;

（二）违反法律规定,未取得排污许可证排放污染物,被责令停止排污,拒不执行的;

（三）通过暗管、渗井、渗坑、灌注或者篡改、伪造监测数据,或者不正常运行防治污染设施等逃避监管的方式违法排放污染物的;

（四）生产、使用国家明令禁止生产、使用的农药,被责令改正,拒不改正的。

第六十四条　因污染环境和破坏生态造成损害的,应当依照《中华人民共和国侵权责任法》的有关规定承担侵权责任。

第六十五条　环境影响评价机构、环境监测机构以及从事环境监测设备和防治污染设施维护、运营的机构,在有关环境服务活动中弄虚作假,对造成的环境污染和生态破坏负有责任的,除依照有关法律法规规定予以处罚外,还应当与造成环境污染和生态破坏的其他责任者承担连带责任。

第六十六条　提起环境损害赔偿诉讼的时效期间为三年,从当事人知道或者应当知道其受到损害时起计算。

第六十七条　上级人民政府及其环境保护主管部门应当加强对下级人民政府及其有关部门环境保护工作的监督。发现有关工作人员有违法行为,依法应当给予处分的,应当向其任免机关或者监察机关提出处分建议。

依法应当给予行政处罚,而有关环境保护主管部门不给予行政处罚的,上级人民政府环境保护主管部门可以直接作出行政处罚的决定。

第六十八条　地方各级人民政府、县级以上人民政府环境保护主管部门和其他负有环境保护监督管理职责的部门有下列行为之一的,对直接负责的主管人员和其他直接责任人员给予记过、记大过或者降级处分;造成严重后果的,给予撤职或者开除处分,其主要负责人应当引咎辞职:

（一）不符合行政许可条件准予行政许可的;

（二）对环境违法行为进行包庇的;

（三）依法应当作出责令停业、关闭的决定而未作出的;

（四）对超标排放污染物、采用逃避监管的方式排放污染物、造成环境事故以及不落实生态保护措施造成生态破坏等行为,发现或者接到举报未及时查处的;

（五）违反本法规定,查封、扣押企业事业单位和其他生产经营者的设施、设备的;

（六）篡改、伪造或者指使篡改、伪造监测数据的;

（七）应当依法公开环境信息而未公开的;

（八）将征收的排污费截留、挤占或者挪作他用的;

（九）法律法规规定的其他违法行为。

第六十九条　违反本法规定,构成犯罪的,依法追究刑事责任。

第七章　附　　则

第七十条　本法自 2015 年 1 月 1 日起施行。

附录 2

女职工劳动保护特别规定

中华人民共和国国务院令
第 619 号

《女职工劳动保护特别规定》已经 2012 年 4 月 18 日国务院第 200 次常务会议通过,现予公布,自公布之日起施行。

第一条　为了减少和解决女职工在劳动中因生理特点造成的特殊困难,保护女职工健康,制定本规定。

第二条　中华人民共和国境内的国家机关、企业、事业单位、社会团体、个体经济组织以及其他社会组织等用人单位及其女职工,适用本规定。

第三条　用人单位应当加强女职工劳动保护,采取措施改善女职工劳动安全卫生条件,对女职工进行劳动安全卫生知识培训。

第四条　用人单位应当遵守女职工禁忌从事的劳动范围的规定。用人单位应当将本单位属于女职工禁忌从事的劳动范围的岗位书面告知女职工。

女职工禁忌从事的劳动范围由本规定附录列示。国务院安全生产监督管理部门会同国务院人力资源社会保障行政部门、国务院卫生行政部门根据经济社会发展情况,对女职工禁忌从事的劳动范围进行调整。

第五条　用人单位不得因女职工怀孕、生育、哺乳降低其工资、予以辞退、与其解除劳动或者聘用合同。

第六条　女职工在孕期不能适应原劳动的,用人单位应当根据医疗机构的证明,予以减轻劳动量或者安排其他能够适应的劳动。

对怀孕 7 个月以上的女职工,用人单位不得延长劳动时间或者安排夜班劳动,并应当在劳动时间内安排一定的休息时间。

怀孕女职工在劳动时间内进行产前检查,所需时间计入劳动时间。

第七条　女职工生育享受 98 天产假,其中产前可以休假 15 天;难产的,增加产假 15 天;生育多胞胎的,每多生育 1 个婴儿,增加产假 15 天。

女职工怀孕未满 4 个月流产的,享受 15 天产假;怀孕满 4 个月流产的,享受 42 天产假。

第八条　女职工产假期间的生育津贴,对已经参加生育保险的,按照用人单位上年度职工月平均工资的标准由生育保险基金支付;对未参加生育保险的,按照女职工产假前工资的标准由用人单位支付。

女职工生育或者流产的医疗费用,按照生育保险规定的项目和标准,对已经参加生育保险的,由生育保险基金支付;对未参加生育保险的,由用人单位支付。

第九条　对哺乳未满 1 周岁婴儿的女职工,用人单位不得延长劳动时间或者安排夜班劳动。

用人单位应当在每天的劳动时间内为哺乳期女职工安排 1 小时哺乳时间;女职工生育多胞胎的,每多哺乳 1 个婴儿每天增加 1 小时哺乳时间。

第十条　女职工比较多的用人单位应当根据女职工的需要,建立女职工卫生室、孕妇休息室、哺乳室等设施,妥善解决女职工在生理卫生、哺乳方面的困难。

第十一条　在劳动场所,用人单位应当预防和制止对女职工的性骚扰。

第十二条　县级以上人民政府人力资源社会保障行政部门、安全生产监督管理部门按照各自职责负责对用人单位遵守本规定的情况进行监督检查。

工会、妇女组织依法对用人单位遵守本规定的情况进行监督。

第十三条　用人单位违反本规定第六条第二款、第七条、第九条第一款规定的,由县级以上人民政府人力资源社会保障行政部门责令限期改正,按照受侵害女职工每人1 000元以上5 000元以下的标准计算,处以罚款。

用人单位违反本规定附录第一条、第二条规定的,由县级以上人民政府安全生产监督管理部门责令限期改正,按照受侵害女职工每人1 000元以上5 000元以下的标准计算,处以罚款。用人单位违反本规定附录第三条、第四条规定的,由县级以上人民政府安全生产监督管理部门责令限期治理,处5万元以上30万元以下的罚款;情节严重的,责令停止有关作业,或者提请有关人民政府按照国务院规定的权限责令关闭。

第十四条　用人单位违反本规定,侵害女职工合法权益的,女职工可以依法投诉、举报、申诉,依法向劳动人事争议调解仲裁机构申请调解仲裁,对仲裁裁决不服的,依法向人民法院提起诉讼。

第十五条　用人单位违反本规定,侵害女职工合法权益,造成女职工损害的,依法给予赔偿;用人单位及其直接负责的主管人员和其他直接责任人员构成犯罪的,依法追究刑事责任。

第十六条　本规定自公布之日起施行。1988年7月21日国务院发布的《女职工劳动保护规定》同时废止。

附:

女职工禁忌从事的劳动范围

一、女职工禁忌从事的劳动范围

(一)矿山井下作业;

(二)体力劳动强度分级标准中规定的第四级体力劳动强度的作业;

(三)每小时负重6次以上、每次负重超过20公斤的作业,或者间断负重、每次负重超过25公斤的作业。

二、女职工在经期禁忌从事的劳动范围

(一)冷水作业分级标准中规定的第二级、第三级、第四级冷水作业;

(二)低温作业分级标准中规定的第二级、第三级、第四级低温作业;

(三)体力劳动强度分级标准中规定的第三级、第四级体力劳动强度的作业;

(四)高处作业分级标准中规定的第三级、第四级高处作业。

三、女职工在孕期禁忌从事的劳动范围

(一)作业场所空气中铅及其化合物、汞及其化合物、苯、镉、铍、砷、氰化物、氮氧化物、一

氧化碳、二硫化碳、氯、己内酰胺、氯丁二烯、氯乙烯、环氧乙烷、苯胺、甲醛等有毒物质浓度超过国家职业卫生标准的作业；

（二）从事抗癌药物、己烯雌酚生产，接触麻醉剂气体等的作业；

（三）非密封源放射性物质的操作，核事故与放射事故的应急处置；

（四）高处作业分级标准中规定的高处作业；

（五）冷水作业分级标准中规定的冷水作业；

（六）低温作业分级标准中规定的低温作业；

（七）高温作业分级标准中规定的第三级、第四级的作业；

（八）噪声作业分级标准中规定的第三级、第四级的作业；

（九）体力劳动强度分级标准中规定的第三级、第四级体力劳动强度的作业；

（十）在密闭空间、高压室作业或者潜水作业，伴有强烈振动的作业，或者需要频繁弯腰、攀高、下蹲的作业。

四、女职工在哺乳期禁忌从事的劳动范围：

（一）孕期禁忌从事的劳动范围的第一项、第三项、第九项；

（二）作业场所空气中锰、氟、溴、甲醇、有机磷化合物、有机氯化合物等有毒物质浓度超过国家职业卫生标准的作业。

附录 3
国际社会女职工劳动保护的相关规定

1979 年联合国大会通过的《消除对女性一切形式歧视公约》强调，女性在享有相同就业机会权利的同时，在工作条件中也享有健康和安全保障的权利，包括保障生育功能的权利。也就是说，女性不仅享有就业平等的权利，也享有健康安全的权利。对女工提供如此广泛的保护，是基于女工生理功能及身体特点不同于男性。由于女性有月经、妊娠、分娩、哺乳等生理功能的变化过程，在同样作业环境下，职业性有害因素对女性身体的不良影响更显著。同样的劳动条件，男女所受的影响不同，如在负重作用下，有可能影响生殖器官的位置和功能。另外，对女工的特殊保护是女工抚育子代的需要，孕期接触具有胚胎毒性的物质并达到一定剂量时，容易造成胚胎的死亡和胎儿的畸形，哺乳期女性接触高剂量的化学物质，有导致婴幼儿中毒的危险。月经、怀孕、哺乳是女性特殊的生理时期和现象，加强女职工经期、孕期、哺乳期劳动保护，有利于女性整体健康和谐发展，有利于保护下一代的健康，维护劳动力资源的可持续发展。

在科技发展日新月异的今天，新科技产品为社会创造财富的同时，也给工人的健康带来了各种危害，导致了各种各样的职业病。女职工作为当前社会不可或缺的一个群体，为社会与经济的发展作出了巨大贡献。为了保护女工的健康，防止怀孕女工及胎儿健康受损，有关女职工劳动保护的相关法律法规也随科技进步而不断更新。世界上工业先进的国家，如美国、加拿大，欧盟的英国、德国、法国，亚洲的日本、新加坡等国均制定了禁止女工从事有害性、危险性相关工作的法律规定，对于职业伤害赔偿也都有严格的规范。

一、英国女职工劳动保护规定

工业革命始于西欧,英国是第一个开始工业革命的国家,英国政府为改造工人的工作环境,以立法方式保护工人的健康与安全。英国制定的最早有关女工的法律法规为《性别歧视法》,但《性别歧视法》与《工厂法》中对女性雇佣的准则,特别是一些保护女工的规定有冲突。因此,1989 年,英国大规模修订《就业法》时,将保护职业女工雇佣等条款均纳入《就业法》中,解除了与《性别歧视法》相冲突的部分,即解除过去对女工保护的限制,并明确规定保护女性在就业方面与男性平等的机会,同时规定在女性怀孕与生产后的时期,以及与其他会影响到女性健康环境下,要遵守该法第 38 章 Newtimes Roman I 中所立的保护女性的规定。

1999 年《工作健康安全管理办法》是最新的实施办法,有关女工职业安全与健康受该办法所规范。该办法中提到,产妇与孕妇的定义是指怀孕的女工与产后六个月内,或正在哺乳的女工。为保护女性与胎儿的健康安全,若对产妇孕妇或是胎儿的健康与安全造成危险,不论来自工作过程或是工作环境,或是物理性的、生物性的、化学性的危险物质,包括欧盟所规定的危险物质,均应限制孕妇与产妇工作。

二、美国女职工劳动保护规定

美国法律对性别歧视有许多规定与实施细节,在工作场所力求做到男女平等。如在美国所有契约中的雇主,都应遵守《1978 年怀孕歧视法》(Pregnancy Discrimination Act of 1978)的规定,歧视怀孕属于性别歧视之一种,女性不应该因为生育小孩需要时间离开工作而遭受处罚,怀孕与生产休假离开一段合理的时间是正常的。婴儿出生后,女工在合理时间内回到职场,应该回到原先的工作地位与薪水。

但对女性从事有害性、危险性工作的限制,则一直没有制定独立的法律,来特别保护和限制女性从事某些职业与工作环境。美国《职业安全健康法》(Occupational Safety and Health Act)是保护工人健康安全与工作环境的法律。此法设立了劳工的职业健康安全标准,对危险工种的规定,也规范了男、女工平等的标准。但是,美国法律保障工人有拒绝接受危险工作的权利,当发现工作环境不安全或不健康时,有权拒绝工作,但必须有足够理由确定当前的工作正处在暴露危险之下。工人可以要求雇主改善危险情况或更换工作。若工人因拒绝工作,遭受雇主的歧视,或雇主不理会工人的要求时,工人可以向“职业安全健康署”(OSHA)报告,该署有权对雇主的违法行为开展调查,并进行司法仲裁。

三、加拿大女职工劳动保护规定

加拿大政府一直努力改善女性地位,1985 年出台了《加拿大权利与自由》(Canadian Charter of Rights and Freedoms),旨在保障所有加拿大人受到法律平等的保护,禁止种族、性别、肤色、宗教、年龄、身体或智能残障者的歧视。1986 年加拿大国会通过《公平就业法》(Employment Equity Act),为了反对并纠正社会上对某些团体因偏见所造成在就业与晋升上的歧视,而成为加拿大反歧视的法律基础。1995 年联邦政府采用立法与决策基于性别分析的原则,进一步推进男女平等的理想。加拿大提倡性别平等的就业原则,女性在公平就业机会的原则下,有与男工竞争相同工作的机会,但对暴露于危险工作的法律没有特别规定。

女性在选择工作时,必须使用《加拿大劳工法》(Canda Labour Code)和《职业卫生安全法》(Occupational Health and Safety Act)所规定的"要求被告知的权利"与"可以拒绝从事危险工作的权利"来保护自己。此外,工人也有权利参加职业健康与安全委员会成为健康与安全代表,记录工厂的状况与问题,要求雇主改善或提供政府参考,以减少职业意外并避免职业病的发生,改善工人健康与安全。对于怀孕女性,加拿大联邦依据《辐射线保护法》,亚伯大省的《辐射线保护规定》中明确规定,从事辐射线工作的工人(指直接涉及使用指定的辐射设备或辐射原料的工人),尤其对怀孕女工暴露于离子辐射的可能,尽量降到合理最低,保护胎儿不受离子放射的伤害。孕妇、产妇与一般工人一样,有拒绝从事危险工作的权利,可以从工厂的医师或当地的注册医师提供医疗证明,说明该工作是否对母亲与胎儿的健康有害。当工作选择权交给工人本身时,政府需要提供教育与入职前训练课程告知工人相关的危险程度,再由工人自己决定。

加拿大的亚伯大省有害健康的危险工业规定以 2000 年的《职业卫生安全法》(Occupational Health and Safety Act)为依据,包括噪声规定、化学危险物规定、急救规定、爆炸物安全规定与矿工安全规定。另立相关的《辐射保护法》《辐射保护规定》《危险物品运输与处理法》等。

四、欧盟女职工劳动保护规定

欧盟共同体自 1972 年签约(The Treaty of Community)以来,各会员国要遵守欧盟指令,要求各成员国改进工作环境,确保工人的健康与安全而规定最低要求标准。欧盟共同体主张男女应该公平进入劳动物力市场,就业时男女应享有均等就业工作机会,并在 1976 年制定《公平就业法》,目的在于消除男女就业时的障碍,但同时又要公平的保护女性,特别是孕妇与产妇,同时也要考虑女工的生理特性而给予特别的保护,包括她们在产假之后,能够回到原来的工作岗位。依据《国际劳工组织》(International Labour Organization)的说法,一般而言,男性与女性对物理性、生物性与化学性的反应没有太大的区别,因此,欧盟法律制定为保护工人健康安全而禁止使用的危险化学物质与最低接触限值也对所有工人使用,除了"孕妇与产妇"有特别的限制之外,对一般女工没有设限。

基于保护工作中的孕妇与产妇的工作安全与健康,确保她们的工作权利,不能因性别因素或怀孕与生产,而遭受不同于男性的待遇,并且保护她们不会受到影响健康的危险因素的危害,孕妇与产妇应得到产假的权利等,欧盟制定《改善孕妇与产妇工人的健康与安全办法》,保护工作中产妇与孕妇的基本准则。欧盟各成员国则依据此准则,另制定适合自己国家的法律与实施细则。为促进孕妇与产妇的就业时的安全,欧盟组成一个《保护工作安全卫生与健康顾问委员会》(Advisory Committee on Safety, Hygiene and Health Protection at Work)评估物理性、化学性与生物性的有害物质,及在工业过程中被认为对孕妇、产妇的安全与健康有危险的物质。一般性的保护原则涵盖了孕妇与产妇女工身体的与心理的疲惫、姿态、移动与其他因工作造成各种形式的身体与心理的压力。除此之外,雇主应该评估对孕妇与产妇造成的危险性质、程度,及在危险物质下暴露时间的长短,以确定禁止工作的范围,若无法避免接触危险性、有害性物质,至少应遵守一般保护工人暴露于危险物质职业暴露指数限制。

五、日本女职工劳动保护规定

日本政府规范有关女工的法律包括《劳动基准法》《劳动安全卫生法》与《女性劳动基准规则》。《劳动基准法》六十四到六十八条款规定,是有关女工劳动保护的规定。指出雇主不得使用任何十八岁以上的女性从事坑道内的工作,也不能使孕妇与产妇(生产后未满一年的女性)从事操作重物的工作及在散发有害气体的场所中工作。为实施这些法则,另制订了《女性劳动基准规则》,规定孕妇与产妇不能从事的业务,如重物、高温、低温、焊接、接触铅、水银、铬、砷、黄磷、氟、苯胺等,以及从事岩石或矿山的破碎等工作,并做了具体限制。

六、新加坡女职工劳动保护规定

新加坡的职业安全立法主要是由人力资源部负责,其下设工业健康局,负责管理劳工的安全事务,提供职业安全与健康的训练,工业安全局则负责修订与执行有关劳工职业安全的法规。新加坡宪法保障男女平等的基本原则,法律面前人人平等。新加坡法律反对任何形式的歧视,包括种族、性别与宗教等的歧视,在《就业法》(Employment Act)中规定,保护男女工人就业平等,男女工人被雇主任意解聘,可以向人力资源部申诉纠正。《工人赔偿法》(The Workmen's Compensation Act)规定女工与男工享有相同的与工作伤害相关的赔偿原则。在该法中,除了第九十一章第九部分产妇的保护与福利的条款之外,没有其他的保护性法律。为达到执行《就业法》的目的,新加坡人力资源部长可以制定雇用女性的工作环境与情况的特殊规定。《就业法》第九十一章补充条例,第 139 条规定《女性劳工雇用规定》(The Employment of Female Workmen Regulation)禁止雇用怀孕女性在夜间工作,除非为了工作需要,女工需出具书面同意书,并由注册医师或政府医官书面证明。任何人雇用怀孕女工违反规定者,则为有罪。

新加坡女工从事有害性、危险工业与男工所受的限制相同,为保护工人工作的安全与健康,新加坡政府在《工厂法》中规定有关工作环境安全与工人健康的规定,由新加坡政府人力资源职业健康局强制执行。这些规定除了一般健康、福利条款之外,在《特别健康安全与福利条款》规范危险工业的范围与预防方法。对女性从事的有害性危险工业的规定,依男女就业机会平等的原则,没有特别限制女工,除了孕妇与产妇禁止夜间工作的保护法令之外,其他任何工业,女工与男工均遵守相同的法律。

从历史时期看,早期的关于女工的国际标准主要侧重于保护女性的健康和安全、工作条件及其生理、生育功能。从 20 世纪 60 年代中期开始,越来越多的注意力集中在通过致力于使女性能够在经济发展领域实现其全面潜力的实用方法促进女性和男子平等权利上,包括诸如结社自由,向女性提供取得劳动力市场所有位置的机会以及承认男女共同承担家庭责任等问题。女工保护的劳工标准从大的方面看,可分为两类,一是以保护女性的生殖和生育能力为目的的措施,另一类则从对女性的能力和恰当社会角色的观点出发,根据女性的性别和(或)社会性别而采取的措施。在国际社会中,人们对支持生育保护措施和女性享受该类保护的权利几乎没有争议。但对于并非出于专门保护女性生殖为目的的禁止和限制女性就业的措施,则有很多争论。依据 ILO 原则,一般而言,男性与女性对物理性、生物性与化学性的反应没有太大的区别,因此,欧盟法律制定为保护工人健康安全而禁止使用的危险化学物质与最低暴露指数标准也对所有工人使用,除了"孕妇与产妇"有特别的限制之外,对一般女工没有设限。

附录 4

中华人民共和国母婴保健法

中华人民共和国主席令 33 号

《中华人民共和国母婴保健法》已由中华人民共和国第八届全国人民代表大会常务委员会第十次会议于 1994 年 10 月 27 日通过,现予公布,自 1995 年 6 月 1 日起施行。

第一章　总　　则

第一条　为了保障母亲和婴儿健康,提高出生人口素质,根据宪法,制定本法。

第二条　国家发展母婴保健事业,提供必要条件和物质帮助,使母亲和婴儿获得医疗保健服务。

国家对边远贫困地区的母婴保健事业给予扶持。

第三条　各级人民政府领导母婴保健工作。

母婴保健事业应当纳入国民经济和社会发展计划。

第四条　国务院卫生行政部门主管全国母婴保健工作,根据不同地区情况提出分级分类指导原则,并对全国母婴保健工作实施监督管理。

国务院其他有关部门在各自职责范围内,配合卫生行政部门做好母婴保健工作。

第五条　国家鼓励、支持母婴保健领域的教育和科学研究,推广先进、实用的母婴保健技术,普及母婴保健科学知识。

第六条　对在母婴保健工作中做出显著成绩和在母婴保健科学研究中取得显著成果的组织和个人,应当给予奖励。

第二章　婚 前 保 健

第七条　医疗保健机构应当为公民提供婚前保健服务。

婚前保健服务包括下列内容:

(一) 婚前卫生指导:关于性卫生知识、生育知识和遗传病知识的教育;

(二) 婚前卫生咨询:对有关婚配、生育保健等问题提供医学意见;

(三) 婚前医学检查:对准备结婚的男女双方可能患影响结婚和生育的疾病进行医学检查。

第八条　婚前医学检查包括对下列疾病的检查:

(一) 严重遗传性疾病;

(二) 指定传染病;

(三) 有关精神病。

经婚前医学检查,医疗保健机构应当出具婚前医学检查证明。

第九条　经婚前医学检查,对患指定传染病在传染期内或者有关精神病在发病期内的,医师应当提出医学意见;准备结婚的男女双方应当暂缓结婚。

第十条　经婚前医学检查,对诊断患医学上认为不宜生育的严重遗传性疾病的,医师应当向男女双方说明情况,提出医学意见;经男女双方同意,采取长效避孕措施或者施行结扎手术后不生育的,可以结婚。但《中华人民共和国婚姻法》规定禁止结婚的除外。

第十一条　接受婚前医学检查的人员对检查结果持有异议的,可以申请医学技术鉴定,取得医学鉴定证明。

第十二条　男女双方在结婚登记时,应当持有婚前医学检查证明或者医学鉴定证明。

第十三条　省、自治区、直辖市人民政府根据本地区的实际情况,制定婚前医学检查制度实施办法。

省、自治区、直辖市人民政府对婚前医学检查应当规定合理的收费标准,对边远贫困地区或者交费确有困难的人员应当给予减免。

第三章　孕产期保健

第十四条　医疗保健机构应当为育龄妇女和孕产妇提供孕产期保健服务。

孕产期保健服务包括下列内容:

(一) 母婴保健指导:对孕育健康后代以及严重遗传性疾病和碘缺乏病等地方病的发病原因、治疗和预防方法提供医学意见;

(二) 孕妇、产妇保健:为孕妇、产妇提供卫生、营养、心理等方面的咨询和指导以及产前定期检查等医疗保健服务;

(三) 胎儿保健:为胎儿生长发育进行监护,提供咨询和医学指导;

(四) 新生儿保健:为新生儿生长发育、哺乳和护理提供医疗保健服务。

第十五条　对患严重疾病或者接触致畸物质,妊娠可能危及孕妇生命安全或者可能严重影响孕妇健康和胎儿正常发育的,医疗保健机构应当予以医学指导。

第十六条　医师发现或者怀疑患严重遗传性疾病的育龄夫妻,应当提出医学意见。育龄夫妻应当根据医师的医学意见采取相应的措施。

第十七条　经产前检查,医师发现或者怀疑胎儿异常的,应当对孕妇进行产前诊断。

第十八条　经产前诊断,有下列情形之一的,医师应当向夫妻双方说明情况,并提出终止妊娠的医学意见:

(一) 胎儿患严重遗传性疾病的;

(二) 胎儿有严重缺陷的;

(三) 因患严重疾病,继续妊娠可能危及孕妇生命安全或者严重危害孕妇健康的。

第十九条　依照本法规定施行终止妊娠或者结扎手术,应当经本人同意,并签署意见。本人无行为能力的,应当经其监护人同意,并签署意见。

依照本法规定施行终止妊娠或者结扎手术的,接受免费服务。

第二十条　生育过严重缺陷患儿的妇女再次妊娠前,夫妻双方应当到县级以上医疗保健机构接受医学检查。

第二十一条　医师和助产人员应当严格遵守有关操作规程,提高助产技术和服务质量,预防和减少产伤。

第二十二条　不能住院分娩的孕妇应当由经过培训合格的接生人员实行消毒接生。

第二十三条　医疗保健机构和从事家庭接生的人员按照国务院卫生行政部门的规定,出具统一制发的新生儿出生医学证明;有产妇和婴儿死亡以及新生儿出生缺陷情况的,应当向卫生行政部门报告。

第二十四条　医疗保健机构为产妇提供科学育儿、合理营养和母乳喂养的指导。

医疗保健机构对婴儿进行体格检查和预防接种,逐步开展新生儿疾病筛查、婴儿多发病和常见病防治等医疗保健服务。

第四章　技　术　鉴　定

第二十五条　县级以上地方人民政府可以设立医学技术鉴定组织,负责对婚前医学检查、遗传病诊断和产前诊断结果有异议的进行医学技术鉴定。

第二十六条　从事医学技术鉴定的人员,必须具有临床经验和医学遗传学知识,并具有主治医师以上的专业技术职务。

医学技术鉴定组织的组成人员,由卫生行政部门提名,同级人民政府聘任。

第二十七条　医学技术鉴定实行回避制度。凡与当事人有利害关系,可能影响公正鉴定的人员,应当回避。

第五章　行　政　管　理

第二十八条　各级人民政府应当采取措施,加强母婴保健工作,提高医疗保健服务水平,积极防治由环境因素所致严重危害母亲和婴儿健康的地方性高发性疾病,促进母婴保健事业的发展。

第二十九条　县级以上地方人民政府卫生行政部门管理本行政区域内的母婴保健工作。

第三十条　省、自治区、直辖市人民政府卫生行政部门指定的医疗保健机构负责本行政区域内的母婴保健监测和技术指导。

第三十一条　医疗保健机构按照国务院卫生行政部门的规定,负责其职责范围内的母婴保健工作,建立医疗保健工作规范,提高医学技术水平,采取各种措施方便人民群众,做好母婴保健服务工作。

第三十二条　医疗保健机构依照本法规定开展婚前医学检查、遗传病诊断、产前诊断以及施行结扎手术和终止妊娠手术的,必须符合国务院卫生行政部门规定的条件和技术标准,并经县级以上地方人民政府卫生行政部门许可。

严禁采用技术手段对胎儿进行性别鉴定,但医学上确有需要的除外。

第三十三条　从事本法规定的遗传病诊断、产前诊断的人员,必须经过省、自治区、直辖市人民政府卫生行政部门的考核,并取得相应的合格证书。

从事本法规定的婚前医学检查、施行结扎手术和终止妊娠手术的人员以及从事家庭接生的人员,必须经过县级以上地方人民政府卫生行政部门的考核,并取得相应的合格证书。

第三十四条　从事母婴保健工作的人员应当严格遵守职业道德,为当事人保守秘密。

第六章　法　律　责　任

第三十五条　未取得国家颁发的有关合格证书的,有下列行为之一,县级以上地方人民政府卫生行政部门应当予以制止,并可以根据情节给予警告或者处以罚款:

(一) 从事婚前医学检查、遗传病诊断、产前诊断或者医学技术鉴定的;

(二) 施行终止妊娠手术的;

（三）出具本法规定的有关医学证明的。

上款第（三）项出具的有关医学证明无效。

第三十六条 未取得国家颁发的有关合格证书,施行终止妊娠手术或者采取其他方法终止妊娠,致人死亡、残疾、丧失或者基本丧失劳动能力的,依照刑法有关规定追究刑事责任。

第三十七条 从事母婴保健工作的人员违反本法规定,出具有关虚假医学证明或者进行胎儿性别鉴定的,由医疗保健机构或者卫生行政部门根据情节给予行政处分;情节严重的,依法取消执业资格。

第七章 附 则

第三十八条 本法下列用语的含义:

指定传染病,是指《中华人民共和国传染病防治法》中规定的艾滋病、淋病、梅毒、麻风病以及医学上认为影响结婚和生育的其他传染病。

严重遗传性疾病,是指由于遗传因素先天形成,患者全部或者部分丧失自主生活能力,后代再现风险高,医学上认为不宜生育的遗传性疾病。

有关精神病,是指精神分裂症、躁狂抑郁型精神病以及其他重型精神病。

产前诊断,是指对胎儿进行先天性缺陷和遗传性疾病的诊断。

第三十九条 本法自 1995 年 6 月 1 日起施行。

附录5

中华人民共和国母婴保健法实施办法

国务院令第 308 号

颁布日期:20010620 实施日期:20010620 颁布单位:国务院

第一章 总 则

第一条 根据《中华人民共和国母婴保健法》（以下简称母婴保健法）,制定本办法。

第二条 在中华人民共和国境内从事母婴保健服务活动的机构及其人员应当遵守母婴保健法和本办法。

从事计划生育技术服务的机构开展计划生育技术服务活动,依照《计划生育技术服务管理条例》的规定执行。

第三条 母婴保健技术服务主要包括下列事项:

（一）有关母婴保健的科普宣传、教育和咨询;

（二）婚前医学检查;

（三）产前诊断和遗传病诊断;

（四）助产技术;

（五）实施医学上需要的节育手术;

（六）新生儿疾病筛查;

（七）有关生育、节育、不育的其他生殖保健服务。

第四条　公民享有母婴保健的知情选择权。国家保障公民获得适宜的母婴保健服务的权利。

第五条　母婴保健工作以保健为中心，以保障生殖健康为目的，实行保健和临床相结合，面向群体、面向基层和预防为主的方针。

第六条　各级人民政府应当将母婴保健工作纳入本级国民经济和社会发展计划，为母婴保健事业的发展提供必要的经济、技术和物质条件，并对少数民族地区、贫困地区的母婴保健事业给予特殊支持。

县级以上地方人民政府根据本地区的实际情况和需要，可以设立母婴保健事业发展专项资金。

第七条　国务院卫生行政部门主管全国母婴保健工作，履行下列职责：

（一）制定母婴保健法及本办法的配套规章和技术规范；

（二）按照分级分类指导的原则，制定全国母婴保健工作发展规划和实施步骤；

（三）组织推广母婴保健及其他生殖健康的适宜技术；

（四）对母婴保健工作实施监督。

第八条　县级以上各级人民政府财政、公安、民政、教育、劳动保障、计划生育等部门应当在各自职责范围内，配合同级卫生行政部门做好母婴保健工作。

第二章　婚　前　保　健

第九条　母婴保健法第七条所称婚前卫生指导，包括下列事项：

（一）有关性卫生的保健和教育；

（二）新婚避孕知识及计划生育指导；

（三）受孕前的准备、环境和疾病对后代影响等孕前保健知识；

（四）遗传病的基本知识；

（五）影响婚育的有关疾病的基本知识；

（六）其他生殖健康知识。

医师进行婚前卫生咨询时，应当为服务对象提供科学的信息，对可能产生的后果进行指导，并提出适当的建议。

第十条　在实行婚前医学检查的地区，准备结婚的男女双方在办理结婚登记前，应当到医疗、保健机构进行婚前医学检查。

第十一条　从事婚前医学检查的医疗、保健机构，由其所在地设区的市级人民政府卫生行政部门进行审查；符合条件的，在其《医疗机构执业许可证》上注明。

第十二条　申请从事婚前医学检查的医疗、保健机构应当具备下列条件：

（一）分别设置专用的男、女婚前医学检查室，配备常规检查和专科检查设备；

（二）设置婚前生殖健康宣传教育室；

（三）具有符合条件的进行男、女婚前医学检查的执业医师。

第十三条　婚前医学检查包括询问病史、体格及相关检查。

婚前医学检查应当遵守婚前保健工作规范并按照婚前医学检查项目进行。婚前保健工作规范和婚前医学检查项目由国务院卫生行政部门规定。

第十四条　经婚前医学检查,医疗、保健机构应当向接受婚前医学检查的当事人出具婚前医学检查证明。

婚前医学检查证明应当列明是否发现下列疾病:

(一) 在传染期内的指定传染病;

(二) 在发病期内的有关精神病;

(三) 不宜生育的严重遗传性疾病;

(四) 医学上认为不宜结婚的其他疾病。

发现前款第(一)项、第(二)项、第(三)项疾病的,医师应当向当事人说明情况,提出预防、治疗以及采取相应医学措施的建议。当事人依据医师的医学意见,可以暂缓结婚,也可以自愿采用长效避孕措施或者结扎手术;医疗、保健机构应当为其治疗提供医学咨询和医疗服务。

第十五条　经婚前医学检查,医疗、保健机构不能确诊的,应当转到设区的市级以上人民政府卫生行政部门指定的医疗、保健机构确诊。

第十六条　在实行婚前医学检查的地区,婚姻登记机关在办理结婚登记时,应当查验婚前医学检查证明或者母婴保健法第十一条规定的医学鉴定证明。

第三章　孕产期保健

第十七条　医疗、保健机构应当为育龄妇女提供有关避孕、节育、生育、不育和生殖健康的咨询和医疗保健服务。

医师发现或者怀疑育龄夫妻患有严重遗传性疾病的,应当提出医学意见;限于现有医疗技术水平难以确诊的,应当向当事人说明情况。育龄夫妻可以选择避孕、节育、不孕等相应的医学措施。

第十八条　医疗、保健机构应当为孕产妇提供下列医疗保健服务:

(一) 为孕产妇建立保健手册(卡),定期进行产前检查;

(二) 为孕产妇提供卫生、营养、心理等方面的医学指导与咨询;

(三) 对高危孕妇进行重点监护、随访和医疗保健服务;

(四) 为孕产妇提供安全分娩技术服务;

(五) 定期进行产后访视,指导产妇科学喂养婴儿;

(六) 提供避孕咨询指导和技术服务;

(七) 对产妇及其家属进行生殖健康教育和科学育儿知识教育;

(八) 其他孕产期保健服务。

第十九条　医疗、保健机构发现孕妇患有下列严重疾病或者接触物理、化学、生物等有毒、有害因素,可能危及孕妇生命安全或者可能严重影响孕妇健康和胎儿正常发育的,应当对孕妇进行医学指导和下列必要的医学检查:

(一) 严重的妊娠合并症或者并发症;

(二) 严重的精神性疾病;

(三) 国务院卫生行政部门规定的严重影响生育的其他疾病。

第二十条　孕妇有下列情形之一的,医师应当对其进行产前诊断:

(一) 羊水过多或者过少的;

（二）胎儿发育异常或者胎儿有可疑畸形的；

（三）孕早期接触过可能导致胎儿先天缺陷的物质的；

（四）有遗传病家族史或者曾经分娩过先天性严重缺陷婴儿的；

（五）初产妇年龄超过 35 周岁的。

第二十一条　母婴保健法第十八条规定的胎儿的严重遗传性疾病、胎儿的严重缺陷、孕妇患继续妊娠可能危及其生命健康和安全的严重疾病目录，由国务院卫生行政部门规定。

第二十二条　生育过严重遗传性疾病或者严重缺陷患儿的，再次妊娠前，夫妻双方应当按照国家有关规定到医疗、保健机构进行医学检查。医疗、保健机构应当向当事人介绍有关遗传性疾病的知识，给予咨询、指导。对诊断患有医学上认为不宜生育的严重遗传性疾病的，医师应当向当事人说明情况，并提出医学意见。

第二十三条　严禁采用技术手段对胎儿进行性别鉴定。

对怀疑胎儿可能为伴性遗传病，需要进行性别鉴定的，由省、自治区、直辖市人民政府卫生行政部门指定的医疗、保健机构按照国务院卫生行政部门的规定进行鉴定。

第二十四条　国家提倡住院分娩。医疗、保健机构应当按照国务院卫生行政部门制定的技术操作规范，实施消毒接生和新生儿复苏，预防产伤及产后出血等产科并发症，降低孕产妇及围产儿发病率、死亡率。

没有条件住院分娩的，应当由经县级地方人民政府卫生行政部门许可并取得家庭接生员技术证书的人员接生。

高危孕妇应当在医疗、保健机构住院分娩。

第四章　婴儿保健

第二十五条　医疗、保健机构应当按照国家有关规定开展新生儿先天性、遗传性代谢病筛查、诊断、治疗和监测。

第二十六条　医疗、保健机构应当按照规定进行新生儿访视，建立儿童保健手册（卡），定期对其进行健康检查，提供有关预防疾病、合理膳食、促进智力发育等科学知识，做好婴儿多发病、常见病防治等医疗保健服务。

第二十七条　医疗、保健机构应当按照规定的程序和项目对婴儿进行预防接种。

婴儿的监护人应当保证婴儿及时接受预防接种。

第二十八条　国家推行母乳喂养。医疗、保健机构应当为实施母乳喂养提供技术指导，为住院分娩的产妇提供必要的母乳喂养条件。

医疗、保健机构不得向孕产妇和婴儿家庭宣传、推荐母乳代用品。

第二十九条　母乳代用品产品包装标签应当在显著位置标明母乳喂养的优越性。

母乳代用品生产者、销售者不得向医疗、保健机构赠送产品样品或者以推销为目的有条件地提供设备、资金和资料。

第三十条　妇女享有国家规定的产假。有不满 1 周岁婴儿的妇女，所在单位应当在劳动时间内为其安排一定的哺乳时间。

第五章　技术鉴定

第三十一条　母婴保健医学技术鉴定委员会分为省、市、县三级。

母婴保健医学技术鉴定委员会成员应当符合下列任职条件：

（一）县级母婴保健医学技术鉴定委员会成员应当具有主治医师以上专业技术职务；

（二）设区的市级和省级母婴保健医学技术鉴定委员会成员应当具有副主任医师以上专业技术职务。

第三十二条　当事人对婚前医学检查、遗传病诊断、产前诊断结果有异议，需要进一步确诊的，可以自接到检查或者诊断结果之日起15日内向所在地县级或者设区的市级母婴保健医学技术鉴定委员会提出书面鉴定申请。

母婴保健医学技术鉴定委员会应当自接到鉴定申请之日起30日内作出医学技术鉴定意见，并及时通知当事人。

当事人对鉴定意见有异议的，可以自接到鉴定意见通知书之日起15日内向上一级母婴保健医学技术鉴定委员会申请再鉴定。

第三十三条　母婴保健医学技术鉴定委员会进行医学鉴定时须有5名以上相关专业医学技术鉴定委员会成员参加。

鉴定委员会成员应当在鉴定结论上署名；不同意见应当如实记录。鉴定委员会根据鉴定结论向当事人出具鉴定意见书。

母婴保健医学技术鉴定管理办法由国务院卫生行政部门制定。

第六章　监　督　管　理

第三十四条　县级以上地方人民政府卫生行政部门负责本行政区域内的母婴保健监督管理工作，履行下列监督管理职责：

（一）依照母婴保健法和本办法以及国务院卫生行政部门规定的条件和技术标准，对从事母婴保健工作的机构和人员实施许可，并核发相应的许可证书；

（二）对母婴保健法和本办法的执行情况进行监督检查；

（三）对违反母婴保健法和本办法的行为，依法给予行政处罚；

（四）负责母婴保健工作监督管理的其他事项。

第三十五条　从事遗传病诊断、产前诊断的医疗、保健机构和人员，须经省、自治区、直辖市人民政府卫生行政部门许可。

从事婚前医学检查的医疗、保健机构和人员，须经设区的市级人民政府卫生行政部门许可。

从事助产技术服务、结扎手术和终止妊娠手术的医疗、保健机构和人员以及从事家庭接生的人员，须经县级人民政府卫生行政部门许可，并取得相应的合格证书。

第三十六条　卫生监督人员在执行职务时，应当出示证件。

卫生监督人员可以向医疗、保健机构了解情况，索取必要的资料，对母婴保健工作进行监督、检查，医疗、保健机构不得拒绝和隐瞒。

卫生监督人员对医疗、保健机构提供的技术资料负有保密的义务。

第三十七条　医疗、保健机构应当根据其从事的业务，配备相应的人员和医疗设备，对从事母婴保健工作的人员加强岗位业务培训和职业道德教育，并定期对其进行检查、考核。

医师和助产人员（包括家庭接生人员）应当严格遵守有关技术操作规范，认真填写各项记录，提高助产技术和服务质量。

助产人员的管理,按照国务院卫生行政部门的规定执行。

从事母婴保健工作的执业医师应当依照母婴保健法的规定取得相应的资格。

第三十八条　医疗、保健机构应当按照国务院卫生行政部门的规定,对托幼园、所卫生保健工作进行业务指导。

第三十九条　国家建立孕产妇死亡、婴儿死亡和新生儿出生缺陷监测、报告制度。

第七章　罚　则

第四十条　医疗、保健机构或者人员未取得母婴保健技术许可,擅自从事婚前医学检查、遗传病诊断、产前诊断、终止妊娠手术和医学技术鉴定或者出具有关医学证明的,由卫生行政部门给予警告,责令停止违法行为,没收违法所得;违法所得5 000元以上的,并处违法所得3倍以上5倍以下的罚款;没有违法所得或者违法所得不足5 000元的,并处5 000元以上2万元以下的罚款。

第四十一条　从事母婴保健技术服务的人员出具虚假医学证明文件的,依法给予行政处分;有下列情形之一的,由原发证部门撤销相应的母婴保健技术执业资格或者医师执业证书:

(一) 因延误诊治,造成严重后果的;

(二) 给当事人身心健康造成严重后果的;

(三) 造成其他严重后果的。

第四十二条　违反本办法规定进行胎儿性别鉴定的,由卫生行政部门给予警告,责令停止违法行为;对医疗、保健机构直接负责的主管人员和其他直接责任人员,依法给予行政处分。进行胎儿性别鉴定两次以上的或者以营利为目的进行胎儿性别鉴定的,并由原发证机关撤销相应的母婴保健技术执业资格或者医师执业证书。

第八章　附　则

第四十三条　婚前医学检查证明的格式由国务院卫生行政部门规定。

第四十四条　母婴保健法及本办法所称的医疗、保健机构,是指依照《医疗机构管理条例》取得卫生行政部门医疗机构执业许可的各级各类医疗机构。

第四十五条　本办法自公布之日起施行。

附录6
人类辅助生殖技术管理办法

《人类辅助生殖技术管理办法》是中华人民共和国卫生部发布的为规范人类辅助生殖技术的应用和管理的办法。发布了相关技术规范、基本标准和伦理原则。自2001年8月1日起施行。

总　则

中华人民共和国卫生部令第14号

现发布《人类辅助生殖技术管理办法》,自2001年8月1日起施行。

人类辅助生殖技术管理办法

管理方法

第一条 为保证人类辅助生殖技术安全、有效和健康发展,规范人类辅助生殖技术的应用和管理,保障人民健康,制定本办法。

第二条 本办法适用于开展人类辅助生殖技术的各类医疗机构。

第三条 人类辅助生殖技术的应用应当在医疗机构中进行,以医疗为目的,并符合国家计划生育政策、伦理原则和有关法律规定。

禁止以任何形式买卖配子、合子、胚胎。医疗机构和医务人员不得实施任何形式的代孕技术。

第四条 卫生部主管全国人类辅助生殖技术应用的监督管理工作。县级以上地方人民政府卫生行政部门负责本行政区域内人类辅助生殖技术的日常监督管理。

审批

第五条 卫生部根据区域卫生规划、医疗需求和技术条件等实际情况,制订人类辅助生殖技术应用规划。

第六条 申请开展人类辅助生殖技术的医疗机构应当符合下列条件:

(一)具有与开展技术相适应的卫生专业技术人员和其他专业技术人员;

(二)具有与开展技术相适应的技术和设备;

(三)设有医学伦理委员会;

(四)符合卫生部制定的《人类辅助生殖技术规范》的要求。

第七条 申请开展人类辅助生殖技术的医疗机构应当向所在地省、自治区、直辖市人民政府卫生行政部门提交下列文件:

(一)可行性报告;

(二)医疗机构基本情况(包括床位数、科室设置情况、人员情况、设备和技术条件情况等);

(三)拟开展的人类辅助生殖技术的业务项目和技术条件、设备条件、技术人员配备情况;

(四)开展人类辅助生殖技术的规章制度;

(五)省级以上卫生行政部门规定提交的其他材料。

第八条 申请开展丈夫精液人工授精技术的医疗机构,由省、自治区、直辖市人民政府卫生行政部门审查批准。省、自治区、直辖市人民政府卫生行政部门收到前条规定的材料后,可以组织有关专家进行论证,并在收到专家论证报告后 30 个工作日内进行审核,审核同意的,发给批准证书;审核不同意的,书面通知申请单位。

对申请开展供精人工授精和体外受精 - 胚胎移植技术及其衍生技术的医疗机构,由省、自治区、直辖市人民政府卫生行政部门提出初审意见,卫生部审批。

第九条 卫生部收到省、自治区、直辖市人民政府卫生行政部门的初审意见和材料后,聘请有关专家进行论证,并在收到专家论证报告后 45 个工作日内进行审核,审核同意的,发给批准证书;审核不同意的,书面通知申请单位。

第十条 批准开展人类辅助生殖技术的医疗机构应当按照《医疗机构管理条例》的有关规定,持省、自治区、直辖市人民政府卫生行政部门或者卫生部的批准证书到核发其医疗机构执业许可证的卫生行政部门办理变更登记手续。

第十一条　人类辅助生殖技术批准证书每2年校验一次,校验由原审批机关办理。校验合格的,可以继续开展人类辅助生殖技术;校验不合格的,收回其批准证书。

实施

第十二条　人类辅助生殖技术必须在经过批准并进行登记的医疗机构中实施。未经卫生行政部门批准,任何单位和个人不得实施人类辅助生殖技术。

第十三条　实施人类辅助生殖技术应当符合卫生部制定的《人类辅助生殖技术规范》的规定。

第十四条　实施人类辅助生殖技术应当遵循知情同意原则,并签署知情同意书。涉及伦理问题的,应当提交医学伦理委员会讨论。

第十五条　实施供精人工授精和体外受精-胚胎移植技术及其各种衍生技术的医疗机构应当与卫生部批准的人类精子库签订供精协议。严禁私自采精。

医疗机构在利用人类精子库的精源实施人类辅助生殖技术时应当索取精子检验合格证明。

第十六条　实施人类辅助生殖技术的医疗机构应当为当事人保密,不得泄漏有关信息。

第十七条　实施人类辅助生殖技术的医疗机构不得进行性别选择。法律法规另有规定的除外。

第十八条　实施人类辅助生殖技术的医疗机构应当建立健全技术档案管理制度。

供精人工授精医疗行为方面的医疗技术档案和法律文书应当永久保存。

第十九条　实施人类辅助生殖技术的医疗机构应当对实施人类辅助生殖技术的人员进行医学业务和伦理学知识的培训。

第二十条　卫生部指定卫生技术评估机构对开展人类辅助生殖技术的医疗机构进行技术质量监测和定期评估。技术评估的主要内容为人类辅助生殖技术的安全性、有效性、经济性和社会影响。监测结果和技术评估报告报医疗机构所在地的省、自治区、直辖市人民政府卫生行政部门和卫生部备案。

处罚

第二十一条　违反本办法规定,未经批准擅自开展人类辅助生殖技术的非医疗机构,按照《医疗机构管理条例》第四十四条规定处罚;对有上述违法行为的医疗机构,按照《医疗机构管理条例》第四十七条和《医疗机构管理条例实施细则》第八十条的规定处罚。

第二十二条　开展人类辅助生殖技术的医疗机构违反本办法,有下列行为之一的,由省、自治区、直辖市人民政府卫生行政部门给予警告、3万元以下罚款,并给予有关责任人行政处分;构成犯罪的,依法追究刑事责任:

（一）买卖配子、合子、胚胎的;

（二）实施代孕技术的;

（三）使用不具有《人类精子库批准证书》机构提供的精子的;

（四）擅自进行性别选择的;

（五）实施人类辅助生殖技术档案不健全的;

（六）经指定技术评估机构检查技术质量不合格的;

（七）其他违反本办法规定的行为。

附　则

第二十三条　本办法颁布前已经开展人类辅助生殖技术的医疗机构,在本办法颁布后3个月内向所在地省、自治区、直辖市人民政府卫生行政部门提出申请,省、自治区、直辖市人民政府卫生行政部门和卫生部按照本办法审查,审查同意的,发给批准证书;审查不同意的,不得再开展人类辅助生殖技术服务。

第二十四条　本办法所称人类辅助生殖技术是指运用医学技术和方法对配子、合子、胚胎进行人工操作,以达到受孕目的的技术,分为人工授精和体外受精 - 胚胎移植技术及其各种衍生技术。

人工授精是指用人工方式将精液注入女性体内以取代性交途径使其妊娠的一种方法。根据精液来源不同,分为丈夫精液人工授精和供精人工授精。

体外受精 - 胚胎移植技术及其各种衍生技术是指从女性体内取出卵子,在器皿内培养后,加入经技术处理的精子,待卵子受精后,继续培养,到形成早早期胚胎时,再转移到子宫内着床,发育成胎儿直至分娩的技术。

第二十五条

本办法自 2001 年 8 月 1 日起实施。

附录 7

人类精子库管理办法

《人类精子库管理办法》是中华人民共和国卫生部 2001 年 2 月 20 日发布的办法。自2001 年 8 月 1 日起施行。

相关法令

中华人民共和国卫生部令

第 15 号

现发布《人类精子库管理办法》,自 2001 年 8 月 1 日起施行。

第一章　总　则

第一条　为了规范人类精子库管理,保证人类辅助生殖技术安全、有效应用和健康发展,保障人民健康,制定本办法。

第二条　本办法所称人类精子库是指以治疗不育症以及预防遗传病等为目的,利用超低温冷冻技术,采集、检测、保存和提供精子的机构。

人类精子库必须设置在医疗机构内。

第三条　精子的采集和提供应当遵守当事人自愿和符合社会伦理原则。

任何单位和个人不得以营利为目的进行精子的采集与提供活动。

第四条　卫生部主管全国人类精子库的监督管理工作。县级以上地方人民政府卫生行政部门负责本行政区域内人类精子库的日常监督管理。

第二章　审　　批

第五条　卫生部根据我国卫生资源、对供精的需求、精子的来源、技术条件等实际情况，制订人类精子库设置规划。

第六条　设置人类精子库应当经卫生部批准。

第七条　申请设置人类精子库的医疗机构应当符合下列条件：

（一）具有医疗机构执业许可证；

（二）设有医学伦理委员会；

（三）具有与采集、检测、保存和提供精子相适应的卫生专业技术人员；

（四）具有与采集、检测、保存和提供精子相适应的技术和仪器设备；

（五）具有对供精者进行筛查的技术能力；

（六）应当符合卫生部制定的《人类精子库基本标准》。

第八条　申请设置人类精子库的医疗机构应当向所在地省、自治区、直辖市人民政府卫生行政部门提交下列资料：

（一）设置人类精子库可行性报告；

（二）医疗机构基本情况；

（三）拟设置人类精子库的建筑设计平面图；

（四）拟设置人类精子库将开展的技术业务范围、技术设备条件、技术人员配备情况和组织结构；

（五）人类精子库的规章制度、技术操作手册等；

（六）省级以上卫生行政部门规定的其他材料。

第九条　省、自治区、直辖市人民政府卫生行政部门收到前条规定的材料后，提出初步意见，报卫生部审批。

第十条　卫生部收到省、自治区、直辖市人民政府卫生行政部门的初步意见和材料后，聘请有关专家进行论证，并在收到专家论证报告后45个工作日内进行审核，审核同意的，发给人类精子库批准证书；审核不同意的，书面通知申请单位。

第十一条　批准设置人类精子库的医疗机构应当按照《医疗机构管理条例》的有关规定，持卫生部的批准证书到核发其医疗机构执业许可证的卫生行政部门办理变更登记手续。

第十二条　人类精子库批准证书每2年校验1次，校验合格的，可以继续开展人类精子库工作；校验不合格的，收回人类精子库批准证书。

第三章　精子采集与提供

第十三条　精子的采集与提供应当在经过批准的人类精子库中进行。未经批准，任何单位和个人不得从事精子的采集与提供活动。

第十四条　精子的采集与提供应当严格遵守卫生部制定的《人类精子库技术规范》和各项技术操作规程。

第十五条　供精者应当是年龄在22~45周岁之间的健康男性。

第十六条　人类精子库应当对供精者进行健康检查和严格筛选，不得采集有下列情况之一的人员的精液：

（一）有遗传病家族史或者患遗传性疾病；

（二）精神病患者；

（三）传染病患者或者病源携带者；

（四）长期接触放射线和有害物质者；

（五）精液检查不合格者；

（六）其他严重器质性疾病患者。

第十七条　人类精子库工作人员应当向供精者说明精子的用途、保存方式以及可能带来的社会伦理等问题。人类精子库应当和供精者签署知情同意书。

第十八条　供精者只能在一个人类精子库中供精。

第十九条　精子库采集精子后，应当进行检验和筛查。精子冷冻 6 个月后，经过复检合格，方可向经卫生行政部门批准开展人类辅助生殖技术的医疗机构提供，并向医疗机构提交检验结果。未经检验或检验不合格的，不得向医疗机构提供。

严禁精子库向医疗机构提供新鲜精子。

严禁精子库向未经批准开展人类辅助生殖技术的医疗机构提供精子。

第二十条　一个供精者的精子最多只能提供给 5 名妇女受孕。

第二十一条　人类精子库应当建立供精者档案，对供精者的详细资料和精子使用情况进行计算机管理并永久保存。

人类精子库应当为供精者和受精者保密，未经供精者和受精者同意不得泄漏有关信息。

第二十二条　卫生部指定卫生技术评估机构，对人类精子库进行技术质量监测和定期检查。监测结果和检查报告报人类精子库所在地的省、自治区、直辖市人民政府卫生行政部门和卫生部备案。

第四章　处　罚

第二十三条　违反本办法规定，未经批准擅自设置人类精子库，采集、提供精子的非医疗机构，按照《医疗机构管理条例》第四十四条规定处罚；对有上述违法行为的医疗机构，按照《医疗机构管理条例》第四十七条和《医疗机构管理条例实施细则》第八十条的规定处罚。

第二十四条　设置人类精子库的医疗机构违反本办法，有下列行为之一的，省、自治区、直辖市人民政府卫生行政部门给予警告、1 万元以下罚款，并给予有关责任人员行政处分；构成犯罪的，依法追究刑事责任：

（一）采集精液前，未按规定对供精者进行健康检查的；

（二）向医疗机构提供未经检验的精子的；

（三）向不具有人类辅助生殖技术批准证书的机构提供精子的；

（四）擅自进行性别选择的；

（五）经评估机构检查质量不合格的；

（六）其他违反本办法规定的行为。

第五章　附　则

第二十五条　本办法颁布前已经设置人类精子库的医疗机构，在本办法颁布后 3 个月内向所在地省、自治区、直辖市人民政府卫生行政部门提出申请，省、自治区、直辖市人民政府卫生行政部门和卫生部按照本办法审查,审查同意的,发给人类精子库批准证书;审查不同意的,不得再设置人类精子库。

第二十六条　本办法自 2001 年 8 月 1 日起实施。

附录 8

中华人民共和国职业病防治法

(2001 年 10 月 27 日第九届全国人民代表大会常务委员会第二十四次会议通过;根据 2011 年 12 月 31 日第十一届全国人民代表大会常务委员会第二十四次会议《关于修改〈中华人民共和国职业病防治法〉的决定》修正)

第一章　总　　则

第一条　为了预防、控制和消除职业病危害,防治职业病,保护劳动者健康及其相关权益,促进经济社会发展,根据宪法,制定本法。

第二条　本法适用于中华人民共和国领域内的职业病防治活动。

本法所称职业病,是指企业、事业单位和个体经济组织等用人单位的劳动者在职业活动中,因接触粉尘、放射性物质和其他有毒、有害因素而引起的疾病。

职业病的分类和目录由国务院卫生行政部门会同国务院安全生产监督管理部门、劳动保障行政部门制定、调整并公布。

第三条　职业病防治工作坚持预防为主、防治结合的方针,建立用人单位负责、行政机关监管、行业自律、职工参与和社会监督的机制,实行分类管理、综合治理。

第四条　劳动者依法享有职业卫生保护的权利。

用人单位应当为劳动者创造符合国家职业卫生标准和卫生要求的工作环境和条件,并采取措施保障劳动者获得职业卫生保护。

工会组织依法对职业病防治工作进行监督,维护劳动者的合法权益。用人单位制定或者修改有关职业病防治的规章制度,应当听取工会组织的意见。

第五条　用人单位应当建立、健全职业病防治责任制,加强对职业病防治的管理,提高职业病防治水平,对本单位产生的职业病危害承担责任。

第六条　用人单位的主要负责人对本单位的职业病防治工作全面负责。

第七条　用人单位必须依法参加工伤保险。

国务院和县级以上地方人民政府劳动保障行政部门应当加强对工伤保险的监督管理,确保劳动者依法享受工伤保险待遇。

第八条　国家鼓励和支持研制、开发、推广、应用有利于职业病防治和保护劳动者健康的新技术、新工艺、新设备、新材料,加强对职业病的机制和发生规律的基础研究,提高职业病防治科学技术水平;积极采用有效的职业病防治技术、工艺、设备、材料;限制使用或者淘汰职业病危害严重的技术、工艺、设备、材料。

国家鼓励和支持职业病医疗康复机构的建设。

第九条　国家实行职业卫生监督制度。

国务院安全生产监督管理部门、卫生行政部门、劳动保障行政部门依照本法和国务院确定的职责,负责全国职业病防治的监督管理工作。国务院有关部门在各自的职责范围内负责职业病防治的有关监督管理工作。

县级以上地方人民政府安全生产监督管理部门、卫生行政部门、劳动保障行政部门依据各自职责,负责本行政区域内职业病防治的监督管理工作。县级以上地方人民政府有关部门在各自的职责范围内负责职业病防治的有关监督管理工作。

县级以上人民政府安全生产监督管理部门、卫生行政部门、劳动保障行政部门(以下统称职业卫生监督管理部门)应当加强沟通,密切配合,按照各自职责分工,依法行使职权,承担责任。

第十条　国务院和县级以上地方人民政府应当制定职业病防治规划,将其纳入国民经济和社会发展计划,并组织实施。

县级以上地方人民政府统一负责、领导、组织、协调本行政区域的职业病防治工作,建立健全职业病防治工作体制、机制,统一领导、指挥职业卫生突发事件应对工作;加强职业病防治能力建设和服务体系建设,完善、落实职业病防治工作责任制。

乡、民族乡、镇的人民政府应当认真执行本法,支持职业卫生监督管理部门依法履行职责。

第十一条　县级以上人民政府职业卫生监督管理部门应当加强对职业病防治的宣传教育,普及职业病防治的知识,增强用人单位的职业病防治观念,提高劳动者的职业健康意识、自我保护意识和行使职业卫生保护权利的能力。

第十二条　有关防治职业病的国家职业卫生标准,由国务院卫生行政部门组织制定并公布。

国务院卫生行政部门应当组织开展重点职业病监测和专项调查,对职业健康风险进行评估,为制定职业卫生标准和职业病防治政策提供科学依据。

县级以上地方人民政府卫生行政部门应当定期对本行政区域的职业病防治情况进行统计和调查分析。

第十三条　任何单位和个人有权对违反本法的行为进行检举和控告。有关部门收到相关的检举和控告后,应当及时处理。

对防治职业病成绩显著的单位和个人,给予奖励。

第二章　前 期 预 防

第十四条　用人单位应当依照法律、法规要求,严格遵守国家职业卫生标准,落实职业病预防措施,从源头上控制和消除职业病危害。

第十五条　产生职业病危害的用人单位的设立除应当符合法律、行政法规规定的设立条件外,其工作场所还应当符合下列职业卫生要求:

(一) 职业病危害因素的强度或者浓度符合国家职业卫生标准;

(二) 有与职业病危害防护相适应的设施;

(三) 生产布局合理,符合有害与无害作业分开的原则;

(四) 有配套的更衣间、洗浴间、孕妇休息间等卫生设施;

(五) 设备、工具、用具等设施符合保护劳动者生理、心理健康的要求;

(六) 法律、行政法规和国务院卫生行政部门、安全生产监督管理部门关于保护劳动者健康的其他要求。

第十六条　国家建立职业病危害项目申报制度。

用人单位工作场所存在职业病目录所列职业病的危害因素的,应当及时、如实向所在地安全生产监督管理部门申报危害项目,接受监督。

职业病危害因素分类目录由国务院卫生行政部门会同国务院安全生产监督管理部门制定、调整并公布。职业病危害项目申报的具体办法由国务院安全生产监督管理部门制定。

第十七条　新建、扩建、改建建设项目和技术改造、技术引进项目(以下统称建设项目)可能产生职业病危害的,建设单位在可行性论证阶段应当向安全生产监督管理部门提交职业病危害预评价报告。安全生产监督管理部门应当自收到职业病危害预评价报告之日起三十日内,作出审核决定并书面通知建设单位。未提交预评价报告或者预评价报告未经安全生产监督管理部门审核同意的,有关部门不得批准该建设项目。

职业病危害预评价报告应当对建设项目可能产生的职业病危害因素及其对工作场所和劳动者健康的影响作出评价,确定危害类别和职业病防护措施。

建设项目职业病危害分类管理办法由国务院安全生产监督管理部门制定。

第十八条　建设项目的职业病防护设施所需费用应当纳入建设项目工程预算,并与主体工程同时设计,同时施工,同时投入生产和使用。

职业病危害严重的建设项目的防护设施设计,应当经安全生产监督管理部门审查,符合国家职业卫生标准和卫生要求的,方可施工。

建设项目在竣工验收前,建设单位应当进行职业病危害控制效果评价。建设项目竣工验收时,其职业病防护设施经安全生产监督管理部门验收合格后,方可投入正式生产和使用。

第十九条　职业病危害预评价、职业病危害控制效果评价由依法设立的取得国务院安全生产监督管理部门或者设区的市级以上地方人民政府安全生产监督管理部门按照职责分工给予资质认可的职业卫生技术服务机构进行。职业卫生技术服务机构所作评价应当客观、真实。

第二十条　国家对从事放射性、高毒、高危粉尘等作业实行特殊管理。具体管理办法由国务院制定。

第三章　劳动过程中的防护与管理

第二十一条　用人单位应当采取下列职业病防治管理措施:

(一)设置或者指定职业卫生管理机构或者组织,配备专职或者兼职的职业卫生管理人员,负责本单位的职业病防治工作;

(二)制定职业病防治计划和实施方案;

(三)建立、健全职业卫生管理制度和操作规程;

(四)建立、健全职业卫生档案和劳动者健康监护档案;

(五)建立、健全工作场所职业病危害因素监测及评价制度;

(六)建立、健全职业病危害事故应急救援预案。

第二十二条　用人单位应当保障职业病防治所需的资金投入,不得挤占、挪用,并对因资金投入不足导致的后果承担责任。

第二十三条　用人单位必须采用有效的职业病防护设施,并为劳动者提供个人使用的职业病防护用品。

用人单位为劳动者个人提供的职业病防护用品必须符合防治职业病的要求;不符合要求的,不得使用。

第二十四条　用人单位应当优先采用有利于防治职业病和保护劳动者健康的新技术、新工艺、新设备、新材料,逐步替代职业病危害严重的技术、工艺、设备、材料。

第二十五条　产生职业病危害的用人单位,应当在醒目位置设置公告栏,公布有关职业病防治的规章制度、操作规程、职业病危害事故应急救援措施和工作场所职业病危害因素检测结果。

对产生严重职业病危害的作业岗位,应当在其醒目位置,设置警示标识和中文警示说明。警示说明应当载明产生职业病危害的种类、后果、预防以及应急救治措施等内容。

第二十六条　对可能发生急性职业损伤的有毒、有害工作场所,用人单位应当设置报警装置,配置现场急救用品、冲洗设备、应急撤离通道和必要的泄险区。

对放射工作场所和放射性同位素的运输、贮存,用人单位必须配置防护设备和报警装置,保证接触放射线的工作人员佩戴个人剂量计。

对职业病防护设备、应急救援设施和个人使用的职业病防护用品,用人单位应当进行经常性的维护、检修,定期检测其性能和效果,确保其处于正常状态,不得擅自拆除或者停止使用。

第二十七条　用人单位应当实施由专人负责的职业病危害因素日常监测,并确保监测系统处于正常运行状态。

用人单位应当按照国务院安全生产监督管理部门的规定,定期对工作场所进行职业病危害因素检测、评价。检测、评价结果存入用人单位职业卫生档案,定期向所在地安全生产监督管理部门报告并向劳动者公布。

职业病危害因素检测、评价由依法设立的取得国务院安全生产监督管理部门或者设区的市级以上地方人民政府安全生产监督管理部门按照职责分工给予资质认可的职业卫生技术服务机构进行。职业卫生技术服务机构所作检测、评价应当客观、真实。

发现工作场所职业病危害因素不符合国家职业卫生标准和卫生要求时,用人单位应当立即采取相应治理措施,仍然达不到国家职业卫生标准和卫生要求的,必须停止存在职业病危害因素的作业;职业病危害因素经治理后,符合国家职业卫生标准和卫生要求的,方可重新作业。

第二十八条　职业卫生技术服务机构依法从事职业病危害因素检测、评价工作,接受安全生产监督管理部门的监督检查。安全生产监督管理部门应当依法履行监督职责。

第二十九条　向用人单位提供可能产生职业病危害的设备的,应当提供中文说明书,并在设备的醒目位置设置警示标识和中文警示说明。警示说明应当载明设备性能、可能产生的职业病危害、安全操作和维护注意事项、职业病防护以及应急救治措施等内容。

第三十条　向用人单位提供可能产生职业病危害的化学品、放射性同位素和含有放射性物质的材料的,应当提供中文说明书。说明书应当载明产品特性、主要成份、存在的有害因素、可能产生的危害后果、安全使用注意事项、职业病防护以及应急救治措施等内容。产品包装应当有醒目的警示标识和中文警示说明。贮存上述材料的场所应当在规定的部位设置危险物品标识或者放射性警示标识。

国内首次使用或者首次进口与职业病危害有关的化学材料,使用单位或者进口单位按照国家规定经国务院有关部门批准后,应当向国务院卫生行政部门、安全生产监督管理部门报送该化学材料的毒性鉴定以及经有关部门登记注册或者批准进口的文件等资料。

进口放射性同位素、射线装置和含有放射性物质的物品的,按照国家有关规定办理。

第三十一条　任何单位和个人不得生产、经营、进口和使用国家明令禁止使用的可能产生职业病危害的设备或者材料。

第三十二条　任何单位和个人不得将产生职业病危害的作业转移给不具备职业病防护条件的单位和个人。不具备职业病防护条件的单位和个人不得接受产生职业病危害的作业。

第三十三条　用人单位对采用的技术、工艺、设备、材料,应当知悉其产生的职业病危害,对有职业病危害的技术、工艺、设备、材料隐瞒其危害而采用的,对所造成的职业病危害后果承担责任。

第三十四条　用人单位与劳动者订立劳动合同(含聘用合同,下同)时,应当将工作过程中可能产生的职业病危害及其后果、职业病防护措施和待遇等如实告知劳动者,并在劳动合同中写明,不得隐瞒或者欺骗。

劳动者在已订立劳动合同期间因工作岗位或者工作内容变更,从事与所订立劳动合同中未告知的存在职业病危害的作业时,用人单位应当依照前款规定,向劳动者履行如实告知的义务,并协商变更原劳动合同相关条款。

用人单位违反前两款规定的,劳动者有权拒绝从事存在职业病危害的作业,用人单位不得因此解除与劳动者所订立的劳动合同。

第三十五条　用人单位的主要负责人和职业卫生管理人员应当接受职业卫生培训,遵守职业病防治法律、法规,依法组织本单位的职业病防治工作。

用人单位应当对劳动者进行上岗前的职业卫生培训和在岗期间的定期职业卫生培训,普及职业卫生知识,督促劳动者遵守职业病防治法律、法规、规章和操作规程,指导劳动者正确使用职业病防护设备和个人使用的职业病防护用品。

劳动者应当学习和掌握相关的职业卫生知识,增强职业病防范意识,遵守职业病防治法律、法规、规章和操作规程,正确使用、维护职业病防护设备和个人使用的职业病防护用品,发现职业病危害事故隐患应当及时报告。

劳动者不履行前款规定义务的,用人单位应当对其进行教育。

第三十六条　对从事接触职业病危害的作业的劳动者,用人单位应当按照国务院安全生产监督管理部门、卫生行政部门的规定组织上岗前、在岗期间和离岗时的职业健康检查,并将检查结果书面告知劳动者。职业健康检查费用由用人单位承担。

用人单位不得安排未经上岗前职业健康检查的劳动者从事接触职业病危害的作业;不得安排有职业禁忌的劳动者从事其所禁忌的作业;对在职业健康检查中发现有与所从事的职业相关的健康损害的劳动者,应当调离原工作岗位,并妥善安置;对未进行离岗前职业健康检查的劳动者不得解除或者终止与其订立的劳动合同。

职业健康检查应当由省级以上人民政府卫生行政部门批准的医疗卫生机构承担。

第三十七条　用人单位应当为劳动者建立职业健康监护档案,并按照规定的期限妥善保存。

职业健康监护档案应当包括劳动者的职业史、职业病危害接触史、职业健康检查结果和职业病诊疗等有关个人健康资料。

劳动者离开用人单位时,有权索取本人职业健康监护档案复印件,用人单位应当如实、无偿提供,并在所提供的复印件上签章。

第三十八条　发生或者可能发生急性职业病危害事故时,用人单位应当立即采取应急救援和控制措施,并及时报告所在地安全生产监督管理部门和有关部门。安全生产监督管理部门接到报告后,应当及时会同有关部门组织调查处理;必要时,可以采取临时控制措施。卫生行政部门应当组织做好医疗救治工作。

对遭受或者可能遭受急性职业病危害的劳动者,用人单位应当及时组织救治、进行健康检查和医学观察,所需费用由用人单位承担。

第三十九条　用人单位不得安排未成年工从事接触职业病危害的作业;不得安排孕期、哺乳期的女职工从事对本人和胎儿、婴儿有危害的作业。

第四十条　劳动者享有下列职业卫生保护权利:

(一)获得职业卫生教育、培训;

(二)获得职业健康检查、职业病诊疗、康复等职业病防治服务;

(三)了解工作场所产生或者可能产生的职业病危害因素、危害后果和应当采取的职业病防护措施;

(四)要求用人单位提供符合防治职业病要求的职业病防护设施和个人使用的职业病防护用品,改善工作条件;

(五)对违反职业病防治法律、法规以及危及生命健康的行为提出批评、检举和控告;

(六)拒绝违章指挥和强令进行没有职业病防护措施的作业;

(七)参与用人单位职业卫生工作的民主管理,对职业病防治工作提出意见和建议。

用人单位应当保障劳动者行使前款所列权利。因劳动者依法行使正当权利而降低其工资、福利等待遇或者解除、终止与其订立的劳动合同的,其行为无效。

第四十一条　工会组织应当督促并协助用人单位开展职业卫生宣传教育和培训,有权对用人单位的职业病防治工作提出意见和建议,依法代表劳动者与用人单位签订劳动安全卫生专项集体合同,与用人单位就劳动者反映的有关职业病防治的问题进行协调并督促解决。

工会组织对用人单位违反职业病防治法律、法规,侵犯劳动者合法权益的行为,有权要求纠正;产生严重职业病危害时,有权要求采取防护措施,或者向政府有关部门建议采取强制性措施;发生职业病危害事故时,有权参与事故调查处理;发现危及劳动者生命健康的情形时,有权向用人单位建议组织劳动者撤离危险现场,用人单位应当立即作出处理。

第四十二条　用人单位按照职业病防治要求,用于预防和治理职业病危害、工作场所卫生检测、健康监护和职业卫生培训等费用,按照国家有关规定,在生产成本中据实列支。

第四十三条　职业卫生监督管理部门应当按照职责分工,加强对用人单位落实职业病防护管理措施情况的监督检查,依法行使职权,承担责任。

第四章　职业病诊断与职业病患者保障

第四十四条　医疗卫生机构承担职业病诊断,应当经省、自治区、直辖市人民政府卫生行政部门批准。省、自治区、直辖市人民政府卫生行政部门应当向社会公布本行政区域内承担职业病诊断的医疗卫生机构的名单。

承担职业病诊断的医疗卫生机构应当具备下列条件:

(一) 持有《医疗机构执业许可证》;

(二) 具有与开展职业病诊断相适应的医疗卫生技术人员;

(三) 具有与开展职业病诊断相适应的仪器、设备;

(四) 具有健全的职业病诊断质量管理制度。

承担职业病诊断的医疗卫生机构不得拒绝劳动者进行职业病诊断的要求。

第四十五条　劳动者可以在用人单位所在地、本人户籍所在地或者经常居住地依法承担职业病诊断的医疗卫生机构进行职业病诊断。

第四十六条　职业病诊断标准和职业病诊断、鉴定办法由国务院卫生行政部门制定。职业病伤残等级的鉴定办法由国务院劳动保障行政部门会同国务院卫生行政部门制定。

第四十七条　职业病诊断,应当综合分析下列因素:

(一) 患者的职业史;

(二) 职业病危害接触史和工作场所职业病危害因素情况;

(三) 临床表现以及辅助检查结果等。

没有证据否定职业病危害因素与患者临床表现之间的必然联系的,应当诊断为职业病。

承担职业病诊断的医疗卫生机构在进行职业病诊断时,应当组织三名以上取得职业病诊断资格的执业医师集体诊断。

职业病诊断证明书应当由参与诊断的医师共同签署,并经承担职业病诊断的医疗卫生机构审核盖章。

第四十八条　用人单位应当如实提供职业病诊断、鉴定所需的劳动者职业史和职业病危害接触史、工作场所职业病危害因素检测结果等资料;安全生产监督管理部门应当监督检查和督促用人单位提供上述资料;劳动者和有关机构也应当提供与职业病诊断、鉴定有关的资料。

职业病诊断、鉴定机构需要了解工作场所职业病危害因素情况时,可以对工作场所进行现场调查,也可以向安全生产监督管理部门提出,安全生产监督管理部门应当在十日内组织现场调查。用人单位不得拒绝、阻挠。

第四十九条　职业病诊断、鉴定过程中,用人单位不提供工作场所职业病危害因素检测结果等资料的,诊断、鉴定机构应当结合劳动者的临床表现、辅助检查结果和劳动者的职业史、职业病危害接触史,并参考劳动者的自述、安全生产监督管理部门提供的日常监督检查信息等,作出职业病诊断、鉴定结论。

劳动者对用人单位提供的工作场所职业病危害因素检测结果等资料有异议,或者因劳动者的用人单位解散、破产,无用人单位提供上述资料的,诊断、鉴定机构应当提请安全生产监督管理部门进行调查,安全生产监督管理部门应当自接到申请之日起三十日内对存在异议的资料或者工作场所职业病危害因素情况作出判定;有关部门应当配合。

第五十条 职业病诊断、鉴定过程中，在确认劳动者职业史、职业病危害接触史时，当事人对劳动关系、工种、工作岗位或者在岗时间有争议的，可以向当地的劳动人事争议仲裁委员会申请仲裁；接到申请的劳动人事争议仲裁委员会应当受理，并在三十日内作出裁决。

当事人在仲裁过程中对自己提出的主张，有责任提供证据。劳动者无法提供由用人单位掌握管理的与仲裁主张有关的证据的，仲裁庭应当要求用人单位在指定期限内提供；用人单位在指定期限内不提供的，应当承担不利后果。

劳动者对仲裁裁决不服的，可以依法向人民法院提起诉讼。

用人单位对仲裁裁决不服的，可以在职业病诊断、鉴定程序结束之日起十五日内依法向人民法院提起诉讼；诉讼期间，劳动者的治疗费用按照职业病待遇规定的途径支付。

第五十一条 用人单位和医疗卫生机构发现职业病患者或者疑似职业病患者时，应当及时向所在地卫生行政部门和安全生产监督管理部门报告。确诊为职业病的，用人单位还应当向所在地劳动保障行政部门报告。接到报告的部门应当依法作出处理。

第五十二条 县级以上地方人民政府卫生行政部门负责本行政区域内的职业病统计报告的管理工作，并按照规定上报。

第五十三条 当事人对职业病诊断有异议的，可以向作出诊断的医疗卫生机构所在地地方人民政府卫生行政部门申请鉴定。

职业病诊断争议由设区的市级以上地方人民政府卫生行政部门根据当事人的申请，组织职业病诊断鉴定委员会进行鉴定。

当事人对设区的市级职业病诊断鉴定委员会的鉴定结论不服的，可以向省、自治区、直辖市人民政府卫生行政部门申请再鉴定。

第五十四条 职业病诊断鉴定委员会由相关专业的专家组成。

省、自治区、直辖市人民政府卫生行政部门应当设立相关的专家库，需要对职业病争议作出诊断鉴定时，由当事人或者当事人委托有关卫生行政部门从专家库中以随机抽取的方式确定参加诊断鉴定委员会的专家。

职业病诊断鉴定委员会应当按照国务院卫生行政部门颁布的职业病诊断标准和职业病诊断、鉴定办法进行职业病诊断鉴定，向当事人出具职业病诊断鉴定书。职业病诊断、鉴定费用由用人单位承担。

第五十五条 职业病诊断鉴定委员会组成人员应当遵守职业道德，客观、公正地进行诊断鉴定，并承担相应的责任。职业病诊断鉴定委员会组成人员不得私下接触当事人，不得收受当事人的财物或者其他好处，与当事人有利害关系的，应当回避。

人民法院受理有关案件需要进行职业病鉴定时，应当从省、自治区、直辖市人民政府卫生行政部门依法设立的相关的专家库中选取参加鉴定的专家。

第五十六条 医疗卫生机构发现疑似职业病患者时，应当告知劳动者本人并及时通知用人单位。

用人单位应当及时安排对疑似职业病患者进行诊断；在疑似职业病患者诊断或者医学观察期间，不得解除或者终止与其订立的劳动合同。

疑似职业病患者在诊断、医学观察期间的费用，由用人单位承担。

第五十七条 用人单位应当保障职业病患者依法享受国家规定的职业病待遇。

用人单位应当按照国家有关规定，安排职业病患者进行治疗、康复和定期检查。

用人单位对不适宜继续从事原工作的职业病患者,应当调离原岗位,并妥善安置。

用人单位对从事接触职业病危害的作业的劳动者,应当给予适当岗位津贴。

第五十八条 职业病患者的诊疗、康复费用,伤残以及丧失劳动能力的职业病患者的社会保障,按照国家有关工伤保险的规定执行。

第五十九条 职业病患者除依法享有工伤保险外,依照有关民事法律,尚有获得赔偿的权利的,有权向用人单位提出赔偿要求。

第六十条 劳动者被诊断患有职业病,但用人单位没有依法参加工伤保险的,其医疗和生活保障由该用人单位承担。

第六十一条 职业病患者变动工作单位,其依法享有的待遇不变。

用人单位在发生分立、合并、解散、破产等情形时,应当对从事接触职业病危害的作业的劳动者进行健康检查,并按照国家有关规定妥善安置职业病患者。

第六十二条 用人单位已经不存在或者无法确认劳动关系的职业病患者,可以向地方人民政府民政部门申请医疗救助和生活等方面的救助。

地方各级人民政府应当根据本地区的实际情况,采取其他措施,使前款规定的职业病患者获得医疗救治。

第五章 监 督 检 查

第六十三条 县级以上人民政府职业卫生监督管理部门依照职业病防治法律、法规、国家职业卫生标准和卫生要求,依据职责划分,对职业病防治工作进行监督检查。

第六十四条 安全生产监督管理部门履行监督检查职责时,有权采取下列措施:

(一) 进入被检查单位和职业病危害现场,了解情况,调查取证;

(二) 查阅或者复制与违反职业病防治法律、法规的行为有关的资料和采集样品;

(三) 责令违反职业病防治法律、法规的单位和个人停止违法行为。

第六十五条 发生职业病危害事故或者有证据证明危害状态可能导致职业病危害事故发生时,安全生产监督管理部门可以采取下列临时控制措施:

(一) 责令暂停导致职业病危害事故的作业;

(二) 封存造成职业病危害事故或者可能导致职业病危害事故发生的材料和设备;

(三) 组织控制职业病危害事故现场。

在职业病危害事故或者危害状态得到有效控制后,安全生产监督管理部门应当及时解除控制措施。

第六十六条 职业卫生监督执法人员依法执行职务时,应当出示监督执法证件。

职业卫生监督执法人员应当忠于职守,秉公执法,严格遵守执法规范;涉及用人单位的秘密的,应当为其保密。

第六十七条 职业卫生监督执法人员依法执行职务时,被检查单位应当接受检查并予以支持配合,不得拒绝和阻碍。

第六十八条 安全生产监督管理部门及其职业卫生监督执法人员履行职责时,不得有下列行为:

(一) 对不符合法定条件的,发给建设项目有关证明文件、资质证明文件或者予以批准;

(二) 对已经取得有关证明文件的,不履行监督检查职责;

（三）发现用人单位存在职业病危害的，可能造成职业病危害事故，不及时依法采取控制措施；

（四）其他违反本法的行为。

第六十九条　职业卫生监督执法人员应当依法经过资格认定。

职业卫生监督管理部门应当加强队伍建设，提高职业卫生监督执法人员的政治、业务素质，依照本法和其他有关法律、法规的规定，建立、健全内部监督制度，对其工作人员执行法律、法规和遵守纪律的情况，进行监督检查。

第六章　法　律　责　任

第七十条　建设单位违反本法规定，有下列行为之一的，由安全生产监督管理部门给予警告，责令限期改正；逾期不改正的，处十万元以上五十万元以下的罚款；情节严重的，责令停止产生职业病危害的作业，或者提请有关人民政府按照国务院规定的权限责令停建、关闭：

（一）未按照规定进行职业病危害预评价或者未提交职业病危害预评价报告，或者职业病危害预评价报告未经安全生产监督管理部门审核同意，开工建设的；

（二）建设项目的职业病防护设施未按照规定与主体工程同时投入生产和使用的；

（三）职业病危害严重的建设项目，其职业病防护设施设计未经安全生产监督管理部门审查，或者不符合国家职业卫生标准和卫生要求施工的；

（四）未按照规定对职业病防护设施进行职业病危害控制效果评价、未经安全生产监督管理部门验收或者验收不合格，擅自投入使用的。

第七十一条　违反本法规定，有下列行为之一的，由安全生产监督管理部门给予警告，责令限期改正；逾期不改正的，处十万元以下的罚款：

（一）工作场所职业病危害因素检测、评价结果没有存档、上报、公布的；

（二）未采取本法第二十一条规定的职业病防治管理措施的；

（三）未按照规定公布有关职业病防治的规章制度、操作规程、职业病危害事故应急救援措施的；

（四）未按照规定组织劳动者进行职业卫生培训，或者未对劳动者个人职业病防护采取指导、督促措施的；

（五）国内首次使用或者首次进口与职业病危害有关的化学材料，未按照规定报送毒性鉴定资料以及经有关部门登记注册或者批准进口的文件的。

第七十二条　用人单位违反本法规定，有下列行为之一的，由安全生产监督管理部门责令限期改正，给予警告，可以并处五万元以上十万元以下的罚款：

（一）未按照规定及时、如实向安全生产监督管理部门申报产生职业病危害的项目的；

（二）未实施由专人负责的职业病危害因素日常监测，或者监测系统不能正常监测的；

（三）订立或者变更劳动合同时，未告知劳动者职业病危害真实情况的；

（四）未按照规定组织职业健康检查、建立职业健康监护档案或者未将检查结果书面告知劳动者的；

（五）未依照本法规定在劳动者离开用人单位时提供职业健康监护档案复印件的。

第七十三条　用人单位违反本法规定，有下列行为之一的，由安全生产监督管理部门给予警告,责令限期改正,逾期不改正的,处五万元以上二十万元以下的罚款;情节严重的,责令停止产生职业病危害的作业,或者提请有关人民政府按照国务院规定的权限责令关闭:

(一)工作场所职业病危害因素的强度或者浓度超过国家职业卫生标准的;

(二)未提供职业病防护设施和个人使用的职业病防护用品,或者提供的职业病防护设施和个人使用的职业病防护用品不符合国家职业卫生标准和卫生要求的;

(三)对职业病防护设备、应急救援设施和个人使用的职业病防护用品未按照规定进行维护、检修、检测,或者不能保持正常运行、使用状态的;

(四)未按照规定对工作场所职业病危害因素进行检测、评价的;

(五)工作场所职业病危害因素经治理仍然达不到国家职业卫生标准和卫生要求时,未停止存在职业病危害因素的作业的;

(六)未按照规定安排职业病患者、疑似职业病患者进行诊治的;

(七)发生或者可能发生急性职业病危害事故时,未立即采取应急救援和控制措施或者未按照规定及时报告的;

(八)未按照规定在产生严重职业病危害的作业岗位醒目位置设置警示标识和中文警示说明的;

(九)拒绝职业卫生监督管理部门监督检查的;

(十)隐瞒、伪造、篡改、毁损职业健康监护档案、工作场所职业病危害因素检测评价结果等相关资料,或者拒不提供职业病诊断、鉴定所需资料的;

(十一)未按照规定承担职业病诊断、鉴定费用和职业病患者的医疗、生活保障费用的。

第七十四条 向用人单位提供可能产生职业病危害的设备、材料,未按照规定提供中文说明书或者设置警示标识和中文警示说明的,由安全生产监督管理部门责令限期改正,给予警告,并处五万元以上二十万元以下的罚款。

第七十五条 用人单位和医疗卫生机构未按照规定报告职业病、疑似职业病的,由有关主管部门依据职责分工责令限期改正,给予警告,可以并处一万元以下的罚款;弄虚作假的,并处二万元以上五万元以下的罚款;对直接负责的主管人员和其他直接责任人员,可以依法给予降级或者撤职的处分。

第七十六条 违反本法规定,有下列情形之一的,由安全生产监督管理部门责令限期治理,并处五万元以上三十万元以下的罚款;情节严重的,责令停止产生职业病危害的作业,或者提请有关人民政府按照国务院规定的权限责令关闭:

(一)隐瞒技术、工艺、设备、材料所产生的职业病危害而采用的;

(二)隐瞒本单位职业卫生真实情况的;

(三)可能发生急性职业损伤的有毒、有害工作场所、放射工作场所或者放射性同位素的运输、贮存不符合本法第二十六条规定的;

(四)使用国家明令禁止使用的可能产生职业病危害的设备或者材料的;

(五)将产生职业病危害的作业转移给没有职业病防护条件的单位和个人,或者没有职业病防护条件的单位和个人接受产生职业病危害的作业的;

(六)擅自拆除、停止使用职业病防护设备或者应急救援设施的;

(七)安排未经职业健康检查的劳动者、有职业禁忌的劳动者、未成年工或者孕期、哺乳期女职工从事接触职业病危害的作业或者禁忌作业的;

（八）违章指挥和强令劳动者进行没有职业病防护措施的作业的。

第七十七条　生产、经营或者进口国家明令禁止使用的可能产生职业病危害的设备或者材料的，依照有关法律、行政法规的规定给予处罚。

第七十八条　用人单位违反本法规定，已经对劳动者生命健康造成严重损害的，由安全生产监督管理部门责令停止产生职业病危害的作业，或者提请有关人民政府按照国务院规定的权限责令关闭，并处十万元以上五十万元以下的罚款。

第七十九条　用人单位违反本法规定，造成重大职业病危害事故或者其他严重后果，构成犯罪的，对直接负责的主管人员和其他直接责任人员，依法追究刑事责任。

第八十条　未取得职业卫生技术服务资质认可擅自从事职业卫生技术服务的，或者医疗卫生机构未经批准擅自从事职业健康检查、职业病诊断的，由安全生产监督管理部门和卫生行政部门依据职责分工责令立即停止违法行为，没收违法所得；违法所得五千元以上的，并处违法所得二倍以上十倍以下的罚款；没有违法所得或者违法所得不足五千元的，并处五千元以上五万元以下的罚款；情节严重的，对直接负责的主管人员和其他直接责任人员，依法给予降级、撤职或者开除的处分。

第八十一条　从事职业卫生技术服务的机构和承担职业健康检查、职业病诊断的医疗卫生机构违反本法规定，有下列行为之一的，由安全生产监督管理部门和卫生行政部门依据职责分工责令立即停止违法行为，给予警告，没收违法所得；违法所得五千元以上的，并处违法所得二倍以上五倍以下的罚款；没有违法所得或者违法所得不足五千元的，并处五千元以上二万元以下的罚款；情节严重的，由原认可或者批准机关取消其相应的资格；对直接负责的主管人员和其他直接责任人员，依法给予降级、撤职或者开除的处分；构成犯罪的，依法追究刑事责任：

（一）超出资质认可或者批准范围从事职业卫生技术服务或者职业健康检查、职业病诊断的；

（二）不按照本法规定履行法定职责的；

（三）出具虚假证明文件的。

第八十二条　职业病诊断鉴定委员会组成人员收受职业病诊断争议当事人的财物或者其他好处的，给予警告，没收收受的财物，可以并处三千元以上五万元以下的罚款，取消其担任职业病诊断鉴定委员会组成人员的资格，并从省、自治区、直辖市人民政府卫生行政部门设立的专家库中予以除名。

第八十三条　卫生行政部门、安全生产监督管理部门不按照规定报告职业病和职业病危害事故的，由上一级行政部门责令改正，通报批评，给予警告；虚报、瞒报的，对单位负责人、直接负责的主管人员和其他直接责任人员依法给予降级、撤职或者开除的处分。

第八十四条　违反本法第十七条、第十八条规定，有关部门擅自批准建设项目或者发放施工许可的，对该部门直接负责的主管人员和其他直接责任人员，由监察机关或者上级机关依法给予记过直至开除的处分。

第八十五条　县级以上地方人民政府在职业病防治工作中未依照本法履行职责，本行政区域出现重大职业病危害事故、造成严重社会影响的，依法对直接负责的主管人员和其他直接责任人员给予记大过直至开除的处分。

县级以上人民政府职业卫生监督管理部门不履行本法规定的职责，滥用职权、玩忽职守、徇私舞弊,依法对直接负责的主管人员和其他直接责任人员给予记大过或者降级的处分;造成职业病危害事故或者其他严重后果的,依法给予撤职或者开除的处分。

第八十六条　违反本法规定,构成犯罪的,依法追究刑事责任。

第七章　附　则

第八十七条　本法下列用语的含义:

职业病危害,是指对从事职业活动的劳动者可能导致职业病的各种危害。职业病危害因素包括:职业活动中存在的各种有害的化学、物理、生物因素以及在作业过程中产生的其他职业有害因素。

职业禁忌,是指劳动者从事特定职业或者接触特定职业病危害因素时,比一般职业人群更易于遭受职业病危害和罹患职业病或者可能导致原有自身疾病病情加重,或者在从事作业过程中诱发可能导致对他人生命健康构成危险的疾病的个人特殊生理或者病理状态。

第八十八条　本法第二条规定的用人单位以外的单位,产生职业病危害的,其职业病防治活动可以参照本法执行。

劳务派遣用工单位应当履行本法规定的用人单位的义务。

中国人民解放军参照执行本法的办法,由国务院、中央军事委员会制定。

第八十九条　对医疗机构放射性职业病危害控制的监督管理,由卫生行政部门依照本法的规定实施。

第九十条　本法自 2002 年 5 月 1 日起施行。